Kirsten Fleck

Margit Allmeroth
Silvia Jakob

Kompendium für die Heilpraktiker-Prüfung

Margit Allmeroth
Dipl. Biol. Silvia Jakob

Kompendium für die Heilpraktiker-Prüfung

Strukturierte Zusammenfassung

13 Abbildungen
Mit zahlreichen Tabellen
und Übersichten

Sonntag

Die Deutsche Bibliothek – CIP-Einheitsaufnahme

Ein Titeldatensatz für diese Publikation ist bei Der Deutschen Bibliothek erhältlich.

Anschriften der Verfasserinnen:

Margit Allmeroth
Heilpraxis
Platanenstr. 18
40233 Düsseldorf

Dipl.-Biol. Silvia Jakob
Heilpraxis
Bilker Allee 57
40219 Düsseldorf

Umschlagbild: Imagebank, Frankfurt

ISBN 3-87758-148-X

Printed in Germany 2000
Satz: primustype Robert Hurler GmbH, Notzingen
System: Textline mit HerculesPro
Grundschrift: 8,6 Punkt Gulliver
Druck: Gulde, Tübingen

Inhaltsverzeichnis

GRUNDWISSEN ZUR ANATOMIE, PHYSIOLOGIE UND PATHOLOGIE

I. Atmungssystem

II. Auge und Ohr

III. Der Bewegungsapparat

IV. Blut und Abwehr

V. Endokrinologie

VI. Harnsystem

VII. Haut

VIII. Herz, Kreislauf und Gefäßsystem

X. Nervensystem

XI. Verdauungssystem

SPEZIELLES PRÜFUNGS- UND PRAXISWISSEN

I. Gesetzeskunde

II. Hygieneanforderungen in der Praxis

III. Injektionstechniken

IV. Notfall

V. Spezielle Prüfungspraxis

ANHANG

Grundwissen zur Anatomie, Physiologie und Pathologie

I. Atmungssystem

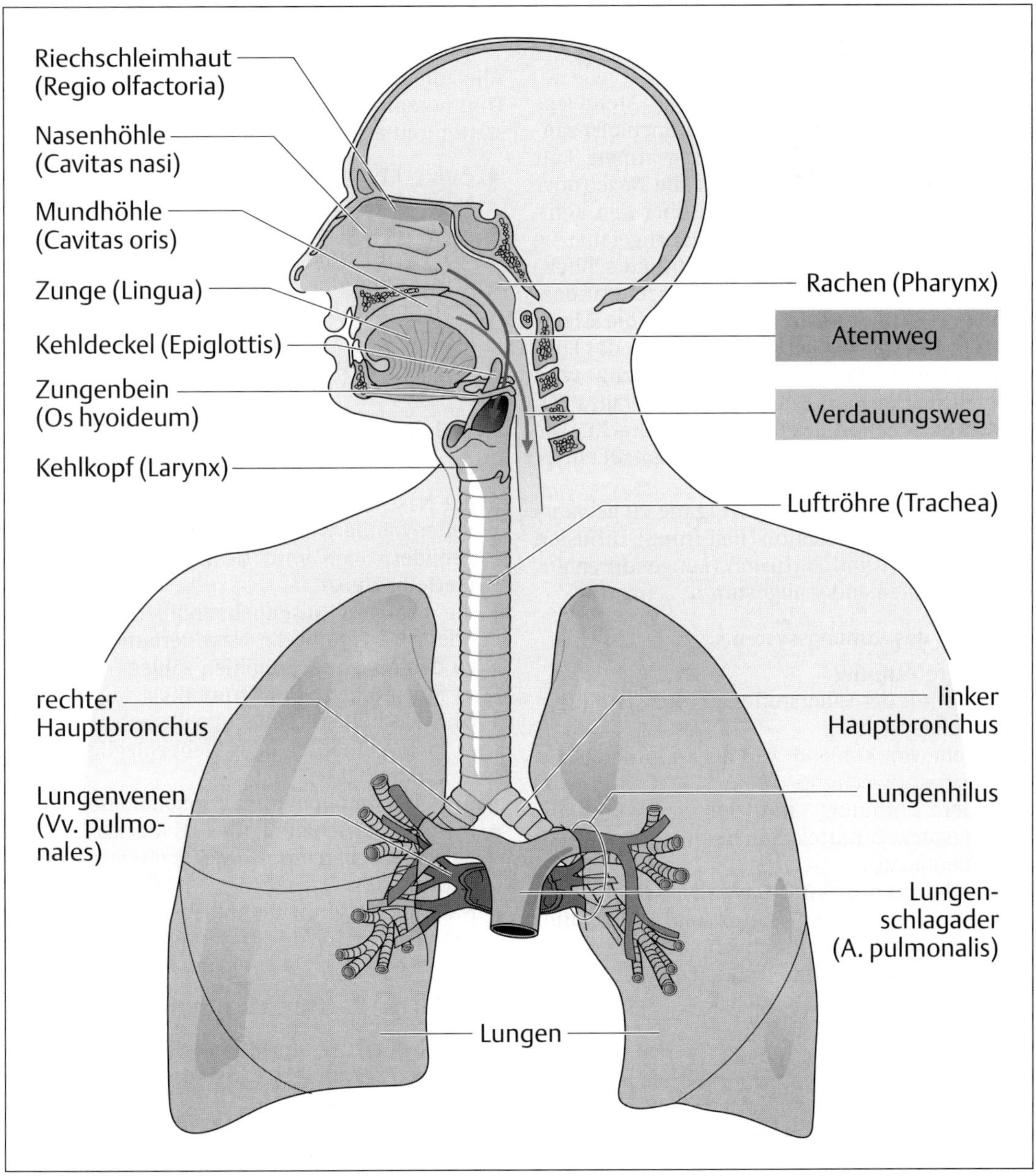

Abb. 1 **Übersicht über die Atmungsorgane.** Im Rachen kreuzen sich Atem- und Verdauungsweg (nach *Leonhardt*)

1 Anatomie, Physiologie

1.1 Grundlagen

Die Lunge und die zuleitenden Atemwege (Strecke Nasen-Rachenraum bis Bronchioli) zählen zum Atmungssystem. Die eingeatmete Luft (Ventilation) wird zunächst über die Nase (oder den Mund) in den Rachen, dann über den Kehlkopf in die Luftröhre geleitet. Von dort gelangt sie in die Bronchien zu den Bronchioli und schließlich in die Alveolen. Entlang des Konzentrationsgefälles (Diffusion) gelangt O_2 durch die Membran der Lungenbläschen ins Blutsystem des Lungenkreislaufes (Perfusion). Im Gegenzug wird ebenfalls entlang des Konzentrationsgefälles CO_2 in die Ausatemluft (Ventilation) gebracht. Die Ausatemluft verläßt die Lungen in umgekehrter Richtung.

Um einen optimalen Atemvorgang zu gewährleisten, müssen Ventilation (Belüftung), Diffusion (Gasaustausch) und Perfusion (Lungendurchblutung) gut aufeinander abgestimmt sein.

Aufgaben des Atmungssystems

❶ **Äußere Atmung**

- Aufnahme des Sauerstoffes aus der Atemluft in das Blutsystem
- Abgabe von Kohlendioxid als Endprodukt des Körperstoffwechsels.
- (innere Atmung: intrazellulärer Verbrennungsprozeß mittels Sauerstoff; Endprodukt: Kohlendioxid)

❷ **Regulation des Säure-Basen-Haushaltes**

- Zusammen mit den Nieren und dem Pufferungssystem (hauptsächlich Bikarbonatpuffer) im Blut fungieren die Lungen als die schnellsten Regulatoren des Säure-Basen-Haushaltes.

Spezieller Lernhinweis:

Bei einer Übersäuerung **(Azidose)** reagiert der Körper mit einer vertieften Abatmung von CO_2 (Kußmaulatmung), um den zu sauren Blut-pH wieder in den Normbereich zu bringen. Ist der Blut-pH zu alkalisch **(Alkalose)**, so reagiert der Körper mit einer flachen (eher verminderten) Abatmung von CO_2, um den zu alkalischen Blut-pH wieder in den Normbereich zu bringen.

1.1.1 Zuleitende Atemwege

Alle zuleitenden Atemwege sind innen mit einer Flimmerepithel tragenden Schleimhaut ausgestattet und erfüllen somit folgende Aufgaben:

- Anfeuchtung der Atemluft (durch ständige Schleimproduktion)
- Vorreinigung der Atemluft (Flimmerepithel befördert Fremdkörper nach außen)
- Erwärmung der Atemluft (v. a. in der Nasenschleimhaut befindet sich ein dichtes Blutgefäßgeflecht)
- Luftweiterleitung

1.1.1.1 Die Nase (Naso) und Nasennebenhöhlen (Sinus paranasales)

- die Nase liegt über dem harten Gaumen, die Seitenwände werden vom Oberkieferknochen gebildet; oben wird sie durch die Siebbeinplatte begrenzt
- die paarigen Nasennebenhöhlen sind durch offene Gänge mit der Nase verbunden
- zu den Nasennebenhöhlen zählen
  a) Stirnhöhlen (Sinus frontalis)
  b) Kieferhöhlen (Sinus maxillares)
  c) Siebbeinhöhlen oder Siebbeinzellen (Sinus ethmoidales)
  d) Keilbeinhöhlen (Sinus sphenoidales)
- in der Nasenschleimhaut sind Riechzellen eingelagert (schlechter Geruch kann vor schädlichen Stoffen warnen)
- Nase und Nasennebenhöhlen stellen einen Resonanzraum für die Stimmbildung dar

1.1.1.2 Der Rachen (Schlund, Pharynx)

- der Rachen ist ein Muskelschlauch, der sich von der Schädelbasis bis zur Speiseröhre erstreckt
- er liegt vor der Halswirbelsäule und hinter der Mund- und Nasenhöhle
- im Rachen kreuzen sich Luft- und Speisewege, wobei die Luftwege beim Schluckakt durch den Kehldeckel verschlossen werden

1.1.1.3 Der Kehlkopf (Larynx)

- ist ein aus vier größeren sowie einigen kleineren Knorpeln bestehendes röhrenförmiges Gerüst, welches sich vom Zungengrund bis zur Luftröhre erstreckt und teilweise durch Gelenke miteinander verbunden ist (von cranial nach caudal: Schildknorpel mit Kehldeckelknorpel, Stellknorpel und Ringknorpel)
- auf dem größten Knorpel (Schildknorpel) liegt der Kehldeckel (Epiglottis), der sich beim Schluckakt als schützende Verschlußklappe auf den Kehlkopfeingang legt, damit der Speisebrei nicht in die Luftröhre gelangt
- zwischen dem Schildknorpel und den Stellknorpeln spannen sich die Stimmbänder aus; der Spaltraum zwischen den Stimmbändern wird als Stimmritze (Glottis) bezeichnet. Die Weite der Stimmritze ist von der Stellung der Stimmbänder abhängig. Bei der Stimmbildung werden die Stimmbänder durch den Luftstrom in Schwingungen versetzt.

1.1.1.4 Die Luftröhre (Trachea)

- ist eine 10–12 cm lange biegsame Röhre und beginnt unterhalb des Ringknorpels; sie liegt hinter der Schilddrüse und vor der Speiseröhre
- die Wand der Trachea wird durch 16–20 „c“förmige Knorpelspangen verstärkt, deren Bögen nach vorne gerichtet sind; somit wird die Luftröhre bei Unterdruck (z. B. bei der Einatmung) offen gehalten
- ihre Hinterwand wird von elastischem und kollagenen Bindegewebe gebildet, in das glatte Muskelfasern eingelagert sind, wodurch eine Ausweitung der dahinter liegenden Speiseröhre ermöglicht wird.

1.1.1.5 Die Bronchien

- in Höhe des 4. Brustwirbels teilt sich die Trachea in den rechten und linken Stammbronchius (Bifurkation) auf, welche am Lungenhilus in die rechte und linke Lunge eintreten
- der rechte Stammbronchus teilt sich innerhalb der rechten Lunge in 3 Hauptäste und innerhalb der linken Lunge in 2 Hauptäste (Lappenbronchien)
- die Lappenbronchien spalten sich in Segmentbronchien (rechts: 10 Segmentbronchien, links: 8–10 Segmentbronchien)
- wie die Äste eines Baumes entstehen immer kleiner werdende Verzweigungen des Bronchialbaumes bis zu den Endbronchiolen (Bronchioli terminales)
- die Endbronchiolen gehen in das eigentlich atmende Lungengewebe, die Lungenbläschen (Alveolen), über
- ähnlich der Trachea besteht die Wand der Hauptbronchien aus Knorpelspangen und der umgebenden Muskulatur. Je weiter sich die Bronchien aufzweigen, desto mehr nehmen die knorpeligen Anteile ab und werden durch Knorpelplättchen ersetzt, bis sich in den terminalen Verzweigungen überwiegend Muskelzellen befinden.

1.1.2 Die Lunge (Pulmo)

- liegt innerhalb des knöchernen Thorax (Schutzfunktion)
- besteht aus zwei getrennten Lungenflügeln, die sich beiderseits des Mittelfellraums (Mediastinum) befinden
- die Außenflächen liegen der inneren Thoraxwand an, während die Unterflächen (Lungenbasis) dem Zwerchfell aufsitzen
- die Lungenspitzen ragen 1–2 cm über das Schlüsselbein hinaus
- die Stammbronchien, die Lungenschlagader (Arteria pulmonalis), die Lungenvenen (Venae pulmonales), die Lymphgefäße und Nerven treten über den Lungenhilus in die Lungen ein bzw. aus
- weiterhin teilen sich die beiden Lungenflügel in Lungenlappen auf: die rechte Lunge besteht aus 3 Lappen (Ober-, Mittel- und Unterlappen), die linke Lunge aus 2 Lappen (Ober- und Unterlappen)
- die Lungenlappen unterteilen sich noch in 10 Segmente rechts und 8–10 Segmente links, deren Grenzen äußerlich nicht mehr sichtbar sind
- die Masse des Lungengewebes besteht aus Anteilen der zuleitenden Atemwege und der Alveolen, die außen um den Bronchialbaum herumliegen. Zwischen den Bronchien befindet sich Bindegewebe, welches reich an elastischen Fasern ist.

1.1.3 Die Lungenbläschen (Alveolen)

Die zuleitenden Atemwege bringen die vorgewärmte, vorgereinigte und angefeuchtete Luft in die Lungenbläschen (Alveolen).

- die Alveolen bestehen aus Alveolarzellen, die für Sauerstoff und Kohlendioxid durchlässig sind, um die Diffusion zu gewährleisten. Sie sind von einem dichten Kapillarnetz umgeben
- spezielle Alveolarzellen bilden eine Emulsion aus Phospholipiden und Mukoiden (Surfactant), welche die Innenfläche der Alveolen auskleidet und ein Zusammenfallen der Alveolen bei der Ausatmung verhindert
- um Volumenschwankungen bei der Ein- und Ausatmung standzuhalten, sind sie von einem feinen Netz elastischer Fasern umgeben.

1.1.4 Das Brustfell (Pleura)

- jeder Lungenflügel ist von einer dünnen, mit Gefäßen versorgten Hülle, dem Lungenfell (Pleura visceralis) umgeben. Sie grenzt, nur durch einen engen Flüssigkeitsspalt getrennt an das Rippenfell (Pleura parietalis). Beide Pleurablätter zusammen nennt man Pleura oder Brustfell
- die Adhäsionskräfte (Anhaftung zweier Körper aneinander) der Flüssigkeit zwischen den beiden Blättern bewirken, daß die Lungenoberfläche den Atembewegungen des Brustkorbes folgt
- bedingt durch den Zug der elastischen Fasern und der Oberflächenspannung der Alveolen steht die Lunge unter einer gewissen Zugspannung. Gelangt Luft in den Pleuraspalt, fällt die Lunge durch die Elastizität ihrer Fasern in sich zusammen.

1.1.5 Mechanismen und Verläufe

1.1.5.1 Die Atembewegung

Der Wechsel zwischen Einatmung (Inspiration) und Ausatmung (Exspiration) ermöglicht den Gasaustausch in den Alveolen. Jegliche Atemmuskulatur liegt außerhalb der Lunge, d. h. sie wird passiv bewegt.

❶ Die Einatmung

Reguläre Atmung

- das Zwerchfell (Diaphragma) senkt sich bei der Einatmung
- die äußeren Zwischenrippenmuskeln (Mm. intercostales externi) erweitern den Brustkorb, indem sie die Rippen anheben.

Auxikuläre Atmung

- bei erhöhten Anforderungen an die Atmungsarbeit (v. a. bei Atemnot) kommt es zum Einsatz der Atemhilfsmuskulatur; damit sind die Muskeln gemeint, die infolge ihrer Zugrichtung die Rippen heben können. Dazu gehören der große und kleine Brustmuskel (M. pectoralis major und minor), die Treppenmuskeln (Mm. Scaleni), der Kopfwender (M. sternocleidomastoideus) und die Sägemuskeln (Mm. serrati)

❷ Die Ausatmung

Reguläre Atmung

- die Zwerchfellkuppel bewegt sich bei der Ausatmung nach oben
- die inneren Zwischenrippenmuskeln (Mm. intercostales interni) veranlassen, daß der Brustkorb gesenkt wird.

Auxikuläre Atmung

- als Hilfsausatmer werden die Bauchmuskeln eingesetzt, welche die Rippen herabziehen und als Bauchpresse die Baucheingeweide mit dem Zwerchfell nach oben drängen.

1.1.5.2 Steuerung der Atmung

Unwillkürliche Atmung

Die zentrale Steuerungsstelle liegt in der Medulla oblongata (verlängertes Mark), sie sendet ständig Impulse an die Atemmuskulatur.

Mechanisch-reflektorische Kontrolle der Atmung (Hering-Breuer-Reflex)

Dehnungsrezeptoren im Lungenparenchym steuern die Atemexkursion auf eine begrenzte Amplitude; d. h. bei einer Blähung der Lunge wird die Inspiration reflektorisch gehemmt und somit die Exspiration eingeleitet. Bei größerer Volumenabnahme der Lunge kommt es im Gegenzug zur Einleitung einer verstärkten Inspiration. Die Atemtiefe wird somit den jeweiligen Bedingungen angepaßt und eine Überdehnung der Lunge verhindert.

Chemische Kontrolle der Atmung

Chemorezeptoren im Glomus caroticum und am Aortenbogen messen den pO_2, pCO_2 und den pH-Wert des Blutes. Bei Wertveränderungen erfolgt über Nervenimpulse die Rückkoppelung an die Medulla oblongata, die wiederum über Nervenimpulse den entsprechenden Befehl an die Atemmuskulatur sendet. Sinkt z. B. der pO_2-Wert oder steigt der pCO_2-Wert an, kommt es über den Regelkreis des Atemzentrums zu einem gesteigerten Atemantrieb.

Willkürliche Atmung

Die Atmung kann beschränkt willkürlich beeinflußt werden, indem der Atem kurzzeitig angehalten oder bewußt vermehrt oder vermindert wird. Nach der willkürlichen Beeinflussung unterliegt die Atmung wieder der zentralnervösen Steuerung.

1.1.6 Die Atemgrößen

Lungen- und Atemvolumina

Das Lungen- und Atemvolumen ist abhängig von Körperbau, Lebensalter, Geschlecht und Trainingszustand

- bei körperlicher Ruhe atmet der durchschnittliche Erwachsene ca. **16–20 mal/min**
- pro Atemzug atmet man ca. **500 ml** Luft ein und wieder aus *(Atemzugvolumen)*
- das *Atemminutenvolumen* beträgt demnach ca. **10 L (500 ml × 20 Atemzüge/min.)**
- die Luftmenge, die man nach normaler Inspiration noch maximal einatmen kann, bezeichnet man als das *inspiratorische Reservevolumen:* ca. **2–3 L**
- das *exspiratorische Reservevolumen* ist die Luftmenge, die man nach einer normalen Ausatmung noch maximal ausatmen kann: ca. **0,5–1,5 L**
- auch nach tiefster Ausatmung bleibt noch Luft in den Atemwegen zurück, die man als *Residualluft* (Residualvolumen) bezeichnet: ca. **1,5 L**
- die Summe des normalen Atemzugvolumens, des in- und exspiratorischen Reservevolumens, nennt man *Vitalkapazität:* ca. **3,5–5 L**
- die *Totalkapazität* ergibt sich aus der Addition von Vitalkapazität und Residualluft

1.2 Diagnostik, Untersuchung

Wichtiger Praxishinweis:

▶ Der Patient sollte bis zur Taille entkleidet sein, um **seitenvergleichend** die Lunge untersuchen zu können. Der Seitenvergleich erlaubt es, den Patienten als eigene Kontrollperson anzusehen.

1.2.1 Typische Symptome

Allgemeine und spezifische

- Husten ohne Auswurf = unproduktiver Husten
- Husten mit Auswurf = produktiver Husten
- Dyspnoe (Atembeschwerden)
- ev. Fieber, ev. Brustschmerz

Diagnosehinweis:

▶ Jeder Husten, jede Heiserkeit, die länger als 4 Wochen dauern, sind **karzinomverdächtig!**

1.2.2 Inspektion

Thoraxdeformitäten

- Faßthorax
- Hühnerbrust
- Kyphose (rückenwärts gerichtete Krümmung der Wirbelsäule)
- Skoliose (seitliche Krümmung der Wirbelsäule)
- Trichterbrust
- Voussure (Herzbuckel)

Veränderungen der Haut/Akren

- Trommelschlegelfinger (Auftreibung des Fingerendglieds)
- Zyanose (Blaufärbung)

Veränderungen der Atemzüge und Atemexkursionen

- *Tachypnoe*
  (> 20 Atemzüge/min., z. B. bei Herz- und Lungenerkrankungen, Anämie, Schock, Fieber)
- *Bradypnoe*
  (< 16 Atemzüge/min., z. B. bei Vergiftungen, Schädigung des Atemzentrums)
- *Dyspnoe*
  (erschwerte Atmung, verbunden mit dem Gefühl der Atemnot)
- *Orthopnoe*
  (Nur mit Einsatz der Atemhilfsmuskulatur und unter aufrechter Haltung kompensierte höchste Luftnot)
- *Nachschleppende Atmung*
  (ungleiche Atemexkursion, z. B. beim Pneumothorax)
- *Paradoxe Atmung*
  (beim Einatmen senkt sich die Bauchdecke, z. B. bei Rippenserienfrakturen, Emphysem)
- *Inverse Atmung*
  (bei Bolusverlegung in der Trachea maximale Bewegung des Zwerchfells ohne Beteiligung

der Zwischenrippenmuskulatur, Vorwölbung des Abdomens)

- *Schnappatmung*
(kurz vor dem Tode infolge Schädigung des Atemzentrums)
- *Kußmaul-Atmung*
(vertiefte Atmung bei Azidose, z. B. diabetisches oder urämisches Koma)
- *Cheyne-Stokes-Atmung*
(periodisches An- und Abschwellen der Atmung mit kurzen Pausen; z. B. bei chronischen Lungenerkrankungen, Linksherzinsuffizienz, Klappenfehler, Vergiftungen, kommt es zu Störungen der Chemorezeptoren, die nur noch auf einen O_2-Abfall reagieren).

  Wichtiger Therapiehinweis

  Die Gabe von reinem Sauerstoff führt hier zur **lebensgefährlichen Apnoe,** weil der Atmungsantrieb ausgeschaltet wird. Ohne Sauerstoff stirbt der Patient jedoch! Also: **O_2-Gabe** und gegebenenfalls **Intubation!**
- *Biot-Atmung*
(gleich tiefe Atemzüge mit plötzlichen Atempausen; bedingt durch Hirnverletzungen, Hirndrucksteigerung kommt es zu Störungen im Atemzentrum)

1.2.3 Palpation

Durch die Palpation lassen sich Lungengewebsverminderungen oder Verdichtungen feststellen. Da die Stimme als Geräusch auf die Thoraxwand übertragen wird, kann man sie als Vibration (Fremitus) mit der Hand fühlen (Stimmfremitus).

Durchführung

Man legt die Handteller flach auf und palpiert seitenvergleichend von oben nach unten die Vorder- und Rückseite des Thorax. Der Patient sagt dabei jedesmal mit tiefer Stimme „99“ (bei Kindern und Frauen ist diese Untersuchung aufgrund der zu hohen Stimme nicht möglich; Alternative: Bronchophonie).

- *Stimmfremitus verstärkt:*
Lungengewebsverdichtung (z. B. Tumore, infiltrative Prozesse, Lobärpneumonie)
- *Stimmfremitus abgeschwächt:*
Lungengewebsverminderung (z. B. Emphysem, Pneumothorax, Pleuraerguß)

1.2.4 Perkussion

Beklopfen des Brustkorbes, um Lungengewebsverminderungen oder -verdichtungen zu ermitteln.

Durchführung

Das Beklopfen des Brustkorbes versetzt die Thoraxwand und die darunter befindlichen Gewebe in Schwingungen, die man als Geräusche hört. Die erzeugte Schwingung dringt jedoch nur ca. 5 cm in die Tiefe (tiefer liegende Geschehen können nicht erfaßt werden). Man perkutiert von oben nach unten (Thorax Vorder- und Rückseite) in den Intercostalräumen seitenvergleichend:

▷ sonorer Klopfschall: Normalbefund
▷ hypersonorer Klopfschall (Schachtelton): Lungengewebsverminderung
▷ hyposonorer Klopfschall (Schenkelschall, Dämpfung): Lungengewebsverdichtungen
▷ tympanitischer Klopfschall (ähnelt einem Klang und ist durch regelmäßige Schwingungen charakterisiert): über luftgefüllten Magen- und Darmschlingen
▷ amphorischer Klopfschall (klingt metallisch): über leeren Kavernen (z. B. Tbc)

Atemverschiebbarkeit der Lungengrenze

Die Atemverschieblichkeit der Lungengrenze gibt Aufschluß über die Ausdehnbarkeit der Lunge.

Durchführung

Während der Patient die Luft anhält, perkutiert man von oben nach unten entlang der Skapularlinie, bis der sonore Klopfschall in einen hyposonoren Klopfschall umwechselt. Diese Stelle wird markiert. Der Patient atmet jetzt aus (bleibt in Ausatemstellung) und man perkutiert von der markierten Stelle wieder nach oben, bis ein sonorer Klopfschall ertönt. Der Abstand dieser Strecke sollte 4–5 cm betragen.

1.2.5 Auskultation

Durch die Auskultation kann man das Strömen der Luft durch den Tracheobronchialbaum beurteilen.

Durchführung

Der Patient atmet durch den Mund tief ein und aus. Man auskultiert mit dem Stethoskop von oben nach unten seitenvergleichend Thoraxvorder- und -rückseite. Man unterscheidet hier Bronchialatmen von Vesikuläratmen und achtet auf unphysiologische Zusatzgeräusche.

Bronchialatmen (Röhrenatmen)

▷ **physiologisch** über den oberen Lungenabschnitten (Kehlkopf/Trachea)
▷ **pathologisch:** das Geräusch wird zum Alveolargewebe fortgeleitet (z. B. infolge Infiltrationen)

Vesikuläratmen (Bläschenatmen)

entsteht durch das Eindringen der Luft in die Alveolen und ist vor allem bei der Einatmung zu hören

▷ **physiologisch** hört man es am besten in der mittleren Axillarlinie.
▷ **pathologisch:** *abgeschwächt* z. B. bei Emphysem, Pleuritis, Pneumothorax
▷ **pathologisch:** *verschärft* z. B. bei Pneumonie, Lungenfibrose, Bronchitis

Pathologische Nebengeräusche

- Trockene, kontinuierliche Rasselgeräusche (Giemen, Pfeifen, Brummen). Der Luftstrom setzt zähe Sekretmassen in Bewegung, z. B. bei Asthma bronchiale, chronischer Bronchitis
- Feuchte diskontinuierliche Rasselgeräusche. Ein hörbares Zeichen für Flüssigkeitsansammlung in Bronchien und Alveolen. Je nach Menge/Konsistenz der Flüssigkeit unterscheidet man feinblasige, mittelblasige und grobblasige Rasselgeräusche, z. B. bei Pneumonie, Linksherzinsuffizienz, Stauungslunge

Sondergeräusche

- Crepitatio indux/redux: Knistergeräusch, Entfaltungsgeräusch der Lunge, zu Beginn und am Ende einer Lobärpneumonie
- amphorisches Atmen (Kavernenjuchzen): Hallgeräusch bei leeren Kavernen z. B. bei Tuberkulose
- Pleurareiben (Lederknarren): ein dem Rasseln ähnliches Geräusch an den unteren Lungenpartien bei Pleuritis sicca

Bronchophonie

Auskultatorische Alternative zum Stimmfremitus; Frauen und Kinder flüstern mit leiser Stimme „66"

▷ Bronchophonie **lauter** bei Lungengewebsverdichtungen
▷ Bronchophonie **leiser** bei Lungengewebsverminderung

1.2.6 Lungenfunktionsprüfung (Spirometrie)

Sie dient der Erfassung der Lungenvolumina und Atemstromstärken.

Durchführung

Der Patient pustet über ein Mundstück in ein Meßsystem, welches die atemabhängigen Volumenschwankungen und/oder Atemstromstärken mißt. Gebräuchliche spirometrische Meßgrößen:

a) Bestimmung der **Vitalkapazität**
b) Bestimmung der **1-Sekunden-Ausatmungskapazität** (Tiffeneau-Test).

Tiffeneau-Test

Man bittet den Patienten einzuatmen und dann kräftig auszuatmen. Das Volumen, das in der ersten Sekunde ausgeatmet wird, gibt Auskunft über den Zustand des Lungengerüstes und der Atemwege.

▷ **Physiologischer Wert:** ca. 70% der Vitalkapazität (Bei Verengungen der Atemwege ist dieser Wert erniedrigt).

1.2.7 Blutgasanalyse

Die Blutgasanalyse erlaubt die Beurteilung des Gasaustausches in der Lunge und dient besonders der Einschätzung von Lungenerkrankungen.
Im arteriellen Blut werden Teilkonzentrationen (Partialdrücke) der Atemgase Sauerstoff und Kohlendioxid bestimmt. Da die Blutgase eng mit dem Säure-Basenhaushalt zusammenhängen, wird auch der pH-Wert und das Standardbikarbonat ermittelt.

pO_2 Normbereich (altersabhängig):	75–100 mmHg
pCO_2 Normbereich (altersunabhängig):	35–45 mmHg
pH-Wert Normbereich: Standardbikarbonat:	7,36–7,44 22–26 mmol/l

▷ **Hypoxie** (Erniedrigung des O_2 im Gesamtorganismus oder einzelner Regionen, z. B. bei Anämie, Durchblutungsstörungen)
▷ **Hypoxämie** (Erniedrigung des pO_2 im arteriellen Blut $<$ **70 mmHg** infolge Lungenerkrankungen)
▷ **Hypokapnie** (Erniedrigung des pCO_2 im arteriellen Blut $<$ **35 mmHg**, z. B. Hyperventilation)
▷ **Hyperkapnie** (Erhöhung des pCO_2 im arteriellen Blut $>$ **45 mmHg,** z. B. respiratorische Insuffizienz mit Hypoventilation)

1.2.8 Sputum

Das Sputum wird untersucht hinsichtlich

- Blutbeimengungen (*Hämoptyse:* geringe Blutbeimengungen, *Hämoptoe:* größere Blutbeimengungen)
- Erreger (Mykobakterium tuberkulosis, Influenza-Virus etc.)
- Konsistenz (gelblich-eitrig bei bakteriellen Prozessen, schaumig und leicht blutend bei Lungenödem, 3-schichtig bei Bronchiektasen etc.)

1.2.9 Bronchoskopie

Mit einem Spezialendoskop lassen sich die Luftwege betrachten. Evtl. wird auch eine Biopsie vorgenommen.

1.2.10 Pleurapunktion

Die Pleura wird punktiert, um einen Erguß abzulassen oder um das Punktat zu analysieren. Ebenso können auf diesem Wege Medikamente eingebracht werden.

1.2.11 Bildgebende Diagnostik

- Röntgen
- Tomographie (Schichtaufnahme)
- CT und MRT
- Nuklearmedizinische und Kontrastmitteluntersuchungen
- Sonographie

2 Pathologie

2.1 Störungen der Atemfunktionen

2.1.1 Störungen der Lungenbelüftung – Ventilationsstörungen

Definition

Behinderte Zufuhr von O_2 und/oder behinderte Abatmung von CO_2

2.1.1.1 Obstruktive Ventilationsstörungen

90% aller Lungenerkrankungen sind obstruktiver Natur. Es handelt sich um Verengungen der zuführenden Atemwege. Die Folge ist ein Widerstand (Resistance), der sich der Luft entgegensetzt, so daß die Lunge zunehmend überbläht.

Ursachen

- z. B. chronische Bronchitis, Asthma bronchiale
- alle in- und exspiratorischen Stenosen des Bronchialbaumes

Gemeinsame Symptome aller obstruktiven Ventilationsstörungen:

- Dyspnoe (je höher der Widerstand, desto stärker die Dyspnoe)
- Husten
- Stridor, inspiratorisch: bei Verlegung der oberen Atemwege (Mund – Bifurkation)
- Stridor, exspiratorisch: bei Verlegung der unteren Atemwege (Bifurkation – Bronchioli)

2.1.1.2 Restriktive Ventilationsstörungen

Definition

Durch verminderte Ausdehnbarkeit des Lungen-Thorax-Zwerchfellsystems kommt es zu einer Verkleinerung des maximal mobilisierbaren Lungenvolumens

Ursachen

- pulmonale Restriktion (z. B. Atelektasen, Fibrosen, Infiltrate, Pneumokoniose, Lungenödem)
- pleurale Restriktion (z. B. Pleuritis, Pleuraschwarte, Pneumothorax)
- thorakale Restriktion (z. B. Khyphoskoliose, Thoraxdeformitäten)

2.1.2 Störungen der Lungendurchblutung – Perfusionsstörungen

Definition

Eine gestörte Blutzufuhr verhindert den Gasaustausch.

Ursachen

- Störungen der arteriellen Blutzufuhr (z. B. Lungenembolie)
- Kapillarschwund bei destruktiven Lungenerkrankungen
- alveokapillärer Reflex (Euler-Liljestrand), z. B. Emphysem
- Störungen des Blutabflusses (z. B. Linksherzinsuffizienz)

2.1.3 Störungen des Gasaustausches – Diffusionsstörungen

Definition

Der Übertritt von Sauerstoff aus den Alveolen in die Kapillaren kann beeinträchtigt sein

Ursachen

- Emphysem (Oberfläche der Lungenkapillare ist vermindert)
- Verdickung der Alveolar- und/oder Kapillarwand führt zu einer Vergrößerung der Diffusionsstrecke
- Einlagerung von Flüssigkeit in den Alveolen

Wichtiger Lernhinweis

Alle oben genannten pathologisch veränderten Mechanismen sind eng miteinander verknüpft und treten häufig in Kombination auf!

2.2 Akute obstruktive Erkrankungen der Atemwege

2.2.1 Akute Rhinitis (Schnupfen)

Definition

Entzündung der Nasenschleimhaut

Ursachen

- meist Rhinoviren, andere Viren, selten Bakterien

Symptome

→ häufig Initialsymptom anderer Infektionskrankheiten
- allgemeines Krankheitsgefühl
- Brennen und Kratzen in der Nase
- Schwellung der Nasenschleimhaut mit Absonderung eines Sekrets
  → bei viralen Infekten wäßriger Schleim
  → bei bakteriellen Infekten gelb/grüner Schleim

Komplikationen

- chronischer Verlauf mit Sinusitis
- Otitis media
- Bronchitis

Therapie

- Sole-Inhalationsbäder
- Gurgeln mit Zitronenwasser
- kurzfristig abschwellende Nasentropfen

2.2.2 Akute Sinusitis (Entzündung der Nasennebenhöhlen)

Definition

Entzündung der Nasennebenhöhlenschleimhaut

Ursachen

- Rhinitis
- andere Infekte des Nasen-Rachen-Raumes

Symptome

- allgemeine Krankheitssymptome
- Gesichts- und Kopfschmerzen
- Klopf- und Druckschmerz über Nasennebenhöhlen und Nervenaustrittspunkten

Komplikationen

- chronischer Verlauf mit Empyembildung
- Perforation in äußere Weichteile (Augenhöhle, Schädelhöhle)
- Entzündung umgebender Knochen
- Meningitis

Therapie

- Verbesserung des Sekretabflusses: Wärme (Rotlicht)
- Gegebenenfalls Antibiotika!
- ev. operative Sanierung

2.2.3 Krupp-Syndrom („Pseudokrupp")

Definition

Verschiedene im Kindesalter auftretende Erkrankungen, die zu einer akuten Einengung unterhalb des Kehldeckels führen

Differentialdiagnose

Diphtherie, Epiglottitis, Fremdkörperaspiration

Formen

- häufigste Form: Viruskrupp (Influenza)
- bakterieller Krupp (Hämophilus influenzae, Staphylokokkus aureus)
- spastischer Krupp (allergisch bedingt)

Symptome

- inspiratorischer Stridor
- bellender trockener Husten, Halsschmerzen
- Atemnot
- meist mäßiges Fieber
- heisere Stimme bis Aphonie (Stimmlosigkeit)

Therapie

- Kind beruhigen
- Eiskrawatte, Frischluft, Luftbefeuchtung, Sauerstoff
- evtl. Kortikoide, Antibiotika
- evtl. Intubation, Tracheotomie

2.2.4 Epiglottitis (Kehldeckelentzündung)

Definition

Eine vor allem im Kindesalter auftretende, **lebensgefährliche** entzündliche Schwellung der Epiglottis (Kehldeckel) mit akuter Atemnot

Ursachen

- Bakterien, meist Hämophilus influenzae
- Viren
- Allergie (z. B. Insektenstich)

Symptome

- inspiratorischer Stridor
- starke Atemnot
- starke Schluckbeschwerden
- Hypersalvation (starker Speichelfluß)
- kloßige Sprache
- meist hohes Fieber

Therapie

- **Notarzt, stets stationäre Behandlung erforderlich; nie in den Mund gucken: Erstikkungsgefahr!**
- Kortikosteroide, Antibiotika
- evtl. Intubation, Tracheotomie

2.2.5 Krupp (Croup)

Definition

Kehlkopfentzündung (Laryngitis), verursacht durch das Corynebakterium diphtheriae (Diphtherie, siehe Kapitel **„Infektionskrankheiten“**)

Symptome

- Heiserkeit bis Aphonie
- Schluckbeschwerden
- bellender Husten
- inspiratorischer Stridor
- Fieber
- Atemnot mit Zyanose
- weißliche bis grau-braune Beläge (Pseudomembranen auf der Schleimhaut)
- süßlicher Mundgeruch

Therapie

- ▶ **Notarzt verständigen evtl. Tracheotomie bzw. Intubation**
- ▶ **Injektion von Diphtherie-Antitoxin** (bindet Toxine des Bakteriums)
- ▶ Antibiotikatherapie

2.2.6 Akute Bronchitis

Definition

Akute Entzündung der Bronchialschleimhaut

Ursachen

- Viren (z. B. Myxoviren, Echoviren, Adenoviren, Influenza-Viren, Masern-Viren)
- Bakterien (z. B. Streptokokken, Staphylokokken, Salmonella typhi)
- Pilze (Soorbronchitis, meist bei Immungeschwächten)
- Reizstoffe (Gase, Staub, chemische Noxen)

Symptome

- Kopf- und Gliederschmerzen
- Rhinitis
- retrosternales Brennen/Wundsein (Begleittracheitis)
- Schmerz beim Husten
- mäßiges Fieber bei Viren, bei Bakterien evtl. hohes Fieber
- 1–3 Tage schmerzhafter unproduktiver Reizhusten, wird abgelöst durch produktiven Husten;
- Auswurf bei bakteriellen Infekten: eitrig-schleimig;
  bei viralen Infekten: schleimig-glasig

Komplikationen

- Bronchopneumonie
- sekundäre bakterielle Infektionen

Diagnose

- Palpation: Stimmfremitus verstärkt
- Perkussion: hyposonorer Klopfschall
- Auskultation: fein bis mittelblasige Rasselgeräusche, ev. trockene Rasselgeräusche
- Labor: Erregernachweis im Sputum
- Blutlabor: Leukopenie mit Lymphozytose: virale Infekte
  Leukozytose mit Linksverschiebung: bakterielle Infekte

Therapie

- feucht-warme Brustwickel, schleimlösende ätherische Öle (z. B. Kamille) oder *Ambroxol*
- bei quälendem Husten: *Codein*
- bei Reizgasvergiftung: Stationäre Beobachtung und Kortikoide

2.3 Chronisch obstruktive Ventilationsstörungen der Atemwege

Abgekürzt: COLD = chronic obstructive lung disease

Als die häufigsten Erkrankungen der Atemwege stellen sie die überwiegende Ursache des chronischen Cor pulmonale dar.

2.3.1 Chronische Bronchitis

Definition

Gemäß WHO ist eine chronische Bronchitis dann anzunehmen, wenn bei einem Patienten in 2 aufeinander folgenden Jahren während mindestens 3 Monaten pro Jahr Husten und Auswurf bestand. Häufigste chronische Lungenerkrankung m : w = 3 : 1

Ursachen

- Inhalationsrauchen 90%, jeder 2. Raucher im Alter > 40 J.
- Luftverschmutzung und Berufsnoxen
- gehäufte bronchopulmonale Infekte
- konstitutionell bedingte Krankheiten des Respirationstraktes, z. B. Antikörpermangelsyndrome

Pathomechanismus

- Zerstörung des Flimmerepithels mit Umbau in Plattenepithel
- Hypertrophie der Schleimdrüsen mit vermehrter Schleimproduktion
- Atrophie der Bronchialschleimhaut mit verminderter Schleimproduktion (dünne schlaffe Bronchialwand mit verengtem Lumen)
- Zugwirkung der elastischen Fasern nimmt ab (zusätzliche Lumeneinengung)

Folge: Zunahme der Residualkapazität (ständige Überblähung der Alveolen) → dadurch entsteht die Obstruktion mit Ventilationsstörungen

Symptome

Die Erkrankung entwickelt sich in 3 Stadien

- **Stadium I** (noch reversibel): bereits über Jahre bestehender Husten und v. a. morgendlicher Auswurf
- **Stadium II:** Husten mit Auswurf, Belastungsdyspnoe durch die Obstruktion, Leistungsabfall
- **Stadium III:** Spätkomplikationen: Obstruktives Emphysem, respiratorische Insuffizienz, Cor pulmonale

Komplikationen

- Bronchopneumonien, eitrige Bronchitis, Lungenabszeß, Bronchiektasen
- Bronchialkarzinom
- jede zusätzliche Infektion der Atemwege ist für den Patienten **lebensbedrohlich** (Grippeschutzimpfung, Antibiotika)

Diagnose

- Auskultation: Giemen, Pfeifen, Brummen, ev. auch feuchte Rasselgeräusche
- Lungenfunktionstest: Tiffeneau ↓ (stadienabhängig!)

Therapie

- Noxen ausschalten (Zigarettenrauchen einstellen)
- Inhalation, Atemgymnastik, Medikamente

2.3.2 Asthma bronchiale

Definition

Anfallsweise auftretende, ganz oder teilweise reversible Atemwegsobstruktion infolge von Hyperreagibilität des Bronchialsystems

Ursachen

- Allergisches Asthma (Extrinsic Asthma)
  IgE vermittelte allergische Sofortreaktion Typ I gegen Umweltallergene; zählt zu den atopischen Krankheiten mit familiärer Häufung (s. Kap. **„Blut und Abwehr“**)
- Nichtallergisches Asthma (Intrinsic Asthma)
  Unspezifische Reize, z. B. Infektionen, kalte Luft, Nebel o. ä. aktivieren Rezeptoren in der Bronchialschleimhaut (irritant receptors). Auf dem Reflexweg werden efferente Vagusfasern erregt, deren Überträgerstoff Acetylcholin die Bronchialmuskulatur zur Kontraktion veranlaßt. Acetylcholin veranlaßt auch die Mastzellen zur Ausschüttung von Histamin (zählt zu den genetisch determinierten Erkrankungen)

Pathomechanismus

Die Freisetzung von Mediatorstoffen bewirkt eine endobronchiale Obstruktion mit:

- Dyskrinie (Hypersekretion eines zähen Schleims)
- Schleimhautödem
- Bronchospasmus

Symptome

- anfallsweise auftretende **Atemnot** mit erschwerter Ausatmung, häufig nachts und frühmorgens
- deutlich verlängerte Ausatmungsphase, wird von quälenden Hustenanfällen begleitet
- Orthopnoe, Tachypnoe
- Tachykardie
- exspiratorischer Stridor

- nach Anfallsende: heftige Hustenattacken mit zäh-glasigem Auswurf

Diagnose

- Perkussion: hypersonorer Klopfschall, Zwerchfelltiefstand
- Auskultation: Giemen, Pfeifen, Brummen
- Lungenfunktionstest: Tiffeneau-Test ↓
- Labor: Charcot-Leyden-Kristalle und Curschmann-Spiralen im Auswurf
- Blutlabor: Eosinophilie, IgE ↑ bei allergischem Asthma, Leukozytose und BSG ↑ bei Infektasthma

Komplikationen

- **Status asthmaticus** (schweres Asthma über Stunden oder Tage): **Alarmzeichen:** Zyanose, verlangsamte, unregelmäßige Atmung, Somnolenz; Therapie bis zum Eintreffen des **Notarztes:**
  Oberkörperhochlagerung, O_2-Gabe, Beruhigung
- Emphysem, pulmonale Hypertonie mit Entwicklung eines Cor pulmonale

Therapie

Je nach Schweregrad:

- Meiden der auslösenden Faktoren
- Bronchospasmolytika, inhalierbare β-Sympathomimetika, Theophyllin
- Inhalative Kortikoide
- DNCG = Cromoglicinsäure
- Atemgymnastik, psychische Betreuung
- Desensibilisierung

2.3.3 Lungenemphysem

Definition

Irreversible Erweiterung der Lufträume distal der Bronchioli terminales infolge Destruktion der Wand

Ursachen

- häufig: Asthma bronchiale, chronische Bronchitis
- Altersemphysem (atrophisches Emphysem)
- andere chronisch obstruktive Erkrankungen

Klinische Typen

1. blue bloater: pyknischer Typ, zyanotisch, mit Polyglobulie, respiratorische Globalinsuffizienz, „hat sich in seine Atemnot ergeben"
2. pink puffer: asthenischer Typ, ausgeprägte Atemnot, respiratorische Partialinsuffizienz, „kämpft gegen sein Emphysem"

Komplikationen

- Cor pulmonale mit Rechtsherzhypertrophie
- Pneumothorax

Diagnose

- Inspektion: Faßthorax, horizontal verlaufende Rippen, geblähte Schlüsselbeingruben, Dyspnoe mit Preßlippenatmung, Zyanose, Trommelschlegelfinger
- Palpation: Stimmfremitus vermindert
- Perkussion: hypersonorer Klopfschall, tiefstehendes Zwerchfell, wenig verschiebliche Atemgrenze
- Auskultation: abgeschwächtes Atemgeräusch, leise Herztöne
- Atemfunktionstest: Residualvolumen ↑ (sehr selten) Vitalkapazität und Tiffeneau-Test ↓

Therapie

- Meidung exogener Noxen z. B. Zigarettenrauchen
- symptomatische Behandlung
- Atemtherapie
- Lungentransplantation (in seltenen Fällen)

2.4 Lungenfibrosen

Definition

Bei Lungenfibrosen besteht eine Verstärkung des Lungengerüstes durch neugebildetes Bindegewebe (Fibrose = Vermehrung des Bindegewebes). Folge sind restriktive Ventilationsstörungen und Rechtsherzüberbelastungen

Ursachen

- unbekannt (ca. 50% der Fälle)
- chronische Reizungen durch Entzündung oder Röntgenbestrahlung
- ständige Staubinhalation (Steinstaub, Asbest)
- chronische Stauungslunge
- Systemerkrankungen: Rheumatoide Arthritis, Kollagenosen, Mukoviszidose
- Sarkoidose

2.4.1 Silikose (Steinstaublunge)

Definition

Bei Bergleuten und Sandstrahlbläsern auftretende Berufskrankheit durch langjähriges Einatmen von quarzhaltigem Staub

Pathomechanismus

Der kristalline Quarz ist alveolengängig. Die Einwanderung von Abwehrzellen hat eine fibroblastische Reizwirkung. Folge ist eine Bindegewebswucherung, die eine eingeschränkte Ausdehnbarkeit der Lunge bewirkt.

Symptome

- in frühen Stadien oft keine Beschwerden, Zufallsbefund bei Routineuntersuchung
- im fortgeschrittenen Stadium Belastungsdyspnoe
- Husten, grauer Auswurf

Komplikationen

- Infektanfälligkeit (etwa 10% entwickeln eine Begleittuberkulose)
- durch den fibrotischen Lungenumbau entwikkelt sich eine pulmonale Hypertonie mit Rechtsherzbelastung und Cor pulmonale

Diagnose

- Auskultation: Giemen, Pfeifen, Brummen
- Lungenfunktionsprüfung: Vitalkapazität ↓, verminderte Compliance
- Labor: Hypoxämie
- Röntgenbefund: diffuse, fein- bis grobfleckige Verschattungen

Therapie

- Arbeitsschutzmaßnahmen, Nikotinkarenz
- siehe Therapie „chronische Bronchitis"
- Behandlung der Komplikationen

2.4.2 Asbestose

Definition

Eine durch Asbeststaubinhalation hervorgerufene Berufskrankheit (häufig Bauindustrie) mit fibrinogenen und karzinogenen Prozessen

Symptome

- oft erst nach 20–30jähriger Exposition zunehmende Belastungsdyspnoe

Diagnose

- Auskultation: Knistern über der Lunge
- Fibrose im Röntgenbild
- Lungenfunktionsprüfung: Vitalkapazität ↓,
- verminderte Compliance

Komplikationen

- Tumorleiden
- respiratorische Insuffizienz und Cor pulmonale

Therapie

- Behandlung der Komplikationen

2.4.3 Sarkoidose (Morbus Boeck)

Definition

Granulomatöse Systemerkrankung, die zu 90% die Lunge befällt, mit Bildung von fibrinösen Granulomen und bindegewebigem Umbau des Lungenparenchyms

Ursache

- unbekannt
- ev. immunologische Reaktion

Pathomechanismus

Es bilden sich nicht-verkäsende Granulome aus Epitheloidzellen, Makrophagen, Langhanszellen und T-Lymphozyten

Akute Symptome

- Löfgren-Syndrom, befällt überwiegend junge Frauen (5%)
- Sprunggelenks-Arthritis
- Erythema nodosum (blaurote schmerzhafte Flecken, bevorzugt Unterschenkelstreckseite)
- bihiläre Adenopathie
- Fieber, Husten, BSG ↑

Chronische Symptome

- anfangs meist symptomlos, Röntgenzufallsbefund
- später Reizhusten, Belastungsdyspnoe
- eingeschränkte Compliance

Zu 90% manifestiert sich die Sarkoidose an der Lunge, sie kann jedoch auch andere Organe befallen.

Extrapulmonale Manifestationen

- Erythema nodosum
- Kerato-Konjunktivitis
- Parotisschwellung
- Arthritis
- Fazialislähmung, Diabetes insipidus, granulomatöse Meningitis

Komplikation:

- Übergang zur respiratorischen Insuffizienz und Cor pulmonale

Diagnose

- Labor: BSG ↑ (bei akutem Verlauf) Gammaglobuline und IgG ↑, Leuko- und Lymphozytopenie
- Röntgendiagnostik

Therapie

- 70–90% Spontanheilung
- Behandlung mit Glukokortikoiden umstritten

2.5 Erkrankungen der Pleura

2.5.1 Pleuritis

Anmerkung

Aus didaktischen Gründen werden hier Pleuritis und Pleuraerguß gemeinsam dargestellt.

Es muß jedoch keineswegs jeder Pleuraerguß (insbesondere bei den malignen Erkrankungen) mit den klassischen Zeichen der Entzündung einhergehen.

Definition

Entzündung der Pleurablätter

Ursachen

Auftreten meist als Sekundärerkrankung z. B. bei

- malignen Erkrankungen z. B. Mamma-Karzinom, Bronchial-Karzinom
- bakteriellen Erkrankungen z. B. Pneumonie, Tbc
- Herzinsuffizienz
- Lungenembolien, Pankreatitis, rheumatische Erkrankungen, Urämie, Leberzirrhose
- posttraumatisch

Verlaufsformen:

Pleuritis sicca (trockene Pleuritis)

Pathomechanismus

Die sonst glatte Oberfläche des Rippenfells wird durch Fibrinauflagerungen rauh; die Pleurablätter reiben aneinander.

Symptome

- atemabhängiger, stechender Schmerz
- Patient liegt auf der betroffenen Seite, um die schmerzende Atemexkursion einzuschränken
- Hustenreiz

Diagnose

- Auskultation: atemsynchrones Lederknarren (durch Fibrineinlagerungen)

Pleuritis exsudativa (feuchte Pleuritis)

Pathomechanismus

Der Pleuraspalt kann sich mit unterschiedlichen Flüssigkeiten füllen. Genauer bezeichnet als Pleuraerguß.

Symptome

- Schmerz wird abgelöst durch ein Beklemmungsgefühl
- ev. hohes Fieber
- Dyspnoe, Tachypnoe
- Auskultation: abgeschwächtes bis aufgehobenes Atemgeräusch

Diagnose

- Inspektion: nachschleppende Thoraxhälfte
- Palpation: Stimmfremitus abgeschwächt bis aufgehoben
- Perkussion: absolute Dämpfung (hyposonorer Klopfschall)
- Auskultation: je nach Verlaufsform siehe oben
- Labordiagnostik: BSG ↑, Leukozytose
- Pleurapunktion (Exsudat, Transsudat, Zytologie, Bakteriologie)

Komplikationen Pleuritis sicca und exsudativa

- entstehen aus der Grunderkrankung
- Pleuraschwarte

Therapie

- Behandlung der Grunderkrankung
- Schmerztherapie
- Atemgymnastik

2.5.2 Pneumothorax

Definition

Kollabieren eines Lungenflügels durch Eindringen von Luft in den Pleuraspalt

A. Äußerer Pneumothorax

Definition

Luft gelangt von außen in den Pleuraspalt

Ursachen

- Messerstich, Traumen (Rippenfraktur)
- iatrogen, z. B. Pleuradrainage, Subclavia-Katheter, Akupunktur

B. Innerer Pneumothorax

Definition

Luft gelangt von innen in den Pleuraspalt

Ursachen

- Platzen von subpleuraler Emphysem-Blase
- idiopathisch (bei jungen hochgewachsenen Männern, tritt plötzlich auf z. B. bei körperlicher Arbeit)
- Sekundär bei Asthma, Fibrose

Symptome

- akut auftretende Atemnot (Dyspnoe), Tachypnoe
- ziehender, stechender, atemabhängiger meist gut lokalisierter Schmerz
- Hustenreiz

Diagnose

- Inspektion: nachschleppende Atmung
- Palpation: Stimmfremitus abgeschwächt bis aufgehoben
- Perkussion: hypersonorer Klopfschall
- Auskultation: abgeschwächtes bis aufgehobenes Atemgeräusch
- Röntgenbefund: Kollabierte Lunge, ev. verdrängtes Mediastinum

C. Spannungspneumothorax (gefährlichste Form)

Pathomechanismus

Durch einen Ventilmechanismus kommt es während der Inspiration zu einer Ansammlung von Luft im Pleuraspalt, die exspiratorisch nicht mehr entweichen kann. Das Mediastinum wird aufgrund zunehmender Druckentwicklung in der Pleurahöhle zur gesunden Seite gedrängt

Ursachen

- siehe innerer und äußerer Pneumothorax

Symptome

- scharfer, thorakal lokalisierter, plötzlich auftretender Schmerz
- Husten
- immer stärker werdende Dyspnoe, Tachypnoe
- Blässe, Zyanose
- Einflußstauung (Verhinderung des Blutrückstroms in das Herz)
- Schocksymptomatik: Blutdruck, ↓, Puls ↑

Therapie

Äußerer Pneumothorax

- **Notfall!** Notarzt rufen, Fremdkörper fixieren (blutungshemmende Wirkung), mit sterilen Mullbinden abdecken, Oberkörper hoch lagern.

Spannungspneumothorax

- **Notfall!** Notarzt rufen, durch Punktion mit einer großkalibrigen Kanüle mit Ventil (eingeschnittener Fingerling) in den 2 oder 3. ICR oberhalb der Rippe medioclavicular soll eine Druckentlastung erreicht werden (Luft kann durch die Kanüle entweichen)

2.6 Störungen des Lungenkreislaufes

2.6.1 Lungenödem

Definition

Austritt von Flüssigkeit aus den Lungenkapillaren in den Alveolarraum

Ursachen

- meist kardial: dekompensierte Linksherzinsuffizienz, (z. B. bei Herzinfarkt)
- Überwässerung: z. B. Niereninsuffizienz
- herabgesetzter onkotischer Druck: z. B. nephrotisches Syndrom
- toxisch: z. B. Giftgase, Heroinintoxikation, Urämie
- allergisch (anaphylaktischer Schock)
- Lungenembolie
- neurogen: z. B. Schädel-Hirn-Trauma, Meningoenzephalitis
- nach zu schneller Pleurapunktion

Symptome

- schwerste Dyspnoe, Angst, Zyanose, Blässe
- feuchte Rasselgeräusche
- Rasseln und „Kochen“ über der Brust auch ohne Stethoskop hörbar
- schaumiges-rötliches Sputum

Einem manifesten Lungenödem geht oft ein interstitielles Lungenödem (fluid lung, Flüssigkeitslunge) voraus.

Symptome bei interstitiellem Lungenödem (fluid lung)

- nächtliches Husten
- Dyspnoe, Tachypnoe, Orthopnoe
- verschärftes Atemgeräusch, ev. Giemen

→ Diagnose: nur über Röntgenbild nachweisbar

Diagnose

- Auskultation: grobblasige Rasselgeräusche

Therapie

- **Notfall!** Notarzt anfordern, Oberkörperhochlagerung, Beine tief lagern, Atemwege frei machen, unblutiger Aderlaß, Beruhigen des Patienten, Sauerstoffgabe

2.6.2 Lungenembolie

Definition

Verschluß einer Lungenarterie durch Verschleppen von Thromben vor allem aus den tiefen Bein- und Beckenvenen. Dies kann zu einem akuten Cor pulmonale führen.

Risikofaktoren

- höheres Lebensalter
- Immobilität (Bettlägerigkeit, Langstreckenflüge)
- Übergewicht (Adipositas)
- Schwangerschaft, Therapie mit Östrogenen, Einnahme von Ovulationshemmern
- chirurgische Eingriffe (Thrombosegipfel um den 7. Tag)

Auslösende Faktoren

Morgendliches Aufstehen, pressorische Akte (Defäkation), plötzliche körperliche Anstrengung

Symptome (akut)

- Dyspnoe, Tachypnoe
- Thoraxschmerzen, atemabhängig
- Tachykardie
- Halsvenenstauung
- Husten, Hämoptyse
- Angst, Beklemmungsgefühl
- Schweißausbruch, Synkope, Schock

Komplikationen

- Pleuritis
- rezidivierende Lungenembolien können zum Lungeninfarkt mit Hämoptyse und chronischem Cor pulmonale führen
- Herz-Kreislaufstillstand

Diagnose

- Auskultation: grobblasige Rasselgeräusche

Therapie

- **Notfall!** Sofortige Krankenhauseinweisung in halbsitzender Lage und sehr vorsichtigem Transport, damit keine weiteren Embolien eintreten
- Patient beruhigen, Sauerstoffgabe
- im Krankenhaus Heparin, Lysetherapie, Embolektomie

2.6.3 Chronisches Cor pulmonale

Definition

Hypertrophie des rechten Ventrikels als Folge einer Struktur-, Funktions- oder Zirkulationsstörung der Lunge mit pulmonaler Hypertonie. Die Folge ist eine Druckbelastung des rechten Herzens.

Ursachen

Einschränkung des Lungengefäßgesamtquerschnittes:

- Obstruktive Störungen: chronische Bronchitis, Asthma bronchiale, Emphysem
- Restriktive Störungen: Lungenfibrosen
- Vaskuläre Störungen: rezidivierende Lungenembolien, Vaskulitiden

Pathomechanismus bei Hypoxämie:

Alveokapillärer Reflex (Euler-Liljestrand)
Alveoläre Hypoventilation führt zur Konstriktion der kleinen Lungenarterien im unterbelüfteten Lungenbereich. Folge ist eine Blutumleitung in belüftete Bereiche, pulmonaler Hypertonie und Rückstau ins rechte Herz.

Lernhinweis:

Merke! Minderbelüftete Lungenabschnitte werden auch minderdurchblutet

Symptome

Zeichen der Lungenerkrankung

- Belastungsdyspnoe, Schwindel, Zyanose
- Uhrglasnägel, Trommelschlegelfinger

Zeichen der Rechtsherzinsuffizienz

- Ödeme, Nykturie (nächtliches Wasserlassen)
- Venenstauungen (sichtbare Stauung von Hals- und Zungengrundvenen)
- Leberstauung (vergrößerte Leber)
- Stauungsgastritis
- Stauungsniere mit Proteinurie

Diagnose

- Grunderkrankung (siehe Ursachen)
- Herzvergrößerung (Röntgen)

Therapie

- Behandlung der Grunderkrankung
- Sauerstofftherapie
- Medikamentös (z. B. Diuretika, ACE-Hemmer, u. a.)

2.7 Pneumonien

Man unterscheidet die typischen Pneumonien, die meist bakteriell (z. B. Pneumokokken, Staphylokokken, Haemophilus influenzae, Klebsiella pneumoniae) verursacht werden, von den atypischen Pneumonien. Die Erreger der atypischen Pneumonien sind Viren, Chlamydien (z. B. Chlamydia psittaci), Mykoplasmen (z. B. Mycoplasma pneumoniae), Rickettsien (z. B. Coxiella burnetii), Pilze und Parasiten (z. B. Pneumozystis carinii). Atypische Pneumonien sind i. d. R. nur röntgenologisch diagnostizierbar.

2.7.1 Typische Pneumonien

Die Entzündung findet im Alveolarraum und/oder den Bronchien statt.

Erreger: hauptsächlich Bakterien

2.7.1.1 Lobärpneumonie

Definition

Akute Entzündung im Alveolarraum, meist des rechten unteren Lungenlappens

Erreger

- Pneumokokken

Infektionsmodus

- Tröpfcheninfektion

Histologische Befunde (Verlauf in 4 Stadien)

❶ *Anschoppung* (Dauer: 1 Tag)

- Im Rahmen der Abwehr sind die Kapillaren weit gestellt; es kommt zum Austritt von Fibrinfäden und serösem Exsudat in die Alveolen
- Auskultation: Crepitatio indux (Knistergeräusch)
- Auswurf: kein Auswurf, trockener Husten

❷ *Rote Hepatisation* (Dauer: 2–3 Tage)

- Alveolen sind jetzt vollständig mit fibrinreichem Exsudat gefüllt; es findet kein Gasaustausch in den betroffenen Lungenabschnitten statt
- Auskultation: kein Atemgeräusch über den betroffenen Lungenabschnitten
- Auswurf: pflaumenmusartig

❸ *Grau-gelbe Hepatisation* (Dauer: ca. 4 Tage)

- Abwehrbeginn; Phagozyten wandern in die Alveolen und leiten die Lyse ein
- Auskultation: Rasselgeräusche
- Auswurf: eitrig

❹ *Lyse* (Dauer: ca. 2 Tage)

- Ausheilungsphase; Abwehrzellen räumen vollständig auf. Flüssige Zerfallsmassen werden z. T. abgehustet oder in die Lymphbahnen resorbiert und abtransportiert
- Auskultation: Crepitatio redux (Knistergeräusch)

Symptome

- aus voller Gesundheit plötzlich hohes Fieber (bis 41 °C) mit Schüttelfrost
- Dyspnoe, Tachypnoe, mit Nasenflügelatmung
- Herpes labialis (Zeichen eines geschwächten Immunsystems)
- retrosternaler Schmerz mit Husten und Auswurf (siehe verschiedene Stadien)
- ev. atemabhängige Schmerzen (Hinweis auf Pleuramitbeteiligung)

Komplikationen

- kritische Entfieberung (7./9. Tag lebensgefährlicher Fieberabfall mit gleichzeitiger Pulserhöhung)
- Carnifikation: Fleisch werdend (Abwehrsystem leitet die Lyse der Fibrinfäden nicht ein: verminderte Ausdehnbarkeit der Lungen)

Diagnose

- Palpation: Stimmfremitus verstärkt
- Perkussion: hyposonorer Klopfschall
- Auskultation: Bronchialatmen, Rasselgeräusche, siehe auch einzelne Stadien
- Röntgenbefund: lobäre Verschattung

2.7.1.2 Bronchopneumonie

Definition

Eine meist durch Bakterien verursachte Entzündung mit disseminierten Herden auf beiden Lungenflügeln, wobei sowohl Alveolen als auch Bronchien befallen sein können

Ursachen

- häufigste Ursache: chronische Bronchitis
- als Komplikation von Infektionskrankheiten: z. B. Masern, Keuchhusten, Diphtherie, Typhus
- bei schlechter Abwehrlage
- lange Bettlägerigkeit mit eingeschränkter Belüftung der basalen Lungenabschnitte

Symptome

- der akuten Bronchitis (siehe dort)
- Fieber (nicht so hoch wie bei Lobärpneumonie)
- eitrig-schleimiger Auswurf
- schnelle Verschlechterung der Respiration
- Dyspnoe, Tachypnoe

Diagnose

- Palpation: verstärkter Stimmfremitus
- Perkussion: hyposonorer Klopfschall
- Auskultation: Bronchialatmen
- Röntgen: diffuse, nicht lappenbegrenzte herdförmige Verschattungen

2.7.2 Atypische Pneumonien

Die Entzündung läuft im Interstitium, diffus über beide Lungenlappen verteilt, ab

Erreger: Viren, Mykoplasmen, Rickettsien, Chlamydien

Symptome allgemein

- keine typischen Pneumoniesymptome
- Kopf- und Gliederschmerzen
- subfebrile, langsam ansteigende Temperaturen (ohne Schüttelfrost)
- Reizhusten mit wenig Auswurf

Diagnose allgemein

- oft keine Auskultations-/Perkussionsbefunde
- Röntgen: meist hilusnahe Verschattung
- Labor: Lymphozytose, BSG ↑

2.7.2.1 Legionellose

Definition

Eine 1976 in Philadelphia bei einem Legionärstreffen erstmals aufgetretene atypische Pneumonie

Erreger

Legionella pneumophilia (es gibt derzeit 28 Arten); vermehren sich in abgestandenem Süßwasser (Duschen, Warmwasseranlagen, Klimaanlagen)

Übertragung

- Inhalation

Inkubationszeit

- 2–10 Tage

Symptome

Man unterscheidet 3 Verlaufsformen:

1. 90% der Fälle verlaufen asymptomatisch
2. Pontiac-Fieber: leichter Krankheitsverlauf ohne Pneumonie, grippeähnliche Symptome
3. Legionella-Pneumonie

- hohes Fieber, ev. Schüttelfrost
- Kopfschmerzen, Myalgien, Abgeschlagenheit
- trockener Husten
- oft auch gastrointestinale Symptome

2.7.2.2 Pneumocystis carinii-Pneumonie

→ siehe Kapitel **„Infektionskrankheiten unter AIDS"**

2.7.2.3 Ornithose (Psittakose, Papageienkrankheit)

→ siehe Kapitel **„Infektionskrankheiten"**

2.7.2.4 Q-Fieber

→ siehe Kapitel **„Infektionskrankheiten"**

Komplikationen aller Pneumonien

- Pleuritis, Pleuraerguß
- septische Streuung bei bakteriellen Lungenentzündungen: z. B. Otitis media, Meningitis, Endokarditis
- Lungenabszeß
- respiratorische Insuffizienz
- Thromboembolien (infolge langer Bettlägerigkeit)

Therapie aller Pneumonien

- körperliche Schonung, Bettruhe
- Atemgymnastik, Inhalationsbehandlung, Sekretolytika, ggf. O_2
- ausreichend Flüssigkeitszufuhr
- Antibiotika
- Thromboembolieprophylaxe

2.8 Bösartige Lungenerkrankungen

2.8.1 Bronchialkarzinom

Definition

Ein meist vom Bronchialepithel ausgehender Lungentumor. Häufigstes Karzinom beim Mann, häufigster bösartiger Tumor (25% aller Karzinome)

Histologisch unterscheidet man:

1. Plattenepithel-Karzinom (40–50%)
2. Kleinzelliges Bronchial-Karzinom (25–30%, höchste Wachstumsrate)
3. Adenokarzinom (10–15%)
4. Großzelliges Bronchialkarzinom (5–10%)

Prädisponierende Faktoren

- Zigarettenrauchinhalation
- Berufsnoxen: Asbeststaub, radioaktives Gestein usw.
- genetische Disposition

Symptome

- keine Frühsymptome
- therapieresistenter Reizhusten, ev. Heiserkeit
- rezidivierende pulmonale Infekte
- leichte, dumpfe Schmerzen in der Brust oder im Rücken

Klassische Tumorzeichen

- Abgeschlagenheit, Gewichtsverlust, subfebrile Temperaturen, Nachtschweiß

Spätsymptome

- Thoraxschmerzen
- blutig, schaumiger Auswurf
- blutiges Pleuraexsudat
- Infiltration oder Penetration des Oesophagus (→ Schluckbeschwerden), des Herzbeutels (→ Perikarditis mit Herzrhythmusstörungen) und/oder der Pleura (→ Pleuritis exsudativa)
- Phrenikuslähmung
- paraneoplastisches Syndrom, v. a. beim kleinzelligen Karzinom (produziert Hormone, z. B. ADH)
- Metastasenbildung → regionale Lymphknoten, Leber, Gehirn, Nebennieren, Skelett (Wirbelsäule)

Sonderform: Pancoast-Tumor

Definition

Peripheres Karzinom der Lungenspitze, meist Plattenepithel-Karzinom

zusätzliche Symptome

- Zerstörung der 1. und 2. Rippe und des 1. Brustwirbels
- Armschmerzen (Plexusneuralgie)
- Armschwellung (Lymph- und Venenstau)
- Intercostalneuralgie
- Befall des Halssymphatikus → Horner Trias
- Rekurrensparese → Heiserkeit, Aphonie

Diagnose

- Röntgenbefund
- Bronchoskopie mit Zytologie, Biopsie

Prognose

- schlecht; 5-Jahresüberlebensrate 5%

Therapie

- chirurgische Tumorresektion
- Chemo-/Radio- oder Strahlentherapie
- palliative Therapie

2.9 Weitere Lungenerkrankungen

2.9.1 Lungentuberkulose

→ siehe Kapitel **„Infektionskrankheiten“**

2.9.2 Atelektasen

Definition

Nicht belüfteter Lungenabschnitt, in dem die Wände kollabierter Alveolen aneinander liegen (reversibel)

Ursachen

- angeboren
- erworben: Verlegung der feinsten Bronchien durch angesammelten Schleim oder durch Druck von außen z. B. durch Tumore, Ergüsse, Herzvergrößerung, Zwerchfellhochstand

Diagnose

- Auskultation: keine Atemgeräusche über dem betroffenen Gebiet (sehr schwierig)
- Röntgen

2.9.3 Bronchiektasen

Definition

Irreversible sackartige Ausweitungen der Bronchien

Ursachen

- angeboren: z. B. bei Mukoviszidose
- erworben:
  - chronisch-rezidivierende bronchopulmonale Infekte
  - chronisch-obstruktive Bronchitis
  - Keuchhusten (Pertussis), Masern
  - Bronchusstenosen (Ca, Fremdkörper)
  - Lungen-Tbc

Symptome

→ je nach Grunderkrankung
- „Maulvolle" Exspektoration, besonders morgens: 3-schichtiges Sputum (unten Eiter, in der Mitte Schleim, oben Schaum)
- süßlich fader Mundgeruch
- Uhrglasnägel, Trommelschlegelfinger (infolge Sauerstoffmangel)
- rezidivierende pulmonale Infektionen, chronischer Husten
- schlechtes Allgemeinbefinden, oft Kachexie
- häufig Hämoptoe (50%)
- oft chronische Rechtsherzbelastung mit Rückstau in den großen Kreislauf (chronisches Cor pulmonale)

Diagnose

- Zeichen der akuten und chronischen Entzündung: Fieber, Leukozytose, BSG ↑
- Auskultation: grobblasige Rasselgeräusche
- Bronchographie
- Röntgen

Therapie

- „Bronchialtoilette": Abhusten des Schleims in Quincke'scher Hängelage (Knie-Ellenbogen-Lage), Atemgymnastik, Vibrationsmassage, Soleinhalation
- gezielte Antibiotikatherapie

Differentialdiagnose Hämoptoe

Hämoptoe → massives Abhusten von hellrotem schaumigen Sputum
Hämoptyse → leichte Blutbeimengung im Auswurf
(Abzugrenzen von Hämatemesis: Erbrechen von dunkelrotem-schwärzlichen Blut aus dem Verdauungstrakt)

Vorkommen bei

- Lungen Tbc
- Bronchialkarzinom
- Lungeninfarkt
- Stauungslunge
- Bronchiektasen
- Lungenabszeß
- Hämorrhagische Bronchitis
- Pneumonie
- Thorax-/Bronchustrauma
- hämorrhagische Diathese, M. Osler, Goodpasture-Syndrom
- Mukoviszidose
- u. a.

2.10 Übersicht

	Inspektion	Palpation	Perkussion	Auskultation
Pleuraerguß	• Nachschleppen der betroffenen Thoraxhälfte • Dyspnoe • Interkostalräume vorgewölbt	• Stimmfremitus bei größeren Ergüssen aufgehoben	• absolute Dämpfung, Lage veränderlich	• abgeschwächtes bis aufgehobenes Atemgeräusch
Atelektase	• keine Atemexkursion • Nachschleppen der betroffenen Thoraxhälfte	• Stimmfremitus abgeschwächt bis aufgehoben	• absolute Dämpfung	• abgeschwächtes bis aufgehobenes Atemgeräusch
Pneumothorax	• Nachschleppen der betroffenen Thoraxhälfte • Dyspnoe • evtl. Orthopnoe	• Stimmfremitus aufgehoben	• hypersonorer Klopfschall	• Atemgeräusch aufgehoben
Emphysem	• Faßthorax • Horizontal verlaufende Rippen • geblähte Schlüsselbeingruben • Preßlippenatmung • Zyanose	• Stimmfremitus abgeschwächt	• Hypersonorer Klopfschall • wenig verschiebliche Atemgrenze	• trockene Rasselgeräusche
Lobärpneumonie	• Dyspnoe • Nasenflügelatmen • evtl. Herpes labialis	• Stimmfremitus verstärkt	• Hyposonorer Klopfschall	• Stadium rote Hepatisation: aufgehobenes Atemgeräusch • Stadium gelbe Hepatisation: grobblasige Rasselgeräusche
Akute Bronchitis	• evtl. Dyspnoe	• Stimmfremitus verstärkt	• Hyposonorer Klopfschall	• fein-, mittel- oder grobblasige Rasselgeräusche; ev. trokkene Rasselgeräusche

II. Auge und Ohr

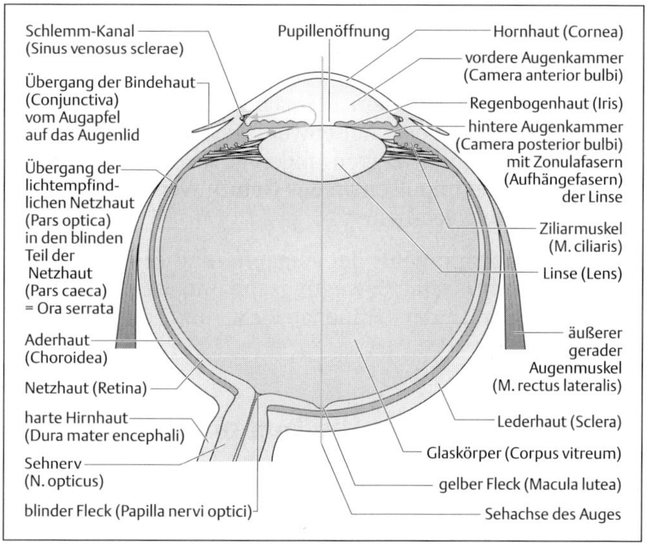

Abb. 2 **Horizontalschnitt durch das rechte menschliche Auge**

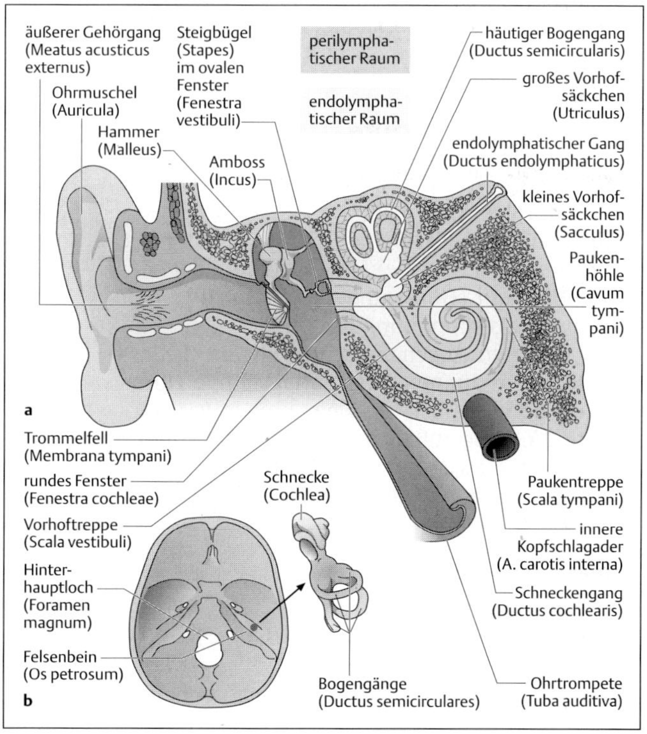

Abb. 3 a + b **Schematische Übersicht des äußeren Ohrs, des Mittelohrs und des Innenohrs** (Frontalschnitt) (nach Kahle).

a Äußeres Ohr (bis zum Trommelfell); Mittelohr (Gehörknöchelchen und Ohrtrompete) und Innenohr (Gleichgewichtsorgan und Schnecke);

b Lage des Innenohrs im Schädel (Aufsicht auf die Schädelbasis von oben) mit einem Ausgußpräparat des Gehör- und Gleichgewichtsorgans

Abb. nach *Leonhardt*

1 Anatomie, Physiologie

1.1 Das Auge

Das Auge übermittelt dem Menschen bildhafte Informationen aus der Außenwelt. Rezeptoren werden von äußeren Reizen angeregt, in Form von elektrischen Impulsen an das Gehirn weitergeleitet und dort vearbeitet.

▶ Zum Sehapparat zählt der Augapfel und sein Halteapparat, sein Bewegungsapparat, sein Schutzapparat, der Tränenapparat und die Sehbahnen.

1.1.1 Der Augapfel (bulbus oculi)

- der Augapfel liegt in der Augenhöhle *(Orbita)*, sie wird vom knöchernen Schädel gebildet und ist innen mit einem Schutzpolster aus Fettgewebe ausgekleidet
- der kugelförmige Augapfel besteht aus dem Glaskörper, der Linse und den ihn umgebenden Häuten, die wie Schalen übereinander liegen.

1.1.1.1 Die Augenhäute

A Die äußere Augenhaut

Lederhaut (Sklera)

- die weiße bindegewebige Lederhaut umhüllt den Augapfel; sie ist eine Ausstülpung der *harten Hirnhaut* (Dura) und setzt sich über den Sehnerv als Umhüllung fort
- im vorderen Augenabschnitt geht die Lederhaut in die dünnere und durchsichtige Hornhaut *(Kornea)* über; sie weist eine etwas stärkere Wölbung auf als der Rest des Augapfels
- die Grenze zwischen Kornea und Sklera wird als *Limbus* bezeichnet; dort ist die Augenbindehaut befestigt

Aufgabe der Lederhaut

- Formgebung des Augapfels
- Schutz des Augapfels vor mechanischer Beschädigung
- durch die Kornea wird das Licht gebrochen

B Die mittlere Augenhaut

Aderhaut (Choroidea)

- die gefäßreiche Aderhaut liegt der Sklera innen an
- im vorderen Augenabschnitt bildet sie den *Ziliarkörper* (Strahlenkörper) und die *Regenbogenhaut* (Iris) aus
- sie dient der Ernährung von Sklera und Netzhaut

❶ **Der Ziliarkörper**

- besteht aus einem Ziliarmuskel und einer Ziliardrüse
- der Ziliarmuskel ist durch Aufhängebänder (Strahlenbändchen) mit der Linse verbunden und ist für die Linseneinstellung verantwortlich
- die Ziliardrüse produziert das Kammerwasser; es strömt aus der hinteren Augenkammer zwischen Linse und Iris in die vordere Augenkammer
- am Übergang Sklera und Hornhaut fließt das Kammerwasser in den *Schlemmkanal*, der schließlich in einen Venenplexus mündet; durch das Gleichgewicht von Bildung und Abfluß des Kammerwassers wird der Augeninnendruck bestimmt

> *Lernhinweis:*
>
> Die *vordere Augenkammer* wird aus der Rückseite der Kornea, der Vorderseite der Iris und einem kleinen Anteil der Linse gebildet
>
> Die *hintere Augenkammer* wird vom Ziliarapparat, der Vorderseite der Linse und der Rückseite der Iris gebildet

Aufgabe des Ziliarkörpers

- der Ziliarmuskel ermöglicht Nah- und Fernakkommodation durch Einstellung der Linse
- das von der Ziliardrüse produzierte Kammerwasser dient der Formerhaltung und der Ernährung von Linse und Hornhaut

❷ **Die Regenbogenhaut (Iris)**

- die Iris setzt sich über den Ziliarkörper hinaus fort
- als kreisrunde Scheibe mit einem Loch in der Mitte *(Pupille)* besteht sie aus glatter Muskula-

tur, in die *pigmentierte Zellen* eingelagert sind (z. B. braun oder blau)
- vergleichbar mit der Blende eines Fotoapparates regelt sie die Menge der einfallenden Lichtstrahlen, die durch die Pupille auf die Netzhaut treffen
- um die Pupillenveränderung vornehmen zu können, sind die Muskelfasern der Iris zirkulär und radiär angeordnet
- zirkulärer Ringmuskel: Sphinkter pupillae (Innervation erfolgt durch den Parasympathicus; er verengt die Pupille → Miosis)
- radiärer Muskel: M. dilatator pupillae (Innervation erfolgt durch den Sympathicus; er verursacht eine Pupillenerweiterung → Mydriasis)

Aufgabe der Regenbogenhaut

- sie paßt die Pupillengröße dem Lichteinfall an

C Die innere Augenhaut

Netzhaut (Retina)

- sie liegt zwischen Glaskörper und Aderhaut und enthält die bildaufnehmenden Sinneszellen: *Stäbchen* und *Zapfen*
- die ca. 75 Mio. **Stäbchen** sind gleichmäßig in der Netzhaut verteilt (Ausnahme: *gelber* und *blinder Fleck*); sie ermöglichen das **Schwarz-Weiß-Sehen**
- ca. 3–6 Mio. **Zapfen** ermöglichen das **Farbsehen** sowie das Wahrnehmen von genauen Abbildungen; sie befinden sich v. a. im Zentrum der Netzhaut, direkt gegenüber dem Mittelpunkt von Hornhaut und Pupille (Sehachse); dieses zapfenreiche Gebiet wird als **gelber Fleck** (Macula lutea) bezeichnet und ist der *Ort des schärfsten Sehens*
- an der Austrittsstelle des Sehnervs (Papille), gibt es *weder* Stäbchen noch Zapfen; sie wird deshalb auch als **blinder Fleck** bezeichnet
- zwischen Netzhaut und Aderhaut befindet sich das *Pigmentepithel,* welches den Stoffwechsel zwischen Netz- und Aderhaut ermöglicht

Aufgabe der Netzhaut

- die Sinneszellen ermöglichen die Aufnahme von Informationen aus der Außenwelt

1.1.1.2 Die Linse

- die Linse ist ein variabler Bestandteil des Augapfels und liegt zwischen Glaskörper und Iris; sie ist nach beiden Seiten gewölbt *(bikonkav)* und völlig *durchsichtig*
- sie ist hinter der Iris durch einen Aufhängeapparat (bindegewebige Fasern) mit dem Ziliarkörper verbunden
- durch Kontraktion oder Dilatation des Ziliarmuskels kann die Form der Linse stärker abgeflacht oder gewölbt werden

Aufgabe der Linse

- Durch die Linseneinstellung **(Akkommodation)** wird das scharfe Nah- und Fernsehen ermöglicht

1.1.1.3 Der Glaskörper

- der gallertartige und durchsichtige Glaskörper füllt das Innere des Augapfels aus
- er besteht zu 98% aus Wasser und Eiweißbestandteilen (Hydrogel)

Aufgabe des Glaskörpers

- Aufrechterhaltung des lichtbrechenden Milieus
- Formgebung und Formerhaltung
- er hält einem gewissen Druck von außen stand

Spezieller Lernhinweis:

Der Augenhintergrund
Mit einem Augenspiegel *(Ophthalmoskop)* kann man durch die brechenden Medien (Hornhaut und Linse) den orange-rötlichen Augenhintergrund beobachten. In der nasalen Hälfte findet man einen Punkt, an dem sich alle Nervenfasern und Gefäße sammeln (Papilla nervi optici) und den Bulbus verlassen (blinder Fleck).

In der temporalen Hälfte ziehen zahlreiche Gefäßäste zum gelben Fleck.

Beispielsweise bei Hypertonie, Diabetes mellitus oder erhöhtem Hirndruck kann man Gefäßveränderungen beobachten (Stauungspapille)

1.1.2 Hilfsapparate des Auges

1.1.2.1 Der Bewegungsapparat

6 äußere Augenmuskeln ermöglichen die Dreh- und Rollbewegung des Augapfels. Sie setzen an der knöchernen Wand der Augenhöhle an und ziehen zu Ansatzpunkten der Lederhaut. Mehrere *Hirnnerven* sind für ihre Tätigkeit zuständig.

- oberer gerader Augenmuskel *(M. rectus superior)*
- oberer schräger Augenmuskel *(M. obliquus superior)*

- innerer gerader Augenmuskel *(M. rectus medialis)*
- unterer schräger Augenmuskel *(M. obliquus inferior)*
- unterer gerader Augenmuskel *(M. rectus inferior)*
- äußerer gerader Augenmuskel *(M. rectus lateralis)*

1.1.2.2 Der Schutzapparat

Zum Schutzapparat zählen

- die **Augenbrauen** (schützen das Auge vor herablaufendem Schweiß)
- das **Ober- und Unterlid;** der dazwischen liegende Spalt wird als *Lidspalte* bezeichnet

Im Lidrand befinden sich verschiedene Drüsen:
→ *Meibom'sche Drüsen:* fetten den Lidrand ein
→ *Zeis-Drüsen:* zählen als Talgdrüsen zu den Wimpern
→ *Moll-Drüsen:* modifizierte Schweißdrüsen, die in den freien Lidrand oder in die Haarbälge der Wimpern einmünden

- die **Wimpern** (schützen vor Fremdkörpern und Sonneneinstrahlung)
- die **Bindehaut** (Konjunktiva), die die Lider von innen auskleidet und sich durch eine obere und untere Umschlagfalte auf der vorderen Fläche der Sklera fortsetzt; aufgrund ihrer hohen Schmerzempfindlichkeit reagiert sie stark auf äußere Reize

1.1.2.3 Der Tränenapparat

▶ Der Tränenapparat besteht aus den **Tränendrüsen** und den **Tränenwegen**

- die Tränendrüsen befinden sich seitlich oberhalb der äußeren Augenwinkel über dem Augenlid in den Augenhöhlen
- sie produzieren die Tränenflüssigkeit (salzreiche Flüssigkeit, enthält ein bakterizid wirkendes Enzym: *Lysozym)*
- ihre zahlreichen Ausführungsgänge münden in der Umschlagfalte der Augenlider, so daß sich die Tränenflüssigkeit in den inneren Augenwinkeln ansammelt
- die Abflußwege der Tränenflüssigkeit stellen je zwei *Tränenpünktchen* dar, die sich am oberen und unteren Augenlid befinden; so gelangt die Tränenflüssigkeit über die Tränenpünktchen in die Tränenkanälchen, die in den Tränensack münden
- der Tränensack steht über den Tränennasengang mit der Nasenhöhle in Verbindung (deshalb tropft beim Weinen die Nase)
- bei verstärktem Tränenfluß fließen die Tränen über die Lidränder hinweg, da die Abflußwege nur kleine Mengen abtransportieren können *(Weinen)*

1.1.3 Die Sehbahnen

- Stäbchen und Zapfen reagieren auf Impulse, die auf Nervenzellen übertragen werden; die Axone dieser Nervenzellen ziehen durch die Netzhaut zum *blinden Fleck* und münden in den *N. opticus*
- im N. opticus verlaufen die Nervenbahnen des rechten und linken Gesichtsfeldes getrennt Die Nerven der nasalen Gesichtsfelder kreuzen sich am Boden des Zwischenhirns zur Gegenseite *(Chiasma opticum = Sehbahnkreuzung)*. Die temporalen Axone werden ungekreuzt weitergeleitet
- gekreuzte und ungekreuzte Nervenbahnen ziehen schließlich zum Sehzentrum in den Hinterhauptslappen

1.1.4 Der Sehvorgang

- einfallende Lichtstrahlen passieren zunächst die lichtbrechenden Medien *Hornhaut, Kammerwasser, Linse* und *Glaskörper*
- dabei muß die Brechkraft ständig dem einfallenden Licht angepaßt werden; diese Aufgabe übernimmt in erster Linie die Linse; beim Nahsehen zieht sich der Ziliarmuskel zusammen, die Linse nimmt eine Kugelform an; umgekehrt erschlafft der Ziliarmuskel beim Weitsehen, die Linse flacht ab; durch Änderung ihres Krümmungsgrades kann die Linse also die Brechkraft ändern *(Akkommodation)*
- die durch die Pupille einfallenden Lichtstrahlen projizieren auf der Netzhaut ein scharfes Bild, welches jedoch verkleinert, seitenverkehrt und auf dem Kopf stehend dargestellt wird
- über die Sehnerven werden die Licht- und Farbeindrücke an die *Sehrinde des Hinterhauptslappens* weitergeleitet, wo eine Umdrehung des Bildes erfolgt, so daß es unserer Wahrnehmung der Umwelt entspricht

1.2 Das Ohr

Das Ohr liegt in der Felsenbeinpyramide des Schläfenbeins.

▶ Es läßt sich *anatomisch* in das
1 äußere Ohr,
2 Mittelohr und
3 Innenohr unterteilen.

1.2.1 Lage, Bau, Funktionen

1.2.1.1 Äußeres Ohr (Auris externa)

Zum äußeren Ohr zählt man die **Ohrmuschel** und den **äußeren Gehörgang**

- die Ohrmuschel ist eine Hautfalte, in die ein elastischer Knorpel eingelagert ist; sie besteht aus dem Knorpelbogen *(Helix)*, der Gegenleiste *(Anthelix)* und der Ohrecke *(Tragus)*
- im äußeren Gehörgang sind Drüsen eingelagert, die das Ohrenschmalz *(Cerumen)* produzieren; dient der Geschmeidigkeit des Trommelfells
- einzelne Haare schützen das Trommelfell vor Schmutz

Aufgabe des äußeren Ohres

- das äußere Ohr dient dem Auffangen von Schallwellen (Schalleitung)

Das Trommelfell

- das Trommelfell grenzt das äußere Ohr vom Mittelohr ab
- es ist eine perlmuttfarbene dünne *Membran*
- die dem Außenohr zugewandte Seite besteht aus Epithelzellen
- die dem Mittelohr zugewandte Seite ist mit Schleimhaut ausgekleidet

Aufgabe des Trommelfells

▶ die Aufgabe des Trommelfells ist die *Schalleitung*
- es fängt die Schallwellen auf und überträgt sie durch seine Eigenschwingung an das Mittelohr

1.2.1.2 Das Mittelohr

- das mit Schleimhaut ausgekleidete Mittelohr besteht aus 3 Räumen:

▶ der Paukenhöhle,
▶ der Ohrtrompete und
▶ dem Antrum mastoideum

1 **Die Paukenhöhle**
- die mit Luft gefüllte Knochenhöhle (Paukenhöhle) liegt im *Felsenbein*
- sie erstreckt sich vom Trommelfell bis zur knöchernen Wand des Innenohrs, in der sich zwei membranverschlossene Knochenfenster befinden (ovales und rundes Fenster)
- 3 Gehörknöchelchen *(Hammer, Amboß* und *Steigbügel)* verbinden das Trommelfell mit dem ovalen Fenster
- der Hammergriff ist mit dem Trommelfell verwachsen; seine Fortsätze sind mit dem Amboß gelenkig verbunden; dieser ist wiederum mit dem Steigbügel verknüpft, wobei die „Fußplatte" des Steigbügels an dem ovalen Fenster befestigt ist
- die bewegliche Membran des *ovalen Fensters* leitet die vom Trommelfell übertragene Schwingung an das Innenohr weiter
- die ebenfalls bewegliche Membran des *runden Fensters* fängt den durch das ovale Fenster übertragenen Druck auf das Innenohr ab, nachdem die Druckwelle die Schnecke passiert hat
- die Schallwellen werden vom Trommelfell zum Innenohr geleitet; die Gehörknöchelchen wandeln die auf das Trommelfell übertragenen Luftschwingungen in eine *Knochenschwingung* um und *verstärken* diese um das 20-fache

2 **Antrum mastoideum** (Nebenhöhle der Paukenhöhlen)
- nach hinten steht die Paukenhöhle mit den luftgefüllten Hohlräumen des Warzenfortsatzes *(Processus mastoideus)* in Verbindung

3 **Die Ohrtrompete** (Tuba auditiva)
- Die Ohrtrompete stellt einen Verbindungsgang zwischen Paukenhöhle und Rachenraum dar; beim Schluckakt ermöglicht sie den *Luftaustausch* und *Druckausgleich* zwischen Rachen und Mittelohr

1.2.1.3 Das Innenohr

Das Innenohr befindet sich in vorgebildeten Knochenkanälchen des Felsenbeins und wird wegen seines komplizierten Aufbaus auch *knöchernes Labyrinth* genannt.

▶ Es beinhaltet 2 Sinnesorgane: das Hörorgan und das Gleichgewichtsorgan
- das knöcherne Labyrinth besteht aus dem Vorhof, den Bogengängen und der Schnecke
- in dem vorgeformten knöchernen Labyrinth liegt das häutige Labyrinth, welches mit Endolymphe gefüllt ist

- zwischen der äußeren Grenze des häutigen Labyrinths und des knöchernen Labyrinths fließt die Perilymphe

1.2.2 Die Sinnesorgane des Innenohrs

1.2.2.1 Das Hörorgan (Schnecke = Cochlea)

- die aus $2^1/_2$ Windungen gebildete Schnecke liegt im vorderen Abschnitt des Labyrinths
- sie ist ein mit *Endolymphe* gefüllter Schlauch (häutige Schnecke), der von beiden Seiten durch *Perilymphe* von der knöchernen Schnecke abgegrenzt wird
- den oberen, **am ovalen Fenster beginnenden** Perilymphraum bezeichnet man als *Scala vestibuli* (Vorhoftreppe),
- den unteren Perilymphraum nennt man *Scala tympani* (Paukentreppe); er **endet am runden Fenster**
- in der häutigen Schnecke befindet sich die Basilarmembran mit den *Sinneszellen* für das Gehör
- die Sinneszellen werden auch *Haarzellen* genannt, weil sie mit ihren feinen Härchen in die Endolymphe der häutigen Schnecke ragen
- zwischen den Sinneszellen sind *Stützzellen* eingelagert; beide zusammen bilden das eigentliche Hörorgan, das **Cortische Organ**

Aufgabe des Hörorgans

- Schallempfindung

> *Merke:*
>
> Äußeres Ohr und Mittelohr dienen der Schalleitung, hingegen das Innenohr (Schnecke) für die Schallempfindung zuständig ist!

Der Hörvorgang

- die Ohrmuschel nimmt Schallwellen auf und leitet sie über den äußeren Gehörgang zum Trommelfell
- das Trommelfell wird in Schwingung versetzt und leitet diese über die Gehörknöchelchenkette zum ovalen Fenster
- die Schwingung des ovalen Fensters setzt die Perilymphe der Scala vestibuli in Vibrationen; die Schwingung der Scala vestibuli setzt sich fort bis zur Schneckenspitze und läuft von dort die Scala tympani hinab zum runden Fenster, welches die Schwingung abfedert
- die Wanderwellen der Perilymphe wirken sich auf die in der häutigen Schnecke befindlichen Haarzellen aus, indem sie sich verbiegen; dieser mechanische Biegungsreiz veranlaßt die Haarzellen, Impulse über Nervenfasern zum Hörzentrum im Großhirnschläfenlappen weiterzuleiten

1.2.2.2 Das Gleichgewichtsorgan (Vestibularapparat)

Das Gleichgewichtsorgan ermöglicht zusammen mit anderen Sinnesorganen die *Orientierung im Raum*, sowie die *Koordination von Geschwindigkeitsveränderungen.*

▶ Es besteht aus dem Vorhof (Vestibulum) und den 3 Bogengängen

① Der Vorhof

- vom Vorhof, dem *Zentrum des knöchernen Labyrinths*, gehen nach vorne die Schnecke ab und nach hinten die 3 Bogengänge
- der knöcherne Vorhof enthält mit Endolymphe gefüllte *Membransäckchen:*
  - → großes Vorhofsäckchen *(Utriculus)*,
  - → kleines Vorhofsäckchen *(Sacculus)*
- beide Säckchen sind von Perilymphe umgeben
- im Utriculus und Sacculus befinden sich haarige Sinneszellen, die von einer gallertigen Membran bedeckt sind *(Statolithenmembran)*; in die Oberfläche dieser Membran sind *Kalziumkarbonatkristalle* (Statolithe) eingelagert
- werden die Härchen durch eine Änderung der Beschleunigung abgeschert, so wird von den Sinneshaarzellen ein Nervenimpuls ausgesandt
- die Sinneszellen sprechen auf eine Änderung der Bewegung an, d. h. sie reagieren auf *Schwerkraft* und *Beschleunigung in vertikaler und horizontaler Ebene*

② Die Bogengänge

- alle 3 Bogengänge sind mit dem Anfang und dem Ende eines jeden Bogens ringförmig mit dem Vorhof verbunden; jeder Bogengang ist am Ende zur *Ampulle* erweitert
- in den knöchernen Bogengängen liegen wieder mit *Endolymphe* gefüllte häutige Bogengänge, die von *Perilymphe* umgeben sind
- in den Ampullen liegen die *Sinneshaarzellen des Bogengangsystems*
- die Härchen ragen in eine gallertige Masse *(Cupula)*
- führt man eine Drehbewegung aus, verschiebt sich die Endolymphe und bewirkt einen Zug an den in der Cupula eingebetteten Härchen

- Folge ist die Weiterleitung von Nervenimpulsen zum Gehirn
- die Sinneszellen des Bogengangsystems reagieren auf *Drehbewegungen*

1.2.3 Diagnostik, Untersuchung

1.2.3.1 Inspektion des äußeren Ohres

- Rötung, Schwellung
- Konturen des Knorpelgerüstes
- Absonderungen des äußeren Ohres

1.2.3.2 Ohrspiegelung (Otoskopie)

① *äußerer Gehörgang*
- Cerumenpfropf
- Gehörgangsfurunkel

② *Trommelfell*
- Rötung und Vorwölbung (Otitis media)
- blau-schwarze Färbung (Blutung im Mittelohr)
- gelbe Färbung (Eiter im Mittelohr)
- weiße Flecken (Kalkspritzer infolge früherer Entzündungen)

1.2.3.3 Palpation

- Zug- und Druckschmerz an der Ohrmuschel (Hinweis auf Otitis externa)
- Tragusdruckschmerz (bei Erwachsenen Hinweis auf Otitis externa, bei Kleinkindern Hinweis auf Otitis media)
- Druckschmerz auf dem Warzenfortsatz (Hinweis auf Mastoiditis)

1.2.3.4 Funktionsprüfungen

▶ Die Stimmgabelprüfung nach WEBER und RINNE dient der Unterscheidung von Schallleitungs- und Schallempfindungsstörungen

① **Weber-Test**

Eine vibrierende Stimmgabel (Frequenz 512 oder 1024 Hz) wird auf die Schädelmitte gesetzt. Gesunde hören gleichmäßig auf beiden Ohren den Ton.

Bei einem Innenohrschaden wird der Ton nur auf dem gesunden Ohr wahrgenommen, bei einem Mittelohrschaden ist der Ton im kranken Ohr lauter (Umgebungsgeräusche werden nicht mehr so gut gehört, deshalb empfindet man den Ton als lauter)

② **Rinne-Test**

Man setzt die vibrierende Stimmgabel mit der Basis auf den Processus mastoideus, bis der Patient keinen Ton mehr hört (Ton wird über Knochen ins Innenohr geleitet). Danach zieht man die Stimmgabel schnell vor den Gehörgang. Ein Hörgesunder kann den Ton jetzt über Luftleitung hören.

- Rinne *negativ:* der Patient kann den Ton über Luftleitung nicht wahrnehmen → Schallleitungsstörung
- Rinne *positiv:* Knochenleitungs- und Luftleitungswege sind intakt

2 Pathologie

2.1 Erkrankungen der Augen

2.1.1 Erkrankungen der Augenlider

2.1.1.1 Gerstenkorn (Hordeolum)

Definition

Akute Infektion der Lidranddrüse (meist Meibom-Drüse) in der Regel infolge einer Staphylokokken-Infektion (Abszeß)

Ursachen

- unbekannt
- häufig bei Diabetes mellitus

Symptome

- lokale Rötung und Schwellung
- starke Schmerzen
- Eiterbildung

Therapie

- Stichinzision
- evtl. antibiotische Salbe
- Rotlicht

2.1.1.2 Hagelkorn (Chalazion)

Definition

Chronische Entzündung einer oder mehrerer Meibom-Drüsen mit Granulombildung

Ursachen

- unbekannt
- Sekretstau nach Verschluß der Ausführungsgänge

Symptome

- schmerzlose, erbsgroße Zyste an der Innenseite des Augenlides
- Fremdkörpergefühl im Auge

Therapie

- kleine Hagelkörner bilden sich meist von allein zurück
- operative Ausschälung

2.1.2 Erkrankung der Konjunktiva

2.1.2.1 Konjunktivitis

Definition

Sammelbezeichnung für Entzündungen der Augenbindehaut

Ursachen

1 Nicht-infektiös

- äußere Reize wie Staub, Rauch, Klima, UV-Licht
- allergische Reaktion auf z. B. Kontaktlinsen, Tierhaare, Pollen

2 Infektiös

- bakteriell (Pneumokokken, Streptokokken, Gonokokken, Staphylokokken etc.)
- viral (z. B. Masern-Virus, Varizellen, am häufigsten Adenoviren)
- Pilze
- Chlamydien

Symptome

- gerötetes Auge (vermehrte Gefäßzeichnung, kann auf die Skleren übergreifen)
- Hypersekretion der Tränendrüse
- Verklebung der Lidränder durch eingetrocknetes Sekret (v. a. morgens)
- Lidödeme
- Lichtscheu
- Fremdkörpergefühl im Auge
- Brennen und Jucken
- ist das Korneaepithel in den Entzündungsprozeß miteingeschlossen *(Keratokonjuktivitis):* → krampfhafter Lidschluß

Therapie

- kausal!

2.1.3 Erkrankung der Linse

2.1.3.1 Grauer Star (Linsentrübung, Katarakt)

Definition

Meist beidseitige Eintrübung der Linse

Ursachen

- unbekannt (Altersstar, Auftreten meist nach dem 60. Lj.; eventuell Enzymdefekt, Mangelernährung, UV-Schäden)
- Medikamente (Cortison-Star)
- Diabetes mellitus (Ernährungsstörung der Linse, Katarakta diabetika)
- Tetanie
- Stromunfälle (Katarakta electrica)
- Strahlenkatarakt
- Feuerstar der Glasbläser und Hochofenarbeiter
- angeboren (z. B. Rötelnembryopathie, Down-Syndrom)

Symptome

Durch die Trübung der Augenlinse erscheint die Pupille grau

Stadium 1

- periphere Linseneintrübung mit Lichtempfindlichkeit (durch unregelmäßige Lichtbrechung)
- Patient bevorzugt lichtabgedunkelte Räume

Stadium 2

- Radspeichenähnliche Eiweißeinlagerungen und zunehmend eingeschränkte Sehkraft
- Sehen von diffusen Lichtstrahlen um Objekte, unscharfes Sehen

Stadium 3

- Linse ist vollständig eingetrübt; bei weiter fortschreitender Eintrübung nur noch Schwarz-Weiß-Sehen möglich; evtl. Erblindung

Therapie

- operative Entfernung der Linse, Ersatz durch Plastiklinse

2.1.4 Erkrankung der Augenkammern

2.1.4.1 Glaukom (Grüner Star)

Definition

Sammelbezeichnung für Erkrankungen, die mit einem erhöhten Augeninnendruck einhergehen

Pathomechanismus

Normalerweise beträgt der Augeninnendruck max. 20 mmHg. Sind die Abflußwege des Kammerwassers verlegt, so erfolgt ein Druckanstieg

A. Chronisches Glaukom (Glaucoma chronicum simplex, Offenwinkelglaukom)

Definition

Langsam fortschreitende Erhöhung des Augeninnendrucks;
in der Bundesrepublik die häufigste Ursache für Erblindung

Ursachen

- unbekannt
- meist im höheren Lebensalter auftretend

Symptome

- im Anfangsstadium noch keine Beschwerden, schleichender Verlauf
- meist mäßig erhöhter Augeninnendruck (25–35 mmHg)
- Papillenexkavation (Aushöhlung der Papillen)
- erst im Spätstadium Gesichtsfeldausfälle *(Skotom)*

Therapie

- medikamentöse Drucksenkung
- Laserbehandlung
- Trabekulektomie (Herausschneiden eines Streifens der Sklera)

Prophylaxe

- regelmäßige Kontrolle des Augeninnendrucks ab dem 40. Lj.

B. Akutes Glaukom (Winkelblockglaukom)

Definition

Anfallsartige, meist einseitige starke Erhöhung des Augeninnendrucks auf 50–80 mmHg (sog. *Glaukomanfall)*

Ursachen

- unbekannt, betrifft meist Menschen zwischen dem 55.–70. Lj.

Symptome

- plötzlich schneidende Schmerzen im Auge, ausstrahlend in Zähne und Kopf (Trigeminus), evtl. Abdomen
- Nebelsehen, Regenbogenfarbensehen
- starke Kopfschmerzen (halbseitig!!) mit Übelkeit und Erbrechen
- tastbare Härte des Augapfels (steinhart)
- Auge ist rot verfärbt, die Pupille ist erweitert und unregelmäßig entrundet

Therapie

- **Notfall!** sofortige Klinikeinweisung, Erblindungsgefahr!
- *Pilokarpin* (Miotikum) bewirkt bessere Abflußverhältnisse
- bei rezidivierenden Glaukomanfällen: Iridektomie (operative Herstellung einer Verbindung zwischen vorderer und hinterer Augenkammer)

2.1.5 Erkrankung der Netzhaut

2.1.5.1 Ablatio Retinae (Netzhautablösung)

Definition

Durch Risse, Narben oder Zugkraft dringt Glaskörperflüssigkeit zwischen Netzhaut und Aderhaut
→ führt unbehandelt meist zur Erblindung

Ursachen

- idiopathisch (häufigste Ursache) im Alter, bei Myopie, nach Kataraktoperationen
- nach Entzündungen, Aderhautmelanom, Traumen
- Diabetes mellitus, Netzhautvenenverschlüsse (Unterversorgung der Netzhaut)

Symptome

- prodromale Lichtblitze, Flusen (Einblutungen), schmerzlose Sehstörung
- Gesichtsfeldausfälle
- Schleier- und Schattensehen

Therapie

- Anheften der Netzhaut durch Laserbehandlung
- Annähern von Netz- u. Aderhaut durch eindellende Maßnahmen von außen (Plombe, Cerclage)

2.1.6 Refraktionsfehler (Refraktion = Lichtbrechung)

2.1.6.1 Astigmatismus (Hornhautverkrümmung)

Definition

Parallel einfallende Lichtstrahlen werden infolge abnormer Wölbung der Hornhaut nicht in einem Brennpunkt vereint (Brennpunktlosigkeit), sondern auf einer Linie

Ursachen

- angeboren
- Infiltration, Ulzerationen oder Narben der Hornhaut
- vorausgegangene Operationen

Symptome

- verschwommene Sicht

Therapie

- Zylindergläser oder Kontaktlinsen
- evtl. Hornhauttransplantation

2.1.6.2 Hyperopie (Weitsichtigkeit)

Definition

Abnehmbare Verformbarkeit der Linse (v. a. im Alter); die parallel einfallenden Strahlen vereinigen sich erst hinter der Netzhaut (Altersweitsichtigkeit: **Presbyopie**)

Ursachen

- Elastizitätsverlust der Linse
- zu kurzer Augapfel

Symptome

- nahegelegene Objekte können nicht scharf gesehen werden

Therapie

- Brille oder Kontaktlinsen mit konvexen Gläsern

2.1.6.3 Myopie (Kurzsichtigkeit)

Definition

Eine zu starke Krümmung der Linse verursacht, daß sich die parallel einfallenden Strahlen schon vor der Netzhaut vereinigen

Ursachen

- zu langer Augapfel
- Katarakt
- Kugellinse

Symptome

- weiter entfernt gelegene Gegenstände können nur noch unscharf oder verschwommen wahrgenommen werden

Therapie

- Brille oder Kontaktlinsen mit konkaven Gläsern

2.1.6.4 Strabismus (Schielen)

Definition

Ein- oder beidseitiges Abweichen der Augen von der Sollrichtung

Ursachen

- erbliche Disposition
- Erkrankungen des ZNS (z. B. Multiple Sklerose)
- Intoxikationen (z. B. Botulismus)
- Weitsichtigkeit

Symptome

- evtl. Sehen von Doppelbildern
- evtl. Übelkeit, Erbrechen
- evtl. Ataxien

Therapie

- Korrektur durch Brille oder Kontaktlinse
- Sehtraining
- Operation

2.2 Erkrankungen der Ohren

2.2.1 Erkrankungen des äußeren Ohrs

2.2.1.1 Otitis externa

Definition

Bei der Otitis externa handelt es sich um eine Entzündung des Außenohrs

Ursachen

- bakterielle Infektion
- evtl. Pilzbefall

Symptome

- Schwellung, Rötung und Schmerz des äußeren Gehörgangs
- Eiterabsonderungen (bei bakterieller Infektion)
- Fieber
- evtl. eingeschränktes Hörvermögen
- Tragusdruckschmerz und Zugschmerzhaftigkeit der Ohrmuschel
- bei Pilzinfektion: Juckreiz

Therapie

- Lokalantibiotika
- Kortikosteroide

2.2.1.2 Ohrenschmalzpfropf (Cerumen obturans)

Definition

Infolge einer übermäßigen Schmalzproduktion kommt es zu einer Verlegung des Gehörgangs

Ursachen

- eine vermehrte Schmalzproduktion kann durch Wasser (z. B. Baden) aufquellen und als braun-gelbe Masse den Gehörgang verschließen

Symptome

- dumpfes Gefühl im Ohr
- Schwerhörigkeit (Schalleitungsstörung)

Therapie

- bei intaktem Trommelfell Spülung des äußeren Gehörgangs mit lauwarmem Wasser

2.2.2 Erkrankungen des Mittelohrs

2.2.2.1 Otitis media

Definition

Bakterielle oder virale Entzündung des Mittelohrs

Ursachen

- meist aufsteigende Infektion durch die Tuba auditiva infolge einer Erkrankung der oberen

Atemwege (oft β-hämolysierende Streptokokken)
- selten Infektionen von außen durch das Trommelfell

Symptome

- schlechter Allgemeinzustand
- Kopfschmerzen und Fieber
- stechende Ohrenschmerzen mit Klopfen im Ohr
- evtl. Ohrensausen
- evtl. Hörstörungen
- das Trommelfell ist Richtung Außenohr gewölbt und weist eine rote Farbe auf
- Verschwinden des Lichtreflexes

Komplikationen

- die Eiteransammlung kann zu einem Trommelfelldurchbruch führen *(Perforation)*
- Mastoiditis
- Facialisparese

Therapie

- Bettruhe
- Antibiotika, Nasentropfen
- evtl. Schnitteröffnung des Trommelfells

2.2.2.2 Mastoiditis

Steigerung der Otitis media

Definition

Infolge einer bakteriellen Infektion des Mastoids kommt es zu einer Einschmelzung der lufthaltigen Zellen

Ursache

- Komplikation einer nicht ausgeheilten Otitis media

Symptome

- Beginnt meist in der zweiten Woche einer nicht behandelten Otitis media
- Verschlimmerung der Otitis media-Symptomatik
- retroaurikuläre Rötung, Schwellung und Druckschmerz des Mastoids
- abstehende Ohrmuschel
- Ohrenfluß
- beständiger pochender Schmerz

Komplikationen

- Durchbruch in die Schädelhöhle (Meningitis, Hirnabszeß)
- Innenohrentzündung

Therapie

- abschwellend wirkende Nasentropfen, Antibiotika
- Aufmeißelung des Warzenfortsatzes

2.2.2.3 Tubenkatarrh

Definition

Verschluß der Tuba auditiva infolge Schwellung der Tubenschleimhaut

Ursachen

- infektiös oder allergisch bedingte Schwellung von Nase, Nasenrachenraum oder Nasennebenhöhlen
- Fliegen oder Tauchen verursachen eine Druckerhöhung im Nasenrachenraum
- Verlegung der Tubenöffnung z. B. durch vergrößerte Rachenmandeln

Pathomechanismus

Durch den Verschluß der Tuba auditiva (= Tuba Eustachii) kommt es zu einem Unterdruck in der Paukenhöhle mit Trommelfellretraktion

Symptome

- Druckgefühl im Ohr
- Schwerhörigkeit (Schalleitungsstörung)
- evtl. Paukenhöhlenerguß

Therapie

- Nasentropfen
- Tubendurchblasung
- evtl. Schnitteröffnung des Trommelfells

2.2.3 Erkrankungen des Innenohrs

2.2.3.1 M. Menière

Definition

Vermehrte Flüssigkeitsansammlung im Labyrinth, welches zu einem Mißverhältnis von Produktion und Resorption der Endolymphe führt

Ursachen

- unklar

Symptome

▶ Anfall dauert Minuten bis Stunden
- anfallsartiger Drehschwindel
- einseitige Ohrgeräusche *(Tinnitus)*
- einseitige Schwerhörigkeit (Schallempfindungsstörungen)

- Übelkeit, Erbrechen
- Schweißausbrüche
- Nystagmus
- Druckgefühl im Ohr

Komplikationen

- zunehmende Anfallsdauer und Häufigkeit können zu Hörminderung führen

Therapie

- Diuretika
- im Anfall *Antivertiginosa*, im Intervall *Betahistin*

2.2.3.2 Hörsturz

Definition

Bei einem Hörsturz handelt es sich um einen in der Regel einseitigen, akut auftretenden Hörverlust

Ursachen

- unbekannt, evtl. mangelhafte Sauerstoffversorgung infolge Minderdurchblutung oder Gefäßschäden des Innenohrs

Symptome

- plötzliche, meist einseitig auftretende Hörminderung bis zu völligem Hörverlust
- in der Anfangsphase Ohrgeräusche und Schwindel
- Druckgefühl (wie Watte) im Ohr

Therapie

- **Notfall!** → sofortige Klinikeinweisung
- Infusionstherapie
- gefäßerweiternde Mittel
- Bettruhe

2.2.3.3 Akustisches Trauma

Definition

Infolge eines erhöhten Schalldrucks mit länger anhaltender Einwirkung kommt es zu einem Tonschwellenschwund infolge einer Degeneration von Haarzellen des Cortiorgans;
Folge ist eine *Innenohrschwerhörigkeit*

Formen

- Knalltrauma
  → kurzzeitige Ohrenschmerzen mit Ohrgeräuschen und Hörverlust
- Explosionstrauma
  → oft einhergehend mit Trommelfellrissen, Hörverlust
- chronisches Lärmtrauma
  → dauerhaft bestehende Schwerhörigkeit

2.2.3.4 Tinnitus aurium (Ohrgeräusche)

Definition

Konstant oder anfallsweise auftretende Geräusche, die als subjektive Ohrgeräusche, die nur vom Patienten wahrgenommen werden oder als objektive Ohrgeräusche auch auskultatorisch nachweisbar sind

Ursachen

❶ *Objektive Ohrgeräusche* (meist pulsativ)
- Durchblutungsstörungen
- Glomustumore
- Hypertonie

❷ *Subjektive Ohrgeräusche* (meist nonpulsativ)
- Mittelohrerkrankungen
- Akustikusneurinom
- Hörsturz
- M. Menière
- Lärmtrauma

2.2.3.5 Akustikusneurinom

Definition

Tumor des VIII. Hirnnervs, der sich aus den Schwannschen Zellen entwickelt

Ursachen

- unbekannt

Symptome

- Frühsymptome: einseitiger Tinnitus und Hörverminderung
- Benommenheit, Gangunsicherheit
- Facialisparese
- occipitaler Kopfschmerz

Therapie

- chirurgische Entfernung

III. Der Bewegungsapparat

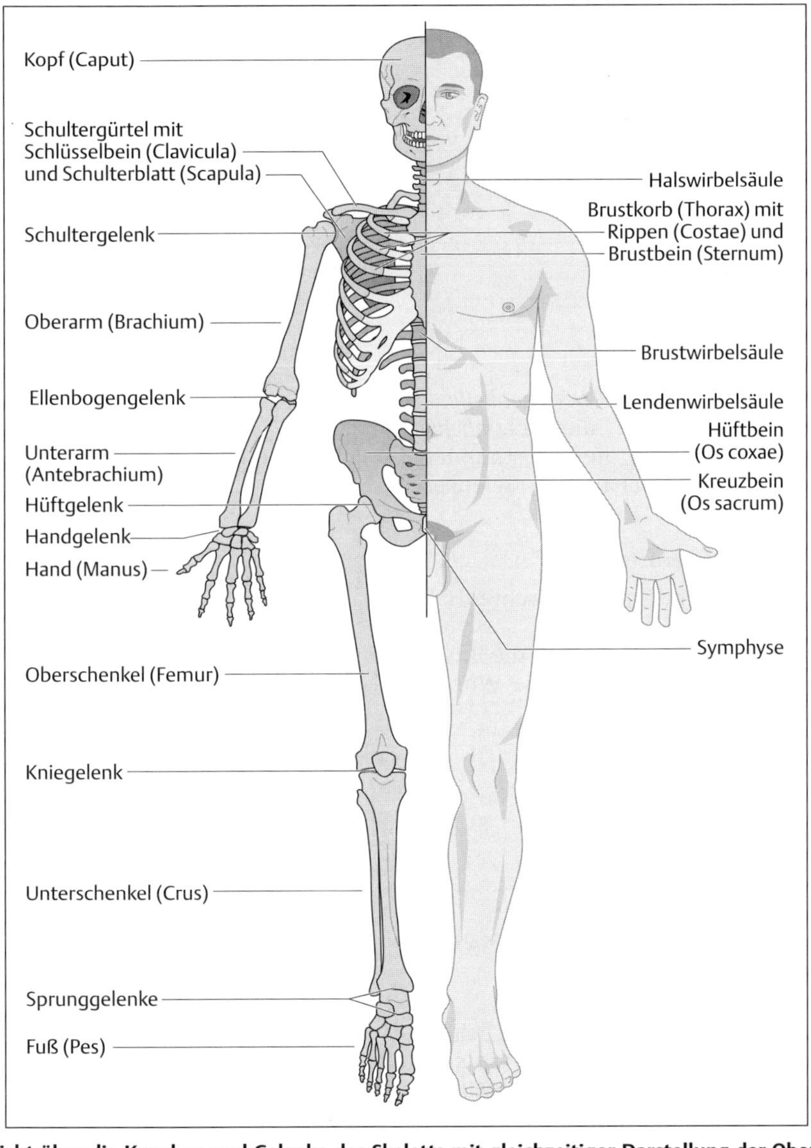

Abb. 4 **Übersicht über die Knochen und Gelenke des Skeletts mit gleichzeitiger Darstellung der Oberflächengestaltung des menschlichen Körpers.** Knorpelige Anteile hellblau dargestellt.

1 Anatomie, Physiologie

Die **Knochen** als stabile Anteile und die **Muskeln** als bewegliche Anteile werden zusammenfassend als Bewegungsapparat bezeichnet.

- Den *passiven* Part übernimmt das Skelett,
- die *aktive* und *bewegliche* Funktion wird von der Muskulatur ausgeführt.

1.1 Das Skelett

- besteht aus 212 Knochen
- wiegt ca. 10 kg
- der größte Knochen ist der *Oberschenkelknochen*, die kleinsten sind die *Sesambeine* (kleine rundliche Knochen, die in bestimmten Sehnen in der Nachbarschaft von Gelenken vorkommen)

Aufgaben des Knochengerüstes

- Stützfunktion (gewährleistet aufrechte Haltung)
- Schutzfunktion (der Thorax schützt die Brustorgane, der Schädel das Gehirn, die Wirbelsäule das Rückenmark)
- Bewegungsfunktion
- Ansatzpunkt für Muskeln
- Reservoirfunktion (für Calcium und Phosphate)
- Blutbildung (im roten Knochenmark)

1.1.1 Knochenaufbau am Beispiel eines Röhrenknochens

Den Schaftanteil nennt man *Diaphyse*, die beiden Enden *Epiphyse* (proximal und distal); sie sind mit einer dünnen Schicht aus *hyalinem Knorpel* bedeckt und bilden die Gelenkflächen; den Abschnitt zwischen Epiphyse und Diaphyse bezeichnet man als *Metaphyse*.

❶ **Periost (Knochenhaut)**

- äußerste Schicht des Knochens ist das Periost
- es enthält Nerven und Gefäße, die das Innere des Knochens mit Nährstoffen versorgen
- es dient als Ansatz von Sehnen und Bändern

❷ **Kortikalis (Knochenrinde)**

- die Kortikalis liegt dem Periost innen an und ist aus dichtem Knochengewebe aufgebaut
- sie ist im Bereich der Diaphyse etwas breiter angelegt und wird dort *Kompakta* genannt

❸ **Spongiosa (Schwammknochen)**

- die Spongiosa befindet sich in den Epiphysen
- sie besteht aus zarten Knochenbälkchen und bietet durch die entstehenden Hohlräume Platz für das *blutbildende Knochenmark*
- die Knochenbälkchen können den spezifischen Belastungen standhalten und bewirken durch ihre Anordnung eine enorme Gewichtseinsparung
- in der Diaphyse befindet sich eine einheitliche Höhle *(Markhöhle)*, die beim Erwachsenen durch das *gelbe*, aus Fettgewebe bestehendem *Knochenmark* ausgefüllt wird (Spongiosabälkchen fehlen)

1.1.2 Knochenfeinbau (Lamellenknochen)

- die Kortikalis oder Kompakta besteht aus Bruchteilen von Millimeter dicken *Lamellen* (kollagene Fasern)
- die Richtung des *Faserverlaufs* wechselt von Lamelle zu Lamelle (vergleichbar mit einer Tischlerplatte; dies bewirkt besondere Zugfestigkeit)
- die zu äußerst liegenden Lamellen (unter dem Periost) sind größere Platten und werden als *Generallamellen* bezeichnet
- Richtung Knochenmitte ordnen sich einige Lamellen röhrenförmig um einen Kanal *(Havers-Kanal)* an, der die den Knochen ernährenden Blutgefäße enthält

Ernährung des Knochens

- durch die Knochenhaut führen Blutgefäße *(Volkmann-Kanäle)* in den Knochen und ziehen Richtung Markraum
- sie verzweigen sich in Längsrichtung verlaufende Gefäße *(Havers-Kanälchen)*
- beide Versorgungssysteme sind miteinander verbunden

1.1.3 Gelenke

▶ Gelenke sind bewegliche Knochenverbindungen

Aufbau der Gelenke

- die artikulierenden Gelenkflächen sind meist mit *hyalinem Knorpel* überzogen; das gewölbte Gelenkende bezeichnet man als *Kopf*, das ausgehöhlte gegenüberliegende Gelenkende als *Pfanne*
- der dazwischenliegende *Gelenkspalt* wird durch die *Gelenkkapsel* verbunden (verhindert Luxationen)
- die Gelenkkapsel *(Capsula articularis)* besteht aus einer äußeren Faserschicht und einer Innenhaut *(Synovialis)*; sie sondert Gelenkflüssigkeit ab *(Synovia)*, um eine Gleitfähigkeit zu gewährleisten
- in die Gelenkkapsel sind die Gelenkbänder eingeflochten, die die Epiphysen der gegenüberliegenden Knochen verbinden; sie geben dem Gelenk Stabilität und schützen vor Überstreckungen
- einige Gelenkhöhlen (v. a. Kniegelenke) enthalten scheiben- und ringförmige Zwischenknorpel *(Menisci)*; sie wirken als Dämpfer, indem sie Stöße auf die Epiphysen abfedern

Gelenkformen

- Zapfengelenk (zwischen Atlas-Axis)
- Scharniergelenk (z. B. Fingerglieder, Zehenglieder, Ellenbogengelenk)
- Sattelgelenk (Daumengrundgelenk)
- Eigelenk (z. B. zwischen Speiche und Handwurzelknochen)
- Kugelgelenk (Schultergelenk, Hüftgelenk)

Lernhinweis:

Unechte Gelenke
→ Knochenhaften (Hüftbein)
→ Knorpelhaften (Verbindungen von Wirbeln mit der Bandscheibe, Schambeinfuge)

1.1.4 Die wichtigsten Knochen des Körpers

Schädel (cranium)	❶ **Hirnschädel** (Neurocranium) • 1 Stirnbein (Os frontale) • 2 Scheitelbeine (Ossa parietalia) • 2 Schläfenbeine (Ossa temporalia) • 1 Hinterhauptsbein (Os occipitale) • 1 Keilbein (Os sphenoidale) • 1 Siebbein (Os ethmoidale) ❷ **Gesichtsschädel** (Viscerocranium) • Nasenbein (Os nasale) • Oberkiefer (Os maxilla) • Jochbein (Os zygomaticum) • Unterkiefer (Os mandibulare) • Tränenbein (Os lacrimale) • Gaumenbein (Os palatinum) • Pflugscharbein (Vomer)	Die 8 Knochen des Hirnschädels bilden die Schädelhöhle, die das Gehirn enthält. Nach oben wölbt er sich als Schädeldach, nach unten ist er durch die Schädelbasis begrenzt. Sie sind durch Schädelnähte miteinander verbunden **Schädelnähte (Suturae)** • Kranznaht (Sutura coronalis) trennt das Stirnbein von den beiden Scheitelbeinen • Pfeilnaht (Sutura sagittalis) liegt zwischen beiden Scheitelbeinen • Lambdanaht (Sutura lambdoidea) bildet die Grenze zwischen Scheitelbeinen und Hinterhauptsbein

Wirbelsäule (columna vertebralis)	• 7 Halswirbel (Vertebrae cervicales C1–C7) • 12 Brustwirbel (Vertebrae thoracicae Th 1–Th 12) • 5 Lendenwirbel (Vertebrae lumbales L 1–L 5) • 5 Kreuzbeinwirbel (Vertebrae sacrales S1–S5) • 3–5 Steißbeinwirbel (Vertebrae coccygiae)	**Aufbau eines Wirbel** 1 Wirbelkörper (Corpus vertebrae), 2 Querfortsätze (Processus transversi), 1 Dornfortsatz (Processus spinosus), 1 Wirbelbogen (Arcus vertebrae) 1 Wirbelloch (Foramen vertebrae), 4 Gelenkfortsätze (Processus articularis) **Atlas und Axis** Der Atlas (erster Halswirbel) ist gelenkig mit dem Hinterhauptsbein verbunden; er besitzt keinen Dornfortsatz und keinen Wirbelkörper; ermöglicht Nickbewegungen. Der Axis (zweiter Halswirbel) ist mit dem Atlas über ein Zapfengelenk (Dens) verbunden; ermöglicht Drehbewegungen. **Wirbelsäulenkrümmungen** Halslordose, Brustkyphose, Lendenlordose, Sacralkyphose **Bandscheiben** Bilden elastische Verbindungen und erhöhen die Beweglichkeit der Wirbelsäule (Stoßdämpferwirkung). Befinden sich zwischen den Wirbelkörpern, sind ca. 5 mm dick und bestehen aus 2 Schichten Bindegewebe: ❶ innerer Gallertkern (Nucleus pulposus) ❷ äußerer Faserring (Anulus fibrosus)
Schultergürtel	Setzt sich jederseits zusammen aus: • Schlüsselbein (Clavicula) • Schulterblatt (Scapula)	Das Schlüsselbein ist mit dem Sternum und dem Akromion gelenkig verbunden. Das Schulterblatt unterteilt sich in die Schulterblattgräte (Spina scapulae), die Schulterhöhe (Akromion) und den Rabenschnabelfortsatz (Processus coracoideus)
Knöcherner Thorax	• Brustwirbelsäule • 12 Rippenpaare (Costae) • Brustbein (Sternum)	**Rippen** 7 echte Rippenpaare sind mit dem Sternum durch Knorpel verbunden, 5 falsche Rippenpaare sind indirekt über Knorpel mit dem Sternum verbunden (die letzten beiden dieser falschen Rippen sind frei endigend). **Sternum** Der obere Teil des Sternums ist der Handgriff (Manubrium sterni), der mittlere Teil der Körper (Corpus sterni, das untere freihängende Ende der Schwertfortsatz (Processus xiphoideus)
Becken (pelvis)	Besteht aus • dem Kreuzbein (Os sacrum) • 2 Hüftbeinen (Ossa coxae)	Die Hüftbeine sind über die Schambeinfuge (Symphyse) miteinander verbunden. Die Hüftbeine sind aus jeweils 3 Knochen miteinander verschmolzen: Darmbein (Os ileum), Sitzbein (Os ischii), Schambein (Os pubis)
Arme	• Oberarmknochen (Humerus) • Unterarmknochen, bestehend aus Elle (Ulna) und Speiche (Radius)	
Hand (manus)	• 8 Handwurzelknochen (Ossa carpi) • 5 Mittelhandknochen (Ossa metacarpi) • Fingerknochen (Phalangen)	**Handwurzelknochen** Kahnbein, Mondbein, Dreieckbein, Erbsenbein, großes und kleines Vieleckbein, Kopfbein, Hakenbein Die Mittelhandknochen setzen sich in die Fingerknochen fort; bis auf den Daumen besteht jeder Finger aus 3 Fingerknochen

Beine	• Oberschenkel (Femur) • Unterschenkel, besteht aus Schienbein (Tibia), Wadenbein (Fibula)	
Fuß (Pes)	• 7 Fußwurzelknochen (Ossa tarsi) • 5 Mittelfußknochen (Ossa metatarsi) • Zehenknochen (Digiti pedis)	**Fußwurzelknochen** Fersenbein, Sprungbein, Kahnbein, Würfelbein, 3 Keilbeine

1.2 Die Skelettmuskulatur

- man zählt über *700 Muskeln* zum aktiven Bewegungsapparat; anteilig machen sie ca. 40% unseres Körpergewichtes aus
- sie arbeiten rasch, sind keinem Rhythmus unterworfen und durch den Willen beeinflußbar
- sie sind *erregbar* (können auf Nervenimpulse reagieren), *kontraktil* (verkürzen sich), *dehnbar* (auseinanderziehbar) und *elastisch* (kehren nach Dehnung oder Kontraktion in ihre ursprüngliche Ruhelage zurück)

Aufgabe

- aktive Beweglichkeit des Körpers durch Wechsel von Anspannung und Erschlaffung
- aufrechte Körperhaltung
- Wärmeproduktion (85% der Körperwärme werden durch die Muskulatur erzeugt)

Spezieller Lernhinweis:

Die Skelettmuskeln zählen zur quergestreiften Muskulatur, die Muskeln der inneren Organe zur glatten Muskulatur. Die Herzmuskulatur ist eine Sonderform der quergestreiften Muskulatur.

1.2.1 Aufbau des Skelettmuskels

- jeder anatomisch benannte Muskel besteht aus vielen *Muskelfaserbündeln*
- die Muskeln werden von einer Muskelhülle *(Muskelfaszie)* in ihrer anatomischen Form gehalten
- die Muskelfaszien setzen sich am Muskelende aus straffem kollagenem Bindegewebe als *Sehne* fort, die mit bestimmten Knochenanhaftungsstellen verbunden sind
- als **Ursprung** bezeichnet man den Teil des Muskels, der der Körpermitte am *nächsten* gelegen ist
- als **Ansatz** bezeichnet man den Teil des Muskels, der der Körpermitte am *entferntesten* liegt
- um eine Bewegung durchführen zu können ist ein Zusammenspiel gegensätzlich wirkender Muskeln erforderlich:
  ein **Agonist** (Spieler) führt eine Primärbewegung durch, während der **Antagonist** die Gegenbewegung ausführt (ein Muskel beugt, ein anderer spannt an)
- Muskeln, die sich in ihrer Arbeit gegenseitig unterstützen, nennt man **Synergisten**

1.2.2 Feinbau einer Muskelfaser

- Hauptbestandteil jeder Muskelfaser sind die *Myofibrillen* als fadenförmige Struktur, die die Fasern parallel in Längsrichtung durchziehen
- die Myofibrillen bestehen aus *Myofilamenten*
- sie differenzieren sich in *Aktin-* und *Myosinfilamente*, die im mikroskopischen Bild als helle und dunkle Streifen erscheinen und der quergestreiften Muskulatur ihren Namen geben
- Aktin- und Myosinfilamente formieren sich innerhalb einer Muskelfaser zu vielen aneinandergereihten Einheiten: den *Sarkomeren*; jedes Sarkomer ist von Z-Streifen begrenzt, die aus Aktin bestehen

Kontraktion des Skelettmuskels

- damit ein Skelettmuskel kontrahiert, muß er von einer *Nervenzelle* gereizt werden
- die *Erregung* bewirkt, daß die Aktinfilamente tiefer zwischen die Myosinfilamente gleiten; die Z-Streifen nähern sich einander an, das Sarkomer verkürzt sich
- kontrahieren viele Myofibrillen gleichzeitig, verkürzt sich dadurch der gesamte Skelettmuskel

1.2.3 Die wichtigsten Muskeln des Körpers

Kopf	❶ **Mimische Muskulatur** • Stirnmuskel (M. frontalis) • Augenringmuskel (M. orbicularis oculi) • Ringmuskel des Mundes (M. orbicularis oris) • Jochbeinmuskel (M. zygomaticus) • Wangenmuskel (M. buccinator) • Lachmuskel (M. risorius) ❷ **Kaumuskulatur** • Schläfenmuskel (M. temporalis) • Kaumuskel (M. masseter) • innerer Flügelmuskel (M. pterygoideus medialis)	Die mimische Muskulatur entspringt meist nicht den Knochen, sondern liegt im Unterhautfettgewebe (bewegt die Haut); sie liegt ringförmig um Öffnungen des Kopfes (Augen, Mund, Nase) Die Kaumuskeln bewegen den Unterkiefer, bewirken den Kieferschluß (Lautbildung und Sprache)
Hals	❶ **Vordere Halsmuskeln** • Kopfwender (M. sternocleidomastoideus) • Halshautmuskel (Platysma) • Zungenbeinmuskeln ❷ **Hintere Halsmuskeln** • Treppenmuskeln (Mm. scaleni) • prävertebrale Halsmuskeln	Die vorderen Halsmuskeln stehen fast alle mit dem Zungenbein in Verbindung (für den Schluckakt von Bedeutung) Die Treppenmuskeln und der Kopfwender zählen zur Atemhilfsmuskulatur
Rumpf	❶ **Brustmuskulatur** • Zwischenrippenmuskeln (Mm. intercostalis externi + interni) • Zwerchfell (Diaphragma) • großer und kleiner Brustmuskel (Mm. pectoralis major und minor) • hinterer, oberer, unterer, vorderer Sägezahnmuskel (M. serratus posterior, -superior, -inferior, -anterior) ❷ **Rückenmuskulatur** • breiter Rückenmuskel (M. latissimus dorsi) • Kapuzenmuskel (M. trapezius) • Rumpfaufrichter (M. erector spinae)	Hauptatemmuskel ist das Zwerchfell; unterstützend wirken die Zwischenrippenmuskeln Der breite Rückenmuskel ist wichtig für die Bewegung des Armes und die Fixation des Schulterblattes
Arme	• Deltamuskel (M. deltoideus) • Armbeuger (M. bizeps brachii) • Armstrecker (M. trizeps brachii)	Der größte Oberarmmuskel ist der Deltamuskel; er entspringt an der Schulterhöhe und setzt am Oberarmknochen an; wichtigste Funktion: Armhebung
Abdomen	**Bauchmuskulatur** • innerer schräger Bauchmuskel (M. obliquus abdominis internus) • äußerer schräger Bauchmuskel (M. obliquus abdominis externus) • gerader Bauchmuskel (M. rectus abdominis) • querer Bauchmuskel (M. transversus abdominis)	Die Bauchwand besteht aus mehreren Muskelschichten. Ziehen sich alle Muskelschichten zusammen, werden die Bauchorgane zusammengepreßt (Bauchpresse); sie unterstützen die Darm- und Harnblasenentleerung

Gesäß	• großer Gesäßmuskel (M. gluteus maximus) • mittlerer Gesäßmuskel (M. gluteus medius) • kleiner Gesäßmuskel (M. gluteus minimus)	Sie besitzen wichtige statische Aufgaben: verhindern ein Abknicken des Beines zur Seite beim Laufen
Beine	❶ **Oberschenkel** • vierköpfiger Oberschenkelmuskel (M. quadrizeps femoris) • zweiköpfiger Oberschenkelmuskel (M. biceps femoris) • Schneidermuskel (M. sartorius) ❷ **Unterschenkel** • dreiköpfiger Wadenmuskel (M. triceps surae) • Zwillingswadenmuskel (M. gastrocnemius) • vorderer Schienbeinmuskel (M. tibialis anterior) • langer Wadenmuskel (M. peroneus longus)	Die Muskeln der unteren Extremität sind viel gewichtiger als die der oberen Extremität, da jedes Bein große Gewichte halten, stabilisieren und bewegen muß

2.1 Knochenerkrankungen mit verminderter Dichte

2.1.1 Osteoporose

Definition

Generalisierter oder lokalisierter Knochengewebsschwund, der den organischen Anteil und den Mineralgehalt gleichzeitig betrifft (Hydroxyapatit und Kollagen)

Ursachen

❶ *Primär (95%)*
- unbekannt
  → **Typ I** Osteoporose bei Frauen nach der Menopause (ca. 85%)
  → **Typ II** senile Osteoporose (>70. Lebensjahr)

❷ *Sekundär (5%)*
- endokrin (Cushing-Syndrom, Hyperthyreose, Hypogonadismus) verminderte endokrine Akt. d. Geschlechtsdrüsen
- renal (terminale Niereninsuffizienz)
- metabolisch (Diabetes mellitus)
- Immobilisation (Frakturen, Paresen)
- Malabsorptionssyndrome
- Neurovaskulär (*Sudeck*-Syndrom)
- Rheumatische Erkrankungen *(chronische Polyarthritis)*
- Skelettumoren, Knochenmetastasen
- Medikamente *(Cortison, Heparin)*

Symptome

- Knochenschmerzen, besonders im Rücken
- signifikante Abnahme der Körpergröße in Monaten bis Jahren
- Tannenbaumphänomen (untere Thoraxapparatur sackt Richtung Becken, sichtbare Hautfalten im Rückenbereich)
- Witwenbuckel (Brustkyphose)
- Frakturen von Wirbelkörpern (Deckwirbeleinbrüche), Rippen- und Extremitätenbrüche (v. a. Oberschenkelhalsbruch)

Komplikationen

- Querschnittslähmung

Diagnose

- Labor: Calcium, Phosphor, AP im Normbereich
- Röntgen: vermehrte Strahlentransparenz, Fischwirbelbildung, Keilwirbelbildung (Wirbel sind zusammengestaucht)
- verminderte Knochendichte bei radiologischer Messung

Therapie

- Östrogen- und Fluorgabe, Calcium, Vitamin D, Biphosphate, Calcitonin
- Immobilisation vermeiden
- Schmerztherapie, Krankengymnastik

2.1.2 Osteomalazie und Rachitis

Definition

Osteomalazie ist eine erhöhte Weichheit und Verbiegungstendenz der Knochen durch mangelhaften Einbau von Calcium.
Rachitis bezeichnet ebenfalls eine gestörte Mineralisierung des Knochens *und* eine Desorganisation der Wachstumsfugen (Osteomalazie ist eine Erkrankung der *Erwachsenen*, Rachitis die der *Kinder*)

Ursachen

- Vitamin D Stoffwechselstörung
  → fehlende UV-Bestrahlung
  → Niereninsuffizienz
  → Leberinsuffizienz
  → Malabsorptionssyndrom
  → selten mangelnde Zufuhr

Allgemeine Symptome

- Knochenschmerzen
- Knochenverbiegungen (Watschelgang, X-und O-Beine) mit Gehstörungen
- Adynamie

Typische Symptome bei Rachitis

- Erstmanifestation in den ersten Lebensmonaten:
  Appetitlosigkeit, Blässe, Schwitzen besonders am Hinterkopf, Unruhe, evtl. Krämpfe

Frührachitis

- Craniotabes (Schädeldeformierung bis Eindrückbarkeit des Hinterhauptes)
- Rachitischer Rosenkranz (Knorpelauftreibung am Sternum)
- Harrison-Furche (Eingezogene Zwerchfellinie, Glockenthorax)

Spätrachitis

- ausgeprägte Knochenverbiegungen (Watschelgang, X- und O-Beine)
- Thoraxveränderungen (Kielbrust, Hühnerbrust, Trichterbrust)
- Kartenherzbecken (abgeflachtes Becken, Symphyse rutscht nach vorne)
- verzögerter Zahndurchbruch mit Schmelzdefekten
- Caput quadratum (Viereckform des Schädels)
- Skoliose/Kyphose der Wirbelsäule

Diagnose

- Labor: Calcium ↓, Alkalische Phosphatase ↑, Parathormon ↑
- Röntgen: Looser Umbauzonen

Therapie

- je nach Grunderkrankung
- Vitamin D Substitution

2.2 Knochenerkrankungen mit erhöhter Dichte

2.2.1 M. Paget (Osteodystrophia deformans, Paget-Krankheit)

Definition

Eine benigne, überstürzt ablaufende Knochenumbaustörung; willkürliche Zonen mit Knochenaufbau finden sich neben Zonen mit Knochenabbau

Ursachen

- unbekannt
- evtl. erbliche Disposition (betroffen sind meist Personen > 50 Jahre)
- evtl. Virusinfektionen

Pathomechanismus

In der Frühphase bewirken die Osteoklasten einen unkontrollierten Knochenabbau. In der Spätphase überwiegen die Osteoblasten und verursachen einen stark erhöhten minderwertigen Knochenaufbau; der lokale Knochenumsatz ist bis zum 20fachen der Norm gesteigert. Folge: ein aufgetriebener, mechanisch wenig stabiler Knochen mit Verformungen

Symptome

- 1/3 der Fälle: keine Beschwerden

Frühphase

- lokale Knochenschmerzen (am häufigsten ist das Becken befallen, es folgen Femur, Tibia, Schädel und Lendenwirbelsäule)
- evtl. erhöhte Hauttemperatur über dem befallenen Knochen

Spätphase

- Verdickung und Deformierungen von Skelettabschnitten:
  1. apositionelles Wachstum der Schädelkalotte (Hut paßt nicht mehr; *DD: Akromegalie*)
  2. Verdickung und Verbiegung der langen Röhrenknochen
  3. Säbelscheidentibia (Tibia verbiegt sich nach vorne und seitlich)
  4. Kartenherzbecken
  5. durch Deformierung der Wirbelkörper evtl. Nervenkompressionssyndrom

Komplikationen

- Spontanfrakturen
- Nierensteine (durch erhöhten Calciumumsatz)
- selten Osteosarkom

Diagnose

- Röntgen
- Labor: AP ↑ ↑ ↑

Therapie

- Analgetika
- medikamentöse Osteoklastenhemmer (Calcitonin)
- bei Nervenkompressionssyndrom Operation

2.3 Erkrankungen der Wirbelsäule

2.3.1 Bandscheibenvorfall (Discusprolaps)

Definition

Verlagerung von Gewebe des Nucleus pulposus der Bandscheibe durch Risse im äußeren Faserring mit neurologischer Kompressionssymptomatik

Schweregrade

Protrusion: Verlagerung des Faserrings über die Wirbelkörper hinaus = Bandscheibenvorwölbung (nur innere Schichten des Faserrings sind durchrissen)
Prolaps: Vollständiges Reißen des Faserrings mit Herausquellen des Nucleus pulposus in den Wirbelkanal oder in die Zwischenwirbellöcher

Häufigste Lokalisation

- **LWS:** L4/L5 (95%, meist mediolateral), L5/S1, Achillessehnenreflex L3/L4 → Patellarsehnenreflex
- **BWS:** C6/C7

Ursachen

- Haltungsfehler (falsche Belastung der Wirbelsäule)
- degenerative Ursachen: z. B. Durchblutungsstörungen, Spondylarthrose, Osteochondrose

Symptome

→ auslösende Momente sind z. B. schweres Heben oder Drehbewegungen des Rumpfes
Protrusion
- Rückenschmerzen
- Muskelhartspann
- Schonhaltung

Prolaps
- meist akut auftretende Schmerzen (Wurzelkompressionssyndrom); je nach Lokalisation als Ischiassyndrom oder Cauda-Syndrom
- Sensibilitätsstörungen in dem betroffenen Dermatom
- Bewegungseinschränkung der Wirbelsäule
- schmerzbedingte Schonhaltung
- nach 3–4 Tagen nachlassende Schmerzen mit Taubheitsgefühl, evtl. Paresen

Komplikationen

- irreversible Druckschädigung von Nervenwurzel → Wurzeltod (Folge: z. B. Blasenentleerungsstörungen, Potenzstörungen)
- Querschnittslähmung

Diagnose

- abgeschwächte bis fehlende Reflexe
- *Lasègue* positiv (im Liegen das gestreckte Bein anheben: Schmerzen durch die Dehnung)
- *Schober-Zeichen* positiv (Erklärung siehe „Morbus Bechterew“)
- *Valleix-Druckpunkte* positiv

Therapie

- Bettruhe/Wärme
- Analgetika
- Physiotherapie
- Indikation zur Operation bei drohendem Wurzeltod oder therapieresistenten Schmerzen

2.3.2 Cauda-Equina-Syndrom

Definition

Medialer Massenprolaps, der durch beidseitige Kompression der Cauda equina zu irreversiblen neurologischen Ausfällen führen kann

Häufigste Lokalisation

- L3/L4, L4/L5

Ursachen

- siehe „Discusprolaps“

Symptome

- akut auftretende Rückenschmerzen
- meist beidseitige ischiasähnliche Schmerzen
- Paraparesen
- Blasen- und Mastdarmlähmung
- Erektionsstörungen
- Reithosenanästhesie (Taubheit an den Oberschenkelinnenseiten)

Komplikation

- irreversible Ausfallerscheinungen

Therapie

- **Notfall!** sofortige Operation

2.3.3 Ischiassyndrom

Definiton

Sammelbezeichnung für Schmerzsyndrome oder Neuritiden des Nervus ischiadicus unterschiedlicher Ursache mit gleichem Symptomkomplex

Ursachen

- Reizung bzw. Kompression des Nerven oder seiner Wurzel (z. B. infolge Kompression im Bereich L4/L5/S1: Bandscheibenvorfall, Metastasen, Gebärmutterabknickung etc.)
- Degenerative Erkrankungen der Wirbelsäule
- Neuritis bei Infektionskrankheiten (Meningitis, Zoster)
- unsachgemäße intramuskuläre Injektion
- Polyneuropathie (z. B. bei Diabetes mellitus)

- Schwangerschaft
- Obstipation

Symptome

- Schmerzen in der Lendengegend, die einseitig in das betroffene Bein bis über das Knie hinaus ausstrahlen bis zum Fußaußenrand
- Husten, Pressen und Niesen verschlimmern die Beschwerden
- Druck- u. Klopfempfindlichkeit der Wirbelsäule mit Verspannung der paravertebralen Muskulatur
- typische Schonhaltung
- Parästhesien und evtl. Lähmung der Zehenmuskulatur

Diagnose

- Lasègue- und Schoberzeichen positiv
- Reflexe ev. abgeschwächt
- ev. Paresen
- EMG, CT

Therapie

- Analgetika
- Wärme (Fango)
- entlastende Lagerung (Stufenbett)
- Ursache beseitigen

2.3.4 Lumbalgie (Hexenschuß)

Definition

Durch Krafteinwirkung verursachte Muskel- und Sehnenrisse im Bereich der Lendenwirbelsäule (Gewichtheberrücken)

Risikofaktoren

- ausgeprägte Lendenlordose
- Kippen des Beckens nach vorne
- Schwache paraspinale Muskulatur
- endogene Schwäche der Lendenwirbelsäule
- schwache Bauchmuskulatur

Symptome

- meist plötzlich auftretende einschießende Schmerzen im Lendenbereich, evtl. nach thorakal ausstrahlend
- Schonhaltung und schmerzbedingte Bewegungseinschränkung
- muskulärer Hartspann der Rückenmuskulatur und Druckschmerzhaftigkeit der Dornfortsätze

Therapie

- vergl. „Ischiassyndrom"

2.4 Entzündliche Erkrankungen des Knochens

2.4.1 Osteomyelitis

Definition

Knochenmarksentzündung, meist in Verbindung mit einer Knochenentzündung (Ostitis)

Ursachen

- hämatogene Streuung aus lokalen Infektionsherden (z. B. Tonsillitis, Otitis)
- offene Fraktur
- Knochenoperationen

Symptome

- Zeichen einer schweren Allgemeininfektion → hohes Fieber und Schüttelfrost
- Schmerzen, Schwellung und Überwärmung des betroffenen Gliedmaßenabschnitts
- Funktionseinschränkung

Wichtiger Lernhinweis:

Wegen der Therapieresistenz und Rezidivgefahr spricht man nie von einer Ausheilung der Osteomyelitis, sondern nur von einer ruhenden Osteomyelitis

Komplikationen

- Abszeß
- Knochennekrose
- Markphlegmone

Diagnose

- Labor: BSG ↑, Leukozytose
- Szintigraphie
- Gewebepunktion

Therapie

- Ruhigstellung der betroffenen Extremität
- hochdosierte Antibiotikagabe
- bei Komplikationen operative Abszeßausräumung

2.5 Rheumatische Erkrankungen

Definition

„Rheuma" ist eine Sammelbezeichnung für ca. 100 Krankheiten des Bewegungsapparates unterschiedlicher Ursache und Ausprägung, die sich

alle durch ihren „fließenden und ziehenden" (*rheuma = fließen*, griech.) Schmerzcharakter auszeichnen.
Manifestationsort ist das Stütz- und Bindegewebe des Bewegungsapparates, häufig auch mit systemischer Beteiligung des Bindegewebes innerer Organe (z. B. Herz, Lunge, Gefäße, Leber, Darm und ZNS).

Unterteilung des rheumatischen Formenkreises

❶ **Entzündlich-rheumatische Gelenkerkrankungen**
- entzündliche Polyarthritis (Chronische Polyarthritis, M. Bechterew etc.)
- Kristallarthropathie (Metabolische Arthritis)
- Arthritiden im Zusammenhang mit Infektionen (z. B. rheumatisches Fieber, reaktive Arthritis)
- rheumatologisch-immunologische Systemerkrankungen (z. B. akute Verlaufsform der Sarkoidose)

❷ **Degenerativ-rheumatische Gelenkerkrankungen**
- Arthrose

❸ **Extraartikuläre rheumatische Erkrankungen (Weichteilerkrankungen)**
- vorwiegend degenerative, aber auch entzündliche Erkrankungen der Muskeln, Sehnen, Sehnenscheiden und Bänder (z. B. Tendinosen, Tendomyosen, Bursopathien etc.)

2.5.1 Entzündlich-rheumatische Gelenkerkrankungen

Wichtiger Lernhinweis:

Allgemeine Symptome von Arthritiden
- ▶ **Entzündungszeichen**
  - Rötung (im akuten Anfall),
  - Schwellung (weich-sulzig),
  - Schmerz (Dauer- und Ruheschmerz),
  - Funktionseinschränkung (beginnt schon im frühen Krankheitsstadium, vor allem morgens),
  - Überwärmung
- ▶ Bei **chronischem Verlauf**
  - Funktionsverlust mit Gelenkfehlstellung und Gelenksteifigkeit
  - Ist ein Gelenk betroffen, spricht man von einer **Monarthritis**, bei 2–4 Gelenken von einer **Oligoarthritis**, bei Befall mehrerer Gelenke von einer **Polyarthritis**

2.5.1.1 Chronische Polyarthritis (Rheumatoide Arthritis)

Definition

Häufigste chronisch-entzündliche rheumatische Systemerkrankung des Bindegewebes mit progredient schubartigem Verlauf; manifestiert sich meist an Gelenken, aber auch an anderen Organen

Ursachen

- unbekannt (Autoimmunerkrankung mit familiärer Häufung, Frauen sind 4× häufiger betroffen als Männer; Erkrankungsgipfel zwischen dem 30.– und 40. Lebensjahr)

Pathomechanismus

Autoantikörper und phagozytierende Granulozyten verursachen in der Gelenkkapsel eine abakterielle Synovitis. Im weiteren Verlauf kommt es zu wucherndem Granulationsgewebe (Pannus), welches in Knorpel, Knochen, Bänder und Sehnen infiltriert und diese zerstört. Endstadium: Versteifung und Fehlstellung der Gelenke

Frühsymptome

- langsamer Beginn (schubweises Auftreten über Monate und Jahre)
- Schweißneigung, subfebrile Temperatur, Appetitlosigkeit, Gewichtsverlust, Leistungsschwäche
- charakteristische, meistens symmetrische Schmerzen an den kleinen Fingergrund- und Mittelgelenken (positives Gänslen-Zeichen: Händeschütteln tut weh)
- bei 20% Erstmanifestation einer symmetrischen Schwellung eines großen Gelenks
- typische Morgensteifigkeit mit Bewegungsschmerz (bildet sich nach einiger Zeit des Bewegens zurück)

Spätsymptome

- Gelenkdeformationen (Ulnare Deviation der Finger, Schwanenhalsdeformation, Knopflochdeformation, 99-Deformität)
- Gelenkversteifung (Ankylose)
- Durchblutungsstörungen der Finger mit Parästhesien
- extraartikuläre Weichteilbeteiligung (z. B. Karpaltunnelsyndrom, Sehnenscheidenentzündungen)
- die Haut über dem befallenen Gelenk ist dünn und glatt, häufig bräunliche Pigmentierung an den dem Sonnenlicht ausgesetzten Stellen

Mögliche systemische Symptome

- Herz: Perikarditis, Myokarditis
- Lunge: Pleuritis, Lungenfibrose
- Gefäße: Vaskulitiden
- Leber/Milz: Hepatosplenomegalie
- Blut: Schäden am Knochenmark mit Begleitanämie
- Haut: subkutane Rheumaknoten, besonders an Druckstellen auftretend (Streckseite der Unterarme, Hinterkopf)
- Augen: Keratokonjunktivitis

Diagnose

- Frühdiagnose ist sehr schwierig
- Labor: 80% der Fälle positiver Rheumafaktor, 50–80% HLA-DR4, BSG ↑
- Röntgen: gelenknahe Osteoporose, Gelenkspaltschmälerung, Erosionen

Therapie

- physikalische Therapie/Kältetherapie, Krankengymnastik
- Goldpräparate, nichtsteroidale Antirheumatika, Analgetika
- dosierte Bewegung

2.5.1.2 Morbus Bechterew (Spondylarthritis ankylosans, Bechterew-Stümpel-Marie-Krankheit, Spondylitis ankylopoetica)

Definition

Chronisch oder schubweise verlaufende abakterielle Entzündung vornehmlich der Wirbelsäule, beginnend in den Ileosakralgelenken mit Verknöcherung der Wirbelsäule

Ursachen

- unbekannt
- genetische Disposition: 90% der Fälle: HLA-B27 positiv
  10 : 1 Männer zwischen dem 15. und 40. Lebensjahr

Pathomechanismus

Der Entzündungszustand führt zu einer Atrophie der Gelenkknorpel und zu einer Verkalkung des Bandapparates und der Gelenke. Folge ist eine aufsteigende Versteifung der Wirbelsäule mit Aufhebung der Lendenlordose, verstärkter Brustkyphose und vorgebeugter Halswirbelsäule (Blick auf den Boden)

Frühsymptome (schleichend über 2–5 Jahre)

- Gewichtsverlust, Abgeschlagenheit, allgemeine Schwäche
- unklare Schmerzen im Lendenwirbelbereich, besonders in der 2. Nachthälfte
- Morgensteifigkeit
- unklare Schwellung der Extremitätengelenke, besonders Kniegelenk
- Iridozyklitis
- atemabhängiger Thoraxschmerz
- im Tagesverlauf auch Fersen- und Gesäßschmerz (entzündliche Mitbeteiligung des Achillessehnenansatzes)

Spätsymptome

- von caudal nach cranial fortschreitender Versteifungsprozeß der Wirbelsäule mit Ausbildung einer thorakolumbalen Hyperkyphose und damit auch eingeschränkter Atembreite

Diagnose

- Labor: negativer Rheumafaktor, 90% der Fälle HLA–B27 positiv, BSG ↑
- Röntgen: Bambusstab-Wirbelsäule
- *Schober-Zeichen* positiv
  (Der Patient steht, man markiert die Stelle vom 1. Sakralwirbel ausgehend 10 cm nach kranial. Nach maximaler Rumpfbeugung sollte sich der Abstand um mindestens 4 cm vergrößern)
- *Mennellzeichen* positiv (Der Patient liegt in Rückenlage. Bei Druck auf beide Darmbeinschaufeln: Schmerz)

Therapie

- Krankengymnastik
- Wärmeanwendungen
- im Schub Analgetika und Antiphlogistika
- operative Einsteifung der Wirbelsäule (um Kyphose zu vermeiden)

2.5.1.3 Metabolische Arthritis (Gicht, Arthritis urica, Hyperurikämie)

Definition

In Schüben oder chronisch verlaufende Purinstoffwechselstörung mit Ablagerung von Uratkristallen im Binde- und Stützgewebe

Ursachen

primär

- genetisch bedingt (renale Ausscheidungsstörung von Harnsäure) 95% der Betroffenen sind Männer

- auslösende Faktoren: reichhaltige Mahlzeiten, Alkohol, Kaffee, körperliche Anstrengung, Unterkühlung

sekundär

- gesteigerter Zelluntergang (Hämolyse, Polyzythämie, Leukämie, Tumore, Zytostatika)
- Nierenfunktionsstörungen

Symptome

akuter Gichtanfall

- beginnt meist nachts oder frühmorgens mit heftigen Schmerzen (in $^2/_3$ der Fälle ist das Großzehengrundgelenk betroffen *(Podagra)*; seltener im Kniegelenk *(Gonagra)* oder Finger-/Handgelenk *(Chiragra)*
- Frösteln und subfebrile Temperatur
- das betroffene Gelenk (meist Monarthritis) ist hochrot, oft teigig geschwollen, heiß und druckschmerzhaft
- der Anfall dauert meist bis zum Morgen, evtl. aber auch einige Tage

chronische Gicht

- Gichttophi (knotige Ablagerungen am Ohrknorpel und/oder Achillessehne)
- chronische Schmerzen

Komplikationen

- Gichtnephropathie, Arteriosklerose
- Nierensteine (10–20%)
- Gelenkdeformationen
- Iritis

Diagnose

- Hyperurikämie (> 6,4 mg/dl)

Therapie

- feuchte, kalte Umschläge
- Diät, Normalisierung des Körpergewichts und Verzicht auf Alkohol
- Ruhigstellung
- im Anfall Colchicin, Antiphlogistika, evtl. Kortikoide
- Dauerbehandlung mit Allopurinol

2.5.1.4 Rheumatisches Fieber

→ siehe Kapitel **„Herz und Kreislauf"**

2.5.1.5 Reaktive Arthritis (Reiter-Syndrom)

Definition

Eine postinfektiöse Mono- bzw. Oligoarthritis oft nach gastrointestinalen oder urogenitalen bakteriellen Infekten

Ursachen

- unbekannt (Vorläufer sind evtl. virale oder bakterielle Infektionen; 60–90% der Patienten sind HLA-B27 positiv; Männer sind häufiger betroffen, häufig jüngere Erwachsene)

Symptome

- zu Beginn meist hohes Fieber
- Urethritis
- Konjunktivitis
- Reiter-Dermatosen

Diagnose

- Labor: BSG ↑, negativer Rheumafaktor, Nachweis der ursächlichen Infektion

Prognose

- häufig Spontanheilung
- chronischer Verlauf möglich (v. a. bei Chlamydien, Borrelien, Yersinien)

2.5.1.6 Sarkoidose

→ siehe Kapitel **„Atmungssystem"**

2.5.2 Degenerativ-rheumatische Gelenkerkrankungen

2.5.2.1 Arthrose (Arthrosis deformans)

Definition

Degenerative Gelenkerkrankung infolge chronischer Abnutzung knorpeliger Gelenküberzüge bzw. Bandscheiben

Ursachen

- degenerativ (voranschreitendes Lebensalter)
- Fehlbelastungen und Überbeanspruchungen
- Folgeerkrankung nach rezidivierenden Gelenkentzündungen
- endokrinologisch bedingt (Hyperparathyreodismus, Cushing-Syndrom, Osteoporose, Diabetes mellitus)
- stoffwechselbedingt (Gicht, Diabetes mellitus)
- neuropathisch bedingt (Diabetes mellitus, Innervationsstörungen)

Pathomechanismus

Infolge zunehmendem Knorpelabriebs kommt es zu reaktiven osteophytären Wucherungen (Knochenauswüchse) an den Gelenkrändern mit zunehmender Deformierung der Gelenkflächen. Dadurch werden schmerzhafte Entzündungen (Synovitis), aber auch Muskelatrophien und Kontrakturen hervorgerufen. Aufgrund hoher Belastungen sind in erster Linie die Wirbelsäule und die großen Extremitätengelenke betroffen (Knie, Schulter, Hüfte)

Symptome

→ entwickeln sich zeitlich in verschiedenen Stadien:

- anfangs Spannungsgefühl und Steifigkeit in den betroffenen Gelenken
- Anlauf- und Belastungsschmerz
- später Ruheschmerz mit Instabilität des Gelenkes *(Schlottergelenk)*
- Gelenkversteifung und knöcherne Verdichtung des Gelenks mit Muskelschmerzen und rezidivierenden arthritischen Schüben

Komplikationen

- Fehlstellungen mit Bewegungseinschränkung
- Muskelatrophie
- chronisch starke Schmerzen

Diagnose

- Röntgen: Gelenkspaltverschmälerung, Sklerosierung, Randwulste

Therapie

- Meiden von Belastungsfaktoren (Adipositas, Kälte, Nässe)
- Physiotherapie/Wärmetherapie
- Medikamente
- Operation

2.5.3 Extraartikuläre rheumatische Erkrankungen (Weichteilerkrankungen)

2.5.3.1 Tendopathien

Definition

Sammelbezeichnung sowohl für abakterielle Entzündungen der Sehnen bzw. Sehnenscheiden in Ansatznähe *(Tendovaginitis)* als auch für degenerative Veränderungen an Sehnenursprüngen u. -ansätzen *(Tendinose)*, oft kombiniert mit *Epikondylitis* (Entzündung des Knochenfortsatzes am Gelenkkopf)

Ursachen

- chronische Überlastung
- Mikrotraumen
- Stoffwechselstörungen
- Durchblutungsstörungen

Symptome

- Schmerzen, v. a. bei Belastung
- Funktionseinschränkung
- evtl. hörbares Sehnenreiben

Therapie

- physikalische Anwendungen
- Antiphlogistika
- evtl. Ruhigstellen im Gipsverband

2.6 Knochentumore

Definition

Primäre Knochentumore (ausgehend vom Knochengewebe)

- benigne Knochentumore (gutartig)
- semimaligne Knochentumore ohne Neigung zur Metastasierung
- maligne Knochentumore mit späterer Metastasierung
- hochmaligne, rasch wachsende Knochentumore mit früher Metastasierung (z. B. Ewing-Sarkom, Osteosarkom, Chondrosarkom)

Sekundäre Knochentumore (Metastasen anderer maligner Tumoren)

- Mammakarzinom
- Prostatakarzinom
- Bronchialkarzinom
- Nierenkarzinom
- Plasmozytom
- Schilddrüsenkarzinom

2.6.1 Osteosarkom

Definition

Häufigster maligner Knochentumor mit Hauptlokalisation in der Metaphyse der langen Röhrenknochen;
meist sind Kinder, Jugendliche und junge Erwachsene betroffen

Symptome

- starke Schmerzen
- derbe, leicht druckschmerzhafte Schwellung im befallenen Bereich
- zum Diagnosezeitpunkt sind bei einem Großteil der Patienten bereits Lungenmetastasen vorhanden

Therapie

- Chemotherapie
- möglichst extremitätenerhaltende Operation

2.6.2 Chondrosarkom (Knorpelsarkom)

Definition

Zweithäufigster maligner Tumor des Knorpelgewebes mit hauptsächlicher Lokalisation am Beckenknochen und im Oberarmbereich;
betrifft meist Patienten > 40 Jahre

Ursachen

- unbekannt

Symptome

- schleichende diskrete Beschwerden (Tumor wächst sehr langsam)
- geringe lokale Schmerzen, evt. Schwellungen

Therapie

- radikale chirurgische Entfernung

2.6.3 Ewing-Sarkom

Definition

Hochmaligner Knochentumor des Kinder- und Jugendalters, ausgehend von undifferenzierten Zellen des Knochenmarks; manifestiert sich hauptsächlich in den Diaphysen von Femur und Tibia

Ursachen

- unbekannt; meist Jungen bis zum 15. Lebensjahr

Symptome

- lokale Entzündungszeichen mit stark zunehmenden Schmerzen, starker lokaler Schwellung und Überwärmung *(DD: Osteomyelitis)*
- allgemeine Entzündungszeichen (hohes Fieber, BSG ↑, Leukozytose)

Diagnose

- Röntgen
- Biopsie

Therapie

- radikale chirurgische Entfernung mit Nachbestrahlung und Chemotherapie

2.7 Aseptische (ischämische) Knochennekrosen

Definition

Konstitutionelle Faktoren oder lokale Durchblutungsstörungen verursachen meist am wachsenden Knochen eine Ischämie mit der Folge von Nekrosen *(Knocheninfarkt)*. Auslöser der Ischämie können selten nachgewiesen werden, mögliche Ursachen werden noch diskutiert.

▷ Mit Ausnahme der Hüftkopfnekrose des Erwachsenen tritt dieses Phänomen meist bei Kindern und Jugendlichen auf.

In der Regel sind die kurzen Knochen (Wirbelkörper, Hand- und Fußwurzelknochen) und die Epi-, Meta-, und Apophyse der langen Röhrenknochen betroffen.

2.7.1 M. Scheuermann (Juvenile Kyphose, Adoleszentenkyphose)

Definition

Wachstumsbedingte vermehrte Kyphose der Brustwirbelsäule mit Wachstumsstörungen an den Deck- und Grundplatten der Wirbelkörper infolge aseptischer Knochennekrosen

Ursachen

- unbekannt (Erkrankungsbeginn: zwischen 10–13 Jahren; Jungen sind häufiger betroffen als Mädchen)
- evtl. kollagene Stoffwechselstörung
- evtl. hormonelle oder genetische Faktoren
- *fördernde Faktoren:*
  starke mechanische Beanspruchung (Leistungssport, Arbeit), Haltungsfehler

Symptome

→ während des Krankheitsverlaufes nur geringe Beschwerden

- evtl. Rückenschmerzen

- Haltungsschwäche
- lumbale Ermüdung

Symptome im Erwachsenenalter

- fixierte Brustkyphose und Rundrücken
- kompensatorische Hyperlordose von Hals- und Lendenwirbelsäule
- Beschwerden bei Belastung
- Muskelverspannungen

Komplikationen

- Bandscheibenvorfall
- chronische Schmerzen

Diagnose

- Röntgen: Keilwirbelbildung, Schmorl'sche Knötchen

Therapie

- Krankengymnastik (Haltungsturnen)
- Korsage
- bei schweren Kyphosen operative Korrektur

2.7.2 M. Perthes (Juvenile Hüftkopfnekrose)

Definition

Ein- oder beidseitig im Bereich der Femurkopfepiphyse auftretende Form der aseptischen Knochennekrose (häufigste Form der Knochennekrose)

Ursachen

- unbekannt (betroffen sind v. a. Jungen vom 5.–7. Lebensjahr, möglicherweise aufgrund einer erblichen Disposition)

Symptome

- langsam sich verstärkendes Hinken als erstes Anzeichen
- Bewegungseinschränkung des Hüftgelenks (v. a. Abspreiz- und Rotationsbewegungen)
- Folgesymptome sind Kontrakturen und Muskelathrophie

Therapie

- Entlastung durch Thomas-Schiene
- Krankengymnastik
- Operation

2.7.3 Hüftkopfnekrose des Erwachsenen

Ursachen

- entsteht meist durch Vorläufererkrankungen: Traumen, Gelenkerguß
- evtl. metabolische Erkrankungen

Symptome

- Bewegungseinschränkung des Hüftgelenks
- Bewegungsschmerz, beginnt mit Leisten- und Knieschmerzen

Therapie

- Operation

IV. Blut und Abwehr

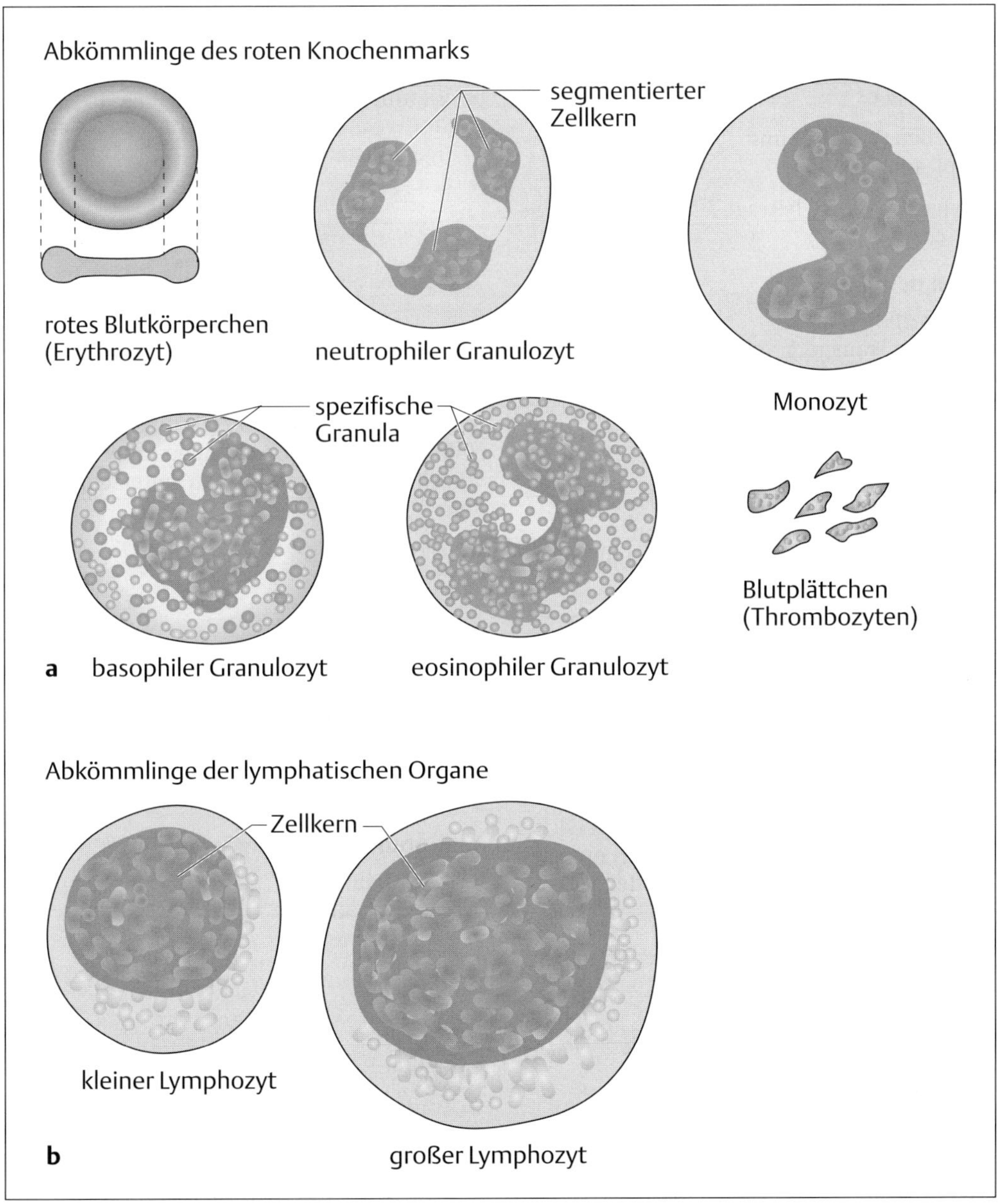

Abb. 5.**1 a** u. **b** **Blutzellen.** Blutzellen werden von einer gemeinsamen Stammzelle, dem Hämozytoblasten, im roten Knochenmark gebildet und nach einer bestimmten Zeit der Reifung in das periphere Blut ausgeschwemmt. Mit Ausnahme der Lymphozyten, die sich auch in lymphatischen Organen vermehren, werden alle Blutzellen zeitlebens im roten Knochenmark hergestellt

1 Anatomie, Physiologie

Das **Blut** ist ein flüssiges Organ, dessen äußere Begrenzung die Wände der Blutgefäße sind.
Es besteht aus

- Blutzellen (ca. 45%) und
- Blutplasma (ca. 55%).

Die Menge des Blutes beträgt 7–8% des Körpergewichts (ca. 4–6 Liter)

Aufgaben des Blutes

❶ *Transportfunktion*
→ zellulärer Transport von Sauerstoff (O_2) und Kohlendioxid (CO_2) durch Erythrozyten
→ humoraler Transport von Eiweißen, Hormonen, Stoffwechselabbauprodukten, Nährstoffen, Elektrolyten und Vitaminen

❷ *Abwehrfunktion*
→ zelluläre Komponente: Leukozyten
→ humorale Komponente: Immunglobuline

❸ *Gerinnung und Blutstillung*
→ zelluläre Komponente: Thrombozyten
→ humorale Komponente: Gerinnungsfaktoren

❹ *Regulierung des Wärmehaushaltes*
→ durch die Verteilung in unterschiedliche Gefäßbetten

❺ *Pufferfunktion*
→ Regulation des Säure-Basengleichgewichts (der pH-Wert des Blutes liegt zwischen 7,38–7,42) durch v. a. das Bikarbonatpuffersystem

1.1 Zusammensetzung des Blutes

1.1.1 Flüssige Bestandteile (Blutplasma)

Das Blutplasma bezeichnet die nicht-zellulären Anteile des Blutes. Es besteht zu 90% aus Wasser. Die verbleibenden 10% setzen sich wie folgt zusammen:

- Bluteiweiße
- Nährstoffe (Glucose, Aminosäuren und Fettsäuren)
- Mineralsalze (z. B. Natrium, Kalium, Kalzium, Magnesium)
- Vitamine, Hormone
- Stoffwechselabbauprodukte (z. B. harnpflichtige Substanzen)
- u. a.

Spezieller Lernhinweis:

Blutplasma ohne Fibrinogen = Blutserum

1.1.1.1 Bluteiweiße (Plasmaproteine)

Man differenziert 100 verschiedene Plasmaproteine, die man grob in 5 Fraktionen unterteilt. Mit Hilfe der *Elektrophorese* (siehe Labor) können die verschiedenen Proteinarten unterschieden werden.

A. Albumine (55–60%)

Bildungsort

- Leber

Aufgaben

- Transport von wasserunlöslichen Stoffen (z. B Bilirubin)
- Regelung des kolloidosmotischen Drucks
- Nahrungsreserve bei Eiweißmangel

B. Globuline (20–25%)

→ α-1-Globuline
→ α-2-Globuline
→ β-Globuline

Bildungsort

- Leber

Aufgaben

- Transport von wasserunlöslichen Stoffen (z. B. Lipoproteine)
- Gerinnungsfunktion (Gerinnungsfaktoren Fibrinogen und Prothrombin)
- Hormon-, Eisen-, Vitamin- und Enzymtransport

C. γ-Globuline (12–20%)

Bildungsort

- Plasmazellen (B-Lymphozyten, siehe dort)

Aufgaben

- spezifische humorale Abwehr

1.1.1.2 Veränderungen der Blutbestandteile

Hypoproteinämie

- Lebererkrankungen
- Nierenerkrankungen
- Eiweißmangelernährung (Kwashiorkor)
- Eiweißverluste bei Verbrennungen

Hypovolämie (zu wenig Blutvolumen)

- längeres Erbrechen oder Durchfälle
- Fieber
- forcierte Diurese
- Diabetes insipidus
- starkes Schwitzen
- Verbrennungen
- Blutungen

Hypervolämie (zu viel Blutvolumen)

- Nierenerkrankungen (Ausscheidungshemmung)
- Schwartz-Bartter-Syndrom

1.1.2 Blutzellen

Bildungsort

Blutzellen (Erythrozyten, Leukozyten, Thrombozyten) werden beim Erwachsenen im roten Knochenmark der platten Knochen, der kurzen Knochen und der Epiphysen der Röhrenknochen (z. B. Oberschenkel und Sternum) aus der pluripotenten Stammzelle gebildet

1.1.2.1 Erythrozyten (Rote Blutkörperchen)

▷ Aufgabe: Sauerstofftransport
- sie stellen 98% des Hämatokrit dar
- Frühform der Erythrozyten = *Retikulozyten* (Normalwert im Blut = 5–15 Retikulozyten/1000 Erythrozyten = ca. 1‰)
- kernlose, bikonkave (auf beiden Seiten eingedellte) Scheiben
- enthalten keine Mitochondrien für den oxydativen Stoffwechsel
- funktioneller Hauptbestandteil: Hämoglobin (Hb)
- sie sind nicht teilungsfähig
- Lebensdauer: ca. 120 Tage, Erythrozyten werden überwiegend in der Milz abgebaut (siehe Bilirubin-Kreislauf, Kapitel **„Verdauungssystem“**)

Aufbau der Erythrozyten

❶ *Hämoglobin*
- Farbstoff-Eiweißverbindung
- besteht aus 4 Polypeptidketten mit je einer Farbstoffkomponente → Häm
- Häm, als der rote Blutfarbstoff, enthält 2-wertiges Eisen in einem Porphyrinring
- das 2-wertige Eisen bindet Sauerstoff

❷ *Zytoplasma*
- das Zytoplasma enthält Enzyme für den Stoffwechsel des Erythrozyten (besonders reich an Laktat-Dehydrogenase, wird für den anaeroben Stoffwechsel benötigt)

A. Notwendige Faktoren für die Bildung der Erythrozyten (Erythropoese)

▶ Vitamin B_{12}
▶ Folsäure
▶ Eisen
▶ Erythropoetin (EPF) aus der Niere (siehe Kapitel **„Harnsystem“**)
▶ andere

❶ **Vitamin B_{12}**
- wird mit der Nahrung aufgenommen (z. B. Milchprodukte, Fleisch) und im terminalen Ileum resorbiert
- es kann nur mit Hilfe des *intrinsic factors* (wird im Magen von den Belegzellen gebildet) resorbiert werden
- gespeichert wird es in der Leber (Speicherkapazität: ca. 5 Jahre)

Wirkungsweise von Vitamin B_{12}

- Vitamin B_{12} fördert die Zellteilung und Zellreifung **aller** Zellen (auch der Blutzellen!!)
- es übernimmt die Ernährungsfunktion des Nervengewebes (Gilazellen des ZNS und die Myelinschicht der peripheren Nerven)

❷ **Folsäure**
- Folsäure wird mit der Nahrung aufgenommen (z. B. Vollgetreide, Blattgemüse) und im Jejunum resorbiert
- es wird in der Leber gespeichert

Wirkungsweise von Folsäure

- es fördert die Zellteilung und Zellreifung aller Zellen (auch der Blutzellen)

❸ **Eisen**

- wird mit der Nahrung aufgenommen (z. B. Hirse, Petersilie usw.) und im Duodenum resorbiert
- wird in der Leber gespeichert (Speicherkapazität: ca. 3 Monate)

Wirkungsweise von Eisen

- bindet Sauerstoff

1.1.2.2 Leukozyten (Weiße Blutkörperchen)

- alle Leukozyten sind kernhaltig und werden in Granulozyten (ca. 70%), Monozyten (ca. 5%) und Lymphozyten (ca. 25%) unterteilt
- sie sind maßgeblich an der Abwehr von Fremdstoffen und Krankheitserregern beteiligt.
- sie können die Kapillare verlassen und in Gewebe, Lymphe, Organe und Schleimhäute einwandern (Diapedese)
- nur 5% der im Körper vorhandenen Leukozyten zirkulieren vorübergehend im Blut
- einige Leukozyten besitzen die Fähigkeit zur *Phagozytose* (Fremdstoffe werden von Ausstülpungen der Zelle umflossen, eingeschlossen und anschließend von Enzymen abgebaut)

A. Granulozyten

▷ Aufgabe: unspezifische zelluläre Abwehr

Es werden 3 verschiedene Typen unterteilt:

❶ *neutrophile Granulozyten* (schwach anfärbbare Granula)

- sind die am häufigsten im Körper vorkommenden Immunzellen
- treten besonders bei bakteriellen Infektionen auf
- werden durch Bakterien und Zellgifte angelockt
- phagozytieren vor allem Bakterien und Zelltrümmer; sterben sie danach ab, entsteht Eiter
- man unterscheidet *stabkernige* (= jugendliche neutrophile Granulozyten) und *segmentkernige* (= reife neutrophile Granulozyten) Granulozyten. Am Anfang einer bakteriellen Infektion werden v. a. vermehrt junge, stabkernige Neutrophile „in die Schlacht" geschickt *(reaktive Linksverschiebung)*

❷ *eosinophile Granulozyten* (rötlich anfärbbare Granula)

- Abwehrzellen gegen Parasiten (Wurminfektionen)
- sind an allergischen Reaktionen beteiligt
- sind am Ende einer bakteriellen Erkrankung erhöht

❸ *basophile Granulozyten* (bläulich anfärbbare Granula)

- verlassen die Blutbahn und siedeln sich als Mastzellen im interstitiellen Raum an
- enthalten Heparin, Histamin oder Serotonin
- sind die Abwehrzellen gegen Parasiten
- sind an allergischen Reaktionen (siehe „Allergie Typ I") beteiligt

B. Lymphozyten

- reifen im lymphatischen Knochenmark heran
- nach ihrer Reifung halten sie sich im lymphatischen Gewebe auf (Lymphkoten, Milz, Peyersche Plaques etc.)

► Lymphozyten differenzieren sich in B- und T-Zellen.

(a) T-Lymphozyten

▷ Aufgabe: spezifische zelluläre Abwehr

- sie werden wegen ihrer Thymusabhängigkeit als *T-Zellen* bezeichnet
- sie erhalten im *Thymus* ihre Prägung, indem sie lernen, körpereigenes von körperfremdem Material zu unterscheiden
- T-Lymphozyten können sich in den Lymphknoten teilen

Es werden mindestens 4 verschiedene Arten von T-Zellen unterschieden

❶ *zytotoxische T-Zellen oder Killer T-Zellen*

- können andere Zellen direkt „killen"
- dienen der Tumorabwehr
- dienen der Abtötung virusinfizierter Zellen
- spielen eine Rolle bei der Transplantatabstoßung

❷ *Helfer-T-Zellen*

- fördern die Antikörperbildung
- aktivieren die Killer-T-Zellen und andere Immunzellen

❸ *Suppressor-T-Zellen*

- hemmen das Immungeschehen und verhindern somit überschießende Immunreaktionen

❹ *Memory-T-Zellen (Gedächtniszellen)*

- spielen eine Rolle bei einer erneuten Infektion mit demselben Erreger

(b) B-Lymphozyten

▷ Aufgabe: spezifische humorale Abwehr
- erhalten im Knochenmark ihre spezielle Prägung
- jeder B-Lymphozyt stellt nur eine Art von Antikörper *(Immunglobulin=Ig)* her
- nach dem Kontakt mit dem Antigen wandelt sich der B-Lymphozyt in eine antikörperproduzierende Plasmazelle um
- Memory-B-Zellen *(Gedächtniszellen)* spielen eine Rolle bei einer erneuten Infektion mit demselben Erreger

Antikörper/Immunglobuline

Nach Kontakt mit einem Antigen reifen immunologisch kompetente B-Lymphozyten zu Plasmazellen heran und produzieren Antikörper, um das Antigen zu inaktivieren.
- binden das Antigen und bilden einen Antigen-Antikörper-Komplex *(Immunkomplex)*
- inaktiveren das Antigen
- machen bewegliche Keime unbeweglich

Spezieller Lernhinweis:

Antigene sind humorale oder zelluläre Substanzen (z. B. Bakterien, Eiweiße), die vom Organismus als fremd empfunden werden

Die Antikörper werden in fünf verschiedene *Klassen* eingeteilt:

❶ **IgG**
- wichtigste Antikörper-Klasse (anteilig 75% aller Immunglobuline)
- ist ab der 18. Woche plazentagängig und verleiht dem Neugeborenen einen Schutz in den ersten ca. 3 Lebensmonaten
- erscheint 2–4 Wochen nach einer akuten Infektion als sogenannter *Spätantikörper* im Blut

Spezieller Lernhinweis:

Merke: IgG: „G = gewesen“

❷ **IgM**
- tritt bei Kontakt mit einem Antigen immer als erstes auf *(Frühantikörper)* und ist nur für kurze Zeit beständig

Spezieller Lernhinweis:

Merke: IgM: „M = Moment“

❸ **IgA**
- ist auf Abwehrvorgänge an *Schleimhautoberflächen* spezialisiert
- befindet sich auch in der Muttermilch, so daß das Neugeborene durch die Mutter einen immunologischen Schutz erhält

❹ **IgD**
- über IgD ist heute noch wenig bekannt
- befindet sich auf der Zelloberfläche von B-Zellen

❺ **IgE**
- spielt bei Parasitenbefall eine Rolle
- ist bei Allergikern erhöht *(Allergie Typ I)*

C. Monozyten

▷ Aufgabe: Phagozytose in Form der unspezifischen zellulären Abwehr
- befinden sich 1–2 Tage im Blut
- wandern in Gewebe aus, um dort zu *Makrophagen* (große Freßzellen) auszureifen
- präsentieren die phagozytierten Antigene auf ihrer Zelloberfläche

Impfen

Passive Immunisierung

Bei der passiven Immunisierung werden dem Körper Immunglobulinpräparationen (spezifische Antikörper) injiziert. Die Wirkung der passiven Immunisierung tritt sofort ein, ist aber auf einen relativ kurzen Zeitraum begrenzt. Dadurch wird eine gezielte und schnelle Behandlung von Infektionskrankheiten und eine gewisse Vorbeugung vor diesen erreicht.

Aktive Immunisierung

Bei der aktiven Immunisierung führt man dem Körper eine unschädlich gemachte Menge eines Antigens zu, die im Organismus eine Antikörperproduktion anregt. Bei Kontakt mit einem virulenten Erreger besitzt nun der Körper bereits Memory-B-Zellen, die den Erreger sofort bekämpfen können. Es handelt sich somit um eine künstliche Erzeugung einer abgeschwächten Erkrankung durch Einverleibung virulenzabgeschwächter Krankheitserreger mit dem Ziel einer belastbaren Krankheitsimmunität und Antikörperbildung.

1.1.2.3 Thrombozyten (Blutplättchen)

▷ Aufgabe: Bildung eines Thrombozytennetzes (Blutstillung) und Einleitung der Blutgerinnung

- Thrombozyten sind kernlose Scheiben
- 2/3 der Thrombozyten halten sich im Blut auf
- sie können *Pseudopodien* bilden, um rasch zu einer verletzten Gefäßwand zu gelangen
- sie leiten die Blutgerinnung durch die Freisetzung von Thrombozytenfaktoren (z. B. Thromboxan A_2) ein
- die Lebensdauer beträgt ca. 9–10 Tage, der Abbau erfolgt in der Milz

1.2 Blutgerinnung und Blutstillung

Unmittelbar nach einer Verletzung ziehen sich die Gefäßwände zusammen (Vasokonstriktion); daraufhin wird die Blutstillung eingeleitet

▶ *Blutstillung:*
Die Blutstillungszeit beträgt 1–3 min; um die Wundränder lagern sich Thrombozyten an und bilden ein Thrombozytennetz. Dabei wird der Thrombozytenfaktor freigesetzt und die Blutgerinnung einleitet

▶ *Blutgerinnung:*
Die Blutgerinnungszeit beträgt 5–7 min; zum dauerhaften Verschluß der verletzten Gefäßstelle wird durch den Thrombozytenfaktor die *Gerinnungskaskade* eingeleitet, die über zwei verschiedene Wege ablaufen kann:

1. **Extravasal** (Extrinsic-System):
   bestimmte Gerinnungsfaktoren reagieren nur bei Gewebsverletzungen
2. **Intravasal** (Intrinsic-System):
   einige Gerinnungsfaktoren werden nur bei Gefäßverletzung aktiviert

Da in der Regel sowohl Gewebe als auch Gefäße verletzt sind, werden beide Systeme aktiviert und die Gerinnungskaskade in Gang gesetzt. Im Blut liegen ca. 14 Gerinnungsfaktoren vor, die kaskadenartig miteinander reagieren, um letztendlich durch die Aktivierung von Fibrin den Wundverschluß herbeizuführen. Die letzten Reaktionsschritte beider Systeme der Fibrinbildung laufen folgendermaßen ab:

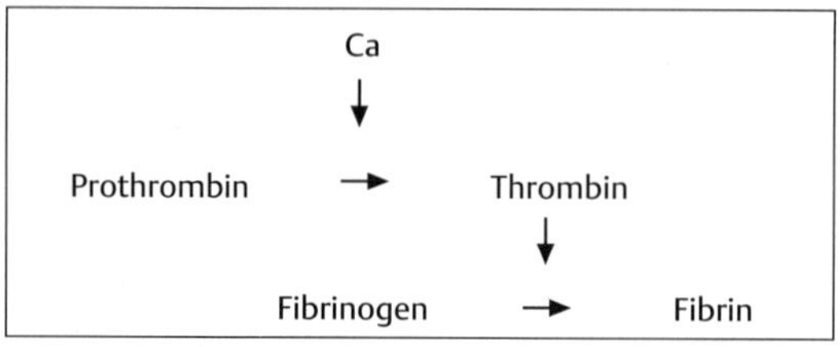

Fibrin bewirkt eine mechanische Verfestigung des Gerinnsels und verringert so die Durchlässigkeit für Blutflüssigkeit und zelluläre Bestandteile.

▶ **Hemmung der Blutgerinnung:**
- Natriumcitrat, Natriumoxalat oder EDTA (nur für Labor-Medizin von Bedeutung) verhindern die Gerinnung, indem sie Calcium als wichtigen Gerinnungsfaktor binden
- Heparin hemmt die Umwandlung von Fibrinogen zu Fibrin (vereinfacht dargestellt)
- Cumarin (Marcumar®) ist ein Vitamin K-Antagonist. Vitamin K wird zur Bildung der meisten Gerinnungsfaktoren in der Leber benötigt)

1.3 Blutgruppen

1.3.1 Das AB0-System

- jeder Mensch gehört einer der 4 Blutgruppen an: AB, A, B oder 0
- die Blutgruppenstrukturen befinden sich auf der Zellmembran der Erythrozyten und besitzen eine Antigeneigenschaft
- um bei Bluttransfusionen eine Hämolyse zu verhindern, ist die Kenntnis über die jeweilige Blutgruppe wichtig

Blutgruppe	A	B	AB	0
% in Europa	ca. 44%	ca. 10%	ca. 4%	ca. 42%
Antigeneigenschaften	A	B	A und B	keine
Antikörper im Serum	anti-B	anti-A	keine	anti-A und anti-B

Spezieller Lernhinweis:

Blutgruppe **AB** besitzt keine Antikörper, sie toleriert die Übertragung jeder Blutgruppe = **Universalempfänger**
Die Blutgruppe **0** hat keine Antigeneigenschaft auf der Zellmembran der Erythrozyten = **Universalspender**

1.3.2 Das Rhesus-System

Das Rhesus-System ist ein weiteres System zur Unterscheidung von menschlichen Blutgruppen

- Menschen, die die Antigenstruktur D auf der Erythrozytenmembran besitzen, werden als

Rh-positiv, solche ohne Antigen D als *Rh-negativ* bezeichnet

- anders als beim AB0-System werden Antikörper gegen die Antigenstruktur D erst gebildet, wenn eine rh-negative Person mit Rh-positiven Erythrozyten in Berührung gekommen ist

▷ *Beispiel*
Eine rh-negative Frau bringt ein Rh-positives Kind zur Welt. Dabei gelangen die Erythrozyten des Kindes in den mütterlichen Blutkreislauf. Das mütterliche Immunsystem bildet nun Antikörper gegen die Rh-positiven Erythrozyten des Kindes. Im Falle einer weiteren Schwangerschaft, vorausgesetzt das Kind ist auch Rh-positiv, richten sich die Antikörper der Mutter, die die Plazenta passieren können, gegen die Erythrozyten des ungeborenen Kindes und verursachen eine Hämolyse. Um dies zu verhindern werden nach der Geburt des 1. Kindes Medikamente verabreicht, die die Antikörperbildung der Mutter gegen Rh-positives Blut verhindern.

1.4 Labor

1.4.1 Übersicht

	Einheit	männlich	Referenzbereich	weiblich
Blutsenkung	mm/h	1–6 (1. St.) 4–12 (2. St.)		2–10 (1. St.) 4–20 (2. St.)
Kleines Blutbild				
Erythrozyten	Mill/μl	4,6–6,2		4,2–5,4
Leukozyten	/μl		4800–10 000	
Thrombozyten	1000/μ(l		150–300	
MCHC	pg		30	
MCV	fl		80–90	
Hämoglobin	g/dl	14–17		12–16
Hämatokrit	%	40–52		36–46
MCHC	g/dl		32-37	
Differentialblutbild				
Granulozyten				
Neutrophile, segmentkernige	%		60–70	
Neutrophile, stabkernige	%		0–2	
Basophile	%		2	
Eosinophile	%		2	
Lymphozyten	%		20–30	
Monozyten	%		6	
Andere wichtige Laborparameter				
Leberenzyme				
γ-GT	U/l		ca. 20	
GPT	U/l		ca. 20	
GOT	U/l		ca. 20	
GLDH	U/l		ca. 5	
CHE	U/l		3000–8000	
Pankreasenzyme				
α-Amylase	U/l		bis 140	
Lipase	U/l		30–180	
Herzenzyme				
CK ges.	U/l		ca. 100	
CK-MB	U/l		< 10	
GOT	U/l		ca. 20	
LDH	U/l		120–240	
α-HbDH	U/l		150	

	Einheit	männlich	Referenzbereich	weiblich
Nierenfunktion				
Kreatinin	mg/dl		0,7–1,5	
Harnstoff	mg/dl		11–55	
Stoffwechsel				
Harnsäure	mg/dl		2,6–7	
Triglyceride	mg/dl		bis 180	
Cholesterin	mg/dl		Risiko > 200	
LDL-Cholesterin	mg/dl		Risiko > 150	
HDL-Cholesterin	mg/dl		Risiko < 40	
Eiweiße				
Eiweiß ges.	g/dl		6,2–8,2	
Albumin	%		ca. 60	
Globuline (α1, α2, β)	%		ca. 20	
γ-Globuline	%		ca. 20	
Tumormarker				
CEA	μg/l		< 5	
α-Fetoprotein	U/l		< 8,5	
PSA	ng/ml		< 2,5	
Oraler Glucose-Toleranztest (OGTT)				
Glucose nüchtern	mg/dl		70–120	
Glucose n. 1. St.	mg/dl		< 200	
Glucose n. 2. St.	mg/dl		< 140	
Elektrolyte				
Natrium	mmol/l		135–150	
Kalium	mmol/l		3,5–5,5	
Calcium	mmol/l		2,0–2,7	
Sonstiges				
Saure Phosphatase	U/l		20	
Alkalische Phosphatase	U/l		60–170	
Bilirubin ges.	mg/dl		0,2–1,2	
Bilirubin direkt	mg/dl		0,0–0,25	

1.4.2 Kleines Blutbild

Im kleinen Blutbild werden neben dem *Hämatokrit* auch

- Erythrozyten,
- Leukozyten und
- Thrombozyten unterschieden;

ebenso die *Größe*, das *Volumen* und der *Hämoglobingehalt* eines einzelnen Erythrozyten.

▶ **MCH:**
Mittlerer corpuskulärer Hämoglobingehalt = Hämoglobingehalt eines Erythrozyten
(Formel: Hämoglobin g/l / Erythrozyten 10^{-12}/l)

▷ *Bezeichnungen:*

- Normalbefund: normochrom
- zuviel Hämoglobin/Erythrozyt: *hyperchrom*
- zuwenig Hämoglobin/Erythrozyt: *hypochrom*

▶ **MCV:**
Mittleres corpuskuläres Volumen eines Erythrozyten = Volumen eines Erythrozyten
(Formel: Hämatokrit l/l / Erythrozyten 10^{-12}/l)

▷ *Bezeichnungen:*

- Normalbefund: normozytär
- vermehrtes Volumen eines Erythrozyt: *makrozytär*
- erniedrigte Volumen eines Erythrozyt: *mikrozytär*

▶ **Hämoglobin:**
Gesamter Hämoglobinanteil des Blutes

▶ **Hämatokrit = Hkt:**
Prozentualer zellulärer Bestandteil des Blutes

▶ **MCHC:**
ϕ Hämoglobinkonzentration eines Erythrozyten
(Formel: Hämoglobin g/l / Hämatokrit l/l)

1.4.3 Differentialblutbild

Das Differentialblutbild gibt die *prozentualen Anteile* der einzelnen Leukozytenarten an.
Normwerte des Erwachsenen siehe Tabelle „Laborwerte“

1.4.4 Großes Blutbild

Beim sog. großen Blutbild werden im Labor folgende Werte ermittelt:
- kleines Blutbild
- Differentialblutbild
- u. a.

1.4.5 BSG (Blutkörperchensenkungsgeschwindigkeit)

Unspezifischer Suchtest, der orientierend Hinweise auf das Bestehen einer Krankheit gibt; diese Untersuchung wird auch zur Verlaufsbeurteilung einer Krankheit herangezogen

▷ *Ursache der Senkung*
Die Oberflächenkräfte der Erythrozytenmembranen (elektrostatische Ladungen, polare Grenzflächenphänomene) treten mit den Plasmaproteinen in Wechselwirkung. Die Geschwindigkeit der Senkung ist hauptsächlich abhängig von der Anzahl der Erythrozyten und dem Eiweißgehalt im Plasma

Durchführung

Eine im Verhältnis 1 : 5 verdünnte Venenblutprobe (z. B. 0,4 ml Natriumcitrat + 1,6 ml Blut) wird mit einer Pipette nach Westergren bis zur 200-mm-Marke aufgezogen und senkrecht fixiert. Nach 1 und 2 Stunden liest man die Länge des Plasmaüberstandes in mm ab

▶ **BSG ↑ :**
Eine Verminderung der Erythrozyten oder eine Erhöhung der Proteine führen zu einer schnelleren Senkung
- Entzündungsherd im Körper (bakterielle oder virale Entzündung, hoher Antikörpertiter)
- Nephrotisches Syndrom
- Leukämie
- Plasmozytom (sog. *Sturzsenkung*)
- Tumore
- Anämie
- Rheumatische Erkrankung
- Hämolyse
- Autoimmunerkrankungen

▶ **BSG ↓ :**
Eine Vermehrung der Blutkörperchen verzögert die Geschwindigkeit der Blutsenkung
- Polyglobulie (z. B. infolge Herzinsuffizienz, Lungenerkrankungen)
- Polycythaemia vera
- Sichelzellanämie
- Kortison
- Azetylsalizylsäure

Spezieller Lernhinweis:

Eine veränderte BSG ist ein unspezifischer Parameter und erfordert eine gezielte Untersuchung nach Entzündungsherden, Tumoren o. ä.

1.4.6 Elektrophorese

Trennung der Plasmaproteine nach ihrer unterschiedlichen Wanderungsgeschwindigkeit im elektrischen Gleichspannungsfeld

Normwerte der prozentualen Verteilung

- Albumin ca. 60%
- α_1-Globulin ca. 4%
- α_2-Globulin ca. 8%
- β-Globulin ca. 12%
- γ-Globulin ca. 16%

▷ Beispiele:
- Leberzirrhose: Albumin und Globulin ↓
- Nephrotisches Syndrom: Albumin ↓, γ-Globulin ↓, α_2 + β-Globulin ↑
- starke Infekte: γ-Globulin ↑

1.4.7 Nachweis von Eisen

Bei Verdacht auf Eisenmangelanämie sollten 3 Parameter zur differentialdiagnostischen Abklärung überprüft werden:

❶ **Serumeisen**
Ist das an das Transportprotein Transferrin gebundene Eisen in Form von Fe^{3+}. Als totale Eisenbindungskapazität *(TEBK)* bezeichnet man die Summe von Serumeisen und der freien Eisenbindungskapazität

❷ **Transferrin**
Ist das Transportprotein des Serumeisens und normal nur zu 1/3 ausgelastet. Die Eisenmenge,

Blut und Abwehr

die zusätzlich gebunden werden kann, bezeichnet man als freie Eisenbindungskapazität *(FEBK)*

❸ **Serum-Ferritin**
Eisen liegt v. a. in Leber und Milz in der Speicherform Ferritin vor; nur geringe Teile gelangen ins Blut

	Entzündungs-, Infekt-, Tumoranämie	**Eisenmangelanämie**	**hämolytische Anämie**
Serumeisen	↓	↓	n– ↑
Transferrin	↓	↑	n– ↓
Serum-Ferritin	↑	↓	n– ↑

1.4.8 Schilling-Test

Ursachenforschung hinsichtlich des B_{12}-Mangels mit der Frage, ob eine Malassimilation vorliegt oder ob der intrinsic-Faktor noch vorhanden ist

Durchführung

Doppelisotopenmethode: mit 2 Testsubstanzen, oral

- ^{58}Co-Vitamin B_{12} **ohne** intrinsic-Faktor, ^{57}Co-Vitamin B_{12} **mit** intrinsic-Faktor
- Normalbefund: im 24 h Sammelurin Ausscheidung > 10% beider Testsubstanzen
- Resorptionsstörung im Ileum: Ausscheidung beider Testsubstanzen vermindert
- Intrinsic-Faktor-Mangel: Testsubstanz ohne intrinsic-Faktor vermindert, die Ausscheidung der Testsubstanz mit intrinsic-Faktor ist normal

1.4.9 Diagnosestellung hämorrhagischer Diathesen

❶ **Quick-Test** (Thromboplastinzeit, Prothrombinzeit)
→ dient der Überprüfung des Extrinsic Systems

▶ Quick ↓ :

- Lebererkrankungen (Mangel an Gerinnungsfaktoren)
- Cumarinbehandlung *(Marcumar* ist der Antagonist von Vitamin K)

> *Spezieller Lernhinweis:*
>
> Marcumarpatienten keine i. m. Spritzen verabreichen, es kann sonst zu Einblutungen ins Gewebe kommen

- Fibrinogenmangel
- angeborener Gerinnungsfaktormangel der Faktoren II, VII, X

❷ **Partielle Thromboplastinzeit** (PTT)
→ dient der Überprüfung des Intrinsic Systems

▶ PTT ↑ :

- Hämophilie
- i.v.-Heparintherapie
- schwere Leberzirrhose
- Verbrauchskoagulopathie

▶ PTT ↓ :

- Pille
- Entzündungen
- Thrombose
- nach Operationen

❸ **Rumpel-Leede-Test**
Dient der Überprüfung der Gefäßfunktion

Durchführung

Mittels einer Blutdruckmanschette staut man das Blut 10 mmHg über den diastolischen Wert. Pathologischerweise bilden sich nach 5 min. Petechien, vor allem in der Ellenbeuge

▶ Rumpel-Leede-Test **positiv:**

- Angiopathie
- Thrombozytopathie/Thrombopenie
- Scharlach
- Röteln
- Meningokokken-Meningitis
- Rückfallfieber
- Purpura-Schönlein-Hennoch (Vaskulitis allergica)
- Vitamin C Mangel (Skorbut)

2.1 Erkrankungen der Erythrozyten

2.1.1 Anämien

Definition

Unter einer Anämie versteht man

- eine verminderte Anzahl der Erythrozyten und/oder
- einen verminderten Hämatokrit und/oder
- einen verminderten Hämoglobingehalt im Blut

Allgemeine Ursachen

1. Blutverluste
2. Hämoglobinsynthesestörung
3. Störung der Zellreifung
4. Hämolytische Anämie (gesteigerter Abbau von Erythrozyten)
5. Begleitanämie bei Erkrankungen

Allgemeine Anämiesymptome

- Blässe, vor allem an den Schleimhäuten (Konjunktiven, Mundschleimhaut)
- Tachykardie, systolische Herzgeräusche, große Blutdruckamplitude
- Ohrensausen
- Atemnot
- Hyperventilation
- Schwindel, Schwarzwerden vor den Augen
- Konzentrationsschwäche
- Leistungsstörung
- Müdigkeit / Abgeschlagenheit
- Kopfschmerzen
- Kälteempfindlichkeit

2.1.1.1 Anämie durch Blutverluste

1 akute Blutung

▷ Blutverluste über 30% verursachen einen hypovolämischen Schock

▷ Blutverluste über 50% verlaufen ohne Behandlung immer tödlich

Symptome

- Schocksymptome (siehe Kapitel **„Notfall“**)
- allgemeine Anämiesymptome

Labor

- anfangs MCV im Normbereich, MCH im Normbereich: → *Normozytäre, normochrome Anämie*

Therapie

- siehe Kapitel **„Notfall“**
- Bluttransfusion

2 chronische Blutung

Ursachen

- meist chronische Magen-Darm-Blutungen (Stuhltest auf okkultes Blut)
- Tumore

Symptome

- Symptome der Grunderkrankung
- Symptome der Eisenmangelanämie (siehe dort)

Labor

- siehe „Eisenmangelanämie“

Therapie

- Behandlung der Grunderkrankung
- siehe „Eisenmangelanämie“

2.1.1.2 Anämie durch Hämoglobinsynthesestörung

A. Eisenmangelanämie

Definition

Infolge eines Eisenmangels liegt eine Störung der Hämoglobinsynthese vor

Ursachen

- mangelnde Zufuhr
- erhöhter Bedarf (Wachstum, Schwangerschaft und Stillzeit)
- Eisenverluste z. B. bei chronischen Blutungen (häufigste Ursache: *gastrointestinale Blutungen*), Tumoren und chronischen Entzündungen
- mangelnde Resorption im Duodenum durch Malassimilation

- mangelnde Resorption bei Zustand nach Magen(teil)resektion

Symptome

- allgemeine Anämiesymptome (siehe dort)
- *Plummer-Vinson-Syndrom:*
  $\rightarrow$ Mundwinkelrhagaden
  $\rightarrow$ Glossitis (Zunge atrophisch und brennend)
  $\rightarrow$ Dysphagie (Schluckbeschwerden)
- brüchige Nägel mit Rillen
- trockene rissige Haut
- struppige Haare

Labor

- Erythroyzten $\downarrow$
- Hb $\downarrow$, Hkt $\downarrow$, MCV $\downarrow$, MCH $\downarrow$ $\rightarrow$ *mikrozytäre hypochrome Anämie*
- Transferrin = Freie Eisenbindungskapazität $\uparrow$, Serumeisen $\downarrow$, Ferritin $\downarrow$ (siehe Tabelle S. 66)

Therapie

- Ursachen beheben
- Eisensubstitution (100–200 mg/Tag) oral als zweiwertiges oder i. v. als dreiwertiges Eisen (nur in Sonderfällen) über mindestens drei Monate
- eisenreiche Ernährung (Fleisch, Ei, grünes und rotes Gemüse, roter Traubensaft, Datteln)

Therapiekontrolle

- Retikulozyten und Hämoglobin müssen nach einer Woche angestiegen sein

2.1.1.3 Störung der Zellreifung (Megaloblastäre Anämie)

A. Vitamin B_{12}-Mangel Anämie (Perniziöse Anämie, Morbus Biermer)

Definition

Eine durch Vitamin B_{12}-Mangel verursachte Störung der DNA-Synthese und neurologischer Symptomatik

Ursachen

- verminderte Zufuhr (Vegetarier)
- gestörte Resorption im terminalen Ileum (z. B. M. Crohn)
- gesteigerter Verbrauch (Schwangerschaft, Wachstum, Fischbandwurminfektion)
- Mangel an intrinsic factor
  $\rightarrow$ bei Magenresektion
  $\rightarrow$ Magenschleimhautatrophie durch Autoimmunreaktion (Typ A Gastritis)

Symptome

1. verminderte Zellteilung und -reifung aller Blutzellen
   - Infektanfälligkeit (Leukozyten $\downarrow$)
   - allgemeine Anämiesymptome (Erythrozyten $\downarrow$)
   - Blutungsneigung (Thrombozyten $\downarrow$)
2. verminderte Zellteilung und -reifung der Haut und Schleimhäute
   - dünne Haut und Schleimhäute
   - frühzeitiges Ergrauen der Haare
   - *Hunter Glossitis* (glatte rote Zunge mit Zungenbrennen)
   - gastrointestinale Beschwerden
3. Symptome der nervalen Mangelernährung (funikuläre Myelose)
   - Parästhesien
   - spastische Lähmungen, Fehlen der Eigenreflexe
   - Störung der Tiefensensibilität (Stimmgabelversuch)
   - Gangataxie
4. Hämolysesymptomatik
   - Café-au-lait Hautkolorit (strohgelbe Blässe = Anämie und leichter Ikterus siehe „prähepatischer Ikterus, **Verdauungssystem**")
   - Hepatosplenomegalie (vergrößerte Milz und Leber)

Labor

- Erythrozyten $\downarrow$, Leukozyten $\downarrow$, Thrombozyten $\downarrow$
- Hkt $\downarrow$, Hämoglobin $\downarrow$
- MCH $\uparrow$, MCV $\uparrow$ $\rightarrow$ *makrozytäre hyperchrome Anämie*
- Zeichen der Hämolyse: Eisen $\uparrow$, LDH $\uparrow$, indirektes Bilirubin $\uparrow$

Therapie

- Beheben der Ursache
- Substitution von Vitamin B_{12}
- Substitution von Eisen und Kalium (aufgrund der gesteigerten Erythropoese)

B. Folsäure-Mangel Anämie

Definition

Eine durch Folsäuremangel verursachte Störung der DNA-Synthese

Ursachen

- Mangelernährung (v. a. Alkoholiker und alte Menschen)

- verminderte Resorption im Jejunum (z. B. Sprue)
- gesteigerter Verbrauch (Schwangerschaft, Stillen, Wachstum, Hämolyse)
- Medikamente (Folsäureantagonisten, Zytostatika)

Symptome

- siehe Symptome der Vitamin B_{12}-Mangel Anämie

→ neurologische Symptome fehlen!

Labor

- siehe „Vitamin B_{12}-Mangel Anämie"

Therapie

- Substitution von Folsäure
- siehe „Vitamin B_{12}-Mangel Anämie"

2.1.1.4 Hämolytische Anämien

Definition

Die Verkürzung der Erythrozytenüberlebenszeit durch vorzeitigen und/oder vermehrten Abbau in der Milz

Allgemeine Symptome einer Hämolyse

- Ikterus (Gelbsucht)
- Splenomegalie (Milzvergrößerung)
- allgemeine Anämiesymptome (verkürzte Überlebenszeit der Erythrozyten)
- ev. Gallensteine (Bilirubinsteine)

Labor (allgemein)

- Erythrozyten ↓, Leukozyten ↑
- Hämoglobin ↓, Hkt ↓
- indirektes Bilirubin ↑, LDH ↑
- Urin: Urobilinogen ↑

A. Kugelzellanämie (Hereditäre Sphärozytose)

Definition

Autosomal-dominant vererbter Membrandefekt der Erythrozyten (häufigste angeborene hämolytische Anämie in Deutschland, Prävalenz 1 : 5000) mit erhöhter Aufnahme von Natrium und Wasser in die Zelle

Symptome

- siehe „Allgemeine Symptome einer Hämolyse"
- ev. auftretende Krisen mit Fieber, Schüttelfrost und Oberbauchbeschwerden

Labor

- siehe Labor „Allgemeine Symptome einer Hämolyse"
- MCV ↑, MCH im Normbereich → *normochrome markozytäre Anämie*

Therapie

- Splenektomie mit dem Ziel, daß sich die verkürzte Erythrozytenüberlebenszeit wieder normalisiert

B. Thalassämie

Definition

Vererbte Hämoglobinsynthesestörung (Austausch von Globinketten) und dadurch ineffektive Blutbildung

Vorkommen

- Mittelmeergebiete

Symptome

Die Symptome sind je nach Erbanlage (homozygot oder heterozygot) unterschiedlich stark ausgeprägt. Homozygote Merkmalsträger besitzen eine Lebenserwartung von ca. 30 Jahren

- siehe „Allgemeine Symptome einer Hämolyse"
- bei Homozygotie: Bürstenschädel

Labor

- siehe Labor „Allgemeine Symptome einer Hämolyse"
- MCH ↓, MCV im Normbereich → *hypochrome normozytäre Anämie*
- Targetzellen

Therapie

- Knochenmarkstransplantation
- nach Bedarf Bluttransfusion
- Behandlung der Eisenüberladung des Körpers

C. Sichelzellanämie

Definition

Autosomal-dominant vererbter Defekt der Hämoglobinsynthese (in der α-Kette des Globins ist eine Aminosäure ausgetauscht)

Pathomechanismus

Bei Sauerstoffmangel (z. B. bei Höhenaufenthalten, sportlicher Betätigung) verformen sich die Erythrozyten sichelförmig, verlieren ihre Elastizität und verstopfen die kleinen Blutgefäße

Vorkommen

- West-Zentralafrika, in Malariagebieten (Malariaresistenz)

Symptome

- siehe „Allgemeine Symptome einer Hämolyse"
- Thromboseneigung
- Mikro- und Markroinfarkte (z. B. in Milz, Niere, Gehirn)

Labor

- bei O_2-Entzug verformen sich die Erythrozyten zur Sichelzelle
- siehe Labor, „Allgemeine Symptome einer Hämolyse"

Therapie

- keine kausale Therapie bekannt
- Meidung von O_2-Mangelzuständen

D. Glukose-6-Phosphatdehydrogenase-Mangel (Favismus)

Definition

X-chromosomal rezessiv vererbter Enzymdefekt der Erythrozyten

Pathomechanismus

Infektionen, bestimmte Arzneimittel oder der Genuß von Saubohnen lösen hämolytische Krisen aus

Vorkommen

- Afrikaner, Asiaten, Bewohner der Mittelmeerländer

Symptome

- allgemeine Zeichen der Hämolyse mit lebensbedrohlichen Krisen

Labor

- siehe Labor „Allgemeine Hämolysezeichen"

Therapie

- keine kausale Therapie bekannt
- Meidung auslösender Stoffe

2.1.1.5 Begleitanämie bei Erkrankungen

A. Renale Anämie

Definition

Normochrome, normozytäre Anämie, die sich im Verlauf einer chronischen Niereninsuffizienz durch einen Mangel an Erythropoetin (siehe „Harnsystem") entwickeln kann

Symptome

- allgemeine Anämiesymptome
- Symptome der Grunderkrankung (Niereninsuffizienz, nephrotisches Syndrom)
- Café-au-lait Farbe der Haut (anämische Blässe und Ablagerung der Urochrome)

Labor

- Erythrozyten ↓, Hkt ↓, Hb ↓
- MCV im Normbereich, MCH im Normbereich → *normochrome normozytäre Anämie*
- Retikulozyten ↓
- Zeichen der Nierenerkrankung: Kreatinin ↑, Harnsäure ↑, Creatinin-Clearance ↓

Therapie

- Behandlung der Grunderkrankung
- Substitution von Erythropoetin

B. Tumor- und Infektanämie

Definition

Tumore und Erreger von Infekten können zu Störungen des Eisenstoffwechsels führen

Symptome

- allgemeine Anämiesymptome
- Symptome der Grunderkrankung

Labor

- Serumeisen ↓
- Speichereisen (Ferritin) ↑ (siehe auch Tabelle S. 66)
- Transferrin ↓

Therapie

- Behandlung der Grunderkrankung

2.1.2. Polyglobulie

Definition

Gesteigerte Erythropoese aufgrund verschiedener Grunderkrankungen, die einen Anstieg der Erythrozyten, des Hämatokrits und des Hämoglobins zur Folge haben

Ursachen

- Sauerstoffmangel bei Aufenthalt in großen Höhen
- chronische Lungenerkrankungen (z. B. chronische Bronchitis, Emphysem)
- chronische Herzerkrankungen (z. B. Herzinsuffizienz)
- Raucher

- Autonome Stimulation der Blutbildung bei verschiedenen Tumoren (z. B. Erythropoetin produzierender Nierentumor)

Symptome

- Symptome der Grunderkrankung
- Gesichtsrötung (blühendes Aussehen = Plethora)
- Lippenzyanose
- Kopfschmerzen, Schwindel, Ohrensausen
- Nasenbluten
- Hypertonie

Komplikationen

- Thromboembolien
- Blutungen

Labor

- Hb ↑, Erythrozyten ↑, Hkt ↑
- BSG ↓

Therapie

- Behandlung der Grunderkrankung
- blutiger Aderlaß

2.1.3 Polycythämia rubra vera (Polyzythämie)

Definition

Bösartige Erkrankung des Knochenmarks mit gesteigerter Blutbildung aller drei Blutzellreihen (Erythrozyten sind am stärksten betroffen)
→ Der Hämatokrit kann dabei die kritische Marke von über 55% erreichen

Ursachen

- unbekannt

Symptome

- siehe „Polyglobulie"
- Hautjucken
- Splenomegalie
- Neigung zu Thrombosen und hämorrhagischer Diathese
- Thromboembolien

Labor

- Erythrozyten ↑, Leukozyten ↑, Thrombozyten ↑, Hkt ↑, Hb ↑
- BSG ↓
- Erythropoetin ↓
- Harnsäure ↑

Diagnose

- Beckenkammbiopsie

Therapie

- blutige Aderlässe
- Zytostatika und Strahlentherapie

2.2 Erkrankungen der Leukozyten

2.2.1 Leukämien

Definition

Maligne Erkrankung des Knochenmarks, die durch unkontrolliertes Wachstum einer einzelnen Leukozytenpopulation gekennzeichnet ist. Folge ist eine qualitative und quantitative Veränderung der Leukozyten

Einteilung der Krankheitsbilder

▶ **Akute Leukämien**
- Akute lymphatische Leukämie (ALL)
- Akute myeloische Leukämie (AML)

▶ **Chronische Leukämien**
Chronisch myeloische Leukämie (CML)
Chronisch lymphatische Leukämie (CLL)

Spezieller Lernhinweis:

Myeloische Leukämien sind Folge einer malignen Umwandlung der primitiven granulopoetischen Stammzelle im Knochenmark
Lymphatische Leukämien sind Folge einer malignen Umwandlung der lymphopoetischen Stammzelle

Ursachen

Die Ätiologie ist weitgehend unklar. Es werden verschiedene Ursachen diskutiert:
- Viren
- Knochenmarksschädigung durch chemische Substanzen (Benzol, Zytostatika), ionisierende Strahlen (Hiroshima!)
- genetische Faktoren (höheres Risiko bei Trisomie 21)

Allgemeine Symptome einer Leukämie

- Verdrängung der anderen Blutzellen:
  → Erythrozyten ↓: Anämiesymptome
  → immunkompetente Leukozyten ↓: Immunschwäche mit Infektanfälligkeit
  → Thrombozyten ↓: Blutungsneigung

- subfebrile Temperaturen
- Nachtschweiß
- Gewichtsverlust
- Leistungsschwäche, Abgeschlagenheit
- *Lymphatische Leukämien* zeigen überwiegend das Symptom einer
  → generalisierten Lymphknotenschwellung
- *Myeloische Leukämien* zeigen überwiegend das Symptom einer
  → Milzvergrößerung (Splenomegalie)

allgemeine Laborparameter bei Leukämien

- *Akute Leukämien* zeigen im Blutbild überwiegend:
  → Blasten (hiatus leucämicus); Leukozyten können erhöht, normal oder erniedrigt sein
- *Chronische Leukämien* zeigen im Blutbild überwiegend:
  → Buntes Blutbild (alle Reifungsformen) mit massiver Leukozytose
- Myeloische Leukämien zeigen im Blutbild:
  → Granulozytose (die Anzahl ist abhängig von der Leukämieform, akute oder chronische)
- Lymphatische Leukämien zeigen im Blutbild:
  → Lymphozytose (die Anzahl ist abhängig von der Leukämieform, akute oder chronische)
- *alle Leukämien* zeigen im Blutbild:
  → BSG ↑ ↑
  → Harnsäure ↑, LDH ↑ (aufgrund des erhöhten Zellumsatzes)
  → Erythrozyten ↓, funktionsfähige Leukozyten ↓, Thrombozyten ↓ (aufgrund der Verdrängungssymptomatik)
- Sicherung des Befundes durch Knochenmarksuntersuchung (Beckenkammbiopsie)

allgemeine Therapie bei Leukämien

- symptomatisch
- Chemotherapie
- Knochenmarkstransplantation

2.2.1.1 Akute lymphatische Leukämie (ALL)

Akute lymphatische Leukämien (ALL) betreffen zu 80% Kinder

Symptome

- allgemeine Leukämiesymptome (siehe oben)
- Lymphknotenschwellung (30%)
- evtl. Milzvergrößerung (Splenomegalie), seltener Lebervergrößerung (Hepatomegalie)
- Knochenschmerzen
- neurologische Symptome *(Meningitis leucaemica)* mit starken Kopfschmerzen

Labor

- vergl. Labor „Leukämien"

2.2.1.2 Akute myeloische Leukämie (AML)

80% der akuten myeloischen Leukämien betreffen das Erwachsenenalter

Symptome

- allgemeine Leukämiesymptome (siehe oben)
- Lymphknotenschwellung (30%), Milzvergrößerung (Splenomegalie)
- leukämische Haut- und Organinfiltrationen

Labor

- vergleiche Labor „Leukämien"

2.2.1.3 Chronische myeloische Leukämie (CML, chronische Myelose)

Maligne Granulozytopoese, beginnt schleichend im mittleren Lebensalter

Symptome

- allgemeine Leukämiesymptome (siehe oben)
- Leitsymptome: stärkste Milzvergrößerung mit Druckgefühl im linken Oberbauch und stärkster Leukozytose

Labor

- vergl. Labor „Leukämie"
- höchste Leukozytenzahl: > 500 000/µl mit Linksverschiebung
- im Senkungsröhrchen erkennbar: breite Leukozytenmanschette
- *Philadelphia-Chromosom* (verändertes 9. und 22. Chromosom) in 90% d. F. positiv

2.2.1.4 Chronisch lymphatische Leukämie (CLL, chronische Lymphadenose)

Non-Hodgkin-Lymphom mit autonomer Überproduktion immuninkompetenter B-Lymphozyten und niedrigem Malignitätsgrad. Die Erkrankung betrifft das höhere Lebensalter

Symptome

- allgemeine Leukämiesymptome (siehe oben)
- symmetrische Lymphknotenschwellung
- Hauterscheinungen: Pruritus, Ekzeme, Neigung zu Hautinfektionen, *Mikulicz-Syndrom*

> *Spezieller Lernhinweis:*
>
> Bei allen im höheren Lebensalter auftretenden Hauterscheinungen stets die chronisch lymphatische Leukämie ausschließen!

Labor

- vergleiche Labor „Leukämien"
- Leukozytenanstieg auf 100 000/µl
- Gumprechtsche Kernschatten (mikroskopischer Nachweis)

2.2.2 Maligne Lymphome

Definition

Bösartige Erkrankungen des lymphoretikulären Gewebes, hauptsächlich der Lymphknoten und der Milz; sie werden in 2 Gruppen unterteilt:

1. Morbus Hodgkin (Lymphogranulomatose)
2. Non-Hodgkin-Lymphome

2.2.2.1 Morbus Hodgkin (Lymphogranulomatose)

Definition

Bösartiger Tumor des lymphatischen Systems, der sich im Spätstadium auch an extralymphatischen Organen (z. B. Leber, Lunge, Haut) manifestiert; Auftreten: zwei Häufigkeitsgipfel im 3. und im 7. Lebensjahrzehnt

Symptome

- Lymphknotenschwellung, beginnend oft im Kopf-Hals-Gebiet (schmerzlose, zu Paketen verbackene Lymphknoten, „kartoffelsackartig")
- im weiteren Verlauf:
  mediastinale Lymphknotenschwellungen führen zu Druckstörungen im Hilusbereich → Horner-Syndrom, Dyspnoe, Stridor
  inguinale Lymphknotenschwellungen → periphere Ödeme
  mesenteriale Lymphknotenschwellung → intestinale Malabsorption
- Lymphknotenschmerzen nach Alkoholgenuß (selten)
- B-Symptome
  → Pel-Ebstein-Fieber (wellenförmiger Fieberverlauf)
  → Nachtschweiß
  → Gewichtsverlust
- Leistungsminderung, evtl. Juckreiz

Labor

- BSG ↑
- Lymphozytopenie
- evtl. Eosinophilie
- Biopsie: Sternberg-Riesenzellen und Hodgkinzellen

Therapie

- Stadienabhängig Strahlentherapie, Chemotherapie und Knochentransplantation

2.2.2.2 Non-Hodgkin-Lymphome

Definition

Bösartige Neubildung, ausgehend von den B- oder T-Zellen des lymphatischen Gewebes (→ zu den Non-Hodgkin-Lymphomen zählen u. a. die CLL und das Plasmozytom)

A. Multiples Myelom (Plasmozytom, Morbus Kahler)

Definition

Das Plasmozytom manifestiert sich primär im Knochenmark durch maligne transformierte Plasmazellen. Sie bilden entweder funktionslose Immunglobuline eines einzigen Typen oder nur Leichtketten (Bence-Jones-Eiweiße); Auftreten: > 40. Lebensjahr, Häufigkeitsgipfel 60. Lebensjahr

Symptome

1. *Allgemeinerscheinungen*

- Abgeschlagenheit
- Gewichtsverlust
- subfebrile Temperaturen
- Nachtschweiß

2. *Kardinalsymptome*

- monoklonale Antikörper im Serum
- Plasmazellnester im Knochenmark
- Osteolytische Herde im Knochen (B-Lymphozyten zerstören den Knochen) Hauptlokalisation:
  ▷ Schädel (Kopfschmerzen), Schrotschußschädel
  ▷ Rippen, Wirbel (Rückenschmerzen, Spontanfrakturen),
  ▷ Becken, Oberschenkelknochen (Knochenschmerzen)

- maligne B-Lymphozyten verdrängen die normale Blutbildung
  → Leukozyten ↓: Infektanfälligkeit
  → Thrombozyten ↓: Blutungsneigung
  → Erythrozyten ↓: Anämie

Labor

❶ *Urin*
- Proteinurie (Bence-Jones-Eiweiße im Urin-Streifen-Test nicht nachweisbar)
- Kochprobe positiv, Bence-Jones-Eiweiße nachweisbar: Urin wird auf 50 °C erhitzt, die Proteine fallen aus. Bei Temperaturerhöhung > 50°C gehen die Proteine wieder in Lösung

❷ *Blut*
- extrem beschleunigte BSG (1 Stunde > 100 mm n. W., Sturzsenkung)
- Gesamteiweiß ↑ (Elektrophorese, Hyperimmunglobulinämie)
- Hyperkalzämie (durch den Knochenabbau)
- AP ↑
- Erythrozyten ↓
- Leukozyten ↓
- Thrombozyten ↓

Komplikationen
- Niereninsuffizienz mit Nephrotischem Syndrom
- Nephrokalzinose

Therapie

Stadienabhängige Chemotherapie, α-Interferon und ggf. palliative Bestrahlung

2.3 Allergien

Definition

Eine Allergie ist eine erworbene oder angeborene spezifische Überempfindlichkeit gegenüber körperfremden (i. d. R. unschädlichen) Substanzen, die vom Körper als *Allergen* erkannt werden

2.3.1 Allergie vom Typ I = Soforttyp

Definition

→ IgE vermittelt

Vor der allergischen Reaktion muß erst eine *Sensibilisierung* stattgefunden haben. Nach einem zweiten Kontakt mit dem Antigen (z. B. Hausstaub) reagiert das Immunsystem mit einer überschießenden Bildung von IgE.

IgE heften sich an Mastzellen und binden sich an die Antigene; es kommt zu einer Brückenbildung und die Zellen schütten Histamin aus;
→ Reaktionszeit: sec.–min.

Spezieller Lernhinweis:

Wirkungsweise von Histamin
- erweitert die Blutkapillare und erhöht somit ihre Durchlässigkeit
- Schleimhäute schwellen an, Bronchien verengen sich (Asthmaanfall)

Beispiele
- Urtikaria
- Quincke-Ödem
- Insektenstich
- allergisches Asthma
- Heuschnupfen
- anaphylaktischer Schock

2.3.2 Allergie vom Typ II = Zytotoxische Reaktion

Definition

→ IgG und IgM vermittelt
IgG oder IgM binden sich an körpereigene Zelloberflächenantigene; daraufhin erfolgt eine Zytolyse
→ Reaktionszeit: 6–12 Stunden

Beispiele
- Hämolysen bei Blutgruppenunverträglichkeitsreaktionen
- Rhesusunverträglichkeit
- Transplantatabstoßung

2.3.3 Allergie vom Typ III

Definition

→ IgM und IgG vermittelt
Abbaustörung von Antigen-Antikörper-Immunkomplexen mit der Folge von Entzündungsreaktionen
→ Reaktionszeit: 6–12 Stunden

Beispiele
- Glomerulonephritis
- Rheumatisches Fieber

2.3.4 Allergie vom Typ IV = Spätreaktion

Definition

→ T-Lymphozyten vermittelt
Antigene, z. B. Chemikalien aus Modeschmuck, Kunststoffen, Kosmetika stimulieren die T-Lymphozyten zu einer Immunantwort und induzieren eine Entzündung
→ Reaktionszeit: 12–72 Stunden

Beispiele

- Kontaktekzem mit heftig juckender Hautentzündung (z. B. Nickel, Chrom, Quecksilber)
- Tuberkulinreaktion (Tine-Test)

2.4 Erkrankungen des Gerinnungssystems

2.4.1 Hämorrhagische Diathese (Blutungsneigung)

Definition

Die Blutung ist zu lange, und/oder zu stark, und/oder aus inadäquatem Anlaß

Ursachen

❶ **Störungen der Thrombozyten (Thrombozytopenie/Thrombozytopathie)**

- Knochenmarkschädigungen
  → Medikamente
  → Strahlen
  → Infektionen (z. B. HIV)
- Knochenmarksinfiltrationen
  → Leukämien
  → Lymphome
  → Karzinome
- Reifestörungen der Thrombozyten infolge
  → Vitamin B_{12} Mangel
  → Folsäuremangel
- Thrombozytopenie bei gesteigertem Umsatz (DIC)
- M. Werlhof
- Urämie

Therapie

- Behandlung der Grunderkrankung
- Weglassen der auslösenden Substanzen
- Thrombozytensubstitution

❷ **Störungen der Gerinnungsfaktoren (Koagulopathie)**

Ursachen

- Fehlen eines Gerinnungsfaktors (z. B. Hämophilie)
- Vitamin K Mangel (z. B. durch Vitamin K-Antagonisten, Malabsorption, Leberzirrhose)

❸ **Störungen der Gefäße (Angiopathien)**

Ursachen

- Medikamente
- Infektionen, (z. B. Masern, Scharlach, Pocken, Meningitis)
- Purpura-Schönlein-Henoch
- angeborene Erkrankungen (z. B. M. Osler)
- erworbene Erkrankungen
  → Langzeitbehandlung mit Kortikoiden
  → Vitamin C-Mangel

Therapie

- symptomatisch

2.4.2 Bluterkrankheit (Hämophilie A und B)

Definition

X-chromosomal rezessiv vererbter Mangel an Gerinnungsfaktor VIII (Hämophilie A, 85%) oder des Gerinnungsfaktors IX (Hämophilie B, 15%). Die Blutgerinnung ist verzögert, hingegen die Blutstillung normal verläuft. Die Erkrankung betrifft fast ausschließlich Männer

Symptome

- großflächige Blutungen
- Hämatome
- Muskeleinblutungen
- Gelenkblutungen mit Entwicklung einer Arthropathie, besonders an den Kniegelenken (Gonarthrosen, Gelenkversteifungen)

Komplikationen

- Lebensgefährliche, unstillbare Blutungen

Labor

- Quick normal, PTT verlängert, Blutungszeit normal, Rumpel-Leede-Test normal

Therapie

- Substitution des fehlenden Gerinnungsfaktors

V. Endokrinologie

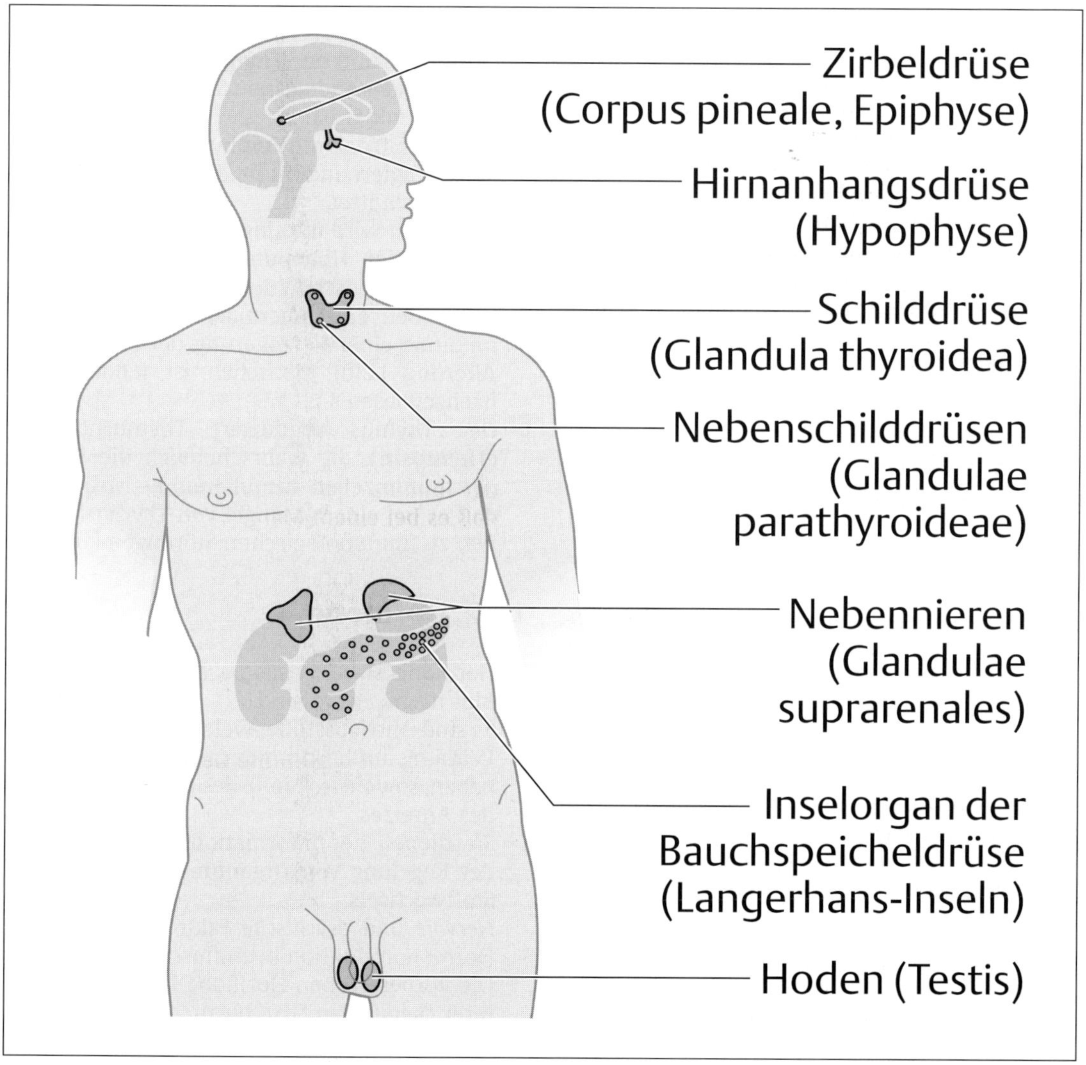

Abb. 6 **Endokrine Drüsen eines Mannes** (nach LEONHARDT)

1 Anatomie, Physiologie

Unter Endokrinologie versteht man die Lehre von der Funktion endokriner Drüsen und deren Hormone. Die Hormone gelten, zusammen mit dem *Nervensystem*, als Informationssystem des Körpers. Jede Gemeinschaft (im Sinne der Zellgemeinschaft) ist darauf angewiesen sich zu verständigen; d. h. die Zellen sind in der Lage, Informationen auszutauschen, indem sie Meldungen senden, empfangen und umsetzen können.

▷ Das Hormonsystem und das Nervensystem werden streng getrennt behandelt, obwohl sie auf der Ebene *Hypothalamus/Hypophyse* miteinander kommunizieren.

1.1 Endokrine Drüsen und Hormone

1.1.1 Endokrine Drüsen

▶ Endokrine Drüsen sind Drüsen mit *innerer Sekretion*, d. h. sie geben ihre Wirkstoffe (Hormone) direkt ins Blutsystem ab; sie gelangen über den Blutweg zum Erfolgsorgan.

Spezieller Lernhinweis:

Exokrine Drüsen geben ihr Sekret über *Ausführungsgänge* nach außen ab (z. B. das Pankreas, die Schweißdrüsen, die Milchdrüsen, der Dünndarm und das Bronchialsystem). Exokrine Drüsen zählen **nicht** zum Endokrinum.

Drüsengewebe liegt entweder in Form eines gut abgrenzbaren Organs vor, oder es ist als Zellhaufen in andere Organe eingebettet. Dazu zählt:

- Hypothalamus
- Hypophyse
- Epiphyse
- Schilddrüse (glandulae thyroidea)
- Nebenschilddrüsen (glandulae parathyroideae)
- Thymus
- Nebennieren (glandulae suprarenales)
- Eierstöcke (Ovarien)/Hoden (Testes)
- Langerhans-Inseln der Bauchspeicheldrüse (Pankreas)

Hinweis:

Die **Epiphyse** und der **Thymus** entfallen bei der Behandlung des endokrinen Systems, da ihre Aufgabe noch unklar ist.

▷ Bekannt ist, daß die Epiphyse auf Hell-Dunkel-Reize reagiert, indem sie das Hormon **Melatonin** ausschüttet.
Melatonin wird als „Jugendhormon" bezeichnet, da der Höhepunkt der Melatoninausschüttung zwischen dem 1. und 3. Lebensjahr stattfindet. Eine pharmakologische Wirkung im Sinne einer Verzögerung der biologischen Alterung beim Menschen ist jedoch nicht nachgewiesen.

▷ Der Thymus produziert Thymushormone (**Thymosin**), die wahrscheinlich die Reifung der Immunzellen stimulieren. Es ist bekannt, daß es bei einem Mangel von Thymushormonen zu immunologischen Störungen kommt.

1.1.2 Hormone

▶ Hormone sind *chemische Botenstoffe*, die im Blut nachweisbar sind.
Es sind Antriebsstoffe, welche eine spezifische Wirkung auf bestimmte Gewebe oder Organe haben, sowohl im Sinne des Bremsens als auch des Anreizes.

▷ Sie dienen der Informationsübertragung bei der Regelung von Organfunktionen oder des Stoffwechsels.
Nervale und *psychische* Faktoren können die Hormonproduktion beeinflussen.
Die körpereigenen Hormone lassen sich nach ihrer *chemischen Struktur* in

- Steroidhormone (Grundbausteine sind Cholesterine),
- Peptidhormone (Grundbausteine sind Aminosäuren) und
- Aminosäureabkömmlinge einteilen.

Wichtige Eigenschaften der Hormone

- sie sind in sehr geringen Mengen wirksam
- sie werden vom Körper selbst gebildet
- sie sind spezifisch für die jeweilige Empfangszelle. Diese Zelle trägt auf ihrer Zelloberfläche einen spezifischen *Rezeptor*, an dem das ent-

sprechende Hormon andocken *(„Schlüssel-Schloß-Prinzip")* kann. Durch diesen Hormon-Rezeptor-Komplex wird eine spezifische Reaktion im Zellinneren ausgelöst.
- der Transport im Blut erfolgt meist durch Bindung an Eiweiße
- sie werden relativ *schnell* abgebaut (die Abbauprodukte werden überwiegend in der Leber umgebaut und dann über die Niere oder über die Galle und den Stuhl ausgeschieden; der Abbau kann auch in der Zelle selbst erfolgen)

1.1.3 Freisetzungsmechanismen der Hormone

❶ Das Antagonisten-Prinzip

Jeweils zwei Hormone nehmen eine antagonistische Stellung innerhalb des Hormonsystems ein.

▷ Ein Hormon wirkt *fördernd* auf eine Stoffwechselfunktion, während das andere Hormon eine *hemmende* Wirkung hat.

Antagonisten sind z. B. die Hormone Insulin und Glukagon der Bauchspeicheldrüse und Calcitonin und Parathormon der Nebenschilddrüse (siehe dort).

❷ Das Prinzip der positiven und negativen Rückkoppelung

Das Grundprinzip der Rückkoppelung ist der *sich selbst steuernde Regelkreis.*

Die Glieder dieses Kreises sind
- der Hypothalamus (1. Ebene),
- die Hypophyse (2. Ebene) und
- die peripheren Hormondrüsen: Schilddrüse, Nebennieren, Eierstöcke/Hoden (3. Ebene).

Als *übergeordnetes Organ* mißt der Hypothalamus die Hormonproduktion der peripheren Drüsen im Blutserum. Ist die Hormonproduktion z. B. der Schilddrüse zu niedrig, so gibt der Hypothalamus (in Form eines *Releasing Hormons)* den Befehl an die Hypophyse, ebenfalls ein Befehlshormon *(TSH)* zu produzieren, welches die Zellen der Schilddrüse anregt, mehr Schilddrüsenhormone (T3/T4) zu produzieren. Ist der Hormonspiegel von T3/T4 im Blutserum ausreichend, so stellt der Hypothalamus seine Produktion von Releasing Hormonen ein.

Dieses Prinzip funktioniert nicht nur bei allen anderen peripheren Drüsen, es gilt auch für die effektorischen Hormone der Hypophyse (STH, PRL). Dank dieser Regelkreise wird das hormonelle Gleichgewicht aufrechterhalten.

1.1.4 Übersicht

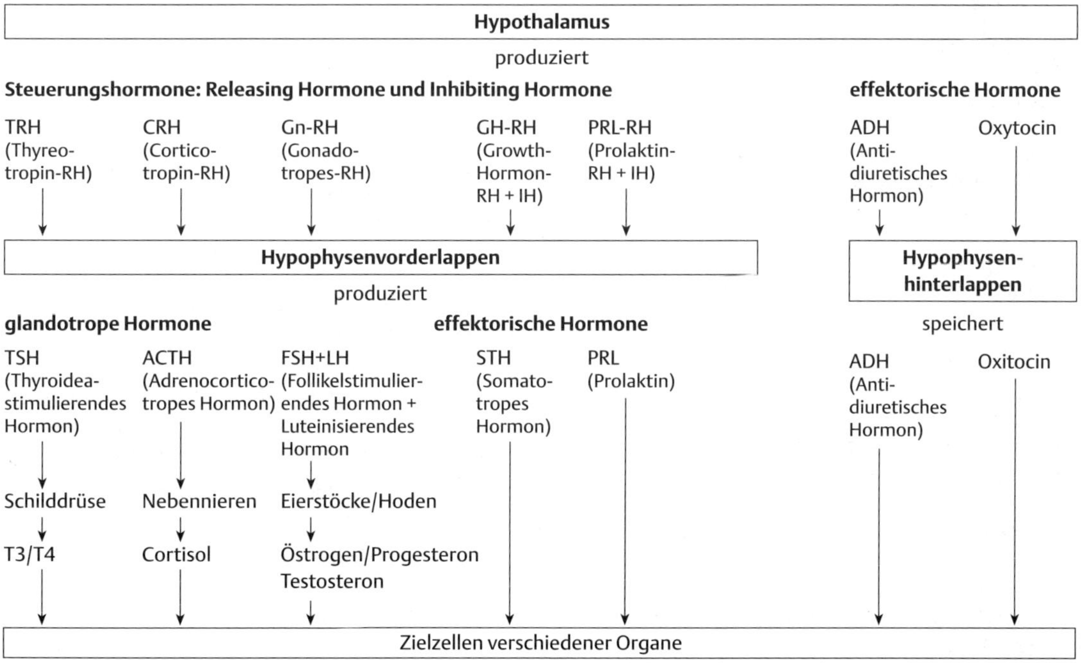

1.2 Das hypothalamisch-hypophysäre System

1.2.1 Der Hypothalamus

- der Hypothalamus liegt unter dem Thalamus am Boden des *3. Ventrikels*
- er ist ein Teil des *Zwischenhirns*, welches die Verbindungsstelle vom zentralen Nervensystem zu dem Hormonsystem darstellt
- der Hypothalamus besteht aus *Nervengewebe*, welches in der Lage ist, Hormone zu produzieren
- im **vorderen Teil** des Hypothalamus findet man Nervenzellnester, die Hormone (ADH und Oxytocin) bilden; sie gelangen auf *axonalem Wege* zum Hypophysenhinterlappen
- der **mittlere Teil** des Hypothalamus produziert Hormone (Steuerungshormone), die *über den Blutweg* zum Hypophysenvorderlappen gelangen und dort eine spezifische Reaktion auslösen
- der **hintere Teil** des Hypothalamus besteht aus Nervenzellnestern, die mit *vegetativen Zentren* in Verbindung stehen.

▷ Hier wird erkennbar, daß das Hormonsystem mit dem Nervensystem in enger Verbindung steht; die vegetativen Anteile des Hypothalamus können den Sollwert der Hormonproduktion des vorderen und mittleren Teils je nach Stoffwechselsituation erhöhen oder senken.

1.2.2 Die Hypophyse

- sie liegt in der *Sella turcica* (Türkensattel) des Keilbeins, einem Teil der knöchernen Schädelbasis
- sie ist über den *Hypophysenstiel* direkt mit dem Hypothalamus verbunden
- sie besteht aus 2 funktionellen und histologischen Einheiten:

① **Hypophysenvorderlappen (HVL)**
Er wird wegen seines drüsigen Aufbaus auch *Adenohypophyse* genannt; über Gefäße des Hypophysenstiels gelangen Hormone des mittleren Teils des Hypothalamus zum HVL und bewirken die Produktion und Freisetzung von glandotropen und effektorischen Hormonen (STH, PRL)

② **Hypophysenhinterlappen (HHL)**
Er besteht aus Nervengewebe und wird deshalb auch als *Neurohypophyse* bezeichnet, welches sich aus dem vorderen Teil des Hypothalamus über den Hypophysenstiel fortsetzt. Die vom Hypothalamus produzierten Hormone (ADH und Oxytocin) erreichen auf nervalem Wege den Hypophysenhinterlappen, der diese *speichert*.

Aufgabe Hypothalamus/Hypophyse

▶ Sie besitzen die zentrale dirigierende Funktion der hormonalen Regulation.

1.2.3 Hormone des Hypothalamus

1.2.3.1 Steuerungshormone (Releasing und Inhibiting Hormone)

Wirkungsweise

- Releasing Hormone bewirken eine spezifische Hormonfreisetzung aus dem Hypophysenvorderlappen (TRH, CRH, Gn-RH, GH-RH, PRL-RH)
- *Inhibiting Hormone* (GH-IH, PRL-IH) hemmen die Ausschüttung von Hormonen des Hypophysenvorderlappens

Freisetzungsreiz der Releasing Hormone

- Abfall der Hormonkonzentration sowohl der peripheren Drüsen als auch effektorischer Hormone (STH, PRL) des Hypophysenvorderlappens

Freisetzungsreiz von Inhibiting Hormonen

- Anstieg der Hormonkonzentration von effektorischen Hormonen (STH, PRL) des Hypophysenvorderlappens

1.2.3.2 Effektorische Hormone

Wirkungsweise (siehe Hormone des Hypophysenhinterlappens)

- diese Hormone werden **nicht** von Releasing- oder Inhibitinghormonen kontrolliert, sondern direkt vom *Hypothalamus gebildet* und im *Hypophysenhinterlappen gespeichert*
- effektorische Hormone sind in diesem Falle Adiuretin und Oxytocin

1.2.4 Hormone des Hypophysenvorderlappens

1.2.4.1 Glandotrope Hormone

Wirkungsweise

- sie wirken anregend auf die Hormonproduktion der peripheren Drüsen

❶ **Thyroidea-stimulierendes-Hormon (TSH):** wirkt auf den Hormonhaushalt der Schilddrüse

❷ **Adrenokortikotropes Hormon (ACTH):** regelt den Hormonhaushalt der Nebennierenrinde

❸ **Gonadotrope Hormone (FSH = Follikel-stimulierendes Hormon und LH = Luteinisierendes Hormon):** regeln die Tätigkeit der Ovarien bzw. Hoden

Freisetzungsreiz

- jedes glandotrope Hormon wird durch ein Releasing-Hormon des Hypothalamus freigesetzt

1.2.4.2 Effektorische Hormone

❶ **Somatotropes Hormon (STH oder Growth Hormon = GH)**

Wirkungsweise

- wirkt auf das Längenwachstum
- stimuliert die Zellteilung (fördert Knorpel-, Knochen- und Muskelaufbau)
- wirkt diabetogen, indem es Fettsäuren aus dem Fettgewebe mobilisiert und die Gluconeogenese in der Leber steigert
- regt die Proteinbiosynthese aller Körperzellen an

Freisetzungsreiz

- GH-Releasing Hormon des Hypothalamus

❷ **Prolaktin**

Wirkungsweise

- stimuliert das Brustdrüsenwachstum
- fördert die Milchproduktion in der Brustdrüse (Lactopoese)
- bremst die Libido und wirkt hemmend auf die Ausschüttung von LH

Wichtiger Lernhinweis:

Physiologisch findet man bei stillenden Müttern einen erhöhten Prolaktinspiegel im Blut. Prolaktin wirkt hemmend auf die Ausschüttung von LH aus dem Hypophysenvorderlappen, damit erklärt sich die Amenorrhoe und die fehlende Ovulation bei stillenden Frauen als natürlicher Empfängnisschutz

Freisetzungsreiz

- auf nervalem Wege durch den Saugreiz des Säuglings
- Östrogene und Gestagene wirken während der Schwangerschaft ebenfalls stimulierend auf die Prolaktinausschüttung

1.2.5 Hormone des Hypophysenhinterlappens

▶ Der Hypophysenhinterlappen produziert keine Hormone, sondern speichert Hormone des Hypothalamus

❶ **Adiuretin (auch Antidiuretisches Hormon oder Vasopressin)**

Wirkungsweise

- bewirkt eine erhöhte Durchlässigkeit der Sammelrohre und des distalen Tubulus der Niere für Wasser, so daß es in den Körper rückresorbiert werden kann
- wirkt in hohen Mengen vasokonstriktorisch auf die glatte Muskulatur der kleinen Arterien und bewirkt damit eine Blutdrucksteigerung

Freisetzungsreiz

- bei Blutdruckabfall registrieren Volumenrezeptoren (liegen in den Vorhöfen des Herzens und in den Lungenvenen) den Blutdruck und melden ihn auf nervalem Wege an den Hypothalamus
- Osmorezeptoren des Hypothalamus reagieren auf eine Zunahme des osmotischen Drucks und lösen damit eine verstärkte ADH-Ausschüttung aus

❷ **Oxytocin**

Wirkungsweise

- bewirkt eine Kontraktion der Milchkanälchen und somit die Milchausscheidung nach der Geburt
- fördert die Kontraktion der Uterusmuskulatur (Wehentätigkeit) während der Geburt

Freisetzungsreiz

- auf nervalem Wege durch Saugen an den Mamillen und Zervixdilatation

1.3 Die peripheren endokrinen Drüsen

1.3.1 Die Schilddrüse (Thyroidea, Glandula thyroidea)

- sie liegt unterhalb des Schildknorpels vor der Luftröhre und umfaßt diese halbkreisartig
- die Schilddrüse, ein schmetterlingsförmiges Organ, wiegt 20–30 g und besteht aus einem *rechten* und *linken Seitenlappen* sowie einem schmalen Mittellappen, dem *Isthmus*, der die beiden Lappen verbindet
- außen ist sie von einer Kapsel umgeben und vor der Trachea verschieblich
- sie wird durch gefäßhaltige Bindegewebssepten in verschieden große *Läppchenbezirke* eingeteilt
- diese Läppchen bestehen aus Drüsengewebe, welches sich aus *Follikelzellen* (Zellen, die sich zu einem Bläschen formieren) und *parafollikulären C-Zellen* zusammensetzt

▶ die Follikelzellen produzieren die *Schilddrüsenhormone Thyroxin (T4)* und *Trijodthyronin (T3)* und geben sie ins Innere des Follikels ab

- im Inneren des Follikels befindet sich somit das Kolloid (Zwischenspeicher)

▶ die parafollikulären C-Zellen produzieren das Hormon *Calcitonin*

Wichtiger Lernhinweis:

Für die Produktion von T3/T4 ist ausreichend Jod nötig. 98% des mit der Nahrung aufgenommenen Jods wird hierzu verwendet. Der tägliche Jodumsatz beträgt 150–200 µg, wovon ²/₃ über den Urin verloren gehen. Deutschland zählt zu den Jodmangelgebieten, so daß es häufig zu Mangelerscheinungen der Schilddrüse kommt

1.3.1.1 Hormone der Schilddrüse

❶ Trijodthyronin (T3) und Thyroxin (T4)

▶ T3 ist als aktive Form zu bezeichnen und hat eine 5fach höhere Wirkung als T4; es befindet sich nur 1–2 Tage im Blut

▶ T4 hingegen ist ca. 7 Tage im Blut nachweisbar; unter Abspaltung eines Jodatoms wird es dann zu T3 umgewandelt

Wirkungsweise

- wirken auf den Gesamtstoffwechsel im Sinne der *Energieumsatzsteigerung;* die Energie wird nur teilweise in Arbeit, (z. B. Biosynthese von Enzymen, Hormonen und zellulären Strukturelementen) umgesetzt, der andere Teil wird als Wärme frei; somit fördern sie auch die *Thermogenese*
- wirken *diabetogen*, indem sie die Lipolyse steigern und die Glycogensynthese hemmen
- fördern *Wachstum* und *Entwicklung* bei Kindern (körperlich und geistig)
- wirken auf das *Nervensystem* (T3/T4 ↑ : Übererregbarkeit; T3/T4 ↓ : Apathie)
- wirken auf die *Muskulatur* (T3/T4 ↑ : Myopathie; T3/T4 ↓ : verlangsamte Sehnenreflexe)
- bewirken eine erhöhte *Katecholaminempfindlichkeit am Herzen*
- wirken auf den *Calcium- und Phosphatumsatz*

Freisetzungsreiz

- TSH aus dem Hypophysenvorderlappen

❷ Calcitonin

Wirkungsweise

→ siehe Nebenschilddrüse

1.3.1.2 Untersuchungsmethoden der Schilddrüse

❶ Palpation

Der Behandler steht hinter dem Patienten und umfaßt den Hals, indem die Daumen im Nacken des Patienten ruhen und mit Zeige- und Mittelfinger unterhalb des Ringknorpels nach dem Isthmus getastet wird. Bittet man den Patienten zu schlucken, bewegt sich die Schilddrüse nach oben und man kann sie hinsichtlich Größe, Begrenzung, Beweglichkeit, Konsistenz und Schmerzhaftigkeit überprüfen. Fühlt sie sich wärmer an als ihre Umgebung, so ist dies ein Hinweis auf eine Entzündung.

❷ Auskultation

Auskultatorisch könnte ein Schwirren über der Schilddrüse erfaßt werden.

❸ Szintigramm

Dem Patienten wird Technetium – 99 m, (Jod nur bei speziellen Fragestellungen), über die Vene zugeführt; mit Hilfe eines Szintillationszählers (Meßgerät für ionisierende Strahlung) kann die räumliche Verteilungsdichte gemessen und sichtbar gemacht werden. Liegt keine Erkrankung vor, so würde sich das radioaktiv markierte Technetium als gleichmäßig verteilte gelbe Farbe darstellen. Ein Gebiet mit vermehrter Aktivität bezeichnet man als *heißen Knoten* (orange-rote Darstellung), ein Gebiet mit verminderter Aktivität als *kalten Knoten* (grüne Darstellung). Ein heißer oder kalter Knoten gibt noch keinen definitiven Hinweis auf die vorliegende Erkrankung.

❹ **Blutuntersuchung**
Bestimmung von Entzündungsparametern, Antikörpern, T3/T4, TSH, selten TRH

❺ **Biopsie**
Die Biopsie gibt letztendlich Aufschluß über die vorliegende Gewebsveränderung.

1.3.2 Die Nebenschilddrüsen(Glandulae parathyreoideae)

- die vier weizenkorngroßen *Epithelkörperchen* liegen paarweise den oberen und unteren Polen der Schilddrüse auf
- sie sind von einer zarten Bindegewebskapsel umgeben und bestehen aus *Epithelzellen*, die durch zwischengelagertes Fett- und Bindegewebe zu Epithelsträngen geordnet sind
- die Nebenschilddrüsen sind durch lockeres Bindegewebe von der Schilddrüse getrennt und optisch sehr schwer vom Schilddrüsengewebe zu unterscheiden

1.3.2.1 Hormone der Nebenschilddrüse

❶ **Parathormon (PTH)**

▶ Parathormon sorgt für die Konstanthaltung der Plasmakonzentration von *Calcium* und *Phosphat*

Wirkungsweise

▶ **Anhebung des ionisierten Calciums** im Plasma und **Senkung des Phosphatspiegels** um den gleichen Faktor
- es bewirkt die Freisetzung von Calcium und Phosphat aus dem *Knochen*
- über die vermehrte Bildung von Vitamin D_3 fördert es indirekt die Rückresorption von Calcium und Phosphat im *Darm*
- in der *Niere* hemmt es am proximalen Tubulus die Rückresorption von Phosphat und steigert die Wiederaufnahme von Calcium ins Blut

Freisetzungsreiz

- Abfall des Blut-Calciumspiegels (die regulierende Größe ist die Calciumkonzentration im Blut)

❷ **Calcitonin**
Calcitonin wird hauptsächlich in den parafollikulären *C-Zellen der Schilddrüse*, in kleinen Mengen auch in *der Nebenschilddrüse* produziert; es sorgt zusammen mit Parathormon für die Konstanthaltung des Calcium- und Phosphatspiegels im Serum; Calcitonin antagonisiert unter physiologischen Bedingungen die Wirkung des Parathormons

Wirkungsweise

▶ **Senkung des Calciumspiegels** und **Phosphatspiegels** im Plasma, indem es
- Calcium und Phosphat in die Knochen einbaut
- die Ausscheidung von Calcium über die Niere fördert und die Wiederaufnahme von Phosphat ins Blut bewirkt
- die Ausscheidung von Calcium über den Darm fördert

Freisetzungsreiz

- Anstieg des Calciumspiegels im Blut

1.3.2.2 Regulation des Calciumspiegels

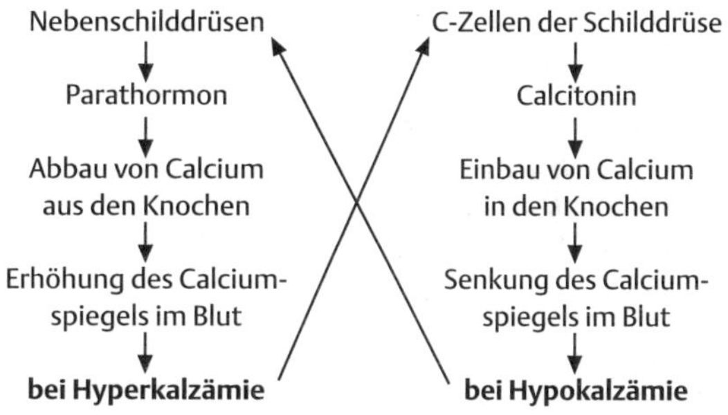

1.3.3 Die Nebennieren (Glandulae suprarenales)

- die beiden Nebennieren liegen paarig retroperitoneal in Höhe des ersten Lendenwirbelknochens und sitzen den oberen Polen der Nieren auf
- sie sind flach-kappenförmig und von Fettgewebe umgeben, welches sie histologisch von den Nieren trennt

▶ Morphologisch und auch funktionell unterscheidet man die **Nebennierenrinde (NNR)** und das **Nebennierenmark (NNM)**

1. Die **Nebennierenrinde** besteht aus drüsigem Gewebe und nimmt 80% der gesamten Nebenniere ein.
   Man unterteilt sie in 3 Schichten:
   ▷ *Zona glomerulosa:*
   in dieser äußersten Schicht werden Mineralkortikoide produziert (Hauptvertreter: Aldosteron)
   ▷ *Zona fasciculata:*
   mit Cortisol als Hauptvertreter werden hier Glukokortikoide produziert
   ▷ *Zona reticularis:*
   Produktion von Androgenen (Hauptvertreter: Testosteron)
2. der **Markanteil der Nebenniere** beträgt 20% und besteht aus modifizierten sympathischen *Nervenzellen;* das Nebennierenmark ist als «verlängerter Arm» des *vegetativen Nervensystems* anzusehen; hier werden Adrenalin und Noradrenalin produziert

1.3.3.1 Hormone der Nebennierenrinde

1. **Die Mineralokortikoide**
   Hauptvertreter: **Aldosteron**

Wirkungsweise

- es besitzt eine blutdruckregulierende Funktion, indem es am distalen Tubulus der Niere eine Natrium- und Wasserrückresorption ins Plasma bewirkt und gleichzeitig Kalium- und Wasserstoffionen ins Tubulussystem ausscheidet
- somit ist Aldosteron für den *Wasser- und Natriumbestand* des Organismus verantwortlich

Freisetzungsreiz

- niedriger Natriumspiegel im Blut *(Hyponatriämie)*, sowie eine Abnahme des Blutvolumens
- zum größten Teil wird Aldosteron über das *Renin-Angiotensin-Aldosteron-System* freigesetzt (siehe Kapitel **„Harnsystem“**)
- zu einem geringen Teil unterliegt die Freisetzung von Aldosteron dem Hypothalamus-Hypophysen-System durch *ACTH*

2. **Die Glukokortikoide**
   Hauptvertreter: **Cortisol**

Wirkungsweise

- auf den *Kohlenhydrat-, Fett-, Eiweißstoffwechsel*
  ▷ wirkt Eiweiß abbauend *(katabol)* in dem es Aminosäuren mobilisiert, die zur Gluconeogenese verwendet werden
  ▷ trägt zur *Fettumverteilung* bei; Fette werden mobilisiert und der Gluconeogenese zur Verfügung gestellt
  →es wirkt somit *diabetogen*
- auf das *Immunsystem*
  ▷ entzündungshemmend und antiallergisch
  ▷ immunsuppressiv
  ▷ gefäßwandabdichtend
- Wirkung auf das hämatopoetische System bei einer Cortisolerhöhung im Blut
  Erythrozyten ↑,
  Leukozyten ↑,
  Thrombozyten ↑,
  Lymphozyten ↓,
  Eosinophile ↓

Freisetzungsreiz

- ACTH des Hypophysenvorderlappens

3. **Die Androgene**
   Hauptvertreter: **Testosteron**

Wirkungsweise

- beim *Mann* ist das von der Nebennierenrinde produzierte Testosteron bedeutungslos, da es hier nur in geringen Mengen hergestellt wird.
- bei der *Frau* wirkt es
  ▷ muskelaufbauend und
  ▷ auf die Geschlechtsbehaarung

Freisetzungsreiz

- ACTH des Hypophysenvorderlappens

1.3.3.2 Hormone des Nebennierenmarks

1. **Adrenalin und Noradrenalin**
   Adrenalin nimmt im Verhältnis zu Noradrenalin einen Anteil von 70–90% ein.

▶ Die Katecholamine sind wegen ihres Wirkungsmodells als *Hormone* zu betrachten, andererseits fungieren sie auch als *Neurotransmitter*

Die Wirkung beider Hormone ist ähnlich, wobei

- Adrenalin mehr die Herztätigkeit und
- Noradrenalin mehr die Gefäße beeinflußt

Wirkungsweise

- gefäßverengend

- Herzfrequenz steigernd
- Bronchodilatation
- beschleunigen den Stoffwechsel (Grundumsatzsteigerung)
- diabetogene Wirkung, indem im Muskel und in der Leber Glycogen abgebaut wird
- die Peristaltik des Magen-Darm-Traktes wird gehemmt
- Denkvorgänge werden zugunsten von Reflexen blockiert

Freisetzungsreiz

- emotionaler Streß, wie z. B. Angst, Isolation, Prüfung
- physischer Streß und Belastung, z. B. schwere körperliche Arbeit, Geburt oder schwere Erkrankung

Spezieller Lernhinweis:

Adrenalin und Noradrenalin werden vornehmlich in der Leber und der Niere abgebaut. Als Endprodukt kann die Vanillinmandelsäure im 24-Stunden-Urin nachgewiesen werden

1.3.4 Die männlichen und weiblichen Keimdrüsen

Die Sexualhormone dienen der Arterhaltung, sie sind jedoch nicht lebensnotwendig. Von beiden Geschlechtern werden in unterschiedlichen Mengen sowohl männliche als auch weibliche Hormone produziert.

1.3.4.1 Eierstöcke (Ovarien)

- rechts und links liegt *je ein Eierstock* zwischen dem Uterusfundus und der seitlichen Beckenwand unterhalb der Eileiter
- sie sind pflaumengroß und haben eine flach ovale Form
- sie bestehen aus einem *bindegewebigen Grundgerüst*, welches von einer Faserschicht umgeben ist

▶ im Inneren des Eierstocks unterscheidet man eine *Rinden-* und eine *Markzone:*
  - die Rindenzone besteht aus zellreichem Bindegewebe, dort findet die *Eizellreifung* statt
  - die Markzone enthält Bindegewebe, Nerven und Gefäße
  - in der Rindenzone entwickeln sich nach der Menstruation *Primärfollikel*, die zu *Sekundärfollikeln* und *Tertiärfollikeln* ausreifen. In der ersten Zyklushälfte produzieren sie Östrogene
  - 14 Tage nach der Menstruation wandelt sich ein Tertiärfollikel in den sprungreifen *Graafschen Follikel* um:
    eine Eizelle springt heraus und wandert in den Eileiter
  - der entleerte Graafsche Follikel bildet sich zum *Gelbkörper* um; dieser produziert in der zweiten Zyklushälfte Gestagene

A. Hormone der Ovarien

① Östrogene

▶ Hauptvertreter: **Östradiol**

Wirkungsweise

- fördern in der Pubertät die Ausprägung der primären und sekundären Geschlechtsmerkmale
- beenden das Längenwachstum, indem sie den Schluß der Epiphysenfugen bewirken
- fördern den Wiederaufbau der Uterusschleimhaut nach der Menstruation *(Proliferationsphase)*
- vergrößern die subkutanen Fettdepots, verringern das Wachstum und die Talgproduktion der Talgdrüsen
- steigern die Resorption von Calcium sowie dessen Einlagerung in die Knochen

Freisetzungsreiz

- in der **ersten Zyklushälfte** vor allem durch *FSH*

② Gestagene

▶ Hauptvertreter: **Progesteron**

Wirkungsweise

- bereitet die Gebärmutterschleimhaut für die Aufnahme der Frucht vor, indem sie mit Drüsen und Nährstoffen ausgestattet wird
- in der *Brustdrüse* steigert es die Aussprossung von Alveolen
- unter Einfluß der Atmung steigert es die *Herzfrequenz* und die *Körpertemperatur* (in der 2. Zyklushälfte ist die Körpertemperatur 0,3–0,5° höher als in der 1. Hälfte)
- bei Schwangeren unterstützt es die Einnistung und das Wachstum der Frucht

Freisetzungsreiz

- in der **zweiten Zyklushälfte** vor allem durch *LH*

1.3.4.2 Die Hoden (Testis)

- sie befinden sich außerhalb der großen Körperhöhlen im *Hodensack*
- die beiden Hoden haben eine prall elastische Konsistenz und sind von einer derben Bindegewebskapsel überzogen
- das Innere des Hodens besteht aus 200–250 *pyramidenförmigen Läppchen*, die durch Bindegewebssepten unterteilt werden
- die Hodenläppchen enthalten *Hodenkanälchen*, deren Wandung zum Teil aus *Keimzellen* (sind für die Spermatogenese verantwortlich) und aus den Sertoli Stützzellen besteht
- zwischen den Hodenkanälchen liegen die *Leydigschen Zwischenzellen;* sie produzieren Androgene (Testosteron)
- die Sertoli Stützzellen dienen der Ernährung der reifenden Samenzellen

A Hormone der Hoden

Die Androgene

▶ Hauptvertreter: **Testosteron**

Wirkungsweise

- prägen die primären und sekundären männlichen Geschlechtsmerkmale
- beenden das Längenwachstum in der Pubertät
- prägen das Sexualverhalten
- wirken eiweißaufbauend
- stimulieren Nebenhoden, Samenblase und Prostata zur Bildung ihrer Substanzen

Freisetzungsreiz

- *LH* regt die Leydigschen Zwischenzellen zur Ausschüttung von Testosteron an
- *FSH* wirkt auf die Keimzellen und stimuliert die Spermatogenese

1.3.5 Die Langerhans-Inseln der Bauchspeicheldrüse (Pankreas)

- die Langerhans-Inseln liegen verstreut (inselartig) im Pankrasgewebe
- sie differenzieren sich in A-Zellen (Insulinherstellung), B-Zellen (Glucagonherstellung) und D-Zellen (Somatostatinherstellung)

1.3.5.1 Hormone des Pankreas

❶ Insulin

Wirkungsweise

- **Blutzucker senkend,** indem es den Kohlenhydrat-, Eiweiß- und Fettstoffwechsel beeinflußt:
  - ▶ es steigert die Durchlässigkeit der Zellmembran für Glukose (bis auf die Nervenzellen benötigt jede Zelle Insulin, um Glukose aufnehmen zu können); es fördert die Glykogenbildung in der Leber und im Muskel
  - ▶ es stimuliert die Bildung von Fettsäuren aus Glukose und fördert die Aufnahme von Fettsäuren in die Fettzelle und die Leber; es ist das einzige Hormon, welches die Lipolyse hemmt und somit dem Fettabbau entgegen wirkt
  - ▶ es stimuliert die Bildung von Aminosäuren aus Glukose und fördert die Aufnahme von Aminosäuren in die Muskelzelle

Freisetzungsreiz

- erhöhter Glukosespiegel im Blut

❷ Glucagon

Wirkungsweise

Glucagon nimmt eine *antagonisierende Position* zu Insulin ein

- es wirkt **Blutzucker steigernd,** indem es den Kohlenhydrat-, Eiweiß- und Fettstoffwechsel beeinflußt:
  - ▶ es steigert den Glykogenabbau in der Leber
  - ▶ es bewirkt eine Freisetzung von Fettsäuren und fördert somit die Gluconeogenese
  - ▶ es stimuliert den Proteinabbau; freiwerdende Aminosäuren werden zur Gluconeogenese verwendet

Freisetzungsreiz

- Erniedrigter Glukosespiegel im Blut

❸ Somatostatin

Wirkungsweise

- wirkt Blutglukoseschwankungen entgegen, indem es
  - ▶ die Magenmotilität und die Ausschüttung von Verdauungsenzymen hemmt
  - ▶ die Ausschüttung von STH, TSH, ACTH, Insulin und Glucagon verhindert

Freisetzungsreiz

- erhöhter Nährstoffgehalt im Blut
- Erhöhung gastrointestinaler Hormone im Blut

2 Pathologie

2.1 Erkrankungen der Hypophyse

2.1.1 Störungen der ADH-Produktion

2.1.1.1 Diabetes insipidus

Definition

Ausfall von *Adiuretin* mit verminderter Fähigkeit der Nieren konzentrierten Harn zu produzieren (zentraler Diabetes insipidus)

Ursachen

- $^1/_3$ der Fälle idiopathisch, evtl. genetisch verursacht
- Tumoren, Traumen
- *Renaler Diabetes insipidus:*
  erworbenes oder erblich bedingtes Fehlen der Ansprechbarkeit der Nierentubuli auf ADH

Symptome

→ durch die gestörte Wasserrückresorption
- Polyurie
- Polydipsie (gesteigertes Durstempfinden und vermehrte Flüssigkeitsaufnahme)
- Asthenurie (Unvermögen der Niere konzentrierten Harn auszuscheiden)

Labor

- ADH ↓

Therapie

- der Grunderkrankung
- ADH-Substitution

2.1.1.2 Schwartz-Bartter-Syndrom

Definition

Pathologisch erhöhte ADH-Sekretion mit Wasserretention und Verdünnungshyponatriämie

Ursache

- 80% Paraneoplasie (meist ADH produzierendes kleinzelliges Bronchial-Karzinom)

Symptome

- Appetitlosigkeit
- Übelkeit, Erbrechen, Kopfschmerzen, Muskelkrämpfe
- Reizbarkeit
- evtl. Wasserintoxikation mit neurologischen Symptomen
- keine Ödeme (Wasserretention beträgt nur 3–4 l)

Labor

- ADH ↑

Therapie

- Flüssigkeitsrestriktion
- Medikamente (hemmen die renale Wirkung von ADH)

2.1.2 Störungen der STH-Produktion

2.1.2.1 Akromegalie

Definition

Überproduktion von STH nach beendetem Wachstum

Ursachen

- meist autonomes Adenom des Hypophysenvorderlappens

Symptome

→ erhöhte Wirkung auf die Zellteilung
- Veränderung der Physiognomie mit Vergröberung der Gesichtszüge (verdickte und faltige Gesichtshaut)
- Vergrößerung von Händen, Füßen, Schädel
- Vergrößerung der Zunge und Auseinanderweichen der Zähne (kloßige Sprache)
- Vergrößerung der inneren Organe *(Splanchnomegalie)*

Fakultativ vorhandene Symptome

- Gelenkbeschwerden
- Kardiomegalie, EKG-Veränderungen
- diabetogene Stoffwechsellage
- Hypertonie, Kopfschmerzen
- frühe Arteriosklerose

- Sehstörungen, bitemporale Hemianopsie, Karpaltunnelsyndrom
  → bei 1/3 der Fälle kommt es zu Verdrängungserscheinungen der gonadotropen Zellen mit Hypogenitalismus;
  beim Mann: Impotenz; bei der Frau: Amenorrhoe

Labor

- STH ↑

Therapie

- medikamentöse Hemmung
- Adenomektomie, Strahlentherapie

2.1.2.2 Gigantismus (Hypophysärer Riesenwuchs)

Definition

Überproduktion von STH vor beendetem Wachstum mit der Folge eines überdimensionalen Längenwachstums

Ursachen

- meist autonomes Adenom des Hypophysenvorderlappens

Symptome

- Körperlänge über 2 m (proportionierter Riesenwuchs, kaum Knochendeformitäten)
- diabetogene Stoffwechsellage
- kann bei Fortbestehen in eine Akromegalie übergehen

Labor

- STH ↑

Therapie

- medikamentöse Hemmung
- Adenomektomie

2.1.3 Störungen der Prolaktin-Produktion

2.1.3.1 Prolaktinom

Definition

Häufigster Hypophysentumor (40–50%) mit einer Überproduktion von Prolaktin

Ursache

- Prolaktinproduzierendes Adenom des Hypophysenvorderlappens

Symptome

→ vermehrtes Brustdrüsenwachstum
- Brustwachstum

→ erhöhte Lactopoese
- Milchfluß (Galaktorrhoe)

→ Hemmung der Gonadotropen Hormone
- Amenorrhoe
- Hitzewallungen
- Potenzverlust
- Libidoverlust
- bei Männern: selten Brustwachstum und Milchfluß; hauptsächlich Libido- und Potenzverlust durch Dysfunktion der Samen
- Kinder entwickeln einen Hypogonadismus

Labor

- Prolaktin ↑

Therapie

- meist erfolgreiche medikamentöse Behandlung durch Dopaminantagonisten

2.1.4 Störungen der Oxytocin-Produktion

Hinsichtlich einer Über- oder Unterproduktion sind keine isolierten Erkrankungen bekannt

2.1.5 Hypophysenvorderlappeninsuffizienz

Definition

Totaler Ausfall der Hypophysenvorderlappenfunktion (= Panhypopituitarismus, M. Simmonds)

Ursachen

- Hypophysentumore, Metastasen
- Traumen (Unfälle, Operationen)
- Sheehan-Syndrom (postpartale Nekrose)
- Autoaggressive Antikörper
- Granulome (z. B. Sarkoidose)

Symptome

→ Mangel an Wachstumshormonen (STH)
- im Wachstumsalter: Hypophysärer Zwergwuchs (Intelligenz und Körperproportionen normal)
- im Erwachsenenalter: Gewichtszunahme, verminderte Muskelkraft, Arterioskleroserisiko, Osteoporoserisiko, Herzminutenvolumen ↓, Hyperlipidämie

→ LH- und FSH-Mangel (Sekundärer Hypogonadismus)

- sekundäre Amenorrhoe
- Libido- und Potenzverlust
- Schwinden der Sekundärbehaarung

→ TSH-Mangel (Sekundäre Hypothyreose)
- Kälteintoleranz
- Bradykardie
- Müdigkeit

→ ACTH und MSH-Mangel (Sekundäre Nebenniereninsuffizienz)
- wächsernde Blässe durch Depigmentation
- herabgesetzte Leistungsfähigkeit
- arterielle Hypotonie

→ Ausfall von Prolaktin bei stillenden Frauen
- Agalaktie

Spezieller Lernhinweis:

7 A's: **A**chsel- und **A**ugenbrauenbehaarung schwindet, **A**menorrhoe, **A**galaktie, **A**pathie, **A**dynamie, **a**labasterfarbene Blässe

Labor

- STH ↓, LH + FSH ↓, TSH ↓, ACTH ↓, MSH ↓, PRL ↓
- TRH ↑, CRH ↑, Gn-RH ↑, GH–RH ↑, PRL–RH ↑

Therapie

- Substitution der fehlenden Hormone

2.2 Erkrankungen der Schilddrüse

2.2.1 Euthyreote Struma

Definition

Nicht entzündliche, nicht maligne Vergrößerung der Schilddrüse bei normaler Hormonproduktion (90% aller Schilddrüsenerkrankungen, häufigste endokrine Erkrankung; Frauen sind 4–8 × häufiger betroffen)

Euthyreose → Erkrankung der Schilddrüse mit normaler Hormonproduktion

Struma → eine Vergrößerung der Schilddrüse durch Vermehrung der Follikelzahl

Strumastadien

1 a: Nur ein Knoten bei normal großer Schilddrüse
1 b: Struma nur bei deflektiertem Hals sichtbar
2: Struma bei normaler Kopfhaltung sichtbar
3: Struma mit lokalen Stauungs- und Kompressionszeichen

▷ Typisch für eine Struma ist die Beweglichkeit beim Schlucken

Ursachen

- Jodmangel (30% aller Deutschen)
- erhöhter Bedarf (Schwangerschaft, Pubertät)

Pathomechanismus

Ausgangspunkt: zu wenig Jod im Organismus (T3/T4 erniedrigt, TSH erhöht). Durch die vermehrte TSH-Ausschüttung wird u. a. auch das *Zellwachstum* der Schilddrüse forciert. Durch die vermehrte Zellzahl (Struma) gelingt es, mehr Jod aufzunehmen; → somit geht weniger Jod über den Urin verloren; maximale Ausschöpfung

Symptome

- zunächst keine

Komplikationen

Struma wächst nach innen und drückt auf die Trachea:

- Gefühl des „Kloßes im Hals“
- Dysphagie
- Dyspnoe
- exp. Stridor
- evt. Einflußstauung
- Entwicklung einer *Schilddrüsenautonomie* (TSH-unabhängige funktionelle Autonomie mit fakultativer Hyperthyreose)

Labor

- T3/T4 normal, TSH ↑

Therapie

- Die Substitution von Schilddrüsenhormonen (durch die Gabe von Schilddrüsenhormonen wird die der Hypertrophie zugrundeliegende vermehrte TSH-Produktion gesenkt; Folge ist eine Strumaverkleinerung, vorausgesetzt es ist nicht autonom)
- Operation bei großen Strumaknoten oder Strumen mit autonomen Bezirken

2.2.2 Hyperthyreose

Definition

Überfunktion der Schilddrüse mit erhöhter Hormonkonzentration (T3/T4) im Serum

Ursachen

- Autoimmunologisch (M. Basedow, siehe dort)
- häufigste Ursache: Autonomes Adenom
- selten bei subakuter Thyreoditis, Schilddrüsenkarzinom, iatrogen

Symptome

- Struma (70–90%, fast obligat), auskultatorisch ist aufgrund der starken Durchblutung ein Schwirren hörbar

→ erhöhter Energieumsatz
- Gewichtsverlust trotz Heißhungers
- diabetogene Stoffwechsellage
- evtl. Fettleber (durch gesteigerte Lipolyse)
- Wärmeintoleranz, Schweißausbrüche (evtl. subfebrile Temperatur)
- warme, feuchte Haut

→ erhöhte Wirkung auf die Muskulatur
- Myopathie

→ erhöhte Wirkung auf Calcium- und Phosphatumsatz
- Osteopathie durch neg. Kalziumbilanz (Hyperkalzämie, Hyperkalzurie, AP ↑)

→ erhöhte Wirkung auf das Nervensystem
- feinschlägiger Tremor der Hände
- Nervosität, motorische Unruhe
- Reizbarkeit
- erhöhte Stuhlfrequenz, Diarrhoe

→ erhöhte Katecholaminempfindlichkeit
- Hypertonie (große Blutdruckamplitude)
- Tachykardie

Labor

- T3/T4 ↑, TSH ↓

Therapie

- Thyreostatika (blockieren die Synthese der Hormone)
- evtl. Operation
- Radiojodtherapie

2.2.3 Immunogene Hyperthyreose (Morbus Basedow)

Definition

Überproduktion von Schilddrüsenhormonen, häufig mit einer endokrinen Orbitopathie assoziiert (50%)

Ursache

Durch eine fehlgeleitete Immunantwort kommt es zu einem autoimmunologischen Defekt mit der Bildung von zwei Antikörperkomplexen:

❶ **TRAK (TSH-Rezeptor-Autoantikörper)**
Die TSH-Rezeptor-Autoantikörper stimulieren die Schilddrüsenzellen zu einer vermehrten Abgabe von T3/T4

❷ **EPF (Exophthalmus produzierender Faktor)**
EPF ist für die endokrine Orbitopathie verantwortlich (gilt als eigenes Krankheitsbild); Mukopolysaccharide lagern sich im periorbitalen Gewebe und in den äußeren Augenmuskeln ab

Symptome

- siehe Hyperthyreose

Symptome der endokrinen Orbitopathie

- frühestes Zeichen: Schwellung der lateralen Partie der Augenbrauen
- Lichtscheu, Doppelbilder, schmerzhafter Druck hinter den Augen
- in schweren Fällen: Augenmuskellähmungen mit Doppelbildern
- Stellwag-Zeichen (seltener Lidschlag)
- Dalrymple-Zeichen (sichtbarer Sklerastreifen am Hornhautrand)
- Möbius-Zeichen (Konvergenzschwäche)
- Graefe-Zeichen (beim Senken des Blickes bleibt Oberlid zurück)

> *Spezieller Lernhinweis:*
>
> Merseburger Trias: Struma, Exophthalmus, Tachykardie

Labor

- T3/T4 ↑, TSH ↓, Antikörper ↑

Therapie

- Glucokortikoide
- Immunsuppressiva; Bestrahlung
- evtl. Augenoperation

Komplikation

Thyreotoxische Krise, Thyreotoxikose
Notfall! Auftreten spontan oder oft nach Jodaufnahme (Röntgenkontrastmittel) bei unerkannter Hyperthyreose

- Hochgradige Tachykardie, oder Tachyarrhythmie bei Vorhofflimmern
- Fieber bis 41°, Schwitzen, Exsikkose
- Psychomotorische Unruhe, Angst
- Erbrechen, Durchfall
- Muskelschwäche, Adynamie
- Somnolenz bis Koma (30–50% Letalität)

2.2.4 Hypothyreose

Definition

Unterfunktion der Schilddrüse mit erniedrigter Hormonkonzentration im Serum

Ursachen

- angeboren
- Hypophysenvorderlappen-Insuffizienz
- Thyreoiditis Hashimoto
- iatrogen nach Strumektomie

Symptome

→ erniedrigter Energieumsatz
- Adipositas
- trockene kühle Haut (blass und rauh)
- Kälteintoleranz
- Haarausfall
- frühe Arteriosklerose

→ verminderte Wirkung auf die Muskulatur
- verlangsamte Sehnenreflexe

→ erniedrigte Wirkung auf das Nervensystem
- Apathie
- Müdigkeit, Verlangsamung, Leistungsabfall
- mimische Starre
- Obstipation

→ herabgesetzte Katecholaminempfindlichkeit
- Hypotonie
- Bradykardie, evtl. Herzinsuffizienz

Weitere Symptome

- *Myxödem* (Einlagerung von Mukopolysacchariden v. a. im Gesicht und an den Extremitäten, kann auch generalisiert auftreten; derbteigige Konsistenz, bei Druck bleiben keine Dellen zurück)
- „Myxödemherz" mit Bradykardie
- rauhe, heisere Stimme („Myxödemsprache")
- Lidödeme

Komplikation

Myxödemkoma, Hypothyreotes Koma
Notfall! Auslöser: Stress

- Hypothermie (Leitsymptom: Temperatur rektal nicht meßbar)
- Hypoventilation mit Hyperkapnie und CO_2 Narkose
- Bradykardie und Hypotonie

Therapie

- Dauersubstitution von Schilddrüsenhormonen
- Lebenslange Kontrolluntersuchungen

2.2.5 Kretinismus

Definition

Angeborener Mangel an Schilddrüsenhormonen

Ursache

- fehlende Anlage
- biochemischer Defekt der Hormonherstellung 1 : 5000 Neugeborene
- fehlende Schilddrüsenhormone der Mutter

Symptome

- Ikterus
- Trinkfaulheit
- Obstipation
- Bewegungsarmut
- später: Wachstumsrückstand (Zwergenwuchs)
- Sprachstörungen
- geistige und psychische Retardierung
- Schwerhörigkeit

Labor

- T3/T4 ↓, TSH ↑

Diagnose

- gesetzlich vorgeschriebener TSH-Test; am 5. Lebenstag wird im Blut des Neugeborenen der Basalwert von TSH überprüft

Therapie

- Substitution von Schilddrüsenhormonen (so früh wie möglich)

2.2.6 Thyreoiditis

Definition

Akute Entzündung der Schilddrüse, in der Regel ohne Einfluß auf die Hormonproduktion

Ursache

- Bakterien, Viren
- Bestrahlungsfolgen, Traumen

Symptome

- akuter Beginn mit Fieber und lokalen Schmerzen
- starke Rötung und Schwellung im Bereich der Schilddrüse
- Druckempfindlichkeit
- Schluckbeschwerden
- Heiserkeit
- evtl. Schwellung der regionalen Lymphknoten

Labor

- T3/T4 normal, BSG ↑, Leukozyten ↑

Therapie

- Antibiotika
- bei Abszeß Eiter abpunktieren
- evtl. Inzision

2.2.7 Subakute Thyreoiditis de Quervain

Definition

Granulomatöse Entzündung der Schilddrüse

Ursache

- unklar, oft im Anschluß an Virusinfekt der Luftwege, evtl. genetische Disposition

Pathomechanismus

Viren zerstören Epithelzellen und bringen die Follikel zur Ruptur

Symptome

- über Wochen bis Monate dauernde schmerzhafte Schwellung der Schilddrüse
- Abgeschlagenheit und Krankheitsgefühl
- evtl. Fieber
- Schilddrüse oft druckschmerzhaft

Labor

- BSG erhöht bei normaler Leukozytenzahl
- anfangs hyperthyreot, später euthyreot, evtl. hypothyreot

Therapie

- in $^2/_3$ der Fälle Spontanheilung ohne Therapie
- evtl. Kortikosteroide

2.2.8 Thyreoiditis Hashimoto (Lymphozytäre Thyreoiditis)

Definition

Chronische Erkrankung der Schilddrüse mit schleichendem, meist unmerklichen Verlauf

Ursachen

- autoimmunologische Prozesse
- familiäre Disposition

Pathomechanismus

Autoaggressive Antikörper zerstören nach und nach die Zellen der Schilddrüse; langfristig kommt es zu einer Vernarbung des Gewebes mit Funktionsverlust

Symptome

- beginnt schleichend und unmerklich, evtl. Struma, evtl. vorübergehende Hyperthyreose
- die meisten Patienten werden erst im Spätstadium aufgrund ihrer Hypothyreose diagnostiziert

Labor

- T3/T4 ↓, TSH ↑, BSG ↑, Lymphozyten ↑, Antikörper ↑

Therapie

- Substitution von Schilddrüsenhormonen
- Immunsuppressiva und Steroide sind nutzlos

2.2.9 Schilddrüsenkarzinom

Definition

Karzinom meist ausgehend vom Follikelepithel der Schilddrüse, selten meduläres Karzinom durch Entartung der C-Zellen

Symptome

- Schilddrüsenvergrößerung mit Knotenbildung von harter Konsistenz
- schnelles Wachstum
- nicht schluckverschieblich
- Schluckbeschwerden und Heiserkeit

Lokale Spätsymptome

- derbe, höckrige Struma
- fixierte Haut
- supraklavikulare Lymphknotenschwellung
- Horner Trias
- Hals-, Ohren-, und Hinterkopfschmerz

Therapie

- radikale Thyreoidektomie und Entfernung der reg. Halslymphknoten
- ablative Radiojodtherapie
- Bestrahlung

2.3 Erkrankungen der Nebenschilddrüse

2.3.1 Primärer Hyperparathyreoidismus

Definition

Erkrankung der Nebenschilddrüse mit vermehrter Bildung von Parathormon

Ursachen

- autonome Adenome der Nebenschilddrüse (80%)
- Hyperplasie der Epithelkörperchen

Pathomechanismus

Die gesteigerte Calciumrückresorption am Darm und an der Niere sowie der gesteigerte Calciumausbau aus den Knochen führen zu den Symptomen der Hyperkalzämie

Symptome

Die Hälfte der Patienten hat keine oder nur unspezifische Beschwerden

→ Nierenmanifestation (40–50%)
- Nierensteine
- selten Nephrokalzinose (Calciumniederschläge in den Papillen)

→ gastrointestinale Manifestation
- Obstipation
- Übelkeit, Erbrechen
- Appetitverlust, Gewichtsabnahme
- Ulkusneigung
- evtl. Pankreatitis

→ Knochenmanifestation
- Osteomalazie, Knochenschmerzen

→ neuromuskuläre Symptome
- Müdigkeit, Muskelschwäche
- erniedrigte Reflexe

Komplikation

Hyperkalzämische Krise
Notfall! Begünstigende Faktoren sind lange Bettlägerigkeit, Medikamente

- Polyurie, Polydipsie
- Erbrechen, Exsikkose
- Psychotische Erscheinungen, Somnolenz
- Herzrhythmusstörungen, plötzlicher Herztod

Labor

- Serum: Calcium ↑, PTH ↑, AP ↑, Calcitonin ↑, Phosphat ↓
- Urin: Calcium ↑, Phosphat ↑

Therapie

- Parathyreoidektomie

2.3.2 Sekundärer Hyperparathyreoidismus

Definition

Reaktive Erhöhung von Parathormon durch Absinken des Serumkalziumspiegels

Ursachen

- renaler Hyperparathyreoidismus (Ursache: Niereninsuffizienz)
- Malassimilationssyndrom
- fehlende UV-Bestrahlung (Rachitis)
- Leberzirrhose

Symptome

- der Grunderkrankung
- Osteomalazie: Knochenschmerzen, Watschelgang
- Muskelschwäche

Labor

- PTH ↑, Kalzium normal bis ↓, AP ↑

Therapie

- der Grunderkrankung
- Substitution von Calcitriol

2.3.3 Hypoparathyreoidismus

Definition

Unterfunktion der Nebenschilddrüse mit Mangel an Parathormon

Pathomechanismus

Parathormonmangel führt zu Symptomen der Hypokalzämie mit dem Leitsymptom der *Tetanie*

Ursachen

- am häufigsten postoperativ, z. B. nach Strumektomie
- selten autoimmunologisch

Symptome

→ Hypokalzämische Tetanie
- Krampfanfälle
- Parästhesien
- Stimmritzenkrampf **(bei Kindern akute Lebensgefahr!)**

→ organische Veränderungen
- Haar- und Nagelwuchsstörungen
- Kataraktbildung (grauer Star)
- Osteosklerose
- psychische Veränderungen (Reizbarkeit, depressive Verstimmung)

Funktionelle Symptome

- *Chvostek-Zeichen* positiv: beim Beklopfen des N. facialis reflektorisches Zucken der Mundwinkel

- *Trousseau-Zeichen* positiv: Pfötchen- oder Geburtshelferstellung der Hand nach Anlegen einer Blutdruckmanschette am Arm (50 mmHg)

Komplikation

Hyperkalzämische Krise
Notfall!
- Tetanische Krise
- Tetanische Starre des Herzens (Herzflimmern)

Labor

- Serum: Calcium ↓, PTH ↓, Phosphat ↑, Calcitonin ↓

Therapie

- bei Tetanie, 20 ml 10%ige Calciumlösung i. v.
- Langzeitbehandlung mit Vitamin D und Calcium oral

2.4 Erkrankungen der Nebennierenrinde M. CONN

2.4.1 Hyperaldosteronismus

Definition

Eine Überproduktion von Aldosteron mit daraus resultierenden Störungen im Elektrolythaushalt

Ursachen

❶ Primäre Form *(Conn-Syndrom)*
- Aldosteron produzierendes Adenom der Nebennierenrinde (80%)
- Hyperplasie der Zona glomerulosa (20%)

❷ Sekundäre Form
- Stimulation des RAAS z. B. Nierenarterienstenose, reninproduzierender Nierentumor

Symptome

→ aufgrund der Natrium-Retention
- Leitsymptom: Hypertonie und deren Folgen (Kopfschmerzen, Proteinurie, evtl. Retinopathie, andere Organschäden)

→ aufgrund der Hypokaliämie
- Muskelschwäche, Muskelschmerzen
- Obstipation
- EKG-Veränderungen
- Parästhesien, Paralyse
- metabolische Alkalose
- Polyurie, Polydipsie, Hyposthenurie

Labor

- Serum: Kalium ↓, Natrium ↑, Aldosteron ↑

Therapie

- Operation (bei einseitigem NNR-Tumor)
- Medikamente: Antihypertensiva, Aldosteronantagonisten

2.4.2 Hyperkortisolismus (Cushing-Syndrom)

Definition

Erhöhung von Kortisol im Serum

Ursachen

- häufig iatrogen: Langzeitbehandlung mit Glukokortikoiden oder ACTH (Cushing-Syndrom)
- erhöhte Sekretion von Kortisol oder ACTH
  → 80% autonomes Adenom des HVL (M. Cushing)
  → Paraneoplasie (meist kleinzelliges Bronchialkarzinom, produziert ACTH)
  → Kortisol produzierendes Adenom der Nebennierenrinde
- alkoholinduziertes Cushing-Syndrom (reversibel)

Symptome

→ Fettstoffwechselstörung
- Vollmondgesicht mit Plethora (Blutfülle)
- Stammfettsucht
- Stiernacken
- Hypercholesterinämie
- Fettleber

→ Eiweißstoffwechselstörung
- Osteoporose
- dünne Extremitäten
- Myopathie und Muskelschwund
- Adynamie

→ Kohlenhydratstoffwechselstörung
- diabetogene Stoffwechsellage

→ gestörte Haut- und Bindegewebeversorgung
- verzögerte Wundheilung
- ulcerogene Wirkung
- Akne/Furunkulose
- *Striae Rubrae* (durch Eiweißabbau und Bindegewebsatrophie)
- Pergamenthaut

→ bei ACTH ↑: vermehrte Freisetzung der Androgene führt bei Frauen zu Virilismus, Hirsutismus, Zyklusstörungen

→ geschwächtes Immunsystem
- Infektanfälligkeit

→ mineralkortikoide Wirkung
- Hypertonie
- Hypokaliämie

Labor

- Erythrozyten ↑, Leukozyten ↑, Thrombozyten ↑, Lymphozyten ↓, Eosinophile ↓
- Kortisol ↑

Therapie

- operative Entfernung von NNR-Tumoren
- medikamentöse Blockade der Kortisolsynthese

2.4.3 Adrenogenitales Syndrom(AGS)

Ursache

Autosomal-rezessiv erbliche Störung in der Kortisolsynthese

Pathomechanismus

Da kein Cortison produziert wird, schüttet die Hypophyse vermehrt ACTH aus, um die Nebennierenrinde anzuregen. Folge ist eine vermehrte Freisetzung der Androgene und eine Nebennierenrindenhyperplasie

Symptome vor der Pubertät

- *Pseudopubertas praecox* (im Unterschied zur echten Pubertas praecox keine Spermatogenese bzw. Ovulation)
- Wachstumsschub und schneller Epiphysenschluß (die Patienten sind als Kinder groß und als Erwachsene klein)
- Mädchen:
  Virilisierungserscheinungen wie Hirsutismus, Vermännlichung der Stimme und der Körperproportionen, Klitorishypertrophie, fehlende Brustentwicklung, Amenorrhoe
- Knaben:
  der Hypogonadismus steht im Gegensatz zur verstärkten Entwicklung der sekundären Geschlechtsmerkmale
- bei Salzverlustsyndrom: Hyponatriämie, Hyperkaliämie, Erbrechen, Durchfall

Labor

- Serum: Testosteron ↑, ACTH ↑, Cortisol ↓

Therapie

- lebenslange Substitution mit Glukokortikosteroiden

2.4.4 Hypokortisolismus (Nebennierenrindeninsuffizienz)

Definition

Kompletter Ausfall der Nebennierenrinde

Ursachen

- 70% Destruktion der NNR durch Autoimmunprozesse *(M. Addison)*
- *Waterhouse-Friederichsen Syndrom* bei Meningokokkenmeningitis (hämorrhagische Infarzierung der Nebenniere)
- Karzinommetastasen, Tuberkulose
- Langzeitbehandlung mit Kortikosteroiden *(nie abrupt absetzen!!)*
- Insuffizienz von Hypophysenvorderlappen oder Hypothalamus

Symptome

❶ *Primäre NNR-Insuffizienz (M. Addison), ACTH ↑*

- Überpigmentierung der Haut- und Schleimhäute, Handinnenflächen und Fußsohlen

Pathomechanismus

ACTH wird physiologisch in Verbindung mit MSH (Melanozyten stimulierendes Hormon) ausgeschüttet. Aufgrund eines Defekts an der NNR schüttet die Hypophyse vermehrt ACTH und MSH aus; Folge ist eine Hyperpigmentierung

❷ *Sekundäre NNR-Insuffizienz, ACTH ↓*

- alabasterfarbene Blässe

Pathomechanismus

Der Defekt liegt hier in übergeordneten Zentren, d. h. ACTH und MSH werden nicht ausgeschüttet: die NNR und die Melanozyten werden nicht stimuliert

gemeinsame Symptome

→ Aldosteronmangel (nur bei primärer NNR-Insuffizienz)
- Hyperkaliämie (erhöhte Reflexe, abdominelle Beschwerden, Übererregbarkeit, Diarrhoe)
- Hyponatriämie (Salzhunger, Hypovolämie)
- Exsikkose und Hypotonie (Wassermangel)

→ Hypokortisolismus
- Hypoglykämie (Zittern, Heißhunger, Sehstörungen)
- Gastrointestinale Beschwerden (Übelkeit, Erbrechen)

→ Androgenmangel

- schlappe Muskulatur, sowie Gewichtsverlust, Schwäche und rasche Ermüdbarkeit
- Verlust der Sekundärbehaarung bei der Frau

Komplikation

Notfall! *Addison-Krise*

Auslöser sind außergewöhnliche Belastungen (durch Fehlen von Cortisol als Streßhormon)

- Exsikkose, Blutdruckabfall, Schock, Oligurie
- evtl. Durchfall und Erbrechen
- Hypoglykämie, metabolische Azidose
- später Exsikkose-Fieber
- Delir, Koma

Labor

- Natrium ↓, Kalium ↑, Cortisol ↓, Aldosteron ↓, Testosteron ↓

Therapie

- Substitution von Mineralo- und Glukokortikoiden

2.5 Erkrankungen des Nebennierenmarks

2.5.1 Phäochromozytom

Definition

Beim Phäochromozytom handelt es sich um einen katecholaminproduzierenden Tumor des Nebennierenmarks (90% sind gutartige Tumoren)

Symptome

→ Blutdruck ↑, HMV ↑
- paroxysmale Hypertonie (50%), persistierende Hypertonie
- Tachykardie
- blasse Haut

→ gesteigerter Grundumsatz
- Schwitzen
- Tremor
- innere Unruhe
- feucht-kalte Haut

→ Bronchodilatation
- Dyspnoe

→ Blutzucker steigernde Wirkung
- diabetogene Stoffwechsellage

→ verminderte Peristaltik des Magen-Darm-Traktes
- Obstipation
- Übelkeit, Erbrechen

Komplikationen

- Herzinfarkt, Herzinsuffizienz
- Lungenödem
- Hirnödem

Labor

- sicherstes Verfahren: Nachweis von Vanillinmandelsäure im angesäuerten 24-Stunden Urin (Stoffwechselabbauprodukt von Adrenalin)
- Bestimmung der Katecholamine im Plasma, nur im Rahmen einer hypertensiven Krise sinnvoll

Therapie

- medikamentöse Behandlung einer hypertensiven Krise
- operative Entfernung des Tumors

2.6 Erkrankungen der Gonaden

2.6.1 Hypogonadismus

Definition

Fehlende oder verminderte endokrine Aktivität der Geschlechtsdrüsen

Ursachen

- genetische Störungen (Turner-Syndrom, Klinefelter-Syndrom)
- angeborene Fehlanlage, Kastration
- Hoden- bzw. Eierstockentzündung
- vaskuläre und traumatische Schädigungen
- Störungen auf der Ebene Hypothalamus/Hypophyse

Symptome

❶ *präpubertaler Hypogonadismus*
- Ausbleiben der Pubertät, sexueller Infantilismus, primäre Amenorrhoe, Eunuchismus
- Großwüchsigkeit (Epiphysenfugen bleiben lange offen)

❷ *postpubertaler Hypogonadismus*
- Zurückbildung primärer und sekundärer Geschlechtsmerkmale (reversibel)
- Hodenatrophie
- Verlust der Körperbehaarung
- Brust entwickelt sich zurück
- Amenorrhoe

- verminderte Körperkraft
- Fertilitätsstörungen
- Nachlassen von Libido und Potenz

Therapie

- Substitution der fehlenden Hormone

2.6.2 Gynäkomastie

Definition

Ein- oder beidseitige Vergrößerung der männlichen Brustdrüse infolge hormoneller Dysbalance mit Überwiegen der Östrogene

Ursachen

- physiologisch gesteigerte Östrogensekretion (z. B. in der Pubertät, im Alter, in der Neugeborenenzeit)
- Östrogentherapie
- Östrogen produzierende Tumoren
- Leberzirrhose (verminderter Östrogenabbau in der Leber)
- Androgenmangel (z. B. Anorchie, Hypogonadismus, Klinefelter-Syndrom)
- Medikamente

Therapie

- physiologische Gynäkomastie wird nicht behandelt
- Weglassen ursächlicher Medikamente
- operative Entfernung von Tumoren

2.6.3 Hirsutismus

Definition

Abnorme Vermehrung der androgenabhängigen Behaarung vom männlichen Typ (Oberlippe, Kinn, Brust, Oberschenkelinnenseite, Schamregion) bei Frauen

Ursachen

- idiopathisch (90% genetische Disposition mit normalem Testosteronspiegel)
- androgenproduzierende Ovarialtumore
- androgenproduzierende Nebennierenrindentumore
- Cushing-Syndrom
- Adrenogenitales Syndrom, Adipositas, Diabetes mellitus Typ II
- Medikamente

Therapie

- idiopathisch: kosmetische Haarentfernung, Ovulationshemmer
- operative Entfernung androgenproduzierender Tumore
- Behandlung des Cushing-Syndroms, Adrenogenitalen Syndroms

2.7 Erkrankungen des endokrinen Teils des Pankreas

2.7.1 Diabetes mellitus

(Diabetes = hindurchgehen; mellitus = mit Honig gesüßt)

Definition

Sammelbezeichnung für Störungen des Kohlenhydratstoffwechsels, die durch einen erhöhten Glukosegehalt im Blut charakterisiert sind

Klassifizierung des Diabetes mellitus laut WHO 1985

1 Primärer Diabetes

Der primäre Diabetes mellitus wird nach verschiedenen Typen klassifiziert:

▶ **Typ I (Juveniler Diabetes)**
10% aller Diabetiker, Auftreten meist vor dem 40 Lebensjahr

Ursachen

- evtl. Autoimmunerkrankung; Antikörper richten sich gegen die B-Zellen des Pankreas oder gegen Insulin
- evtl. genetische Disposition (HLA DR 3/DR 4 bei 90% positiv)

Spezieller Lernhinweis

Dieser Typ ist **absolut** insulinpflichtig

▶ **Typ II**
90% aller Diabetiker, Auftreten meist nach dem 40 Lebensjahr

▶ **Typ II a (Alters- oder Erschöpfungsdiabetes)**
ca. 10% des Typ II

Ursachen

- bei Glukosezufuhr verzögerte Insulinresponse

Spezieller Lernhinweis

Dieser Typ ist im Vorfeld **nicht insulinpflichtig**

▶ **Typ IIb (Wohlstandssyndrom)**
ca. 80% des Typ II

Ursachen

- herabgesetzte Insulinwirkung an den Zellrezeptoren
- genetische Veranlagung

Pathomechanismus Typ IIb

Überernährung mit Adipositas sind die entscheidenden Manifestationsfaktoren. Ständig erhöhte Glukosekonzentrationen im Serum führen zu ständig erhöhten Insulinausschüttungen. Die erhöhte Insulinkonzentration führt zu einer Abnahme der Zellrezeptoren (Downregulation). Die Reduktion der Rezeptorzahl pro Zelle ist somit eine erneute Folge des Hyperinsulinismus. Ist die Kapazität der B-Zellen erschöpft, kommt es zu einem manifesten Diabetes mellitus. Durch Absinken des Insulinspiegels erhöht sich die Rezeptorzahl wieder, d. h. dieser Typ kann sich regenerieren, vorausgesetzt, die Patienten nehmen ab und halten Diät.

Spezieller Lernhinweis:

Dieser Typ ist im Vorfeld **nicht insulinpflichtig**

② **Sekundärer Diabetes**

▶ *Pankreaserkrankungen*
- chronische Pankreatitis
- Pankreatektomie
- Karzinome im Pankreasschwanz/-korpus
- Hämochromatose

▶ *Endokrine Entgleisungen*
- Akromegalie
- M. Cushing
- Phäochromozytom
- Hyperthyreose

▶ *medikamentös induziert*

▶ *Diabetes bei Mangelernährung* (Sonderform in den armen Ländern)

▶ *Schwangerschaftsdiabetes*

③ **Pathologische Glukosetolerenz**

Patienten mit pathologischer Glukosetoleranz zeigen ein erhöhtes Risiko für die Entstehung eines Typ II Diabetes und gehören zum Formenkreis des *metabolischen Syndroms*

- mit Adipositas
- ohne Adipositas
- durch Erkrankungen (s. o.)

Unspezifische Allgemeinsymptome aller Diabetesformen

- Polyurie (vermehrtes Wasserlassen durch Hyperglycämie mit osmotischer Diurese)
- Polydipsie
- Gewichtsverlust (katabole Vorgänge werden begünstigt, anabole gehemmt; betrifft Typ I)
- Müdigkeit, Leistungsminderung, Adynamie (durch gestörte Glukoseutilisation)
- Sehstörungen, nächtliche Wadenkrämpfe (infolge Störungen im Elektrolyt- und Wasserhaushalt)
- schwaches Immunsystem
- Potenzstörungen, Amenorrhoe

Hauterscheinungen

- trockene, turgorarme Haut und Schleimhaut
- Pilzinfektionen
- schlechte Heilungstendenz des Gewebes
- Juckreiz
- Furunkelbildung

Spezielle Symptomatik des Typ I-Diabetikers

- schlanker Typ (Alter meist zwischen 15–24 Jahre)
- rasche Entwicklung
- rapider Gewichtsverlust
- Ketonurie

Therapie

- Insulin

Spezielle Symptomatik des Typ IIa-Diabetikers

- normalgewichtiger Typ
- langsame Entwicklung, relativ unscheinbar

Therapie

- orale Antidiabetika
- evtl. Insulin

Spezielle Symptomatik des Typ IIb-Diabetikers

- übergewichtiger Typ
- langsame Entwicklung
- bei Diagnosestellung sind oft schon Komplikationen vorhanden

Therapie

- Diät
- orale Antidiabetika
- evtl. Insulin

Spezieller Lernhinweis:

Wirkungsweise der oralen Antidiabetika (z. B. Sulfonylharnstoffe)

- Stimulierung der Insulinsekretion des Pankreas
- Vermehrung der Insulinrezeptoren

2.7.1.1 Komplikationen des Diabetes mellitus

A) Mikroangiopathie

Eine mit Permeabilitätsstörungen einhergehende Verdickung der Basalmembran von Kapillaren. Die durch die Blutzuckererhöhung bedingte Glykosylierung von Proteinen der Basalmembran scheint eine Rolle bei der Entstehung von Mikroangiopathien zu spielen. Es kommt zu 4 typischen Manifestationsformen:

❶ **Retinopathie (Netzhauterkrankung)**

Nach 10 Jahren bestehendem Diabetes mellitus erblinden 50%, nach 20 Jahren 80% (häufigste Ursache für Erblindung)

- Augenhintergrundveränderungen
- Sehbeeinträchtigung (verzerrtes, verschwommenes Sehen) bis zur Erblindung

❷ **Diabetische Nephropathie**

- Glomerulosklerose (Kimmelstiel-Wilson) mit erhöhter Filtrationsrate und Proteinurie bis hin zum Nephrotischen Syndrom
- chronische Pyelonephritis (Neigung zu Harnwegsinfekten)
- Niereninsuffizienz

❸ **Diabetische Neuropathie (bei 50% aller Diabetiker)**

Evtl. aufgrund von Mikrozirkulationsstörungen der Vasa nervorum (kleine Blutgefäße, die für die Versorgung der Nerven zuständig sind)

a) Periphere sensomotorische Polyneuropathie

- Handschuh- und Strumpfparästhesien, „burning feet“ (symmetrisch rechts und links)
- vermindertes Vibrationsempfinden, Areflexie, motorische Störungen

b) Neuropathie des vegetativen Nervensystems

▶ *Cardioneuropathie (Vagusschädigung)*
- Ruhetachykardie
- schmerzlose Herzinfarkte
- verminderte Herzfrequenzvariabilität bis zur Frequenzstarre

▶ *Neuropathie des Magen-Darm-Traktes (Parasympathische Schädigung)*
- Ösophagusmotilitätsstörungen, evtl. mit Dysphagie
- Gastroparese mit Völlegefühl, Druck im Oberbauch
- verminderte Sekretion von Magensäure und Pankreasenzymen
- Neuropathie des Darms mit postprandialer Diarrhoe im Wechsel mit Obstipation
- fehlende hormonelle Gegenregulation bei Hypoglykämie

▶ *Neuropathie des Urogenitaltraktes (Schädigung des Parasympathikus)*
- Blasenentleerungsstörungen, mit Prädisposition zu Harnwegsinfekten
- Erektile Impotenz

▶ *Neuropathie der Pupillen*
- gestörte Pupillenreflexe (herabgesetzte Mydriasegeschwindigkeit)

▶ *Neuropathie des Gefäßsystems (Sympathikusschädigung)*
- orthostatische Hypotonie (positiver Schellong-Test)

▶ *Neuropathie der Haut*
- trockene, atrophische Haut der Füße, neuropathisches Ulkus an Druckstellen des Fußes (Ferse, Fußballen)

❹ **Diabetisches Gangrän**

Verursacht durch Neuropathie, Mikroangiopathie, Abwehrschwäche für Infekte und Osteoarthropathie Typ Charcot

- infizierte, schmerzlose Druckulcera
- evtl. Nekrose an Zehen, Ferse und Fußballen ausgelöst durch fehlende oder falsche Fußpflege, enges Schuhwerk, Mikrotraumen

B) Makroangiopathien mit Früharteriosklerose(entspricht der Arteriosklerose des Nichtdiabetikers)

- arterielle Hypertonie
- koronare Herzkrankheit (stenosierende Arteriosklerose)
- Zerebralsklerose und ischämischer Hirninfarkt
- periphere arterielle Verschlußkrankheit

Spezieller Lernhinweis:

Der Schmerz als Warnsymptom fehlt oft infolge begleitender Neuropathie!

C) Resistenzminderung mit Neigung zu bakteriellen Haut- und Harnwegsinfekten

D) Hypertriglyzeridämie und Fettleber

E) Coma diabeticum und hypoglykämischer Schock

2.7.1.2 Diagnose Diabetes mellitus

❶ **Blutzuckerbestimmung**

▶ *Normbereich* für den Nüchternblutzucker: 70–100 mg/dl (Blutentnahme erfolgt aus der Fingerbeere, mit einem Blutzuckermeßgerät kann die Glukosekonzentration ermittelt werden)

- erhält man einen Wert zwischen **100–120 mg/dl** (pathologische Toleranz), so ist der orale Glukosetoleranztest **indiziert**
- erhält man einen Nüchternblutzuckerwert > **120 mg/dl**, so ist der orale Glukosetoleranztest **kontraindiziert** (Gefahr der Hyperglykämie!)

❷ **Oraler Glukosetoleranztest (OGT)**

▶ *Vorbedingungen*
- 3 Tage vor dem Test tägliche Aufnahme von mindestens 150 g Kohlenhydraten (kein Hungerzustand)
- 10–14 h vor dem Test nüchtern bleiben
- keine febrilen Erkrankungen
- bei Frauen nicht zum Zeitpunkt der Menstruation
- es dürfen keine Störfaktoren vorliegen z. B. Herzinfarkt, lange Bettlägerigkeit, blutzuckersteigernde Medikamente etc.

▶ *Durchführung*
- Gabe von 75 g Glukose (oder gleichwertiges Oligosaccharidgemisch) **nach** einer Nüchternblutentnahme
- nach 120 min. wird nochmals Blut entnommen

	Normal	Pathologische Toleranz	Diabetes mellitus
nüchtern	70–100	100–120	> 120
2 h-Wert im OGT	< 140	140–200	> 200

❸ **Glukosebestimmung im Urin**

▶ Die normale Nierenschwelle für Glukose liegt bei 160–180 mg/dl

Zur Therapiekontrolle sollte jeder Diabetiker seine individuelle Nierenschwelle bestimmen;

Spezieller Lernhinweis:

Eine Glukosurie ist nicht beweisend für einen manifesten Diabetes mellitus

- liegt eine diabetische Nephropathie vor, so kann die Nierenschwelle für Glukose erhöht sein (trotz Hyperglykämie, keine Glukosurie)
- umgekehrt kann es bei Normoglykämie in Folge einer tubulären Funktionsstörung (renaler Diabetes) zu einer Glukosurie kommen

❹ **Langzeitdiagnose** (Prophylaxe diabetischer Spätkomplikationen)

▶ Bestimmung des HbA_{1c}

Glukose lagert sich irreversibel an Hämoglobinmoleküle an; dies erlaubt eine Beurteilung der Blutzuckerstoffwechsellage des Patienten für die Dauer der Erythrozytenüberlebenszeit („Blutzuckergedächtnis" der Erythrozyten). Bei guter Stoffwechsellage beträgt der HbA_{1c}-Anteil 6,5% (abhängig von Labormethode)

Therapie Diabetes mellitus

- Medikamente (Sulfonylharnstoffe, Insulin, u. a.); die Berechnung der täglichen Dosis erfolgt in Abhängigkeit von Geschlecht, Alter, körperlicher Aktivität, Typ etc.
- Diät (Zusammensetzung der Kost: 15% Eiweiß, 35% Fett, Rest Kohlenhydrate; Die Berechnung erfolgt in Broteinheiten; 12 g Kohlenhydrate entsprechen 25 g Brot, = 1 Broteinheit); keine großen, sondern kleine Mahlzeiten.
- körperliche Aktivität (erhöht die Sensitivität der Muskeln für Insulin)
- bei übergewichtigen Diabetikern Gewichtsreduzierung

→ Ziel ist eine optimale Blutzuckereinstellung, um Spätfolgen hinauszuzögern bzw. zu vermeiden; eine ständige Patientenüberwachung (Diabetesparameter, Augenbefunde) ist unerläßlich

2.7.2 Hyperglykämisches Koma (Coma diabeticum)

Definition

Stark erhöhte Glukosekonzentration im Blut infolge absolutem oder relativen Insulinmangel (Obwohl nur 10–20% bewußtlos sind, wird häufig unabhängig vom Grad der Bewußtseinstrübung von einem Koma gesprochen)

Ursachen

- Erstmanifestation eines bisher unerkannten Diabetes (25%)
- vergessene Insulininjektion
- erhöhter Insulinbedarf (Infekt, Diätfehler, Operation, Unfall, Gravidität, gastrointestinale Erkrankungen, Herzinfarkt, Hyperthyreose, Medikamente)
- endokrine Störungen

Spezieller Lernhinweis:

Infektionen stellen die häufigste auslösende Ursache dar (40%)!!

❶ Ketoazidotisches Koma (bei 25% Erstmanifestation, typisch für Typ I)

Definition

Absoluter Insulinmangel, Glukose > 300–700 mg/dl, *Lipolyse enthemmt*

Symptome

- Azetongeruch
- metabolische Azidose mit Kußmaulatmung

❷ Hyperosmolares Koma (typisch für Typ II)

Definition

Relativer Insulinmangel (Glukose > 700 mg/dl), *Lipolyse gehemmt* durch noch vorhandenes Insulin

Symptome (gelten auch für das ketoazidotische Koma)

- schleichender langsamer Beginn (Stunden – Tage)
- Appetitlosigkeit, Erbrechen
- Polyurie, Polydipsie
- Schwäche, Tachypnoe
- Exsikkose mit nicht verstreichenden Hautfalten, Hypotonie
- Schockentwicklung (Blutdruck ↓, Puls ↑)
- später Oligurie-Anurie
- trockene Schleimhäute
- weiche Augenbulbi
- verwaschene Sprache
- Hypokaliämiezeichen, Rhythmusstörungen
- Somnolenz bis Koma

Therapie

- **Insulingabe** (darf nur vom Arzt verabreicht werden! Der Patient könnte sich kurz vorher Insulin gespritzt haben, Gefahr der Hypoglykämie!)
- Volumensubstitution
- gegen Azidose evtl. Bikarbonat
- Elektrolytausgleich

2.7.3 Hypoglykämischer Schock

Definition

Sinken der Blutglukosekonzentration unter einen kritischen Wert < 50 mg/dl

Ursachen

- Überdosierung von Insulin oder Sulfonylharnstoffen
- starke körperliche Belastung
- Alkoholgenuß (Alkohol hemmt die Glukoneogenese)
- Interferenz mit blutzuckersenkenden Mitteln
- verminderte Nahrungsaufnahme (auch starkes Erbrechen, Diarrhoe)
- Malabsorptionssyndrom
- Spätdumping-Syndrom
- schwere Lebererkrankungen (verminderte Gluconeogenese)
- Insuffizienz von NNR oder HVL (Ausfall kontrainsulinärer Hormone)
- renaler Diabetes mellitus (Niere verliert Glukose)

> *Spezieller Lernhinweis:*
>
> Häufigste Ursache ist eine Überdosierung von Insulin!

Pathomechanismus

Die Nervenzellen sind die einzigen Zellen des Organismus, die unabhängig von Insulin Glukose aufnehmen können. Im Gegensatz zum hyperglykämischen Koma (reichlich Glukose vorhanden), reagiert das Nervensystem auf die geringe Glukosekonzentration im Blut. Glukose ist die einzige Energiequelle für den Hirnstoffwechsel; hohe Empfindlichkeit des Gehirns gegenüber Hypoglykämie!

Symptome

- plötzliche rasche Entwicklung

→ Parasympathikotone Reaktion

- Heißhunger
- Übelkeit, Erbrechen
- Schwäche

→ Sympathikotone Reaktion

- Unruhe
- Schwitzen, Tachykardie, Tremor
- Mydriasis
- Hypertonus

→ Zentralnervöse Störung (neuroglykopenisches Syndrom)

- Kopfschmerzen
- Endokrines Psychosyndrom (Verwirrtheit, Reizbarkeit, Konzentrationsschwäche)
- Koordinationsstörungen
- Primitive Automatismen (Grimassieren, Greifen, Schmatzen)
- Schüttelkrampf
- fokale Zeichen (Hemiplegien, Aphasie, Doppelbildersehen)
- Somnolenz, Koma, zentrale Atem- und Kreislaufstörungen

Therapie

- Glukose oral oder i. v. 40%ige Glukoselösung

VI. Harnsystem

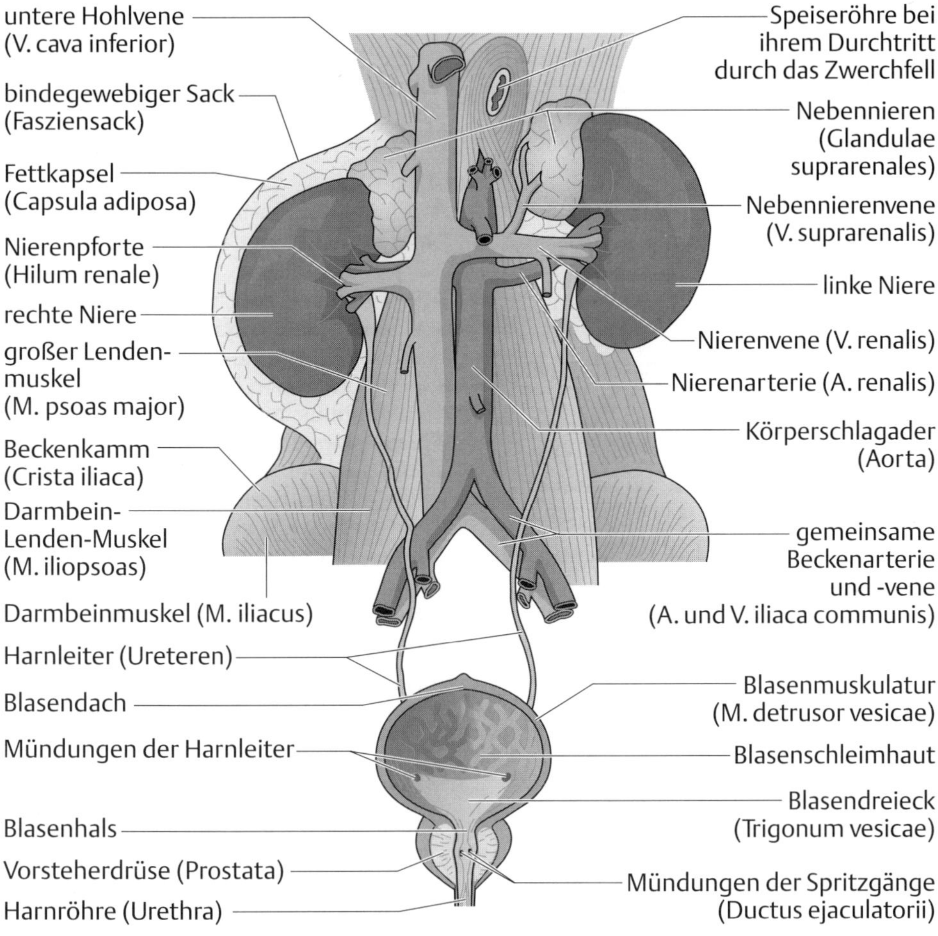

Abb. 7 **Männliche Harnorgane**

1 Anatomie, Physiologie

Die Hauptaufgabe der Nieren liegt in der Bildung und Ausscheidung des Harns.

▶ Damit erfüllen die Nieren u. a. mehrere **lebenswichtige Aufgaben:**

- Ausscheidung von Stoffwechselendprodukten (harnpflichtige Substanzen, insbesondere des Eiweißstoffwechsels)
- Ausscheidung von Fremdsubstanzen, wie z. B. Medikamente oder Umweltgifte
- Aufrechterhaltung der Elektrolytkonzentration *(Isoionie)*
- Aufrechterhaltung des Wasserhaushaltes *(Isohydrie)*
- Aufrechterhaltung des osmotischen Drucks *(Isotonie)*
- Aufrechterhaltung des Säure-Basen-Gleichgewichts
- Bildung der Hormone *Renin* (beeinflußt Elektrolythaushalt und Blutdruck) und *Erytropoetin* (stimuliert bei O_2-Mangel die Blutbildung)
- Umwandlung von Vitamin D in die aktive Form

▷ Der Harnapparat setzt sich aus folgenden Abschnitten zusammen:

❶ *Harnproduzierende Organe*
- 2 Nieren (Renes)

❷ *Harnableitende Organe*
- 2 Harnleitern (Ureter)
- 1 Harnblase (Vesica urinaria)
- 1 Harnröhre (Urethra)

1.1 Harnproduzierende Organe – Die Nieren (Renes)

1.1.1 Lage und Bau

- die beiden Nieren liegen paarig links und rechts der Wirbelsäule unter dem Zwerchfell im Retroperitonealraum
- sie werden von der letzten Rippe halbiert (oberer Nierenpol liegt in Höhe Th 12, der untere Nierenpol liegt in Höhe L 3)
- sie besitzen keinen eigenen Aufhängeapparat, sondern werden durch die Nierenfettkapsel *(Capsula adiposa)* und durch die Nierengefäße *(A. renalis* und *V. renalis)* in ihrer Lage gehalten

1.1.1.1 Makroskopie

- eine Niere ist ca. 11 cm lang, 7 cm breit und 4 cm hoch; sie wiegt ca. 150 g

Spezieller Lernhinweis:

Merke! „4711“
4 cm hoch, 11 cm lang, 7 cm breit sind die Maße der Niere

- ihre bohnenähnliche Form weist nach lateral einen konvexen Rand und nach medial eine konkave Krümmung auf
- in der konkaven Krümmung befindet sich der Nierenhilus; hier treten Nierenarterie, Nierenvene, Nerven, Lymphgefäße und Ureter ein und aus. Der Ureter verbindet das Nierenbecken mit der Harnblase
- die äußerste Schicht der Niere ist eine derbe Kapsel *(Capsula fibrosa)*
- schneidet man eine Niere der Länge nach auf, so erkennt man 3 Zonen (von außen nach innen):

❶ Nierenrinde *(Cortex renalis)*
❷ Nierenmark *(Medulla renalis)*
❸ Nierenbecken *(Pelvis renalis)*

- Ausläufer der Rinde reichen hinunter bis zum Nierenbecken und unterteilen die Markschicht in 8–16 kegelförmige Markpyramiden, deren Spitzen (Nierenpapillen) zum Nierenhilus zeigen
- je 1–2 Nierenpapillen werden von schlauchförmigen Nierenkelchen überzogen
- insgesamt 8–10 Nierenkelche vereinigen sich zum Nierenbecken, welches den fertigen Urin auffängt
- über die Harnleiter wird der Urin zur Harnblase, dann über die Harnröhre nach außen befördert

1.1.1.2 Mikroskopie

In der Nierenrinde und im Nierenmark befinden sich ca. 1,5 Mio. Nephrone

A. Das Nephron

Ein Nephron ist die kleinste funktionelle Einheit der Niere, in der die Harnbildung stattfindet; ein Nephron setzt sich aus dem Glomerulum und dem Tubulusapparat zusammen

❶ *das Glomerulum*

- ist ein Kapillarknäuel und liegt zusammen mit den ungeraden Anteilen des Tubulusapparates in der Nierenrinde
- das zuleitende Gefäß ist das *Vas afferens*, das ableitende Gefäß das *Vas efferens* → Gefäßpol
- umgeben ist das Glomerulum von einer Art „doppelwandigem Becher" → *Bowmankapsel*
- das innere Blatt der Bowmankapsel umhüllt das Glomerulum und dient zusammen mit dem Kapillarendothel des Glomerulums als Filtermembran
- als *Kapselraum* bezeichnet man den Raum zwischen äußerem und innerem Blatt der Bowmankapsel
- an den unteren Teil der Bowmankapsel schließt sich der Tubulusapparat an → Harnpol

Aufgabe

- Bildung des Primärharns (ca. 150 l pro Tag)

❷ *der Tubulusapparat*

- der Tubulusapparat wird in 3 Abschnitte unterteilt und liegt mit seinen geraden Anteilen im Nierenmark:

→ proximaler Tubulus
→ Henle-Schleife
→ distaler Tubulus

- der proximale Tubulus schließt direkt an die Bowmankapsel an; er beginnt mit einem stark gewundenen Teil, der in einen gestreckt verlaufenden Teil übergeht
- daran schließt sich ein haarnadelförmiger Kanälchenabschnitt an → Henle-Schleife
- die Henle-Schleife geht in den distalen Tubulus über, der erst gerade nach oben zieht, sich in Höhe des Glomerulums aufwindet und letztendlich in ein Sammelrohr mündet

Aufgabe

- Bildung des Endharns (ca. 1,5 l pro Tag)

B. Die Sammelrohre

- die Sammelrohre eines jeden Nephrons vereinigen sich zu immer größer werdenden Rohren, durch die der Harn zur Nierenpapille der betreffenden Markpyramiden weitergeleitet wird
- so erreicht der Endharn *(Sekundärharn)* das Nierenbecken, welches den Urin auffängt

Aufgabe

- Weiterleitung des Endharns in das Nierenbecken

C. Der juxtaglomeruläre Apparat

▷ In der Kontaktzone zwischen zuführender Arteriole und distalem Tubulusabschnitt befinden sich besondere Zellhaufen, die den juxtaglomerulären Apparat bilden. Hier werden die Hormone Renin und Erythropoetin gebildet:

❶ *Renin*

- Natriummangel oder Blutdruckabfall bewirken eine Freisetzung von Renin in den Blutkreislauf
- Renin ist das erste Hormon, welches eine Kaskade von anderen Hormonen in Gang setzt, um letztendlich Aldosteron freizusetzen (siehe „Harnproduktion")

❷ *Erythropoetin* (syn.: Erythropoetischer Faktor = EPF)

- Sauerstoffmangel im Blut bewirkt eine Freisetzung von EPF; es fördert den Differenzierungs- und Reifungsprozeß der Erythrozyten im Knochenmark

1.1.1.3 Die Blutversorgung der Nieren

Pro Tag fließen ca. 1500 l Blut durch die Nieren, die dieses kontrolliert und reinigt. Um dies zu gewährleisten, werden die Nieren durch ein kompliziert aufgebautes Gefäßsystem versorgt

- aus der Bauchaorta spaltet sich je eine Schlagader ab: A. renalis dextra und A. renalis sinistra
- nach Eintritt in die Niere verzweigen sie sich in die Zwischenlappenarterien (Aa. interlobares)
- an der Basis der Markpyramiden entspringen den Zwischenlappenarterien arkadenförmige Äste (Bogenarterien = Aa. acuratae), aus denen sich wiederum die Zwischenläppchenarterien (Aa. interlobulares) fortsetzen
- aus den Zwischenläppchenarterien entspringen Arteriolen, die als zuleitendes Gefäß (Vas afferens) zur eigentlichen Filterstation, dem Glomerulum ziehen
- vom Glomerulum weg zieht eine abführende Arteriole (Vas efferens)

- die fortführenden Gefäße des Vas efferens (Vasa recta) umspinnen den Tubulusapparat, so daß hier dem Primärharn lebenswichtige Stoffe wieder entzogen werden können (Aufbereitung des Primärharns zu Endharn)
- letztendich münden sie in eine Venole, die parallel zu o. g. Arterien in die V. renalis abfließt

1.1.2 Die Harnproduktion

1.1.2.1 Produktion des Primärharns

- durch die Poren des Glomerulums und des inneren Blattes der Bowmankapsel wird das Blut gefiltert (es werden alle Substanzen abgefiltert, die kleiner sind als Albumin) und zwar nur wasserlösliche Substanzen:

→ Wasser,
→ Elektrolyte,
→ harnpflichtige Substanzen,
→ Abbauprodukte,
→ Nährstoffe;

Spezieller Lernhinweis

Da auch lebenswichtige Substanzen abgefiltert werden, spricht man hier von einer *unselektiven Filtration*

- im Rahmen eines Blutdrucks von 80–190 mmHg reguliert die glatte Muskulatur der zu- und ableitenden Gefäße (Vas afferens und Vas efferens) den *glomerulären* Blutdruck gerade so, daß er 50 mmHg beträgt
- der Primärharn wird in der Bowmankapsel aufgefangen und in das anschließende Tubulussystem weitergeleitet
- das vorher schadstoffreiche *(aber auch nährstoffreiche!)* Blut des Vas afferens, mündet nach Passieren des Glomerulums in das Vas efferens; das Blut ist jetzt schadstoffarm *(aber auch nährstoffarm!)*

Der glomeruläre Filtrationsdruck

Der *glomeruläre Filtrationsdruck* entspricht nicht dem Blutdruck in den Glomeruli von 50 mmHg, da ihm noch 2 Kräfte gegenüberstehen:

❶ der kolloidosmotische Druck des Blutes von 25 mmHg
❷ der hydrostatische Druck in der Bowmankapsel von 17 mmHg

Zu Errechnung des effektiven Filtrationsdrucks muß man vom glomerulären Blutdruck den kolloidosmotischen Druck des Blutes und den hydrostatischen Druck in der Bowmankapsel abziehen, so daß der effektive Filtrationsdruck in den Glomeruli 8 mmHg beträgt.

1.1.2.2 Produktion des Endharns

- Im Tubulusapparat wird der Primärharn aufbereitet; die Schadstoffe verbleiben im Tubulusapparat, Wasser und Nährstoffe werden über die Vasa recta rückresorbiert
- dieser Prozeß erfolgt mittels *aktiver* und *passiver Transportprozesse* und der feinregulierenden Wirkung von *Hormonen.* An den unterschiedlichen Abschnitten des Tubulusapparates finden folgende Resorptionsvorgänge statt:

a) proximaler Tubulus

- hier findet die Grobaufbereitung des Harns statt; 70–95% des Glomerulumfiltrats werden durch aktive und passive Transportprozesse zurückgewonnen (v. a. Glucose, Aminosäuren, Natrium, Kalium, Magnesium, Chlor, Bikarbonat, Wasser)
- über die Vasa recta findet ebenfalls eine aktive Sekretion von körperfremden (z. B. Penicillin) als auch körpereigenen Stoffen statt
- je nach Bedarf reguliert *Parathormon* die Rückresorption von Calcium oder Phosphat (siehe Kapitel **„Endokrinologie"**)

b) Henle-Schleife

- besteht aus einer semipermeablen Membran, durch die mittels osmotischer Prozesse Wasser zurückresorbiert wird

c) distaler Tubulus

- im distalen Tubulus findet die Feineinstellung des *Wasser*-und Elektrolytbedarfs des Körpers statt. Dies geschieht mittels folgender Hormone:

❶ *Aldosteron*
  - fördert die Natrium- und Wasserrückresorption; im Austausch dafür wird Kalium- und Wasserstoff ausgeschieden

Spezieller Lernhinweis:

Aldosteron ist ein Hormon der Nebenniere. Freigesetzt wird es erst, wenn eine *Hormonkaskade* in Gang gesetzt worden ist, die initial durch einen Blutdruckabfall oder Natriummangel gestartet wird:

Renin-Angiotensin-Aldosteron-System (RAAS)

- die Zellen des juxtaglomerulären Apparates registrieren einen Blutdruckabfall und schütten das Hormon **Renin** in den Blutkreislauf
- **Angiotensinogen** (Bildungsort: Leber) reagiert mit Renin zu **Angiotensin I**

Spezieller Lernhinweis (Fortsetzung):

- **ACE** = Angiotensin converting enzyme (Bildungsort: Lunge) reagiert mit Angiotensin I zu **Angiotensin II**
- Angiotensin II bewirkt
  1. Vasokonstriktion (stärkste vasokonstriktorisch wirksame Substanz)
  2. Freisetzungsreiz von **Aldosteron** aus der Nebennierenrinde, mit dem Effekt der Blutdruckerhöhung (Wasser- und Natriumrückresorption)

2. *ANF (Atrialer natriuretischer Faktor)*
   - dient der Natrium- und Wasserausscheidung

Spezieller Lernhinweis:

ANF ist ein Gegenspieler von Aldosteron und bewirkt am Tubulusapparat eine Ausscheidung von Natrium; ANF wird im Vorhof des rechten Herzens gebildet und durch einen erhöhten Blutdruck freigesetzt

3. *Adiuretin (ADH)*
   - bewirkt eine Wasserrückresorption (siehe Kapitel **„Endokrinologie"**)

1.1.2.3 Zusammensetzung des Endharns

Pro Tag werden ca. 1,5 l Endharn ausgeschieden. Er besteht aus:

- Wasser (95%)
- organische und anorganische Salze
- Urobilinogen
- Harnpflichtige Substanzen:
  1. Harnstoff als Stoffwechselendprodukt des Eiweißstoffwechsels (ca. 30–40 g pro Tag)
  2. Harnsäure, die aus dem Purinstoffwechsel (Nucleinsäure der Zellkerne) stammt (ca. 1 g pro Tag)
  3. Kreatinin, Abfallprodukt des Muskelstoffwechsels (1–2 g pro Tag)

Spezieller Lernhinweis:

1500 l Blut fließt täglich durch die Nieren
150 l Primärharn werden täglich gebildet
1,5 l Endharn werden täglich produziert
1,5 Mio. Nephrone sind in jeder Niere
150 g wiegt eine Niere
150 mg physiologische Eiweißausscheidung pro Tag

1.2 Harnableitende Organe

1.2.1 Harnleiter (Ureter)

- die Harnleiter beginnen in Höhe L 1, liegen im Retroperitonealraum und ziehen als 30 cm lange und 2–3 mm dicke Schläuche in das kleine Becken; sie verbinden das Nierenbecken mit der Harnblase

Wandaufbau (von innen nach außen)

- innere Schleimhautschicht (Urothel oder Übergangsepithel)
- Submukosa (bindegewebige Schicht)
- mittlere Muskelschicht (innere Längs- und äußere Ringmuskulatur); die Muskulatur führt pro Minute 1–5 peristaltische Bewegungen aus, damit der Urintransport nicht der Schwerkraft überlassen wird
- Adventitia (bindegewebige Hülle)

→ die Harnleiter münden seitlich hinten in die Harnblase ein; die Einmündungsstelle ist eine klappenähnliche Schleimhautfalte mit ventilähnlicher Wirkung (sie verhindert das Zurückströmen des Urins)

Aufgabe

- durch je einen Harnleiter wird der Harn aus dem Nierenbecken in die Harnblase befördert

1.2.2 Harnblase (Vesica urinaria)

- die Harnblase liegt unterhalb des Bauchraumes, vorne im kleinen Becken hinter der Schambeinfuge und unterhalb des Dünndarms

Wandaufbau (von innen nach außen)

- innere Schleimhautschicht (Urothel oder Übergangsepithel)
- Submukosa (bindegewebige Schicht)
- mittlere Muskelschicht (3-schichtig, wenig voneinander abgrenzbar); der Spannungszustand paßt sich ständig der Blasenfüllung an
- Adventitia (bindegewebige Hülle)

→ im Bereich der Harnröhre verdicken sich die Fasern der glatten Muskulatur zu einem inneren Schließmuskel (M. sphincter internus); ein äußerer Schließmuskel besteht aus quergestreifter Muskulatur (M. sphincter externus)

- die Harnblase hat ein Fassungsvermögen von 400–500 ml

Spezieller Lernhinweis:
Ab ca. 150 ml Blaseninhalt verspürt man Harndrang

Aufgabe

- die Harnblase ist ein Sammelgefäß für den Urin

1.2.3 Harnröhre (Urethra)

- die Harnröhre liegt im kleinen Becken und setzt unterhalb der Harnblase an; sie zieht sich hinter der Symphyse zum Scheidenvorhof bzw. setzt sich in den Penis fort
- die Harnröhre des Mannes ist 20–25 cm lang und dient gleichzeitig als Harn-Samen-Röhre; die Harnröhre der Frau ist 5 cm lang

Wandaufbau

→ siehe „Harnleiter"

Aufgabe

- die Harnröhre befördert den Urin nach außen

1.3 Wasser-, Elektrolyt- und Säure-Basenhaushalt

1.3.1 Der Wasserhaushalt

Die genaue Regulation der Wasserrückresorption aus dem Glomerulumfiltrat ist für den Organismus lebenswichtig.

- der durchschnittliche Erwachsene nimmt täglich ca. 1,5 l Wasser durch Getränke und ca. 600 ml durch feste Nahrung zu sich
- ebenso fallen im Organismus durch Stoffwechselvorgänge 400 ml Oxidationswasser an
- diesen 2,5 l steht die Wasserausscheidung gegenüber:

→ über den Urin werden täglich 1,5 l
→ über den Stuhl 200 ml
→ über die Haut 300 ml und
→ über die Ausatemluft 500 ml Wasser abgegeben.

▷ Damit einer *Überwässerung* oder einer *Unterwässerung* entgegengewirkt wird, regulieren vor allem **ADH**, aber auch **Aldosteron** den Wasserbestand.

Symptome Hypervolämie	Symptome Hypovolämie
• Hypertonie und deren Folgen • Ödeme	• Exsikkose • Elektrolytverschiebungen • Schock

1.3.2 Der Elektrolythaushalt

Die physiologische Elektrolytkonzentration im Blutplasma muß konstant gehalten werden, um lebensgefährliche Flüssigkeitsverschiebungen (pH- Entgleisungen) zu vermeiden.

Die wichtigsten Elektrolyte sind:

- Natrium
- Kalium
- Calcium
- sowie Magnesium, Chlorid und Phosphat

Aufgabe von Natrium (Na^+)

- häufigstes Ion im *Extrazellularraum*
- Aufrechterhaltung des Flüssigkeitsgleichgewichtes
- Aufrechterhaltung des osmotischen Drucks

Symptome Hypernatriämie	Symptome Hyponatriämie
• Hypertonie und deren Folgen • Ödeme	• Hypovolämie • Übelkeit, Erbrechen, Salzhunger • Durchfall

Aufgabe von Kalium (K^+)

- häufigstes Kation des *Intrazellularraums*
- Kalium spielt eine wichtige Rolle bei der Entstehung von Aktionspotentialen im Nervensystem (neuromuskuläre Erregungsübertragung) und am Herzen
- Kalium unterstützt den Insulintransport in die Zellen

Symptome Hyperkaliämie	Symptome Hypokaliämie
• Muskelzuckungen	• Muskelschwäche, Muskelschmerzen
• Parästhesien bis Paralyse	• Parästhesien bis Paralyse
• Reflexe erhöht	• Reflexe erniedrigt
• Herzrhythmusstörungen bis Herzstillstand	• Herzrhythmusstörungen bis Herzflimmern
• Bradykardie	• Tachykardie
• Azidose	• Alkalose
• Durchfall	• Obstipation

Aufgabe von Calcium (Ca)

- hilft bei der elektromechanischen Kopplung in der Muskelzelle
- unterstützt Erregungsleitung und Erregungsbildung am Herzen
- dient als Knochenbausubstanz und für den Aufbau der Zähne
- Gerinnungsfaktor
- Calcium besitzt eine antiallergische, antientzündliche und gefäßabdichtende Wirkung

Symptome Hyperkalzämie	Symptome Hypokalzämie
• Herzrhythmusstörungen • Arteriosklerose • Übelkeit, Erbrechen, Neigung zu gastrointestinalen Geschwüren, Pankreatitis, Obstipation • Osteomalazie (Ursache Hyperparathyreoidismus) • schwache Reflexe • schwache Muskulatur	• Tetanie • Übererregbarkeit • erhöhte Reflexe • Parästhesien • positives Trousseau-Zeichen • positives Chvostek-Zeichen

1.4 Untersuchungsmethoden

1 Anamnese
Störungen beim Wasserlassen und der Urinausscheidung:

- Polyurie = > 2000 ml Harn pro Tag
- Oligurie = < als 500 ml Harn pro Tag
- Anurie = < als 100 ml Harn pro Tag
- Pollakisurie = häufiger Harndrang mit geringen Harnmengen
- Dysurie = erschwertes Wasserlassen mit schwachem Harnstrahl

2 Inspektion

- Blässe (renale Anämie z. B. durch Erythropoetinmangel)
- Café-au-lait Hautverfärbung (Anämie mit Ablagerungen von Stoffwechselendprodukten bei Urämie)
- Ödeme (besonders im Gesicht und um die Augen)
- urämischer Foetor bei terminaler Niereninsuffizienz

3 Palpation

- tastbarer Nierentumor (Wilmstumor, evtl. Zystennieren)

4 Perkussion

- Klopfschmerz im Nierenlager

5 Auskultation

- Fließgeräusche über der A. renalis bei Nierenarterienstenose
- perikarditisches Reiben bei terminaler Niereninsuffizienz
- feuchte Rasselgeräusche über der Lunge (renales Lungenödem durch Überwässerung bei Urämie)

1.5 Labordiagnostik

1.5.1 Harnanalyse

Die Harnanalyse erfolgt mit einem Schnelltest durch Trockenchemie-Teststreifen. Nachfolgend werden 10 Parameter bestimmt:

1.5.1.1 Dichte bzw. spezifisches Gewicht

Normwerte: 1013 – 1028 g/l;
das spezifische Gewicht ist im Morgenurin am höchsten und wird hauptsächlich durch den Harnstoff bestimmt

Ursachen Dichte ↑	Ursachen Dichte ↓
• gesteigerter Wasserverbrauch (z. B. Fieber) • Diabetes mellitus (Glucosurie) • Proteinurie • nach Dursten	• Diabetes insipidus • erhöhte Wasserbelastung

1.5.1.2 pH-Wert

Normwerte: 4,8–7,9 (Idealwert: 5–6);
der pH-Wert ist stark nahrungsabhängig

Ursachen pH ↑	Ursachen pH ↓
• Harnwegsinfekte (Stoffwechselendprodukte der Bakterien wirken alkalisch) • vegetarische Ernährung	• bei „Fleischessern" • harnsaure Diathese

1.5.1.3 Leukozyten

Leukozyten im Urin geben einen Hinweis auf *Entzündungen* oder *Tumoren* der Niere oder der ableitenden Harnwege

Ursachen Leukozyten ↑
- Urethritis
- Zystitis
- Pyelonephritis
- Tumoren
- Nierentuberkulose

1.5.1.4 Nitrit

Nitrit ist eine chemische Umwandlung von *Nitrat*. Nitrat befindet sich im Boden, im Trinkwasser und in pflanzlicher Nahrung.

▷ Die meisten *bakteriellen* Erreger von Harnwegsinfekten, v. a. E. coli Bakterien reduzieren das im Harn vorhandene Nitrat zu Nitrit

Ursachen Nitrit ↑
- Urethritis
- Zystitis
- Pyelonephritis

Spezieller Lernhinweis:

Säurefeste Stäbchen (Mykobakterium tuberculosis), Trichomonaden, Chlamydien, Gonokokken, Viren und Pilze wandeln Nitrat nicht zu Nitrit um **(sterile Leukozyturie)!**

1.5.1.5 Eiweiß

Physiologische Ausscheidung: 150 mg pro Tag (zeigt keine Reaktion im Testfeld)

Ursachen Eiweiß ↑

❶ **prärenale Ursachen**
- Fieber
- Anstrengung, körperliche Arbeit, Marschproteinurie, Stress
- Hypertonie (s. Ursachen)
- Stauungsproteinurie (Rechtsherzinsuffizienz)
- Schwangerschaft
- EPH-Gestose
- Hyperlordosierung der LWS
- Nierenvenenthrombose

❷ **renale Ursachen**
- Nephrotisches Syndrom
- Glomerulonephritis
- Pyelonephritis
- Diabetische Nephropathie
- Nieren-Tbc
- Nierentumoren
- Zystenniere
- Phenacetin-Niere
- Kollagenosen und Amyloidose

❸ **postrenale Ursachen**
- Prostata-Karzinom
- Blasen-, Ureter- und Urethratumore

1.5.1.6 Glucose

Eine Glukosurie tritt erst dann auf, wenn der Nierenschwellenwert von 160–180 mg/dl überschritten wird

Ursachen Glucose ↑
- Diabetes mellitus
- extrem glucosereiche Nahrung
- Medikamente
- starke Schmerzen, z. B. akute Pankreatitis, Schlaganfall, Herzinfarkt
- Schwangerschaft (zu niedriger Schwellenwert)
- Stress
- Erkrankungen des endokrinen Systems (M. Cushing, Phäochromozytom, Akromegalie, Hyperthyreose)

1.5.1.7 Keton

Ketone sind Stoffwechselabbauprodukte der Lipolyse

Ursachen Keton ↑
- Diabetes mellitus Typ I
- Diät, Hungern
- Leberzirrhose

1.5.1.8 Urobilinogen

Urobilinogen entsteht beim Abbau von Hämoglobin (s. Kapitel **„Verdauungssystem, enterohepatischer Kreislauf"**)

Ursachen Urobilinogen ↑
- vermehrter Hämoglobinabbau (Hämolyse z. B. Malaria, hämolytische Anämie)
- Darmstenosen: Obstipation, Ileus
- Hepatitis

1.5.1.9 Bilirubin

Nur das *konjugierte* Bilirubin ist wasserlöslich und somit ausscheidungsfähig (siehe Kapitel **„Verdauungssystem"**)

Ursachen Bilirubin ↑
- Hepatitis
- intra- und extrahepatische Cholestase: Gallensteinleiden, Pankreaskopf-Karzinom etc.

1.5.1.10 Blut/Hämoglobin

Unter einer *Makrohämaturie* versteht man sichtbare Blutbeimengungen, eine *Mikrohämaturie* ist hingegen nicht sichtbar

Spezieller Lernhinweis:

Jede Hämaturie ist solange tumorverdächtig, bis das Gegenteil bewiesen wurde!!

Ursachen Hämaturie

❶ **prärenal**
- hämorrhagische Diathese (Antikoagulation, Thrombozytopenie, Angiopathie etc.)
- massive Hämolysen (Malaria, hämolytische Anämien etc.)
- Stauungsniere bei Rechtsherzinsuffizienz
- Marschhämaturie

❷ **renal**
- Nierentumoren
- Nephrolithiasis
- Glomerulonephritis
- Nieren-Tuberkulose
- evtl. Pyelonephritis
- Nierenverletzungen
- Zystenniere

❸ **postrenal**
- Tumoren der ableitenden Harnwege
- Urolithiasis
- evtl. Zystitis (selten)
- Prostata-Karzinom
- andere Tumoren der ableitenden Harnwege

1.5.2 Harnsediment

▶ **Durchführung:**

Der frische Urin wird 5 min. bei 1000–1500 Umdrehungen zentrifugiert; der Bodensatz wird auf einen Objektträger gegeben, so daß unter einem Mikroskop der Überstand beurteilt werden kann

1.5.2.1 Kristalle

Kristalle haben selten eine pathologische Bedeutung, viele Kristalle können evtl. einen Hinweis auf *Nierensteine* geben

1.5.2.2 Zellen

Leukozyten → siehe „Leukozyturie“
Erythrozyten → siehe „Hämaturie“

1.5.2.3 Zylinder

Zylinder sind Ausgußpräparate des distalen Tubulus und deuten fast immer auf eine Nierenerkrankung hin

❶ *Hyaline Zylinder*
- Hinweis auf zu wenig Flüssigkeitszufuhr (Dehydratation)
- Proteinurie (Nephrotisches Syndrom)

❷ *Erythrozytenzylinder*
- typisch für eine Glomerulonephritis

❸ *Leukozytenzylinder*
- typisch bei chronischer Pyelonephritis

❹ *Epithelzylinder*
- entstehen durch Verschmelzung abgeschilferter Tubuluszellen; sie wandeln sich erst in granulierte Zylinder um, später in Wachszylinder. Sie sind für keine bestimmte Nierenerkrankung pathognomonisch.

1.5.3 Anlegen einer Harnkultur(Uricult®)

Der Uricult®-Test dient dem Nachweis von *Bakterien*

▶ **Durchführung:**

ein mit Agarnährboden beschichteter Objektträger wird in den Urin eingetaucht und in ein mikrobiologisches Labor versandt
dort wird er bei 37° bebrütet, so daß nach 24 h eine Bakterienkultur entsteht, die als runde Herde auf dem Nährboden erkennbar ist

▶ Bei einem Nachweis von > 100 000 Bakterien *(Kass'sche Zahl)* spricht man von einer signifikanten *Bakteriurie.*

1.5.4 Ziehl-Neelsen-Färbung

Dient dem Nachweis von säurefesten Stäbchen *(Mykobacterium tuberculosis).*

- Bei einer Rotfärbung ist der Test positiv,
- bei einer Blaufärbung ist er negativ

1.5.5 Blutdiagnostik

Neben Veränderungen von Leukozyten und Erythrozyten werden im Rahmen einer Nierenerkrankung die *harnpflichtigen Substanzen*, die *Elektrolyte* und die *Eiweiße* bestimmt.

▷ Bester Parameter hinsichtlich eines Nierenfunktionsverlustes ist das *Kreatinin*, da es als Abfallprodukt aus dem Muskelstoffwechsel nahrungsunabhängig ist.

Spezieller Lernhinweis:

Die Kreatinin-Clearance

Die Kreatinin-Clearance ist ein spezielles Rechenverfahren und dient zur Erfassung leichterer Einschränkungen der Nierenfunktion bei noch normalen Retentionswerten im Blut.

Bis zu einer Einschränkung der glomerulären Filtrationsrate von 50% bleibt der Kreatininwert im Blut noch unverändert.

In diesem „blinden" Bereich läßt die Bestimmung der Kreatinin-Clearance eine genaue Einschätzung der Nierenfunktion zu.

▷ Ist die Kreatinin-Clearance erniedrigt, ist eine eingeschränkte Nierenfunktion nachgewiesen.

2 Pathologie

2.1 Harnwegsinfektionen

Physiologisch sind in der **Harnröhre** aufgrund der räumlichen Nähe zum Anus immer Erreger vorhanden.

In der **Harnblase,** in den **Harnleitern** und im **Nierenbecken** hingegen sollte der Urin steril sein; physiologisch wird durch die Diurese das Aufsteigen und die Vermehrung der Erreger verhindert. Eine Vermehrung und ein Ansteigen der Erreger führt zu Harnwegsinfektionen (Erregerspektrum: fast immer E. coli; andere Erreger: Klebsiella, Proteus, Enterokokken, Pseudomonas, Staphylokokken).

Ursachen

Prädisponierende Faktoren

❶ *Harnabflußstörungen*

→ *Obstruktionen*

- Nierensteine, Ureterstenosen, Ureterstrikturen, Tumoren
- Prostatahypertrophie
- Schwangerschaft
- Anatomische Anomalien

→ *Blasenfunktionsstörungen*

- neurologische Störungen (z. B. Querschnittslähmung, MS)
- defekte Ventilmechanismen der Ureter- und Urethramündungen

❷ *Stoffwechselstörungen*

- Diabetes mellitus
- Gicht
- Hyperkalzämie

❸ *sonstige Ursachen*

- Analgetikaabusus
- Instrumentationen an den Harnwegen (Katheter)
- Durchnässung, Unterkühlung (auch kalte Füße)
- Sexuelle Aktivität (Honeymoon-Zystitis der Frauen)
- Geringe Harnbildung bei Flüssigkeitsverlusten (Schwitzen)

Pathomechanismus

Bakterien wandern über die Harnröhre in die Blase bzw. über die Harnleiter in das Nierenbecken und Nierenparenchym, vermehren sich dort und verursachen eine entzündliche Reaktion

2.1.1 Zystitis

Definition

Schmerzhafte Entzündung der Harnblasenschleimhaut

Ursachen

- siehe „prädisponierende Ursachen"

→ häufiger bei Frauen infolge der kürzeren Harnröhre

Symptome

- Brennen beim Wasserlassen
- Dysurie
- Pollakisurie
- anhaltender Druckschmerz in der Blasengegend, evtl. auch Tenesmen

Komplikationen

- hämorrhagische Zystitis
- aszendierende Infektion mit Pyelonephritis
- Urosepsis **(lebensbedrohlich!)**

Urindiagnostik

- Leukozyten ↑, Nitrit ↑, pH-Wert: alkalisch

Uricult®-Test

- positiv

Therapie

- Anregung der Diurese, Trinkmenge > 2 l/Tag
- lokale Wärmeanwendung
- je nach Schweregrad Antibiotika

2.1.2 Akute Pyelonephritis

Definition

Akuter, in der Regel bakteriell bedingter aszendierender Infekt des Nierenbeckens und des Nierenparenchyms

Ursachen

- siehe „prädisponierende Ursachen"

Symptome

- Prodromale Symptome einer Zystitis mit höherer Entzündungsintensität
- Flankenschmerzen
- Fieber, evtl. mit Schüttelfrost, Erbrechen, Kopfschmerzen
- Schmerzen beim Wasserlassen
- evtl. Pyurie (Eiter im Urin)

→ Klopfschmerz im Nierenlager

Komplikationen

- Abszeßbildung
- Urosepsis
- chronische Pyelonephritis

Urindiagnostik

- spez. Gewicht ↑, Leukozyten ↑, Nitrit ↑, Protein ↑, pH-Wert: alkalisch

Uricult®-Test

- positiv

Sediment

- Leukozytenzylinder

Therapie

- Antibiotika
- strenge Bettruhe
- örtliche Wärme
- Flüssigkeitszufuhr > 2 l/Tag

2.1.3 Chronische Pyelonephritis

Definition

Über einen längeren Zeitraum, oft unmerklich verlaufende Pyelonephritis

Ursachen

- entwickelt sich meist nur bei Vorhandensein prädisponierender Faktoren, die den Harnfluß behindern oder bei Harnreflux
- rezidivierende Pyelonephritiden (nicht ausgeheilte Harnwegsinfekte)

Symptome

→ uncharakteristisch, oft jahrelang symptomlos

- Leistungsminderung und Abgeschlagenheit
- unklare Kopfschmerzen
- unklare Temperaturen
- unklare Hypertonie
- unklare Anämie
- Gewichtsverlust
- dumpfe Rückenschmerzen

Spezieller Lernhinweis:

Bei unklaren Fieberzuständen, unklarer Anämie und unklarer Hypertonie immer auch an eine chronische Pyelonephritis denken!

Komplikationen

- schleichender Beginn in eine Niereninsuffizienz (Patienten stellen sich oft mit Anzeichen einer Niereninsuffizienz vor, da meist keine bis unklare Symptome vorhanden sind!!)
- eitrige Nephritis und Nierenkarbunkel
- Urosepsis **(lebensbedrohlich!)**
- Schrumpfniere
- Hypertonie mit Folgekomplikationen

Urindiagnostik

- evtl. Leukozyten ↑, evtl. Nitrit ↑, evtl. Blut ↑

Uricult®-Test

- evtl. positiv

Sediment

- evtl. Leukozytenzylinder

Blut

- Retentionswerte: Harnstoff und Kreatinin erhöht
- Kreatinin-Clearance erniedrigt

Therapie

- Suche nach Abflußstörungen und Sanierung des Urogenitaltraktes
- Antibiotika nach Keimdiagnostik
- Behandlung der vorhandenen Komplikation

2.2 Abakterielle Harnwegsinfektionen

Definition

Abakterielle Entzündungen der Niere betreffen primär die Glomeruli. Bei ca. 90% der Glomerulonephritiden sind abgelagerte Immunkomplexe an den Glomeruli die Ursache. Man unterscheidet ca. 12 verschiedene Verlaufsformen mit unterschiedlicher Ausprägung der Symptome und unterschiedlicher Prognose; eine rapid progressive Glomerulonephritis nimmt z. B. einen rasanten

Verlauf und mündet nach einigen Monaten in eine Niereninsuffizienz; ein mildes Symptomenbild mit Ausheilung zeigt die „minimal change" Glomerulonephritis

2.2.1 Akute postinfektiöse Glomerulonephritis

Definition

Eine Anlagerung eines Antigen-Antikörper-Komplement-Komplexes an die Basalmembran der Glomeruli (und anderer Körperkapillaren)

Ursache

- Poststreptokokkeninfektion (β-hämolysierende Streptokokken der Gruppe A)

Pathomechanismus

Nach einer Ersterkrankung (z. B. Angina tonsillaris, Scharlach, Erysipel, Otitis media, Impetigo contagiosa → Erreger: β-hämolysierende Streptokokken Gruppe A) kommt es nach einer Latenzzeit von 1–4 Wochen zu einem erneuten Kranksein. Ursache sind nicht abgebaute Antigen-Antikörper-Komplement-Komplexe, die sich an die Glomeruli anlagern und dort eine Entzündung verursachen → entspricht einer *Allergie Typ III* (siehe Kapitel **„Blut und Abwehr"**)

Symptome

- Hypertonie (mit hoher Diastole > 100)
- Ödeme (besonders im Gesicht und um die Augenlider)
- beidseitig Schmerzen im Nierenlager (Nierenkapselspannung)
- Oligurie
- Kopf- und Gliederschmerzen
- Proteinurie und Hämaturie

Komplikationen

- Chronische Glomerulonephritis
- Nephrotisches Syndrom
- Niereninsuffizienz

Urindiagnostik

- spez. Gewicht ↑, Erythrozyten ↑, Protein ↑

Sediment

- Erythrozyten-Zylinder

Spezieller Lernhinweis:

Erythrozyten-Zylinder im Sediment sind beweisend für eine akute Glomerulonephritis

Therapie

- Antibiotika
- kontrollierte Trinkmenge (aufgrund Oligurie, Ödemen)
- Flüssigkeitsbilanzierung
- Bettruhe, körperliche Schonung
- Nachuntersuchung des Patienten über einige Jahre, um eine chronische Verlaufsform nicht zu übersehen

2.2.2 Chronisch progredientes Glomerulonephritis-Syndrom

Definition

Schleichend über Jahre voranschreitende Glomerulonephritis, oft aus ungeklärter Ursache (in der Mehrzahl der Fälle findet sich in der Anamnese keine akute Glomerulonephritis)

Verlaufsformen

① *Vaskulär-hypertone Form*
Pathomechanismus:
Durch Vernarbungen oder Ablagerungen verhindern die Glomeruli den Blutdurchfluß mit der Folge einer renalen Hypertonie (man beachte die hohe Diastole!)

② *Nephrotische Verlaufsform*
Pathomechanismus:
Die Durchlässigkeit für Eiweiß steht im Vordergrund; Folge ist eine Eiweißverlustniere

Symptome

- lange Zeit keine, häufig Zufallsbefund
- Symptome einer langsam fortschreitenden Niereninsuffizienz

Urindiagnostik

- Erythrozyten ↑ Protein ↑

Blut

- Retentionswerte: Harnstoff und Kreatinin erhöht
- Kreatinin-Clearance erniedrigt

Therapie

- symptomatisch

2.3 Nephrotisches Syndrom (Eiweißverlustniere)

Definition

Sammelbezeichnung für verschiedene Erkrankungen, die mit einem massiven Eiweißverlust einhergehen (> 3–3,5 g Eiweiß/Tag)

Ursachen

- chronische Glomerulonephritis
- Diabetes mellitus
- Plasmozytom
- Nierenvenenthrombose
- Kollagenosen
- Amyloidose
- immunologisch
- toxisch (Schwermetalle, Antileptika, Penicillamin)

Symptome

- Symptome der Grunderkrankung
- Leistungsstörungen, Müdigkeit, Abgeschlagenheit
- massive Ödeme (*Anasarka-Ödeme* im Rückenbereich und Beine)
- Proteinurie > 3 g/Tag
- Hyoproteinämie
- Hyperlipoproteinämie, Hypercholesterinämie
- Infektanfälligkeit (durch Verlust von Immunglobulinen)
- Thromboseneigung (durch Verlust von Antithrombin III)
- Blutdruck: normo-, hypo- oder hyperton

Komplikation

- Niereninsuffizienz

Urindiagnostik

- spez. Gewicht ↑ ↑
- Protein ↑ ↑ ↑

Sediment

- hyaline Zylinder

Blut

- Retentionswerte: Harnstoff und Kreatinin erhöht
- Kreatinin-Clearance erniedrigt
- IgG und Antithrombin III erniedrigt
- Cholesterin und Triglyceride erhöht

Elektrophorese

- Albumine ↓, γ-Globuline ↓, α_2- und β-Globuline ↑

Therapie

- eiweißarme und kochsalzarme Kost
- Diuretika bei Niereninsuffizienz
- Glucokortikoide
- Thromboseprophylaxe
- evtl. Therapie einer Hypertonie und Hypercholesterinämie

2.4 Nierenversagen und Niereninsuffizienz

2.4.1 Akutes Nierenversagen

Definition

Akut auftretendes und in der Regel reversibles Nierenversagen

Ursachen

❶ *prärenale Ursachen*

- Schock (90%), Hypovolämie
- Nephrotoxine (z. B. Hämolyse, Medikamente)

❷ *renale Ursachen*

- entzündlich progrediente Nierenerkrankungen (z. B. progressive Glomerulonephritis, vaskuläre Verschlüsse)

❸ *postrenale Ursachen*

- Abflußhindernis der ableitenden Harnwege

Verlauf / Symptome

❶ *Schädigung der Niere*

- auslösendes Ereignis (siehe „Ursachen")

❷ *Oligo-/Anurische Phase*

→ Wasser und Natriumretention
- Hypertonie, Ödeme

→ Kaliumretention
- Herzrhythmusstörungen

→ Calciumretention
- Calciumnarkose: schlaffe Muskulatur, schwache Reflexe

→ H^+-Ionen-Retention
- Azidose, Kußmaulatmung

→ Harnstoffretention
- flapping tremor, Gangataxie, Bewußtseinstrübung

  Pathomechanismus:

  Harnstoff diffundiert in das Darmlumen und wird dort von Bakterien zu Ammoniak verstoffwechselt; Ammoniak wird über die V. portae der Leber zugeführt, die das Übermaß an Ammoniak nicht zu Harnstoff verarbeiten

kann; Ammoniak gelangt so in den großen Kreislauf und schädigt die Myelinscheiden, bzw. die Gliazellen
→ Harnsäureretention
- Gicht, Azidose
→ Retention von Urobilinogen
- Café-au-lait Hautkolorit

③ Polyurische Phase
Nach Beheben der auslösenden Ursache erfolgt eine Überkompensation, die Niere scheidet > 2 l/Tag aus
→ erhöhter Wasser- und Natriumverlust
- Hypotonie, Exsikkose
→ erhöhter Kaliumverlust
- Herzflimmern, Tachykardie
→ erhöhter Kalziumverlust
- Tetanie
→ erhöhter Verlust von H^+-Ionen
- Alkalose, Bradypnoe

④ *Restitutio- oder Wiederherstellungsphase*
→ Niere arbeitet wieder normal

Labor

- Elektrolytveränderungen: siehe einzelne Phasen

Therapie

- intensivmedizinische Überwachung (Letalität 60–70%)
- Behandlung der Grunderkrankung
- Flüssigkeits- und Elektrolytbilanzierung
- Dialyse
- ausreichend hohe Kalorienzufuhr

2.4.2 Chronische Niereninsuffizienz und Urämie

Definition

Progressive (irreversible) Abnahme des Glomerulumfiltrats infolge eines Untergangs von funktionsfähigem Nierengewebe

Ursachen

- chronische Glomerulonephritis
- chronische Pyelonephritis
- Zystennieren
- diabetische Nephropathie
- andere Nierenerkrankungen

Stadien

Vier Stadien der chronischen Niereninsuffizienz

I. Chronisch kompensiertes Stadium
- leichte Einschränkung der Kreatinin-Clearance
- leichte Einschränkung der Konzentrationsfähigkeit
- *noch* normale Retentionswerte (Harnstoff und Kreatinin normal)

II. Stadium der kompensierten Retention
- Erhöhung der Retentionswerte ohne klinische Symptome

III. dekompensiertes Stadium
- beginnende urämische Erscheinungen

IV. terminale Niereninsuffizienz = Urämie
- urämische Symptome schreiten voran, ohne Dialyse bzw. Nierentransplantation tödlicher Verlauf

Symptome

- Magen-Darm-Trakt:
  Appetitlosigkeit, Nausea (Übelkeit), Erbrechen, Durchfälle, Kachexie, Blutungen, Peritonitis
- Neurologische Symptome:
  Konzentrationsschwäche, Verwirrtheit, Krampfneigung, Schläfrigkeit bis Koma, Psychosen, gesteigerte Reflexe, Polyneuropathie, Flapping-tremor („Flügelschlagen" mit den Händen bei vorgestreckten Armen)
- Lunge:
  Lungenödem *(fluid lung)*, Pneumonieneigung, Pleuritis, metabolische Azidose
- Herz/Kreislauf:
  Hypertonie mit Linksherzbelastung, Perikarditis, Herzrhythmusstörungen
- Blut:
  renale normochrome Anämie (Erythropoetinmangel), Gerinnungsstörungen
- Knochen:
  renale Osteomalazie (Vitamin D wird nicht mehr in die aktive Form umgewandelt), sekundärer Hyperparathyreoidismus (siehe Kapitel **„Endokrinologie"**)
- Haut:
  Ödeme, „Café au lait" Hautkolorit, Juckreiz (Pruritus)
- Allgemeinsymptome:
  urämischer Foetor (Uringeruch), Schwäche, Kußmaulatmung (Kompensation der Azidose)

Komplikation

- Coma Uraemicum

Urindiagnostik

- spezifisches Gewicht ↓, Harnstoff ↓

Blut

- Retentionswerte: Harnstoff und Kreatinin erhöht
- Kreatinin-Clearance erniedrigt
- Elektrolyte ↑
- Hypertriglyceridämie
- pH-Wert: sauer

Therapie

- Medikamente (Diuretika, ACE-Hemmer)
- Diät
- Flüssigkeitsbilanzierung
- Dialyse
- Nierentransplantation

2.5 Analgetika (Phenazetin) – Nephropathie

Definition

Untergang von Nierengewebe infolge langjähriger Einnahme von phenazetinhaltigen Schmerzmitteln

Pathomechanismus

Die Einnahme von mehr als 1 kg Phenazetin über einen unbestimmten Zeitraum führt zu Durchblutungsstörungen des Nierengewebes; Folge sind Nekrosen, die sich beginnend an den Papillen auf das Interstitium und das übrige Nierenparenchym ausweiten. Phenazetin fördert auch die Bildung von malignen Tumoren an den Harnwegen

Symptome

- im Frühstadium oft keine Symptome
- als erstes Symptom: Anämie
- schmutzig-grau-bräunliches Hautkolorit
- Neigung zu bakteriellen Harnwegsinfekten
- kolikartiger Flankenschmerz, Fieber und Hämaturie bei Abstoßung der Papillen

Komplikation

- Niereninsuffizienz
- Tumorbildung

Urindiagnostik

- Blut ↑, Leukozyten ↑

Therapie

- Weglassen der auslösenden Noxe; wird ein Phenazetinabusus vor Einsetzen einer Niereninsuffizienz beendet, so kommt es zum Stillstand der Erkrankung

2.6 Zystenniere

Definition

Fehlbildung der Niere infolge eines genetischen Defektes

Pathomechanismus

Während der embryonalen Entwicklung sind einige Glomeruli nicht mit dem Tubulussystem verbunden worden *(multiple Zystenbildung)*. Da der Primärharn nicht abfließen kann, schwellen die Glomeruli an und schädigen das umliegende Gewebe

Symptome

→ manifestieren sich in den ersten Lebensjahren

- gehäufte Harnwegsinfekte
- Makrohämaturie
- Hypertonie
- evtl. Nierenruptur

Komplikationen

- Zystennieren münden je nach Ausprägung der Fehlanlage in eine Niereninsuffizienz

Urindiagnostik

- Blut ↑
- bei Infekten: Leukozyten, ↑, Nitrit ↑

Therapie

- symptomatisch
- Behandlung der Niereninsuffizienz

2.7 Nierenzysten

Definition

Ein mit Flüssigkeit gefüllter Hohlraum in der Niere

Ursachen

- unbekannt
- bakterieller Abszeß
- Tuberkulose

Symptome

- meist symptomloser Zufallsbefund
- bei großen Zysten: evtl. Schmerzen im Rücken oder Abdomen, evtl. Polyglobulie, evtl. Hypertonie

Therapie

- keine
- bei großen Zysten Abpunktion der Zystenflüssigkeit, Zystenresektion

2.8 Nierentumore

2.8.1 Wilms-Tumor (Nephroblastom)

Definition

Häufigster maligner Tumor von Kleinkindern, meist auftretend im 3.–4. Lebensjahr

Ursache

- unbekannt
- genetisch bedingt

Symptome

- tastbarer Abdominaltumor (explosionsartiges Wachstum)
- Bauchschmerzen
- Gewichtsverlust
- evtl. Fieber
- Hämaturie
- Magen-Darm-Störungen: Erbrechen, Durchfall

Urindiagnostik

- Blut ↑, Leukozyten ↑, Protein ↑

Therapie

- Entfernung der Niere, Chemotherapie; Radiotherapie (5-Jahre Überlebensrate bei ca. 80%)

2.8.2 Grawitztumor (Hypernephrom oder Nierenzellkarzinom)

Definition

Maligner Tumor der Erwachsenen, meist der über 50jährigen, v. a. bei Männern

Ursache

- unbekannt
- Risikofaktoren: Rauchen, Cadmiumexposition

Symptome

- keine Frühsymptome: über 60% sind sonographische Zufallsbefunde
- Tumor neigt früh zum Einbruch in das Nierenbecken und in die V. renalis und damit zur hämatogenen Metastasierung in Lunge, Knochen, Leber, Hirn (besteht bei 25% der Fälle zum Diagnosezeitpunkt)
- Hämaturie
- unklares Fieber
- Anämie
- Gewichtsverlust
- Flankenschmerzen
- Polyglobulie bei Erythropoetin produzierendem Tumor (1/3 der Fälle)

Urindiagnostik

- Blut ↑, Leukozyten ↑, Protein ↑

Therapie

- Entfernung der Niere, Bestrahlung (5-Jahre Überlebensrate bei ca. 50%)

2.9 Nephrolithiasis (Nierensteinkrankheit)

Definition

Bildung von Steinen in Niere, Nierenbecken und Harnleiter bei ca. 5% der Bevölkerung

Harnsteinarten

- Calciumoxalat /Calciumphosphat (80%)
- Uratsteine (Harnsäure) (15%)
- Struvite (< 5%)
- Zystinsteine (selten)

Ursachen

❶ *Kalziumsteine*
- Hyperparathyreoidismus
- Vitamin D-Überschuß
- Knochentumoren

❷ *Uratsteine*
- Fleischesser (erhöhte Purinzufuhr)
- Zerfall von kernhaltigen Zellen (Leukämie, Tumore, Verbrennungen)
- Alkohol (verhindert Harnsäureausscheidung)

❸ *andere Ursachen*
- unbekannt, Familienanamnese
- Harnstauungen (durch anatomische und funktionelle Veränderungen)
- Dursten

Symptome

- Leitsymptom: *Harnleiterkoliken* (schwere wellenförmige Schmerzen)
- Schmerzausstrahlung in Flanken, Leisten, Genitalbereich
- Dysurie
- Brechreiz
- Hämaturie, evtl. mit Blutkoageln
- Stuhl- und Windverhalt (reflektorischer Subileus)

Komplikationen

- Harnwegsinfektionen mit Urosepsis
- akutes Abdomen

Urindiagnostik

- bei Uratsteinen: saurer pH-Wert
- bei Kalziumsteinen: alkalischer pH-Wert
- evtl. Blut ↑

Therapie

- bei Kalziumsteinen: Urin ansäuern; bei Uratsteinen: Urin alkalisieren → Stein wird kleiner
- im Anfall: Spasmolytika, Analgetika
- je nach Größe des Steines Zertrümmerung mit Schallwellen
- Versuch einer Steinaustreibung: viel trinken, Wärmeanwendung, krampflösende Medikamente und Bewegung

VII. Haut

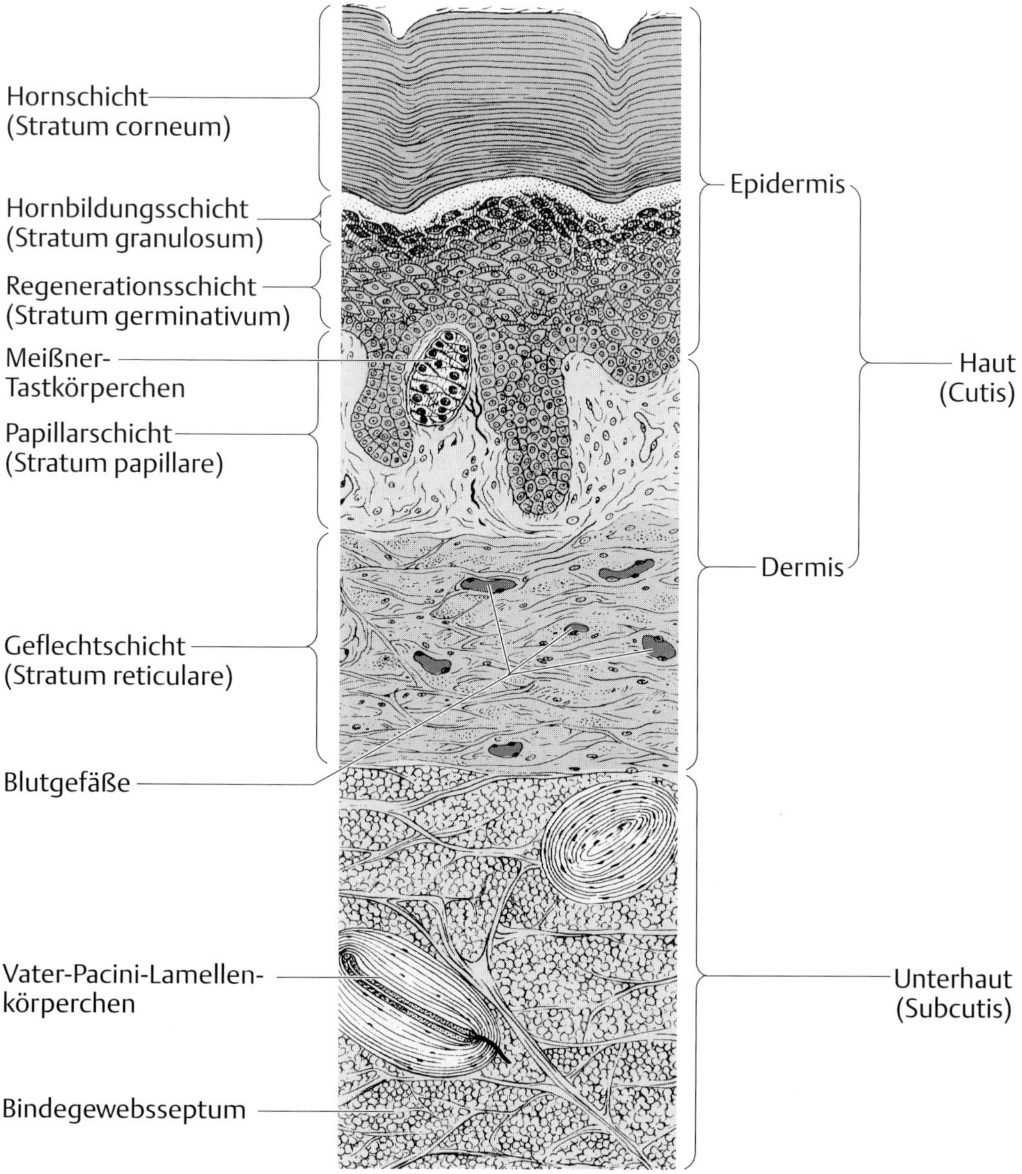

Abb. 7 **Schnitt durch die menschliche Haut (Leistenhaut).** Stratum germinativum = Stratum basale + Stratum spinosum (nach FENEIS)

1 Anatomie, Physiologie

Als das größte Organ bedeckt die Haut mit ca. 2 m² die äußere Oberfläche des Körpers. Sie grenzt den Organismus gegen die Umwelt ab

Aufgaben

- schützt den Körper vor von außen kommenden schädlichen Umwelteinflüssen
- dient der Wärmeregulation, in dem sie Flüssigkeit in Form von Schweiß abgibt und durch die Verengung der Hautgefäße die Körpertemperatur konstant hält
- als wichtiges *Sinnesorgan* stellt sie eine Verbindung zur Außenwelt her (Tastsinn, Temperatursinn, Schmerzsinn)

1.1 Die Hautschichten

Die Haut besteht aus drei Schichten:

- Oberhaut (Epidermis)
- Lederhaut (Korium, Dermis)
- Unterhaut (Subkutis)

→ Oberhaut und Lederhaut werden zusammen auch als *Cutis* bezeichnet

❶ die Oberhaut (Epidermis)

Die Oberhaut ist die äußerste Schicht der Haut; sie ist zwischen 0,03–4 mm dick und besteht aus mehreren Schichten (von innen nach außen):

→ Basalzellschicht *(Stratum basale)*
→ Stachelzellschicht *(Stratum spinosum)*
→ Körnerschicht *(Stratum granulosum)*
→ Hornschicht *(Stratum corneum)*
→ eine besondere Schicht *(Stratum lucidum)* zwischen Körner- und Hornschicht, findet sich nur an den Hand- und Fußsohlen

- die oberen Schichten bestehen aus einem mehrschichtigen Plattenepithel, welches verhornt und sich abschuppt
- da die Oberhaut gefäßlos ist, erfolgt die Ernährung durch Diffusion über die Lederhaut
- sie ist hauptsächlich aus Keratinozyten (kernhaltigen Hornzellen) aufgebaut, die den Hornstoff Keratin bilden (wirkt wasserabweisend und gibt mechanischen Schutz)

❷ die Lederhaut (Korium)

Die Lederhaut ist zwischen 0,3 mm und 2,4 mm dick und besteht aus zwei Schichten (von innen nach außen):

→ innere netzförmige Schicht *(Stratum reticulare)*
→ Papillarschicht *(Stratum papillae)*, die durch ihre zapfenförmigen Fortsätze fest mit der Oberhaut verzahnt ist

- sie besteht hauptsächlich aus Bindegewebszellen und Bindegewebsfasern
- sie enthält Nerven, Sinnesrezeptoren *(Meissner-Tastkörperchen)* und Gefäße
- in ihr sind die Hautanhangsgebilde Nägel, Haare und Talgdrüsen eingebettet
- sie verleiht der Haut Reißfestigkeit und gleichzeitig die Möglichkeit zur Dehnung

❸ die Unterhaut (Subkutis)

- in ihr liegen Nerven, Gefäße, Schweißdrüsen und die unteren Abschnitte der Haarbälge und Druckrezeptoren *(Vater-Pacini-Körperchen)*
- sie besteht aus lockerem Bindegewebe und Fettgewebe, die der Wärmeisolierung und Polsterung dienen

2.1 Effloreszenzen der Haut

Definition

Effloreszenzen (Hautblüten) sind mit freiem Auge sichtbare Hautveränderungen; man unterscheidet je nach Entstehungsart Primäreffloreszenzen und Sekundäreffloreszenzen

❶ Primäreffloreszenzen

Primäreffloreszenzen sind Hauterscheinungen, die unmittelbar durch eine Krankheit hervorgerufen werden

Makula	=	Fleck
Papula	=	Knötchen
Tuber	=	oberflächlicher Knoten ab Walnußgröße
Nodus	=	tieferer Knoten ab Erbsengröße
Urtica	=	Quaddel
Vesikula	=	Bläschen
Bulla	=	Blase
Cystis	=	Zyste
Pustula	=	Eiterbläschen
Phyma	=	Knolle, Tumor, Geschwulst

❷ Sekundäreffloreszenzen

Sekundäreffloreszenzen entwickeln sich aus Primäreffloreszenzen

Squama	=	Schuppe
Crusta	=	Kruste
Erosio	=	oberflächlicher Epidermisverlust
Rhagade	=	Schrunde
Fissura	=	Fissur
Excoriatio	=	Abschürfung
Ulcus	=	Geschwür
Cicatrix	=	Narbe
Atrophia	=	Hautschwund

2.2 Definitionen wichtiger Hautveränderungen

Exanthem	=	entzündliche Hautveränderung, die im zeitlichen Verlauf mehrere Effloreszenzen zeigen kann
Enanthem	=	entzündliche Veränderungen im Schleimhautbereich
Ekzem	=	flächenhafte entzündliche Hautveränderung mit Juckreiz
Erythem	=	entzündliche flächenhafte Rötung
Abszeß	=	Eiteransammlung in einer nicht vorgebildeten Höhle
Fistel	=	röhrenförmige Verbindung zwischen Hohlorganen untereinander oder der Körperoberfläche
Zyste	=	eine abgekapselte, mit Flüssigkeit gefüllte Geschwulst
Empyem	=	Eiteransammlung in einer vorgebildeten Höhle
Phlegmone	=	eitrige Entzündung des Zellgewebes, die sich flächenhaft entlang von Faszien, Sehnen und Muskulatur ausbreitet
Furunkel	=	akute eitrige Entzündung von Haarfollikeln
Karbunkel	=	mehrere zusammenfließende Furunkel bilden ein Karbunkel
Dermatitis	=	akut auftretende Entzündung der Haut infolge anderer Hauterkrankungen oder Noxen
Warzen	=	durch Papillomaviren hervorgerufene infektiöse, gutartige Neubildungen der Haut
Naevus	=	angeborenes oder später auftretendes Muttermal mit scharfer Begrenzung (Hautfehlbildung)

2.3 Erkrankungen mit erblicher Disposition

2.3.1 Psoriasis vulgaris (Schuppenflechte)

Definition

Als eine der häufigsten Hautkrankheiten verläuft die Schuppenflechte meist in Schüben und ist gekennzeichnet durch eine vermehrte Hautabschuppung mit Erythembildung

Ursachen

- unbekannt

- genetische Disposition
- physikalische, chemische und entzündliche Reize
- Infektionskrankheiten z. B. bei Streptokokkeninfektion
- Medikamente
- Streß

Pathomechanismus

Durch eine anormale Wucherung der Stachelzellschicht (5-fach erhöhte Mitoserate) kommt es zu einer vermehrten Hautschuppung mit Erythembildung

Symptome

- Prädilektionsstellen sind die Streckseiten der Extremitäten (vor allem Ellenbogen, Knie) und die Kopfhaut
- das Erythem ist gekennzeichnet durch rundlich gerötete, scharf abgegrenzte erhabene Herde (mit silber-weiß-glänzenden Schuppen)
- im akuten Schub: Juckreiz
- werden die Schuppen abgekratzt, erscheinen kleinste punktförmige Einblutungen (Auspitzphänomen, Tautropfenphänomen)
- die Schuppen fallen in kleinen Plättchen ab (wie Abschabungen von einer Kerze → Kerzenfleckphänomen)
- die Schuppen lassen sich wie Wachs kneten (Wachsphänomen)
- Labor: häufig HLA-B 27 positiv

→ Herbst und Winter bringen oft eine Verschlechterung der Psoriasis

Sonderformen der Psoriasis

Befall der Nägel
- Tüpfelnägel mit weißlichen Flecken auf der Nagelplatte
- Verdünnung der Nagelplatte mit Bildung von Längsrillen
- psoriatische Ölflecke, mit rötlich-braunen Verfärbungen unter dem Nagel, die zur Ablösung des Nagels vom Nagelbett führen können

Psoriasis arthropathica
- Psoriasis mit polyarthritischen Gelenkbeschwerden

Therapie

- Meidung von äußeren Reizen
- Behandlung mit Salizylsäure, Teerpräparate, Steroide u. a.
- UV-Phototherapie (PUVA-Therapie: 8-Methoxypsoralen/UV-A-Licht)
- Klimatherapie am Roten Meer

2.3.2 Neurodermitis (Endogenes Ekzem, atopische Dermatitis)

Definition

Chronische oder chronisch rezidivierende Hautentzündung infolge einer IGE vermittelten Überempfindlichkeit vom Soforttyp I

Ursachen

- unbekannt
- ev. genetische Disposition

Symptome

- beginnt meist im Kindesalter
- Prädilektionsstellen: Beugeseiten der Extremitäten (Kniekehlen und Ellenbogeninnenseiten, Gesicht, Hals, Nacken, Schulter, Brust)
- starker Juckreiz an den betroffenen Stellen
- im akuten Schub Bläschenbildung mit nässenden Hauterscheinungen
- danach Austrockung der Haut mit Schuppenbildung
- die vorgeschädigte Haut neigt zu Sekundärinfektionen durch Bakterien, Pilzen oder Viren

→ im Herbst und Winter kommt es häufig zur Verschlechterung der Symptome

Therapie

- lokale Gabe von Kortisonsalben, Antihistaminika
- Gabe von Gamma-Linolensäure (man nimmt an, daß beim Neurodermitiker ein Mangel an Gamma-Linolensäure besteht)
- UV-Bestrahlung
- Urlaub am Meer oder im Hochgebirge
- Psychotherapie, Autogenes Training

2.4 Allergische Erkrankungen

2.4.1 Kontaktekzem

Definition

Das Kontaktekzem ist eine Hautschädigung infolge einer Allergie vom Typ IV (siehe Kapitel **„Blut und Abwehr“**)

Ursachen

Typische Allergene:
- Nickel, z. B. Schmuck, Hosenknopf
- Gummistoffe, z. B. Gummihandschuhe

- Pflanzen
- Medikamente

Symptome

- zunächst entwickelt sich ein hellrotes Erythem an den Kontaktstellen
- das Erythem bildet Bläschen (juckend und nässend)
- das Bläschen verkrustet und schuppt ab
- die so vorgeschädigte Haut neigt zu Sekundärinfektionen durch Bakterien, Pilzen oder Viren

Therapie

- das auslösende Allergen kann mit Hilfe eines *Epikutan-Tests* ermittelt werden (verschiedene Allergene werden auf die Haut gebracht; nach 48 bzw. 72 Stunden reagiert die Haut mit Blasenbildung)
- auslösendes Allergen meiden
- Antihistaminika gegen den Juckreiz

2.4.2 Urtikaria (Nesselsucht)

Definition

Eine Quaddeleruption infolge einer Intoleranzreaktion vom Allergie Typ I (siehe Kapitel **„Blut und Abwehr"**)

Ursachen

Typische Allergene:
- Nahrungsmittel z. B. Milch, Fisch, Nüsse
- Staub, Pollen, Tierhaare
- Medikamente (z. B. *Penicillin*)
- Bienengift, Wespenstich

Symptome

- Quaddelbildung mit Juckreiz
- Zungenschwellung

Komplikationen

- systemische, allergische Reaktion (anaphylaktischer Schock)
- Glottisödem, Bronchospasmus
- Übelkeit, Erbrechen, Durchfall
- Gelenkbeschwerden
- Fieberschübe

Therapie

- Meidung auslösender Allergene
- Antihistaminika
- systemische Glukokortikoide
- bei Glottisödem siehe „Quincke-Ödem"

2.4.3 Quincke-Ödem

Definition

Eine allergische Sofortreaktion vom Allergietyp I mit subkutanen Schwellungen von Haut und Schleimhäuten (Kapitel **„Blut und Abwehr"**)

Ursachen

- siehe „Urtikaria"

Symptome

- umschriebene ödematöse Hautschwellung, die hauptsächlich im Gesicht, an den Lippen und an den Augenlidern lokalisiert ist
- Spannungsgefühl
- kein Juckreiz

Komplikation

- Glottisödem

Therapie

- bei Befall des *Kehlkopfes* besteht akute Lebensgefahr. **Notfall!** Evtl. Intubation erforderlich
- siehe Therapie **„Kapitel Notfall"**

2.5 Erregerbedingte Hauterkrankungen

2.5.1 Herpes simplex I

Definition

Eine Viruserkrankung durch Primärinfektion mit Herpes simplex I-Virus oder eine Reaktivierung der in Ganglien persistierenden Herpes simplex I-Viren

Übertragungsweg

direkter Kontakt (die erste Herpes simplex-Infektion wird meist in der frühen Kindheit über den Mund übertragen)

Faktoren, die ein Herpes-Rezidiv auslösen können

- Sonnenbestrahlung (UV-Licht)
- Streß
- Abwehrschwäche
- Fieber
- Menstruation

Symptome

- bei Kindern (meist bei Erstinfektion) Aphthenbildung im Mund und Rachen (= Stomatitis aphthosa, Mundfäule)
- schmerzhafte Bläschen, meist am Übergang von Haut zu Schleimhäuten (z. B. Lippen) *Herpes labialis*, „Fieberbläschen"
- Bläscheninhalt zuerst klar, dann trübe; öffnet sich das Bläschen, bildet sich eine Kruste

Komplikationen

- Fieber mit Lymphknotenschwellungen
- Infektionen des Auges: *Keratokonjunktivitis herpetica*
- bei Immungeschwächten: schwere Herpes-Erkrankung mit septischem Verlauf und Befall auch innerer Organe, Hirnhautentzündung
- bei vorgeschädigter Haut entwickeln sich große Blasen, einhergehend mit hohem Fieber und Kopfschmerzen

Therapie

- lokale Behandlung mit Virostatikum, z. B. *Zovirax®*, entzündungshemmende Mundspülungen
- bei schweren Fällen: kortisonhaltige Salben, Virostatikum-Infusionsbehandlung

2.5.2 Impetigo contagiosa

→ siehe Kapitel **„Infektionskrankheiten"**

2.5.3 Erysipel

→ siehe Kapitel **„Infektionskrankheiten"**

2.5.4 Molluscum contagiosum(Dellwarzenerkrankung)

Definition

Eine meist im Gesicht und am Hals, aber auch am ganzen Körper auftretende, durch Schmierinfektion übertragene Hauterkrankung, die hauptsächlich Kinder betrifft

Erreger

- Parapoxvirus

Inkubationszeit

- 2 Wochen bis 2 Monate

Symptome

- die Papeln sind stecknadelkopfgroß und weisen eine zentrale Eindellung auf
- bei Druck: Absonderung einer weißlichen, virushaltigen Flüssigkeit *(Molluscumbrei)*

→ bei Erwachsenen ist meist der Genitaltrakt betroffen

Therapie

- Auspressen oder Ausschaben der Warzen
- heilt nach einiger Zeit auch unbehandelt ab

2.5.5 Candidiasis (Soor)

Definition

Eine meist bei Immungeschwächten systemische Erkrankung der Haut- und Schleimhäute

Erreger

- meist Candida albicans

Ursachen

- Immunschwäche durch
  → Antibiotikabehandlung
  → Diabetes mellitus
  → Zytostatika-, Kortikoidbehandlung
  → AIDS
- Schwangerschaft und Pille
- lokale Hautschädigung z. B. bei Windeldermatitis

Symptome

- weißliche und wegwischbare Beläge an den Schleimhäuten (weiße Stippchen)
- Pusteln mit entzündlich gerötetem Hof (entwickeln sich erst zu Erosionen, dann zu weißlichen Krusten) auf der Haut
- bei Befall der Speiseröhre: Schluckbeschwerden
- bei stark Abwehrgeschwächten: Candidasepsis mit Befall der inneren Organe

Therapie

- Behandlung der Grunderkrankung
- Antimykotika
- Unterstützung des Immunsystems

2.6 Postinfektiöse Hauterkrankungen

2.6.1 Erythema nodosum

Definition

Eine akut entzündliche Hauterkrankung der Subkutis

Ursachen

- allergische Reaktion der Haut (evtl. Immunkomplexvaskulitis vom Typ IV), die bei folgenden Erkrankungen beobachtet wird:
  - → Infektionskrankheiten, z. B. Streptokokkeninfektionen, Yersiniosen, Tuberkulose
  - → Sarkoidose
  - → Medikamente
  - → Morbus Crohn, Colitis ulcerosa
  - → Rheumatisches Fieber

Symptome

- subkutane erbsen- bis walnußgroße Knötchen, die sich vorzugsweise symmetrisch an den Unterschenkelstreckenseiten befinden
- sehr druckschmerzhaft, von blau-roter Farbe und teigiger Konsistenz
- häufig Fieber und Gelenkschmerzen

Therapie

- Behandlung der Grunderkrankung
- feuchte Winkel, Bettruhe
- heparinhaltige Salben und entzündungshemmende Medikamente

2.7 Kollagenosen

2.7.1 Systemischer Lupus erythematodes

Definition

Eine schubartig verlaufende Autoimmunerkrankung von Haut und Bindegewebe

Ursache

- unbekannt

Pathomechanismus

Vom Körper werden antinukleäre Autoantikörper und Immunkomplexe gebildet, die sich gegen körpereigenes Bindegewebe richten und eine entzündliche Reaktion auslösen

Symptome

❶ Hauterscheinungen

- Erytheme in schmetterlingsförmiger Anordnung über Nase und Wangen
- Erytheme am Stamm
- Erosionen und Ulzerationen an der Mundschleimhaut
- Photosensitivität

❷ Extrakutane Symptome

- Fieber in Schüben
- Lymphknotenschwellung
- Arthralgien
- Myalgien
- Erkrankungen an Herz (Endokarditis, Myokarditis) und Lunge (Pleuritis)
- neurologische Störungen, Psychosen
- Blutbildveränderungen: Anämie, Thrombopenie, Leukopenie, Nachweis von Autoantikörpern
- Nephritis mit Nierenversagen

Komplikationen

- Infektionen infolge Abwehrschwäche

Therapie

- Immunsuppressiva (z. B. Kortison, Antirheumatika u. a.
- Psychotherapie

2.7.2 Sklerodermie (Progressive systemische Sklerose)

Definition

Eine chronisch verlaufende Autoimmunerkrankung mit Veränderungen des Gefäß- und Bindegewebesystems; betrifft meist Frauen zwischen dem 40.–60. Lebensjahr

Ursache

- unbekannt

Symptome

- zu Beginn teigige Anschwellung der Hände und Finger
- Hyperpigmentierung
- Raynaud-Syndrom
- wachsartig harte Haut (Panzerhaut)
- gespannte dünne Finger *(Madonnenfinger)*, später Nekrosen der Fingerspitzen *(Rattenbißnekrosen)*
- das Gesicht verliert jegliche Form der Mimik *(Madonnengesicht)*

- radiäre Faltenbildung um den Mund *(Tabaksbeutelmund)*
- glatte Zungenoberfläche mit verkürztem Zungenbändchen
- Sklerotisierung des Kehlkopfes führt zu einer rauheren, tieferen Stimme
- Nachweis von Autoantikörpern im Blut

Komplikationen

- Sklerotisierung der inneren Organe mit Befall
  → des Ösophagus (Dysphagie)
  → der Nieren (Nierensklerose)
  → des Dünndarms (Malabsorptionssyndrom)
  → der Lunge (Lungenfibrose)

Therapie

- therapeutisch nur wenig beeinflußbar
- physikalische Maßnahmen: Krankengymnastik, Massage
- medikamentöse Maßnahmen: Antiphlogistika, Immunsuppressiva

2.8 Bösartige Tumore der Haut

2.8.1 Basaliom (Basalzellkarzinom)

Definition

Ein aus embryonalen Keimanlagen der Epidermis hervorgehender semimaligner Tumor, der selten metastasiert, jedoch destruierend und invasiv in andere Organe wächst

→ häufigster maligner Hauttumor, betrifft meist das höhere Lebensalter

Ursachen

- genetische Disposition (Menschen mit hellem Haut-, Haar- und Augentyp sind häufiger betroffen)
- UV-Bestrahlung
- krebserregende Stoffe

Symptome

- bevorzugt lokalisiert im Gesicht, am Handrükken oder auf vorgeschädigter Haut
- zunächst 1–3 mm große, hautfarbene Knötchen, meist multipel auftretend
- später perlmuttfarbener, glasiger Tumor mit Gefäßzeichnungen oder zentralatrophischer Tumor mit perlschnurartig glänzendem Randsaum

Komplikationen

- destruierendes Wachstum (z. B. über die Gesichts- und Schädelknochen bis in das Gehirn)

Therapie

- chirurgische Entfernung
- Strahlentherapie, wenn eine vollständige Entfernung nicht möglich ist

2.8.2 Spinaliom (Plattenepithel-Karzinom)

Definition

Ein aus der Epidermis hervorgehender Tumor mit destruierendem Wachstum und Metastasierung auf dem Lymph- und Blutweg

→ Auftreten meist im höheren Lebensalter, Männer sind häufiger betroffen

Ursachen

- genetische Disposition (Menschen mit hellem Haut-, Haar- und Augentyp sind häufiger betroffen)
- Sonnenexposition (UV-Bestrahlung)
- krebserregende Stoffe

Symptome

- bevorzugte Lokalisation im Gesicht, am Handrücken, auf veränderter Haut, im Bereich der Schleimhäute (Zungenrand, Zungenspitze, Lippen, Genitalbereich)
- zunächst fest und breit aufsitzende hautfarbene bis gelbbräunliche Hyperkeratose
- später Entzündungsreaktion mit schnell wachsendem, nicht schmerzhaften Tumor, der evtl. geschwürig zerfällt
- frühe lymphogene Metastasierung

Komplikationen

- destruierendes Wachstum
- Metastasen

Therapie

- chirurgische Entfernung
- Strahlentherapie bei schwer operablen Patienten
- Chemotherapie bei inoperablen Spinaliom und Metastasen

2.8.3 Malignes Melanom

Definition

Ein von den Melanozyten hervorgehender, äußerst bösartiger Tumor mit frühzeitiger Metastasierung in Organsysteme
→ tritt in den letzten Jahren häufiger auf; Frauen sind doppelt so oft betroffen

Ursachen

- genetische Disposition (Menschen mit hellem Haut-, Haar- und Augentyp sind häufiger betroffen); entwickelt sich meist aus Leberflekken
- Sonnenexposition (UV-Bestrahlung)

Klassifizierung

Es lassen sich 5 verschiedene Melanomtypen unterscheiden

❶ **Noduläres malignes Melanom**
- sehr bösartig
- wächst von Anfang an in die Tiefe
- metastasiert frühzeitig lymphogen und hämatogen
- schwer abzugrenzen von anderen Hauterscheinungen
- bevorzugtes Alter: 30.–60. Lj.

❷ **Superfiziell spreitendes Melanom („Superficial spreading melanoma")**
- häufigster Typ
- im Frühstadium gute Prognose
- späte Metastasierung
- Wachstum zunächst in die Breite
- häufige Lokalisation: am Rücken und an den Oberschenkeln
- bevorzugtes Alter: 40.–60. Lj.

❸ **Lentigo-maligna-Melanom**
- entwickelt sich aus einer Lentigo maligna (Krebsvorstufe)
- geht u. U. erst nach Jahrzehnten in die maligne Form über
- häufig an sonnenexponierten Stellen (Gesicht, Hals, Hände, Arme)
- bevorzugtes Alter: ab dem 60. Lj.

❹ **Akro-lentiginöses Melanom**
- Lokalisation: Finger, Handinnenflächen und Fußsohlen oder Schleimhäute (Mund-, Genital-, Anal- oder Konjunktivalschleimhaut)
- mittelschnelles Wachstum
- tritt häufiger bei dunkelhäutigen und orientalischen Völkern auf und wird häufig verkannt

❺ **Amelanotisches malignes Melanom**
- malignes Melanom mit fehlendem Melaninpigment
- schwer diagnostizierbar

Kriterien der Früherkennung

❶ *Objektive Symptome*
- schnelle Größenzunahme
- Veränderung der Oberfläche (höckrig, unscharfe Begrenzung)
- Farbveränderungen (Zunahme der Pigmentierung, blau-schwarze Verfärbung)
- rötlicher entzündlicher Hof um einen Naevus
- Blutungsneigung
- Ulzeration
- Bildung von Satellitenknötchen
- Anschwellung der zugehörigen Lymphknoten

❷ *Subjektive Symptome*
- Schmerzen
- Juckreiz
- „Gefühl eines Arbeitens in der Geschwulst"

Komplikationen

- Metastasierung bevorzugt in die Lymphknoten, Lunge, Leber, Herz, Gehirn und Knochen

Therapie

- vollständige chirurgische Entfernung
- Chemotherapie bei Metastasierung
- Immuntherapie bei Metastasierung

VIII. Herz, Kreislauf und Gefäßsystem

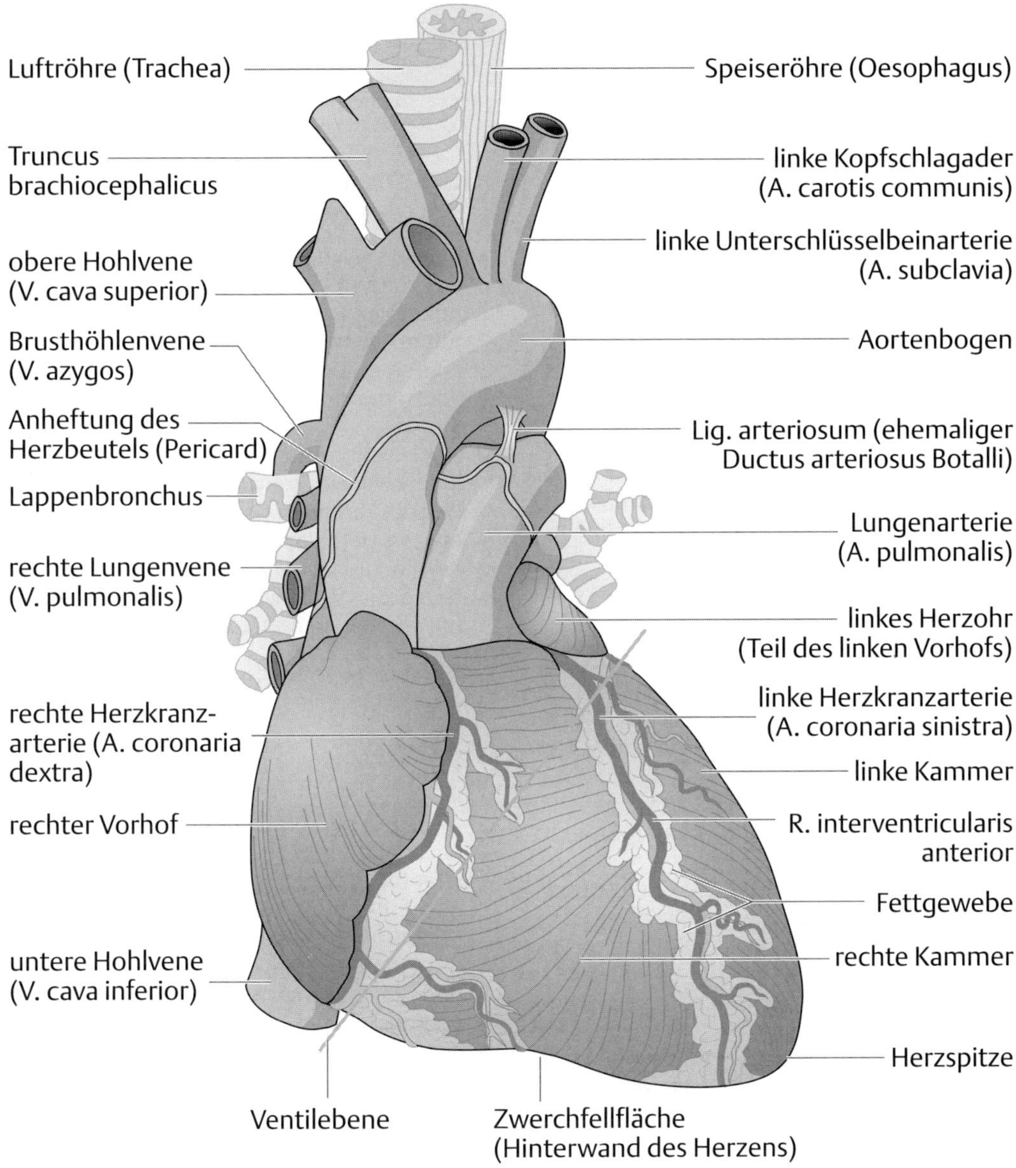

Abb. 8 **Herz und herznahe Gefäße in der Ansicht von vorn.** Der Herzbeutel (Perikard) ist entfernt worden

1 Anatomie, Physiologie

Das Herz ist ein Hohlmuskel, der die zentrale Pumpfunktion des Körpers übernimmt. Es treibt die Transportvorgänge in den Blutgefäßen an und bewirkt somit, daß der Körper mit Sauerstoff und Nährstoffen versorgt wird und von Kohlendioxid und Stoffwechselendprodukten entsorgt wird. Blutgefäße und Herz bilden zusammen das Herzkreislaufsystem

Das Herzkreislaufsystem besteht aus 4 großen Abschnitten:

1. dem Herzen als Motor
2. den Schlagadern/Arterien als Verteiler (Arterien sind alle Gefäße, die vom Herzen wegführen)
3. den Haargefäßen (Kapillare) als Ort des Stoffaustausches
4. den Venen als Gefäße für den Rücktransport (alle Gefäße die zum Herzen hinführen)

1.1 Das Herz

1.1.1 Lage und Bau

- schräg im Mediastinum, so daß das rechte Herz überwiegend vorne und das linke Herz überwiegend hinten liegt
- vor der Speiseröhre und der Aorta
- nach vorne grenzt es an das Brustbrein (retrosternal)
- seitlich liegt die rechte und die linke Lunge
- nach unten liegt es dem Zwerchfell (Diaphragma) auf und ist mit der Herzspitze mit diesem verwachsen
- $^2/_3$ des Herzens liegt im linken Brustkorb, $^1/_3$ im rechten Brustkorb
- wegen der engen Beziehung zum Atmungsapparat ändert das Herz seine Lage mit den Atmungsbewegungen des Zwerchfells, der Rippen und der Lungen
- es ist so groß wie die geschlossene Faust seines Trägers
- es wiegt ca. 300–350 g (Mann: 320 g, Frau: 280 g)

Spezieller Lernhinweis:

Ab einem Gewicht von 500 g kann der Herzmuskel nicht mehr ausreichend mit Sauerstoff und Nährstoffen versorgt werden = **kritisches Herzgewicht**

1.1.1.1 Die vier Innenräume des Herzens

- die Herzscheidewand *(Septum cardiale)* trennt das Herz in zwei Teile, in das rechte und das linke Herz. Beide Herzhälften sind nochmal unterteilt in je einen Vorhof *(Atrium)* und je eine Kammer *(Ventrikel)*, die durch Artrioventrikuläre Klappen *(Segelklappen)* getrennt werden
- zwei weitere Klappen *(Taschenklappen, Semilunarklappen)* grenzen die Herzkammern von den abführenden Gefäßen ab
- diese 4 Herzklappen liegen annähernd auf einer Ebene *(Ventilebene)*
- durch die Ventilwirkung kann der Blutstrom nur in eine Richtung fließen

A. Die rechte Herzhälfte

- V. cava inferior und V. cava superior leiten das sauerstoffarme Blut in den rechten Vorhof, der von der Kammer durch eine Klappe getrennt ist:
  → **Trikuspidalklappe**
- nachdem das Blut die Trikuspidalklappe passiert hat, gelangt es in die rechte Kammer, der ebenfalls eine Klappe nachgeschaltet ist
  → **Pulmonalklappe**
- die Pulmonalklappe ist der rechten Kammer und den Lungenarterien *(Aa. pulmonalis)* zwischengeschaltet
- das Blut gelangt über die Lungenarterien in die Lunge, wird dort mit Sauerstoff angereichert und dann über die Lungenvenen (Vv. Pulmonalis) dem linken Vorhof zugeführt

Spezieller Lernhinweis:

Das rechte Herz pumpt das Blut in den Lungenkreislauf (kleiner Kreislauf)

B. Die linke Herzhälfte

- der linke Vorhof nimmt das sauerstoffreiche Blut aus den Lungen auf
- dieses Blut passiert die Klappe, die Vorhof und Kammer trennt → **Mitralklappe** (Bicuspidalklappe)
- zwischen Kammer und Aorta befindet sich die → **Aortenklappe**
- die Aorta transportiert das Blut zu allen Organen und versorgt somit den **Körperkreislauf** (großen Kreislauf)
- nachdem in den Kapillaren ein Stoffaustausch stattgefunden hat, gelangt das Blut in die großen Körpervenen (V. cava superior und V. cava inferior) und wird dem rechten Herzen wieder zugeführt

Spezieller Lernhinweis:

Das linke Herz pumpt das Blut in den Körperkreislauf (großer Kreislauf)

1.1.1.2 Die Herzwände

Die Herzwände gliedern sich von innen nach außen in drei Schichten:

❶ **Endokard**

- entspricht der spiegelglatten Innenauskleidung der Blutgefäße und besteht aus einer Endothelschicht
- kleidet Vorhöfe und Kammern des Herzens aus
- die Duplikatur des Endokards überzieht die Herzklappen

Aufgabe

- gewährleistet den Fluß des Blutes ohne Reibung und Wirbelbildung

❷ **Myokard**

- ist die Arbeitsmuskulatur des Herzens
- die Muskulatur der Vorhöfe und Kammern besitzt aufgrund anderer Aufgaben eine unterschiedliche Dicke:
  - die Vorhöfe, die eher als Speicher als als Pumpe dienen, haben eine Wandstärke von 0,5 mm
  - die linke Kammer, die das Blut in den großen Kreislauf pumpt, besitzt eine Wandstärke von 8–11 mm
  - die rechte Kammer, die das Blut nur in den Lungenkreislauf pumpt, ist 2–4 mm dick
- einige Muskelfasern des Myokards haben sich zu besonderen Zellen modifiziert, die zur Reizleitung fähig sind (sie bilden das *Reizleitungssystem*)

Aufgabe

- durch Kontraktion der Herzmuskulatur wird das Blut in die Lungenarterien und Aorta gepreßt

❸ **Epikard und Perikard**

- das Epikard ist mit dem Myokard verwachsen *(viscerales Blatt)*
- das Perikard *(parietales Blatt)*, der eigentliche Herzbeutel, ist die äußerste Schicht
- zwischen den beiden Blättern befindet sich eine seröse Flüssigkeit

Aufgabe

- schützt das Herz vor Überdehnung
- verhindert Reibung mit dem umgebenden Gewebe

1.1.1.3 Herzkranzgefäße (Koronarien)

- die ersten arteriellen Äste die von der Aorta abgehen, sind die Koronararterien; sie verlaufen in der Kranzfurche zwischen Vorhöfen und Kammern
- die rechte Hauptkoronarie ist die *Arteria coronaria dextra*
- die linke Hauptkoronarie, *Arteria coronaria sinistra,* spaltet sich in den *Ramus interventricularis anterior* und den *Ramus circumflexus*
- die Herzkranzgefäße sind Endarterien, (sie stehen nicht miteinander in Verbindung, keine Kollateralen), d. h. bei einem Gefäßverschluß kann die Durchblutung nicht von einem anderen Gefäß übernommen werden
- die Herzvenen sammeln sich in der Kranzbucht und fließen direkt in den rechten Vorhof

Aufgabe

- Sichern die Blutversorgung des Herzmuskels

1.1.2 Arbeitsphasen des Herzens

Die Aufgabe des Herzens ist, das aus den Körper- und Lungenvenen kommende Blut in die Arterien des kleinen und großen Kreislaufes zu pumpen. Dazu müssen bestimmte Drücke aufgebaut werden, damit die Strömungswiderstände in diesen Kreislaufabschnitten überwunden werden können.
Diese Aufgabe erfüllt das Herz durch den rhythmischen Wechsel von Kontraktion und Dilatation.

Die rechte und die linke Kammer ziehen sich gleichzeitig zusammen *(kontrahieren)*, während sich im gleichen Moment die Vorhöfe erweitern *(dilatieren)*. Dies geschieht immer im gegenseitigen Wechsel.

- die Kontraktion der Kammern entspricht der Austreibungsphase → **Systole**
- die Dilatation der Kammern entspricht der Füllungsphase → **Diastole**
- zeitlich sind die Kammersystolen den Vorhofdiastolen gleichgeschaltet; umgekehrt finden die Kammerdiastolen zur gleichen Zeit mit den Vorhofsystolen statt

Vorhofsystole und Kammerdiastole

- zunächst kontrahieren die Vorhöfe und bewirken einen Druckanstieg, so daß sich Trikuspidal- und Mitralklappe öffnen (→ *Vorhofsystole*)
- der Druck in den Vorhöfen ist also höher als der Druck in den Kammern, so daß das Blut in sie hinein gepreßt werden kann. Währenddessen sind die Kammern erweitert und nehmen das Blut aus den Vorhöfen auf (Pulmonal- und Aortenklappe sind geschlossen → *Kammerdiastole*)

Vorhofdiastole und Kammersystole

- während die Kammern mit Blut gefüllt werden, steigt der dort herrschende Druck immer mehr an. Trikuspidal- und Mitralklappe schließen sich und durch Kontraktion der Kammern übersteigt der dort herrschende Druck den Druck der nachgeschalteten Arterien (Pulmonalarterien und Aorta), so daß sich Aorten- und Pulmonalklappe öffnen (→ *Kammersystole*)
- gleichzeitig (ab dem Schluß von Trikuspidal- und Mitralklappe) werden die Vorhöfe wieder mit Blut gefüllt (→ *Vorhofdiastole*)
- nach Austreibung des Blutes aus den Kammern sinkt dort der Druck wieder ab, Aorten- und Pulmonalklappe schließen sich, so daß die nächste Vorhofsystole mit gleichzeitiger Kammerdiastole gestartet werden kann.

▶ **Klappenspiel**

Das Öffnen und Schließen der Klappen wird alleine durch die Druckverhältnisse in den angrenzenden Räumen des Vorhofes und der Kammer bestimmt; demnach erfolgt das Klappenspiel **passiv** in Abhängigkeit der angrenzenden Drücke.

1.1.3 Herztöne

Herztöne sind ein für uns hörbares Signal der Herztätigkeit

Erster Herzton

- entsteht durch das Zusammenschlagen von Trikuspidal- und Mitralklappe und durch den Anspannungston des Myokards.
  Gleichzeitig werden Pulmonal- und Aortenklappen geöffnet (Kammersystole).

Zweiter Herzton

- entsteht durch den Schluß von Pulmonal- und Aortenklappe und gleichzeitigem Öffnen von Trikuspidal- und Mitralklappe (Kammerdiastole)

Spezieller Lernhinweis:

Klappenschlüsse nimmt man als Ton wahr; das gleichzeitige Öffnen der Klappen wird physiologisch nicht als Ton gehört

- der erste Herzton ist lauter, der zweite Herzton ist leiser
- der Zeitabschnitt zwischen Kammersystole und Kammerdiastole ist kürzer als zwischen Kammerdiastole und erneuter Kammersystole; d. h. die Füllungsphase der Kammern benötigt mehr Zeit, als die Austreibung des Blutes

1.1.4 Die Erregungsbildung und Erregungsleitung des Herzens

Das Herz besitzt ein *autonomes Erregungsleitungssystem*, so daß es sogar in entsprechender Nährlösung auch außerhalb des Organismus weiterschlagen könnte. Das Myokard setzt sich aus zwei Arten von Zellen zusammen: Muskelzellen, die elektrische Impulse bilden und weiterleiten und Muskelfasern, die sich auf Befehl der reizbildenden Zellen kontrahieren.

▶ Das Erregungsleitungssystem setzt sich aus verschiedenen Stationen zusammen:

❶ **Sinusknoten** (Keith-Flack-Knoten)

Lage:

- im rechten Vorhof an der Einmündung der Vena cava superior, die er hufeisenförmig umfaßt

Aufgabe

- *primäres Erregungsbildungszentrum* (Schrittmacher des Herzens)
- ist den nachgeschalteten Instanzen der Erregungsleitung übergeordnet
- Frequenz: ca. 60–80 Schläge/min

❷ Atrioventrikularknoten (AV-Knoten)

Lage:

- am Boden des rechten Vorhofes, in Nachbarschaft der Trikuspidalklappe, nahe der Vorhofscheidewand

Aufgabe

- empfängt den elektrischen Impuls des Sinusknotens und ist Teil des *Erregungsleitungssystems*
- kann bei Ausfall des Sinusknotens auch als *sekundäres Erregungsbildungszentrum* einspringen
- Frequenz ca. 40–60 Schläge/min.

❸ His-Bündel

Lage:

- entlang des Kammerseptums zwischen Vorhof und Kammer

Aufgabe

- empfängt mit leichter Verzögerung den elektrischen Impuls des AV-Knotens und ist Teil des *Erregungsleitungssystems*
- kann bei Ausfall des AV-Knotens mit einer Frequenz von <40 Schlägen/min. die Reizbildung übernehmen

❹ Tawara-Schenkel, Purkinje-Fasern

Lage:

- das Hissche-Bündel teilt sich in die beiden Tawara-Schenkel entlang des rechten bzw. linken Kammerseptums herzspitzenwärts
- die Schenkel münden in die feinen Verzweigungen der Purkinjefasern

Aufgabe

- Erregungsausbreitung in den Kammern

1.1.5 Schlagvolumen und Herzminutenvolumen

In Ruhe gibt der Sinusknoten ca. 70 Impulse/min.

▷ Pro Herzschlag werden ca. 70 ml Blut ausgeworfen, d. h. das Herz transportiert pro Minute ca. 4900 ml Blut *(Herzminutenvolumen)*.

Bei Belastung kann das Herzminutenvolumen durch Zunahme der Herzfrequenz und des Schlagvolumens bis zu 25 l betragen.

▶ Die *Herzleistung* ist abhängig von:

- der autonomen Steuerung durch den Sinusknoten
- Sympathikus (erhöht die Herzfrequenz, erweitert die Herzkranzgefäße und beschleunigt die Erregungsleitung)
- Parasympathikus (senkt die Herzfrequenz, verengt die Herzkranzgefäße und verlangsamt die Erregungsleitung)
- Hormonen (z. B. Adrenalin)
- Medikamenten (z. B. Coffein, Digitalis)
- körperlicher Arbeit
- der Körpertemperatur

1.1.6 Untersuchung des Herzens/ Diagnostische Verfahren

1.1.6.1 Anamnese

- Schmerzen im Brustkorb
- Herzklopfen, Herzstolpern
- Schwindel, nächtliche Atemnot
- Gewichtszunahme durch Ödeme (v. a. an den Beinen)
- nächtliches Wasserlassen *(Nykturie)*
- Vorerkrankungen (z. B. Herzinfarkt, Angina pectoris)

1.1.6.2 Inspektion

- Tachypnoe, Dyspnoe
- Halsvenenstauung
- pulssynchrones Kopfnicken
- Zyanose
- Herzbuckel *(Voussure)*
- sichtbarer Herzspitzenstoß
- Trommelschlegelfinger / Uhrglasnägel
- Ödeme

1.1.6.3 Palpation

Palpatorisch kann man den *Herzspitzenstoß* erfassen:

▶ Lage: **5. ICR links medioklavikular**
Ist der Herzspitzenstoß verlagert, so ist dies ein Hinweis auf eine Herzvergrößerung.

- *Rechtsherzhypertrophie:* Verlagerung nach links außen

- *Linksherzhypertrophie:* Verlagerung nach links außen unten

1.1.6.4 Perkussion

▷ Untersuchungsmethode zur Bestimmung von Herzgröße und -form:

Durch die Perkussion wird das blutgefüllte Herz gegen die luftgefüllten Lungen abgegrenzt.

- Der Bezirk, in dem das Herz von Lungenrändern bedeckt ist, bezeichnet man als *relative Herzdämpfung.*
- Der Bezirk, in dem das Herz direkt der Thoraxwand anliegt und nicht von Lungengewebe überlagert ist, bezeichnet man als *absolute Herzdämpfung.*

Pathologisch ist die Herzdämpfung vergrößert bei Hypertrophie und Dilatation; ist die Herzdämpfung verkleinert, könnte z. B. ein Lungenemphysem vorliegen.

1.1.6.5 Auskultation

Bei der Auskultation achtet man auf

- die Differenzierung des ersten und zweiten Herztones
- Frequenz und Rhythmus
- der Lautstärke der Töne
- zusätzliche Töne oder Spaltung der Töne
- Geräuschveränderungen des Klappenspiels

▶ Bei Verdacht auf eine Herzklappenerkrankung beginnt man die Auskultation am *Erb'schen Punkt* (**3. ICR links parasternal**).

Dieser Punkt liegt der Klappenebene am nächsten, so daß man die Töne aller Klappen erfassen kann. Stellt man Geräuschveränderungen fest, so muß jede Klappe einzeln auskultiert werden, um festzustellen, welche Klappe das pathologische Geräusch verursacht

Auskultationspunkte der Klappen

2. ICR rechts parasternal Aortenklappe
2. ICR links parasternal Pulmonalklappe
4. ICR rechts parasternal Trikuspidalklappe
4. ICR links parasternal Mitralklappe (auch hörbar am 5. ICR links medioklavikular)

Spezieller Lernhinweis:

Anton **P**ulman **t**rinkt **M**ilch um 22.44 Uhr

Durch die Auskultation der Klappen kann man erfassen, ob eine Klappe stenotisch verändert ist (man hört Vorwärtsverwirbelungen) oder insuffizient ist (man hört Rückwärtsverwirbelungen). Hört man z. B. während der Diastole an der Aortenklappe ein Geräusch, so kann sie insuffizient sein.

Spezieller Lernhinweis:

Eine Stenose schließt gut und öffnet schlecht, eine insuffiziente Klappe öffnet gut und schließt schlecht

1.1.6.6 Apparateuntersuchung

A. Das Elektrokardiogramm (EKG)

Spannungsdifferenzen (elektrische Aktionen) des Herzmuskels werden graphisch dargestellt und geben Information über

- Herzfrequenz
- Herzrhythmus
- Erregungsbildung, -ausbreitung und -rückbildung im Erregungsleitungssystem

▷ Das *Belastungs-EKG* erfaßt o. g. Information während der Patient einer Belastung (meist Fahrrad fahren) ausgesetzt wird

▷ Ein *Langzeit-EKG* (elektrische Ströme werden mindestens 24 Stunden aufgezeichnet) wird meist bei Rhythmusstörungen und koronaren Herzkrankheiten eingesetzt

Bedeutung der EKG-Abschnitte

- *P-Welle:* Erregungsausbreitung in den Vorhöfen
- *PQ-Strecke:* Vorhöfe sind erregt
- *QRS-Gruppe:* Erregungsausbreitung in den Kammern
- *ST-Strecke* Kammern sind erregt
- *T-Welle:* Erregungsrückbildung in den Kammern

B. Ultraschallkardiographie

Das Ultraschallverfahren gibt Hinweise auf

- die Größe des Herzens
- die Wanddicke
- die Klappenfunktion
- eventuell vorhandenen Herzbeutelerguß, Stauungszeichen
- die Pumpfunktion

C. Röntgen

Gibt Hinweis auf die Größe und stellt durch eine Kontrastmitteleinbringung die Koronarien dar *(Koronarangiographie)*

D. Herzkatheter

1. Linksherzdiagnostik
   Katheter wird entgegen des Blutstromes über die A. femoralis und die Aorta bis vor das linke Herz geschoben. Nach Einspritzung eines Kontrastmittels können röntgenologisch die Koronararterien dargestellt werden.
2. Rechtsherzdiagnostik
   Über eine Vene (z. B. V. jugularis) wird ein Katheter in den rechten Vorhof geschoben.

- Die Messung von Druck, Herzminutenvolumen und Sauerstoffsättigung wird somit ermöglicht.

1.2 Kreislauf und Gefäßsystem

Gefäße stellen die Transportwege des menschlichen Körpers dar und ermöglichen so den Stoff- und Gasaustausch. Sie bilden ein in sich geschlossenes Kreislaufsystem.

▶ **Der Körperkreislauf**
Das vom linken Herzen ausgeworfene Blut verteilt sich auf die zuführenden Arterien der einzelnen Organe und wird dann dem rechten Herzen wieder zugeleitet. Somit ist der Stoffwechsel aller Organe gewährleistet.

▶ **Der Lungenkreislauf**
Das dem rechten Herzen zugeführte venöse Blut fließt durch die Lungengefäße und gelangt dann über die Lunge in das linke Herz. Hier findet eine O_2-Versorgung und eine CO_2-Entsorgung statt.

1.2.1 Allgemeiner Aufbau der Gefäße (von innen nach außen)

1. Intima

- besteht aus Endothelzellen, die von kollagenen Fasern umgeben sind

2. Media

- mittlere Schicht aus glatter Muskulatur und elastischem Bindegewebe (in den Arterien ist die Muskulatur stärker ausgeprägt als in den Venen; der Anteil der elastischen Fasern ist ebenso abhängig von der Art des betreffenden Gefäßabschnittes)

3. Adventitia

- äußere Schicht aus kollagenen und elastischen Fasern, verbindet das Gefäß mit umliegendem Gewebe
- beinhaltet Nerven und Gefäße *(Vasa vasorum)* zur Eigenversorgung

1.2.1.1 Arterien und Arteriolen (Hochdruckgefäße)

- alle Gefäße, die vom Herzen wegführen
- im Körperkreislauf führen die Arterien sauerstoffreiches Blut, im Lungenkreislauf sauerstoffarmes Blut
- herznahe Gefäße (z. B. Aorta oder Carotiden) sind reich an elastischen Fasern und sorgen somit für einen gleichmäßigen Blutstrom, indem sich die Gefäßwand während der Kammerdiastole zusammenzieht, so daß das in ihr gespeicherte Blut vorwärts befördert wird *(Windkesselfunktion).*

Spezieller Lernhinweis:

Wäre die Aorta nicht elastisch, sondern starr, würde während jeder Kammerdiastole der Blutstrom abbrechen

- die Arteriolen, die den Kapillaren vorgeschaltet sind, lassen sich in ihrer Weite sowohl nerval als auch humoral steuern und dienen somit v.a. der Blutdruckregulation

1.2.1.2 Kapillare (Haargefäße)

Ausschließlich in den Kapillaren kann ein Stoff- und Gasaustausch stattfinden, da sie nur aus Endothel bestehen. Durch die Poren des Endothels werden Substanzen zwischen Gefäß und Gewebe ausgetauscht.

1.2.1.3 Venen und Venolen (Niederdruckgefäße)

- führen zum Herzen hin und sammeln mit Ausnahme der Pulmonalvenen das sauerstoffarme Blut
- beinhalten mehr als $^2/_3$ des gesamten Blutvolumens
- die Media ist im Vergleich zu den Arterien dünner, die Adventitia ist dicker
- das Endothel stülpt sich zu Taschenklappen aus. Die Taschenklappen bilden Ventile, die den Blutstrom Richtung Herz treiben (Ausnahme: die herznahen Venen besitzen keine Klappen, da hier eine starke Sogwirkung vom rechten Herzen ausgeht).

- die Skelettmuskulatur unterstützt durch Kontraktion den Rückfluß zum Herzen *(Muskelpumpe)*, ebenso die Atmung und die Herzaktion

1.2.2 Kreislauf- und Blutdrucksteuerung

In erster Linie wird die Durchblutung des Körpers durch Änderungen der Gefäßweite bestimmt. Diese Aufgabe übernehmen vor allem die Arteriolen mit ihrer Fähigkeit der Vasokonstriktion bzw. Vasodilatation. Dementsprechend wird die Herzleistung angepaßt.
Folgende Faktoren spielen dabei eine Rolle:

❶ *Nervale Einflüsse* (Vegetatives Nervensystem)
- der Sympathikus wirkt gefäßverengend; der Parasympathikus wirkt gefäßerweiternd

❷ *Hormone*
- Histamin, Bradykinin erweitern die Gefäße (lokale Regulationsfaktoren)
- Serotonin wirkt auf die Arteriolen der Skelettmuskulatur erweiternd, auf die Arteriolen von Lunge und Niere gefäßverengend
- Noradrenalin, das Renin-Angiotensin-Aldosteron-System wirken gefäßverengend (siehe Kapitel **„Harnsystem"**)

❸ *Dehnungs- und Druckrezeptoren (Pressorezeptoren)*
- befinden sich im Aortenbogen und Carotissinus und reagieren auf Zu- bzw. Abnahme des arteriellen Druckes. Über Nervenimpulse gelangt die Information an das Kreislaufzentrum der Medulla oblongata. Von der Medulla oblongata geht wiederum über das vegetative Nervensystem ein Befehl zum Herzen und zur Gefäßmuskulatur (v. a. der Arteriolen)
- reguliert wird somit die Herzfrequenz, das Schlagvolumen, die Kontraktionskraft des Herzens, der Durchmesser der Gefäße und letztendlich der Blutdruck

1.2.3 Die wichtigsten Arterien im Überblick

❶ **Koronararterien**
- teilen sich in A. coronaria dextra und A. coronaria sinistra. Die A. coronaria sinistra teilt sich in den Ramus circumflexus und in die A. interventrikularis anterior

❷ **Abgänge des Aortenbogens**
- Truncus brachiocephalicus, teilt sich in A. subklavia dextra (versorgt die rechte Halshälfte und rechte obere Extremität; mündet in die A. axillaris, A. brachialis, welche sich in die A. ulnaris und A. radialis aufspaltet), A. carotis communis dextra (rechter Kopf und Hals)
- A. carotis communis sinistra (versorgt Gesicht, Hals, Gehirn)
- A. subclavia sinistra (versorgt linke obere Extremität; Astfolge entspricht A. subclavia dextra)

❸ **Abgänge der Brustaorta (Aorta descendens)**
- Aa. intercostalis (Zwischenrippenraum)
- Aa. bronchialis (Lungenparenchym)
- Aa. ösophagei (Speiseröhre)

❹ **Abgänge der Bauchaorta**
(nach Durchtritt durchs Zwerchfell)
- Truncus coeliacus, teilt sich in A. lienalis (Milz, Pankreas, Teil des Magens), A. gastrica sinistra (linke Magenarterie), A. hepatica communis (Leber)
- Aa. renales (Niere)
- A. mesenterica superior (gesamter Dünndarm, $^2/_3$ Dickdarm)
- Aa. testiculares/ovaricae (Eierstöcke/Hoden)
- A. mesenterica inferior (Colon descendens, Sigmoid, Rektum)

❺ **In Höhe des 4. Lendenwirbels teilt sich die Aorta in die**
- Aa. iliaca communis (paarig), diese teilen sich wiederum in die
- A. iliaca interna (Beckenorgane, Genitalien), A. iliaca externa (versorgt untere Extremität: A. femoralis, A. poplitea, diese teilt sich in A. tibialis posterior und A. tibialis anterior)

1.2.4 Die wichtigsten Venen im Überblick

Grundsätzlich entsprechen die Venen in ihrem Verlauf den Schlagadern. Meist tragen sie, außer ihrer Bezeichnung als Vene, den gleichen Namen wie die Arterien.

- V. brachiocephalica
- Vena cava superior (sammelt Blut aus Armen, Kopf, Hals und Brustbereich)
- V. jugularis interna
- Vv. hepaticae
- V. cava inferior (sammelt Blut aus dem Bauch, Beine)

- Vv. renales
- Vv. testiculares
- Vv. iliaca communes

1.2.5 Fetaler Kreislauf

Beim Fötus ist die Lunge noch nicht entfaltet und funktionsunfähig; deshalb wird ein großer Teil des Blutes unter Umgehung der Lungengefäße umgeleitet; dies erfolgt mittels 2 *Kurzschlüssen*

① **Foramen ovale**
Eine große Öffnung in der Vorhofscheidewand; hierdurch fließt ein Teil des Blutes direkt vom rechten in den linken Vorhof und umgeht somit den Lungenkreislauf. Die Öffnung schließt sich normalerweise beim 1. Atemzug nach der Geburt

② **Ductus arteriosus Botalli**
Aus strömungstechnischen Gründen fließt ein Restteil des Blutes am Foramen ovale vorbei in die rechte Kammer. Um das Blut wieder umzuleiten, besteht zwischen dem *Truncus pulmonalis* und der *Aorta* eine Verbindung (Ductus arteriosus Botalli), so daß wieder ein Teil des Blutes den Lungenkreislauf umgeht.
In den ersten Lebensstunden verschließt sich der Ductus botalli durch Kontraktion und degeneriert in den ersten Lebenswochen zu einem bindegewebigem Band *(Ligamentum arteriosum)*

1.2.6 Untersuchungsmethoden

1.2.6.1 Inspektion

Man achtet auf Hautveränderungen wie Blässe, Rötung, Marmorierung, schlecht heilende Wunden, Varizen

1.2.6.2 Palpation

Der Puls ist die rhythmisch tastbare Ausdehnung der Gefäßwand durch die Weiterleitung von Druckwellen. Er ist an den oberflächlichen Arterien fühlbar. In der Regel entspricht die Zahl der Pulsschläge/min. der Herzfrequenz; (Bei bestimmten Rhythmusstörungen gibt es einen sog. *Pulsverlust*, so daß nicht jede Herzaktion als Pulsschlag in die Peripherie durchgeleitet wird: Pulsdefizit)

▶ Pulspalpationsstellen

- A. temporalis (Schläfe)
- A. ophthalmica (Auge, schwer ertastbar)
- A. carotis communis (Halsschlagader)
- A. subclavia (über und unter dem Schlüsselbein, schwer ertastbar)
- A. axillaris (vordere Achselhöhle)
- A. brachialis (medial der Bizepssehne)
- A. ulnaris (Handgelenk, Kleinfingerseite)
- A. radialis (Handgelenk, Daumenseite)
- Bauchaorta (Bauchmitte, unter und über dem Nabel)
- A. iliaca (Unterbauch zwischen Nabel und Leistenbeuge)
- A. femoralis (mediales Drittel des Leistenbandes)
- A. poplitea (Kniekehle)
- A. tibialis posterior (hinter dem inneren Knöchel)
- A. dorsalis pedis (obere Fußrückenmitte)

1.2.6.3 Auskultation

Pulse sind auch auskultatorisch zu erfassen. Arteriosklerotische Gefäßeinengungen sind früher durch Auskultation als durch Palpation zu erkennen.

1.2.6.4 Klinische Funktionsprüfungen

▶ **Schellong-Test**
Der Schellong-Test gibt Aufschluß über eine orthostatische Kreislaufdysregulation. Während der Patient entspannt liegt, mißt man den Blutdruck und den Puls (innerhalb von 10 min. mehrere Male). Den gleichen Vorgang wiederholt man, während der Patient steht. Physiologisch ist eine Blutdruckdifferenz von ca. 10 mmHg. **Wichtig** ist bei diesem Test auch der Verlauf der Pulskurve, die alleinige Beurteilung der Blutdruckdifferenz hat dagegen wenig Aussagekraft.

▶ **Lagerungsprobe nach Ratschow**
Der Ratschow-Test gibt Hinweis auf arterielle Durchblutungsstörungen der Beine.
Der Patient liegt und hat die Beine senkrecht angehoben. Er bewegt die Füße ca. 2 min. kreisend. Bei Patienten mit arteriellen Durchblutungsstörungen treten schon frühzeitig Schmerzen und Hautblässe auf. Danach setzt der Patient sich auf, läßt die Beine hängen, so daß man die reaktive Hyperämie und die Venenfüllung beurteilen kann, die normalerweise nach 10–15 sec. einsetzt. Bei Vorliegen einer arteriellen Verschlußkrankheit ist die Nachröte und die Venenfüllung verzögert.

▶ **Faustschlußprobe**

Die Faustschlußprobe gibt Hinweis auf arterielle Durchblutungsstörungen der Arme.

Der Patient hebt die Arme über den Kopf und öffnet und schließt die Hände ca. 60mal im Sekundenrhythmus. Dabei umfaßt der Untersucher beide Handgelenke, um die arterielle Blutzufuhr zu komprimieren. Pathologisch wäre eine diffuse und fleckenförmige Abblassung der Handinnenflächen und Finger. Ebenso käme es zu einer verzögerten Hyperämie und Venenfüllung.

▶ **Gehtest**

Zur Feststellung schwererer arterieller Durchblutungsstörungen fordert man den Patienten auf, eine Gehstrecke von mindestens 120 Schritten in zügigem Gang auf ebenem Boden zu absolvieren. Die schmerzfreie Gehstrecke wird in Metern gemessen und gibt Aufschluß über den Schweregrad der Erkrankung.

1.2.7 Blutdruck

Der Blutdruck ist der Druck, den der Blutstrom auf die Gefäßwände ausübt.

▶ Verschiedene Faktoren beeinflussen den arteriellen Druck:

- Herzzeitvolumen
- die elastische Spannung von Aorta und größeren Gefäßen
- Blutvolumen im arteriellen System
- Viskosität des Blutes

Meßvorgang nach Riva-Rocci/Korotkow

→ meßbar in mm Quecksilbersäule (mmHg)

- man achte auf den Eichstempel, Blutdruckgeräte müssen alle 2 Jahre geeicht werden
- Patient liegt oder sitzt bequem, so daß der Arm in Herzhöhe gelagert werden kann
- die Mitte des aufblasbaren Teiles der Blutdruckmanschette liegt auf der Arminnenseite über der A. brachialis, der untere Teil liegt ungefähr 2,5 cm über der Ellenbeuge
- das Stethoskop wird über der A. brachialis aufgesetzt
- das Blutdruckgerät aufpumpen, bis Radialispuls nicht mehr zu fühlen ist; nochmal 30 mmHg über den Wert aufpumpen
- Druck langsam ablassen; der 1. Ton entspricht dem systolischen Wert, der letzte hörbare Ton dem diastolischen Wert
- Blutdruckmessung erfolgt an beiden Armen seitenvergleichend
- um einen genauen Wert zu ermitteln, sollte man den Patienten zu 3 verschiedenen Tageszeiten untersuchen

2 Pathologie

2.1 Koronare Herzkrankheit (KHK)

Definition

Sammelbezeichnung für Herzerkrankungen unterschiedlicher Ursachen; aufgrund eines Mißverhältnisses zwischen O_2-Angebot und O_2-Bedarf kommt es zu einer unzureichenden Durchblutung der Koronarien.
Daraus können verschiedene Krankheitsbilder resultieren

→ Angina pectoris
→ Herzinfarkt
→ Linksherzinsuffzienz
→ Herzrhythmusstörungen
→ plötzlicher Herztod

Ursachen

- *gefäßbedingt:*
  Hauptursache Arteriosklerose (90%), Koronarspasmen, Entzündungen der Koronarien
- *kardial bedingt:*
  Myokardvergrößerung (kritisches Herzgewicht 500 g), Klappenfehler (Aortenstenose), Rhythmusstörungen
- *extrakardiale Ursachen:*
  Sauerstoffmangel infolge anderer Ursachen: z. B. Anämie, chronische Lungenerkrankungen, Höhenaufenthalte; erhöhter O_2-Bedarf (Fieber, Hyperthyreose); erhöhte Blutviskosität bei Polyglobulie und Vergiftungen

2.1.1 Angina pectoris (Brustenge)

Definition

Brustschmerzen, bedingt durch ein Mißverhältnis zwischen O_2-Angebot und O_2-Bedarf am Myokard mit einer vorübergehenden Herzmuskelischämie. Gilt meist als Zeichen einer kritischen Stenose (5–10% der männlichen Bevölkerung sind betroffen)

Ursachen

- siehe Ursachen KHK

Auslösende Momente

- körperliche Anstrengung
- Kälte, extreme Wetterveränderungen
- evtl. schwere Mahlzeiten
- psychischer Stress

Symptome

- akute Koronarinsuffizienz mit plötzlich einsetzendem sec.-min. anhaltenden Schmerzen im Thorax (Gefühl des Eisenrings um den Thorax)
- Angst
- Schmerzausstrahlung in die linke und rechte Schulter, linker Arm bis linke Kleinfingerseite, evtl. rechter Arm, rechter und linker Kieferwinkel, Hals (gleiche Schmerzlokalisation wie beim Herzinfarkt)
- Gabe von Nitroglycerin bessert die Beschwerden innerhalb von 1–2 min.

Wichtiger Lernhinweis:

Ist der Angina pectoris Anfall nach 10–20 min. nicht überstanden, besteht der dringende Verdacht auf einen Herzinfarkt! Dieser Verdacht besteht auch bei jedem ersten Angina pectoris Anfall

Komplikation

- Herzinfarkt (Angina pectoris gilt als Vorbote!)

Diagnose

- immer zuerst einen akuten Herzinfarkt ausschließen
- wiederholt Puls und Blutdruck messen
- Ruhe-, Belastungs-, und Langzeit-EKG
- Ultraschall, Kardiographie
- Koronarangiographie

Therapie

- im akuten Anfall: Nitroglycerin
- medikamentöse Langzeittherapie (Nitro, Beta-Blocker, ASS)
- PTCA (percutane transluminale koronare Angioplasie): von der A. femoralis wird ein dünner Ballonkatheter in die Koronararterien vorgeschoben; an der Engstelle wird der Ballon aufgeblasen und die Stenose gedehnt
- Bypass

2.1.1.1 Formen der Angina pectoris

❶ **stabile Angina pectoris**
- ein Angina pectoris Anfall wird meist durch gleiche auslösende Momente verursacht, z. B. Stress, körperliche Belastung (kann über Monate konstant bleiben)

❷ **instabile Angina pectoris** (hier besteht dringendes Infarktrisiko)
- jeder erste Angina pectoris Anfall
- bei zunehmender Häufigkeit der Schmerzanfälle
- bei Ruheschmerz
- bei zunehmendem Bedarf an Medikamenten

DD

- Roemheldsyndrom: Ein Zwerchfellhochstand durch geblähten Magen oder Darmschlingen
- Paraösophageale Gleithernie (siehe Kapitel **„Verdauungssystem“**)

2.1.2 Herzinfarkt (Myokardinfarkt)

Definition

Akut einsetzende Ischämie des Myokards mit nachfolgender Nekrose, meist aufgrund einer koronaren Herzkrankheit mit hochgradiger Stenose einer Koronararterie

Ursachen

- siehe Ursachen KHK, meist Arteriosklerose der Herzkranzgefäße
- Verschluß durch Embolus (aus dem linken Herzen kommendes Blutgerinnsel, verursacht z. B. durch Rhythmusstörungen)

Auslösende Faktoren

- siehe „Angina pectoris“
- Während bestimmter Tageszeiten tritt ein Infarkt häufiger auf
  → frühe Morgenstunden, besonders nach spätem und reichlichem Essen
  → Umstellung von Nachtruhe auf Tagesrhythmus

Symptome

❶ *Schmerz*
- plötzlich auftretender **Vernichtungsschmerz** im Thorax lokalisiert (durch Nitro kaum bzw. nicht beeinflußbar)
- Schmerzausstrahlung siehe „Angina pectoris“
- bei Hinterwandinfarkt: Schmerzen im Oberbauch (DD Pankreatitis)

→ Sonderform: 20–30% der Infarkte verlaufen **stumm** (ohne Schmerzen), besonders bei **Diabetikern**

❷ *Todesangst*
- Schwächegefühl und vegetative Begleitsymptomatik (Blässe, Kaltschweißigkeit, Übelkeit, Erbrechen)

❸ *Herzrhythmusstörungen* (95%)

❹ *Schocksymptomatik*

→ niedriger Blutdruck, hoher Puls (kann auch normal oder leicht erhöht sein).
Kommt es zur Ausbildung eines manifesten kardiogenen Schocks, besteht eine Letalität von 60–100%; dabei typisches Symptom: **marmorierte Haut**

❺ *Symptome einer Linksherzinsuffizienz* (1/3 der Patienten)
- Dyspnoe
- feuchte Rasselgeräusche
- evtl. Lungenödem
- Zyanose

❻ *Symptome einer Rechtsherzinsuffizienz*
- Rückstau in die großen Körpervenen
- gestaute Hals- und Zungengrundvenen

❼ *evtl. Fieber*

Frühkomplikationen

▷ gefährlichster Zeitraum sind die ersten 72 Stunden
- später auftauchende Rhythmusstörungen mit thromboembolischen Komplikationen: Reinfarkt, Schlaganfall, AVK
- später auftauchender kardiogener Schock
- Herzwandruptur mit Herzbeuteltamponade (mit Blut gefüllter Spalt, drückt Gefäße ab)
- Papillarmuskelnekrose
- Ventrikelseptumdefekt

Spätkomplikationen

▷ Tage später
- Herzwandaneurysma (Aussackung der Herzwand, bei Hochdruckkrisen kann es zur Herzbeuteltamponade kommen)
- Perikarditis
- chronische Herzinsuffizienz

Labor

Aus dem geschädigten Herzmuskel gelangen vermehrt Enzyme ins Blut. Sie geben Aufschluß über das Ausmaß des Infarktes und dienen der Prognose.

Enzym	Anstieg nach	Maximum
Troponin	2 h	
CKMB	4–8 h	12–18 h
Gesamt-CK	4–8 h	16–36 h
GOT	4–8 h	16–48 h
LDH	6–12 h	24–60 h
α-HBDH	8–12 h	30–72 h

Spezieller Lernhinweis:

Nie bei Verdacht auf Herzinfarkt eine i. m. Injektion geben! Die Enzymdiagnostik wäre verfälscht und eine Lysetherapie wird hierdurch erschwert

Therapie

Erstmaßnahme → **Notarzt rufen**

- Lagerung: Oberkörper hoch, Arme und Beine runterhängen lassen
- unblutiger Aderlaß
- O_2-Gabe
- Sedieren
- Schmerzbekämpfung

2.2 Herzrhythmusstörungen

Definition

Herzrhythmusstörungen sind Abweichungen der Regelmäßigkeit der Herzaktionen von der normalen Herzfrequenz.
Herzrhythmusstörungen können auch bei Gesunden auftreten. Sie bedürfen einer genauen Abklärung durch einen Facharzt und werden in fast allen Fällen durch das EKG gesichert.

Begriffsbestimmung

- **Tachykardie:** die Herzfrequenz liegt > 100 Schläge/min. bei Erwachsenen
- **Bradykardie:** die Herzfrequenz liegt < 60 Schläge/min. bei Erwachsenen
- **Arrhythmie:** unregelmäßige Herzschlagfolge
- **Extrasytole:** außerhalb des normalen Herzrhythmus ausgelöste Erregung, mit der Folge einer Extrakontraktion
- **Nomotope Rhythmusstörungen:** Erregungsbildungsstörung, ausgehend vom Sinusknoten
- **Heterotope (ektope) Rhythmusstörungen:** Erregungsbildungsstörung, ausgehend von sekundären oder tertiären Zentren oder der Arbeitsmuskulatur; sie können sowohl im Vorhof *(supraventrikulär)* als auch in der Kammer *(ventrikulär)* entstehen

2.2.1 Tachykardie

2.2.1.1 Supraventrikuläre Tachykardie

Definition

Das Erregungsbildungszentrum liegt im Bereich der Vorhöfe

❶ *Sinusknotentachykardie* (Nomotope Rhythmusstörungen)

▷ Eine vom Sinusknoten ausgehende Tachykardie, mit Steigerung der Herzfrequenz auf über 100 Schläge/min beim Erwachsenen

Ursachen

- physiologisch bei körperlicher Belastung, Aufregung, Säuglingen, Kleinkindern
- pathologisch bei Fieber, Schock, Herzinfarkt, Herzinsuffizienz, Herzmuskelentzündungen, Anämie, Cor pulmonale, Hypoxie, Genußmitteln (z. B. Kaffee, Alkohol, Nikotin), Hyperthyreose

❷ *Paroxysmale supraventrikuläre Tachykardie*

▷ Es kommt zu plötzlich einsetzenden Anfällen von Herzrasen (160–200 Schläge/min.) begleitet von Schwindel und evtl. Bewußtseinsverlust.

Ursachen

- bei psychovegetativ labilen Patienten
- Herzmuskelentzündung, Sauerstoffmangel, Hypokaliämie

❸ *Vorhofflattern*

Ursachen

▷ Heterotope Vorhofzentren bilden Erregungen von 250–350 Kontraktionen/min. In der Refraktärzeit des AV-Knotens ist die Erregungsleitung blockiert. Die schnell aufeinanderfolgenden Erregungen können partiell auf die Ventrikel übergeleitet werden. (Meist wird die Kammer durch einen AV-Block II° „geschützt"! Entsprechend dem Verhältnis wird nur jedes 2te oder 3te Aktionspotential auf die Kammer übertragen.)

- meist organische Herzerkrankungen (siehe Vorhofflimmern)

④ *Vorhofflimmern*

▷ Die Erregungsfolge beträgt 350–600 Schläge/min. Die Vorhofkontraktion ist unkoordiniert. Die Erregungen können nur noch in unregelmäßiger Folge auf die Kammern übertragen werden. Es kommt zur absoluten Arrhythmie der Kammeraktionen

Ursachen

- akuter Herzinfarkt
- Mitralklappenfehler
- rheumatische Karditis
- Karotissinus-Syndrom
- paroxysmale Anfälle auch bei Gesunden

2.2.1.2 Ventrikuläre Tachykardie

Definition

Das Erregungsbildungszentrum liegt in den Herzkammern. Ventrikuläre Tachykardien sind stets lebensbedrohlich, da sie meist in ein Kammerflattern oder -flimmern übergehen können.

Kammerflattern/Kammerflimmern

▷ Die Kammerfrequenz liegt beim Kammerflattern zwischen 250–350 Schlägen/min.. Beim Kammerflimmern wird eine Frequenz von > 300 Schlägen/min. erreicht. *Funktionell* entsprechen beide Zustände einem *Herz-Kreislaufstillstand* und erfordern sofortige Defibrillation.

Ursachen

- schwere organische Herzschäden (z. B. beim Herzinfarkt)

2.2.2 Bradykardie

2.2.2.1 Sinusbradykardie

Ursachen

- Herzinfarkt
- physiologisch bei Ausdauersportlern
- erhöhter Parasympathicus
- Hypothyreose
- Medikamente (β-Blocker, Digitalis, Antiarrhythmika)
- Unterkühlung
- Carotis-Sinus-Syndrom
- toxische Schäden (Thyphus, Virusinfekte)
- Hirndrucksteigerung

2.2.3 Reizleitungsstörungen

Definition

Die Erregungsleitung kann unter pathologischen Bedingungen verzögert ablaufen. Eine solche Störung wird im allgemeinen als *Block* bezeichnet und führt zur Arrhythmie.

Ursachen

- KHK
- Entzündungen am Herzen
- Elektrolytstörungen (z. B. Hyperkaliämie)
- Digitalisintoxikation

① **Sinuatrialer Block**

▷ Verzögerte oder unterbrochene Erregungsleitung vom Sinusknoten zur Vorhofmuskulatur.

Wird die Erregungsweiterleitung vom Sinusknoten zum AV-Knoten unterbrochen, so wird nach einer kurzen Pause der AV-Knoten zum Impulsgeber mit einer Frequenz von 40–60 Schlägen/min.

② **Atrioventrikuläre Blockierung (AV-Block)**

▷ Verzögerte oder unterbrochene Erregungsleitung von den Vorhöfen zu den Kammern.

AV-Block I. Grades
Die Überleitung ist verzögert, aber nicht aufgehoben. Im EKG ist die PQ-Zeit verlängert.

Symptome

- Der Patient hat i. d. R. keine Beschwerden, nur im EKG zu sehen

Therapie

- Behandlung meist nicht erforderlich

AV-Block II. Grades (Mobitz I und II)
Die Vorhofaktion wird intermittierend nicht übergeleitet

- Bei konstanter, sehr langer PQ-Dauer fallen in regelmäßigen Abständen Kammererregungen aus (Wenckebach-Periodik, Mobitz I)
- nur jede 2. oder 3. Vorhoferregung wird zu den Kammern übertragen (Mobitz II)

Symptome

Patient fühlt Herzstolpern, Belastungsdyspnoe

Therapie

- Überprüfung der Schrittmacher-Indikation, da dieser Typ in einen AV-Block III. Grades übergehen kann

AV-Block III. Grades
Die Überleitung der Vorhoferregung auf die Kam-

mern ist total aufgehoben, so daß Vorhöfe und Kammern unabhängig voneinander schlagen.

Komplikation des AV-Block III. Grades

Adam-Stokes-Anfall
Bei plötzlicher Unterbrechung der AV-Überleitung dauert es einige Zeit, bis das Ersatzzentrum anspringt (10–20 sec. Asystolie). Die Schrittmacherfunktionen übernehmen dann sekundäre Reizbildungszentren im AV-Knoten oder das His'sche Bündel mit einer Frequenz von ca. 40 Schlägen/min.

Asystolie	
Dauer	Symptome
3– 5 sek.	Blässe, Schwindel
10–15 sek.	Bewußtseinsverlust
20–30 sek.	Krämpfe (Fehldiagnose Epilepsie)
30–60 sek.	Atemstillstand
länger als 3 min.	irreversible Hirnschäden bzw. Exitus letalis

Therapie

- Atropin (bei Bradykardie), Herzschrittmacher

2.2.4 Extrasystolen

Definition

Außerhalb des regulären Grundrhythmus auftretende Herzschläge, die als Herzstolpern oder „Aussetzer" bemerkt werden. Nur 5–10% der Betroffenen sind dadurch krank

Ursachen

- physiologisch bei Gesunden; auslösende Faktoren sind vegetative Labilität, emotionale Aufregung, Übermüdung, Genußmittel
- organische Herzkrankheiten: KHK, Myokarditis, Kardiomyopathie
- extrakardiale Ursachen: Elektrolytstörungen, Medikamente, Roemheld-Syndrom, Hyperthyreose

Komplikationen

- bei *supraventrikulären Extrasystolen:* Vorhofflattern, Vorhofflimmern
- bei *ventrikulären Extrasystolen:* Kammerflattern, Kammerflimmern

2.3 Herzinsuffizienz (Herzmuskelschwäche)

Definition

Herzinsuffizienz ist eine Folge bereits existierender Herzkreislauferkrankungen und die Unfähigkeit des Herzens, das von den Organen benötigte Blutvolumen zu befördern

Pathomechanismus

Häufigste Ursache ist eine Hypertonie im kleinen und großen Kreislauf, bei der der Herzmuskel gegen den erhöhten Gefäßdruck anpumpen muß; das Herz **hypertrophiert,** um eine höhere Leistung zu erreichen. Die Vergrößerung der Herzmuskelzellen zieht einen Sauerstoff- und Nährstoffmangel nach sich.

Hält die Mehrbelastung des Herzens an, ist das Herz überfordert, seine Auswurfleistung nimmt ab. Das nach jeder Systole im Herzen verbleibende Volumen erhöht sich, so daß die Herzkammern mit der Zeit „ausleiern" **(Dilatation)**. Oft besteht gleichzeitig eine KHK, die die Herzleistung zusätzlich begrenzt.

Nach dem zeitlichen Verlauf bei der Entwicklung einer Herzinsuffizienz unterscheidet man

A. Akute Herzinsuffizienz

Durch plötzliche Ereignisse entwickelt sich im Herzen selbst oder im Kreislaufsystem eine Druck- oder Volumenbelastung des Herzens; Folge ist innerhalb von Stunden/Tagen eine akute Dilatation

❶ *Ursachen akute Linksherzinsuffizienz*

- Herzinfarkt, Hochdruckkrisen, plötzlicher Abriß von Klappen, Myokarditis

❷ *Ursachen akute Rechtsherzinsuffizienz*

- akutes Cor pulmonale bei Lungenembolie und plötzlichem Druckanstieg im Lungenkreislauf

B. Chronische Herzinsuffizienz

Die Symptome einer chronischen Herzinsuffizienz entwickeln sich im Verlauf von Monaten/Jahren und sind in erster Linie Stauungszeichen durch den Blutstau **vor** der geschwächten Kammer

❶ *Ursachen chronischer Linksherzinsuffizienz*

- mechanisch: Volumenbelastung (z. B. Klappeninsuffizienz, Klappenstenose, Hypertonie, Arteriosklerose)

- Kontraktionsschwäche: Myokarditis, koronare Herzkrankheit
- Herzrhythmusstörungen
- behinderte Ventrikelfüllung: Herzbeuteltamponade, Perikarditis (konstriktive)

❷ *Ursachen chronische Rechtsherzinsuffizienz*
- pulmonale Erkrankungen (chronisches Cor pulmonale)
- Hypertonie

Symptome Linksherzinsuffizienz

Rückwärtsversagen (Rückstau in den Lungenkreislauf):

- Dyspnoe, Tachypnoe (anfangs Belastungs-, dann Ruhedyspnoe)
- Orthopnoe (Atemnot im Liegen, Verbesserung im Sitzen)
- Asthma cardiale (nächtlicher Husten, Atemnot und Husten mit Herzfehlerzellen im Sputum, evtl. brodelnde Rasselgeräusche)
- Tachykardie
- Nykturie (nachts ist das geschwächte Herz durch Bettruhe entlastet und die meist in ihrer Leistungsfähigkeit eingeschränkten Nieren werden besser durchblutet)
- Endstadium der Linksherzinsuffizienz: Lungenödem und Durchstauung in das rechte Herz (Folge: *Globalinsuffizienz)*

Vorwärtsversagen (O_2-Unterversorgung im ganzen Körper)

- Leistungsabfall, Müdigkeit, Abgeschlagenheit
- Zyanose
- Pectanginöse Beschwerden
- Schwindel, Parästhesien
- Organunterversorgung

Diagnose
- Anamnese, Symptome
- schaumiges, evtl. blutiges Sputum *(Herzfehlerzellen)*
- Herzspitzenstoß nach links außen unten verlagert
- diffuse grobblasige Rasselgeräusche („Kochen auf der Brust")
- Röntgen-Thorax: Herzvergrößerung
- EKG-Veränderungen

Symptome Rechtsherzinsuffizienz

Rückwärtsversagen (Rückstau in den Körperkreislauf)

- Stau der Jugularvenen und der Zungengrundvenen (obere Einflußstauungen)
- Venenzeichnung im Bereich der Armvenen (Armbeuge)
- Stauungsleber: vergrößert, weich, druckschmerzhaft (bei Zelluntergang evtl. Entwicklung einer *Zirrhose cardiaque)*
- Ascites
- Splenomegalie
- Stauungsgastritis (Appetitlosigkeit, Meteorismus)
- Stauungsnieren mit Proteinurie
- Nykturie
- Ödeme (zunächst im Bereich der Knöchel, der Unterschenkel und am Fußrücken)

Vorwärtsversagen (O_2-Unterversorgung im ganzen Körper)

- Müdigkeit, Abgeschlagenheit, Leistungsminderung
- Tachykardie
- Dyspnoe

Diagnose

Anamnese, Symptome
- sichtbare Stauungszeichen
- Herzspitzenstoß nach links außen verlagert
- Röntgen-Thorax: Herzvergrößerung
- EKG-Veränderungen

Komplikationen Rechts- und Linksherzinsuffizienz
- Herzrhythmusstörungen
- Lungenödem (nur bei Linksherzinsuffizienz)
- Thrombosen
- kardiogener Schock

Spezieller Lernhinweis:

Klinische Schweregrade der Herzinsuffizienz (NYHA-Stadien der New York Heart Association)

I	Beschwerdefrei, normale körperliche Belastbarkeit
II	Beschwerden bei stärkerer körperlichen Belastung
III	Beschwerden bei leichter körperlichen Belastung
IV	Beschwerden in Ruhe

Therapie Rechts- und Linksherzinsuffizienz
- Behandlung der Grunderkrankung, z. B. Operation bei Herzklappenfehlern
- Medikamente z. B. bei Entzündungen oder Hypertonie
- Medikamente zur
  → Entlastung des Herzens (z. B. Duretika, Vasodilatatoren)
  → Steigerung der Kontraktionskraft (z. B. Digitalis, Betarezeptorenantagonisten)

2.4 Angeborene Herzfehler

Definition

Angeborener Defekt des Herzens mit eingeschränkter Leistung bei 0,8–1% der Lebendgeborenen. Viele Herzfehler werden schon im Babyalter symptomatisch; die meisten angeborenen Herzfehler sind operabel, so daß eine rechtzeitige Diagnosestellung lebensrettend sein kann

Ursachen

- unbekannt
- genetische Faktoren (z. B. Trisomie 21, Turner-Syndrom)
- Virusinfekte der Mutter (z. B. Röteln)
- exogene Noxen in der 4.–6. Schwangerschaftswoche (z. B. Zytostatika, Immunsuppressiva, Alkohol)
- O_2-Mangelzustände

Einteilung der angeborenen Herzfehler

❶ *Links-Rechts-Shunt* (55%):
- Vorhofseptumdefekt
- Ventrikelseptumdefekt
- offener Ductus botalli

❷ *Rechts-Links-Shunt* (20%):
- Fallot Tetralogie

❸ *Herzfehler ohne Shunt* (25%):
- Pulmonalstenose
- Aortenstenose
- Aortenisthmusstenose

Spezieller Lernhinweis:

Shunt = Kurzschlußverbindung zwischen arteriellen und venösen Herzteilen bzw. Gefäßschenkeln

Die Größe des Shunts bestimmt die Ausprägung der Symptome; kleine Defekte schließen sich in den ersten Lebensjahren oft von selbst. Bei einem großen Shuntvolumen muß der Defekt vor dem Schulalter operativ verschlossen werden. Nach einer Shuntumkehr ist eine Operation nicht mehr möglich.

2.4.1 Links-Rechts-Shunts

Pathomechanismus

Kurzschlußverbindung vom Hochdrucksystem des linken Herzens zum Niederdrucksystem des rechten Herzens, entweder durch ein Loch in der Trennwand der Vorhöfe, der Kammern oder durch das Offenbleiben des Ductus botalli. Durch den höheren Druck des linken Herzens (bzw. Aorta) gelangt mehr Blut ins rechte Herz und verursacht dort neben einer erheblichen Volumenbelastung auch eine verstärkte Durchblutung der Lungen (pulmonale Hypervolämie). Folge der Volumenbelastung ist eine Rechtsherzinsuffizienz; Folge der pulmonalen Hypertonie ist eine Pulmonalsklerose mit Shuntumkehr *(Eisenmenger-Reaktion)*

2.4.1.1 Vorhofseptumdefekt

Definition

Offenes Foramen ovale in der Vorhofseptumwand zwischen dem rechten und linken Herzen

Symptome

- je nach Ausmaß oft jahrzehntelang beschwerdefrei
- meist im 3. Lebensjahrzehnt beginnende Symptomatik: Leistungsminderung, Atemnot
- körperliche, geistige und organische Minderentwicklung durch die periphere Blutminderversorgung

Komplikationen

- Neigung zu pulmonalen Infekten (bei starker Volumenüberlastung der Lunge)
- Rechtsherzhypertrophie
- selten durch Pulmonalsklerose Shuntumkehr mit Zyanose
- Herzrhythmusstörungen

2.4.1.2 Ventrikelseptumdefekt

Definition

Ein Loch in der Kammerscheidewand verursacht eine Volumenbelastung des rechten Herzens durch den Rückfluß des Blutes aus der linken in die rechte Kammer

Symptome

- ein kleiner Defekt verursacht keine Symptome, aber Herzgeräusche „viel Lärm um nichts“
- mittelgroßer Defekt: Belastungsdyspnoe, wiederholende bronchitische Infekte
- großer Defekt: Gedeihstörungen, Herzinsuffizienz, Herzbuckel

Komplikationen

- Shuntumkehr mit Zyanose
- Herzinsuffizienz

2.4.1.3 Offener Ductus Botalli

Definition

Offenbleiben der fetalen Verbindung zwischen Aorta und Pulmonalarterie

Symptome

- oft keine Symptome
- bei großen Defekten Entwicklungsverzögerung
- Neigung zu Bronchitiden
- später Links- und Rechtsherzinsuffizienz mit Belastungsdyspnoe

Komplikationen

- Shuntumkehr
- Herzinsuffizienz
- bakterielle Endokarditis

2.4.2 Rechts-Links-Shunt

Pathomechanismus

Venöses Blut gelangt unter Umgehung der Lungengefäße wieder in den großen Kreislauf (zyanotischer Herzfehler). Das klinische Bild der Fallot-Tetralogie bestimmt die Pulmonalstenose

2.4.2.1 Fallot-Tetralogie

Definition

Kombination von mehreren Herzfehlern:

- Pulmonalstenose
- Rechtsherzhypertrophie (durch die Pulmonalstenose)
- Ventrikelseptumdefekt (hier Rechts-Links-Shunt wegen Pulmonalstenose)
- „Reitende Aorta" (die Aorta ist rechts verlagert und „reitet" über dem Ventrikelseptumdefekt)

→ bei einem zusätzlichen Vorhofseptumdefekt: *Fallot Pentalogie*

Symptome

- angeborene Zyanose (Leitsymptom), *blue babies*
- Trommelschlegelfinger, Uhrglasnägel
- Polyglobulie (Thrombosegefahr)
- körperliche Entwicklungsverzögerung
- Belastungsdyspnoe
- Krampf- und Ohnmachtsanfälle durch Sauerstoffminderversorgung des Gehirns
- typische Hockstellung der Kinder, führt zu erhöhtem Widerstand im großen Kreislauf und steigert die Durchblutung in der Lunge

Komplikationen

- häufigste Todesursache: Hypoxämische Anfälle
- arterielle Embolien
- Rechtsherzinsuffizienz
- bakterielle Endokarditis

2.4.3 Herzfehler ohne Shunt

2.4.3.1 Pulmonalklappenstenose

Definition

Stenose der Pulmonalklappe mit der Folge einer Druckbelastung des rechten Ventrikels

Symptome

- je nach Ausprägung keine oder erst spät
- Leistungsminderung
- Belastungsdyspnoe, Zyanose
- Symptome der Rechtsherzinsuffizienz

2.4.3.2 Aortenstenose

Siehe „Erworbene Herzfehler"

2.4.3.3 Aortenisthmusstenose

Definition

Angeborene Verengung im Aortenbogen unterschiedlicher Ausprägung, meist nach der Abzweigung der drei Gefäße, die Kopf und Arme versorgen

Pathomechanismus

Erhöhte Durchblutung von Kopf und Armen und Minderdurchblutung der unteren Körperhälfte

Symptome

- warme Hände, kalte Beine
- abgeschwächter bis fehlender Puls der A. femoralis und der Fußpulse
- harter Puls der A. radialis
- Hypotonie der unteren Körperhälfte, Hypertonie der oberen Körperhälfte
- Spätsymptom: Zeichen der Linksherzinsuffizienz

Komplikationen

- Folgen der Hypertonie
- Bakterielle Endokarditis

2.5 Erworbene Herzklappenfehler

Ursachen

- meist Rheumatisches Fieber (Klappenfehler manifestieren sich meist 1–2 Jahrzehnte danach; 80% Mitralklappe, 20% Aortenklappe)
- Klappen des rechten Herzens sind selten betroffen (Ausnahme: bakterielle Endokarditis bei Fixern)

Pathomechanismus

Eine **Stenose** entsteht durch narbige Verwachsungen der Herzklappen, wobei diese nicht weit genug geöffnet werden. Die hieraus resultierende Druckbelastung des Herzen stellt einen ungünstigen Prognosefaktor dar. Eine **Insuffizienz** entsteht durch entzündliche Zerstörung an den Klappenrändern mit dem Problem der Schlußunfähigkeit; Folge ist eine Volumenbelastung mit Pendelblut, die Prognose ist jedoch günstiger als bei einer Stenose.

2.5.1 Mitralstenose

Pathomechanismus

Durch den geringen Öffnungs-Durchmesser der Mitralklappe kommt es zu einem Druckanstieg im linken Vorhof mit:

- Blutrückstau in die Lunge
- pulmonaler Hypertonie
- Durchstauung ins rechte Herz
- Rückstau in den großen Kreislauf

Symptome

Folge der Druck- und Volumenbelastung im linken Vorhof

- Rhythmusstörungen
- Thrombenbildung mit Gefahr der arteriellen Embolie

Folge der Lungenstauung

- Belastungsdyspnoe
- Hämoptoe
- Asthma cardiale mit Herzfehlerzellen

Folge des Vorwärtsversagens

- Schwindel, Ohrensausen, verminderte Leistungsfähigkeit, Augenflimmern
- Hypotonie
- Mitralbäckchen (typische blau-rote Wangen)
- Zyanose der Lippen mit Gesichtsblässe

Folge der Volumenbelastung des rechten Herzens

- Symptome des Rückstaus in die großen Körpervenen (siehe „Rechtsherzinsuffizienz")

Komplikationen

- arterielle Embolien
- Lungenödem
- bakterielle Endokarditis

2.5.2 Mitralinsuffizienz

Pathomechanismus

Durch die Schlußunfähigkeit der Mitralklappe kommt es während der Systole zu einem Rückfluß des Blutes in den linken Vorhof *(Pendelblut)*. Vorhof und Kammer hypertrophieren, das Blut staut in die Lungenvenen zurück. Später staut sich das Blut über die Lungengefäße zurück ins rechte Herz.

Symptome

- lange ohne klinische Symptomatik
- Zeichen einer Linksherzinsuffizienz (siehe dort)
- Vorhofflimmern mit Thrombenneigung
- später ähnliche Symptome wie bei der Mitralstenose

2.5.3 Aortenstenose

Pathomechanismus

Die Aortenklappenöffnungsfläche ist eingeengt. Dadurch kommt es zu einer Druckbelastung des linken Herzens und zu einer Minderversorgung der Koronarien und des großen Kreislaufes.

Symptome

- Symptome der Linksherzinsuffizienz (siehe dort)
- schnelle Ermüdbarkeit, Schwindel
- Atemnot
- Synkopen
- Angina pectoris
- Herzrhythmusstörungen
- kleine Blutdruckamplitude

Komplikationen

- plötzlicher Herztod
- Mikroembolien
- Herzrhythmusstörungen
- bei körperlicher Belastung Ohnmacht

2.5.4 Aorteninsuffizienz

Pathomechanismus

Durch die Schlußunfähigkeit der Aortenklappe fließt das Blut während der Systole von der Aorta zurück in die Kammer. Durch die Volumenbelastung kommt es zur Hypertrophie und zum Rückstau in die Lungenvenen.

Symptome

- große Blutdruckamplitude (hoher systolischer Blutdruck durch das große Schlagvolumen mit niedrigem diastolischem Blutdruck durch den Rückfluß)
- Wasserhammerpuls (*pulsus celer et altus* = schneller Puls mit großen Druckschwankungen)
- pulssynchrones Dröhnen im Kopf
- pulssynchrones Kopfnicken *(Musset-Zeichen)*
- sichtbare Pulsation der Halsschlagadern
- rasche Ermüdbarkeit, Schwindel
- bei Dekompensation Zeichen der Linksherzinsuffizienz und Angina pectoris

2.6 Diagnostik angeborener und erworbener Herzfehler

Herzfehler	Inspektion	Palpation	Perkussion	Auskultation
Mitralklappenstenosen	Mitralbäckchen (bläulich-rote Wangen)	Herzspitzenstoß vermindert, kleiner Puls		• MÖT • paukender 1. Herzton • Diastolikum
Mitralklappeninsuffizienz		Spitzenstoß verbreitert	Herzdämpfung nach links verbreitert	• 1. leiser Herzton • Systolikum mit Fortleitung in die Axilla
Aortenklappenstenose	Blässe	Spitzenstoß hebend, nach links verlagert kleine Blutdruckamplitude niedriger Puls	Herzdämpfung nach links verbreitert	• 2. leiser Herzton • Systolikum mit Fortleitung in die Karotiden
Aortenklappeninsuffizienz	Blässe Pulsatorische Phänomene	Spitzenstoß hebend, nach links verlagert große Blutdruckamplitude Pulsus celer et altus	Herzdämpfung nach links verbreitert	• Strömungsgeräusch unmittelbar nach dem 2. Herzton: Diastolikum
Pulmonalklappenstenose	Jugularpulswelle	Schwirren im 2. und 3. ICR	Herzdämpfung nach rechts verbreitert	• Systolikum
Ventrikelseptumdefekt	Voussure (Herzbuckel mit sichtbar verstärkter Pulsation)		Herzdämpfung nach rechts und links verbreitert	• Systolikum
Vorhofseptumdefekt	Voussure	Herzspitzenstoß kaum tastbar	Herzdämpfung nach rechts und links	• Systolikum • gespaltener
Ductus arteriosus botalli	Pulsation der A. carotis	große Blutdruckamplitude	Herzdämpfung nach links verbreitert	• Diastolisches und systolisches Maschinengeräusch
Aortenisthmusstenose	rotes Gesicht, blasse Beine	Herzspitzenstoß verbreitert obere Pulse gut, untere Pulse schwer bzw. nicht tastbar	Herzdämpfung nach links verbreitert	• Systolikum

2.7 Entzündungen des Herzens

2.7.1 Endokarditis

2.7.1.1 Rheumatische abakterielle Endokarditis (Rheumatisches Fieber)

Definition

Das Rheumatische Fieber ist eine streptokokkenallergische entzündliche Systemerkrankung, die Herz, Gelenke, ZNS, Haut und Subkutangewebe schädigen kann

Ursache

Autoimmunreaktion auf einen vorangegangenen Streptokokkeninfekt (β-hämolysierende Streptokokken der Gruppe A)

Spezieller Lernhinweis:

Siehe auch „Glomerulonephritis", Ursache ist ebenfalls eine Poststreptokokkeninfektion; das gleichzeitige Auftreten beider Erkrankungen ist sehr selten

Symptome

Hauptkriterien: 5 Jones-Kriterien

- subkutane Knötchen
- Pankarditis (Entzündung aller Schichten der Herzwand)
- springende Polyarthritis der großen Gelenke
- Erythema nodosum (blau-rot-livider Fleck mit schmerzhaften Knötchen meist auf Tibiakante)
- Chorea minor (neurologische Störungen, z. B. unkontrollierte Bewegung der Hände, Ungeschicklichkeiten; können auch Wochen danach auftauchen)

Nebenkriterien

- Fieber (kein Rheumatisches Fieber ohne Fieber)
- Arthritiden
- stark beschleunigte BSG
- Herzrhythmusstörungen

Spezieller Lernhinweis:

Das Rheumatische Fieber beißt das Herz und leckt die Gelenke

Diagnose

Die Diagnose von Rheumatischem Fieber ist wahrscheinlich, wenn

1. ein vorangegangener Steptokokkeninfekt vorlag *und*
2. 2 Hauptkriterien vorhanden sind oder
3. 1 Hauptkriterium und je 2 Nebenkriterien vorliegen

Komplikationen

- durch die entzündliche Mitbeteiligung der Klappen kommt es zu Klappenfehlern; betroffen sind zu 80% die Mitralklappe und zu 20% die Aortenklappe
- bakterielle Endokarditis

Therapie

- über einen langen Zeitraum Antibiotika und ASS
- später evtl. künstliche Klappe

2.7.1.2 Infektiöse bakterielle Endokarditis

Definition

Entzündung der Herzinnenwand und Klappen meist infolge Vorschäden

Ursachen

- erworbene Klappenfehler (fast immer Rheumatisches Fieber)
- angeborene Klappenfehler
- selten: Rechtsherzendokarditis (Fixer, Venenkatheter)

Pathomechanismus

Voraussetzung ist fast immer eine Schädigung der Herzklappen. Im Rahmen einer Bakteriämie besiedeln Bakterien (bei Immunschwachen auch Pilze) strömungsfreie Zonen der vorgeschädigten Herzklappen. Normalerweise halten sich Bakterien nur einige Minuten im Blut auf, da sie durch die normalen Bakterizide unschädlich gemacht werden

Erreger

→ Bakterien (meist Streptokokken, Enterokokken und Staphylokokken)

Symptome

- hohes Fieber, Schüttelfrost, Tachykardie
- starkes Krankheitsgefühl (Schwäche, Appetitlosigkeit, Gewichtsverlust, Arthralgien)
- Herzgeräusche
- Mikroembolien mit der möglichen Folge einer embolischen Herdenzephalitis
- Osler-Knötchen (linsengroße, schmerzhafte Knötchen an Fingern und Zehen)

- Petechien
- Splenomegalie
- Nierenbeteiligung mit glomerulärer Herdnephritis, evtl. Niereninfarkt

Komplikationen

- evtl. Klappenperforation oder -abriß
- Letalität 30%

Therapie

- Antibiotika

2.7.1.3 Subakute bakterielle Endokarditis (Endokarditis lenta)

Definition

Entzündung der Herzinnenwand und der Klappen mit langsamem, schleichendem Verlauf und schwieriger Diagnosestellung

Ursache

- siehe „Bakterielle Endokarditis"
- 80% α-hämolysierender Streptokokkus viridans salivarius (befindet sich physiologisch in der Mundschleimhaut und kann z. B. bei Zahnextraktionen ins Blut gelangen)

Symptome

- wenig eindrucksvoller Verlauf
- Leitsymptom: unklares Fieber, später zunehmende Herzinsuffizienz

Therapie

- Antibiotika

2.7.2 Myokarditis

Definition

Entzündung des Herzmuskels

Ursachen

- meist Virusinfektionen (Coxsackie B, Influenza, Echo- und Adenoviren)
- Bakterien (Staphylokokken, β-hämolysierende Streptokokken Gruppe A, Enterokokken)
- als Komplikation bei Diphtherie, Typhus, Tbc, Lues, Brucellosen
- akutes Rheumatisches Fieber

Symptome

→ Beschwerdebild völlig unspezifisch, evtl. asymptomatisch

- Müdigkeit, Schwächegefühl, Herzklopfen
- Rhythmusstörungen
- klinische Zeichen einer Herzinsuffizienz (Herzvergrößerung durch Entzündung)

Therapie

- meist symptomatisch (Bekämpfung von Herzinsuffizienz und Rhythmusstörungen)
- Antibiotika
- strenge Bettruhe

2.7.3 Akute Perikarditis

Definition

Entzündung des Herzbeutels

Ursachen

- meist Viren (s. „Myokarditis")
- selten Bakterien (Pneumokokken, Mykobakterium tuberkulosis, Staphylokokken)
- Autoimmunprozesse
- Allergien
- Postmyokardinfarktsyndrom
- Stoffwechselentgleisungen (Urämie, Koma diabeticum, Addison-Krise)
- akutes Rheumatisches Fieber

Klinische Manifestation

❶ **Perikarditis sicca (trockene, fibrinöse Perikarditis)**

→ steht am Beginn und am Ende einer akuten Perikarditis

Symptome

- retrosternaler, stechender Schmerz (Besserung, wenn Patient sich nach vorne beugt)
- Dyspnoe, Leistungsknick
- atemunabhängiger Schmerz
- Nachtschweiß
- Symptome einer beginnenden Herzinsuffizienz

Untersuchungsbefunde

- Perkussion: Herzdämpfung normal
- Auskultation: herzschlagsynchrones Reibegeräusch „Lederknarren"
- EKG-Veränderungen
- Röntgen: Zottenherz

❷ **Perikarditis exsudativa (feuchte Perikarditis)**

→ der Zwischenraum des Epikards/Perikards füllt sich mit Flüssigkeit; Folge ist eine verminderte Auswurfleistung des Herzens

Symptome

- der Schmerz wird abgelöst durch dumpfes Druck- und Engegefühl
- Einflußstauungen (gestaute Jugularvenen, Zungengrundvenen, Leberkapselspannung mit Oberbauchschmerz)
- Auswurfbehinderung (Lungenödem, Dyspnoe, Zyanose)
- Rhythmusstörungen (behinderte Diastole)

Komplikation

- Herzbeuteltamponade (durch große Exsudatmengen)

Untersuchungsbefunde

- Herzspitzenstoß kann nicht gefühlt werden
- Herzdämpfung vergrößert
- abgeschwächte Herztöne
- niedriger Blutdruck
- Röntgen: Bocksbeutelform

Therapie

- Antibiotika
- symptomatisch

2.7.4 Chronisch konstriktive Perikarditis

Definition

Narbige Folgezustände der akuten Perikarditis durch geschrumpften z.T. mit Kalkspangen durchsetzten Herzbeutel *(Panzerherz)*

Symptome

- erhebliche Dilatationseinschränkung
- Globalinsuffizienz (s. Symptome „Links- und Rechtsherzinsuffizienz")

Diagnose

- 3. Herzton (Diastole)

Therapie

- Operation

2.8 Medikamente für Herzerkrankungen

- Nitrate *(Nitroglycerin)* → erweitern venöse und arterielle Gefäße; die Drucksenkung ermöglicht eine Verminderung der Vorlast; wird nur bei einem systolischen Blutdruck >110 mmHg verabreicht;
  ▷ Indikation: Angina pectoris Anfall, Herzinfarkt
- Diuretika → schwemmen Ödem aus und entlasten so durch Senkung der Vor- und Nachlast das geschwächte Herz;
  ▷ Indikation: Herzinsuffizienz, Hypertonie
- Digitalisglykoside → steigern die Kontraktionskraft des Herzmuskels, verlangsamen die Herzschlagfrequenz, steigern die Reizbildung, verzögern die Erregungsleitung. Das geschwächte Herz kann mehr Blut auswerfen, d. h. es arbeitet ökonomischer;
  ▷ Indikation: Herzinsuffizienz

Spezieller Lernhinweis:

Digitalispatienten nie Calcium verabreichen, es besteht die Gefahr des Herzstillstandes!!

- Kalziumantagonisten → erweitern die Arterien;
  ▷ Indikation: Hypertonie
- ACE-Hemmer → wirken gefäßerweiternd, werden oft zusammen mit Diuretika gegeben
  ▷ Indikation: Herzinsuffizienz, Hypertonie

2.9 Digitalisintoxikation

Definition

Überdosierung des Herzpräparates *Digitalis*

Ursachen

- Dosierfehler
- übersehene Kontraindikation für *Digitalis*
- Nierenfunktionsstörungen (verminderte Ausscheidung von Digitalis)
- gastrointestinale Störungen (längeres Erbrechen und Durchfall bewirken Hypokaliämie)

Symptome

- Übelkeit, Erbrechen, Durchfall
- zentralnervöse Sehstörungen: Farbensehen, meist gelb, rot, grün, Wolkensehen, Verwirrtheit bis zur Psychose
- Herzrhythmusstörungen (z. B. Tachykardie/Bradykardie, Extrasystolen, AV-Block)

Therapie

- Erneute medikamentöse Einstellung

2.10 Erkrankungen des arteriellen Systems

2.10.1 Arterielle Hypertonie

Definition gemäß WHO

- *Normotonie:* Blutdruckwerte systolisch < 140 mmHg, diastolisch < 90 mmHg
- *Grenzwerthypertonie:* Blutdruckwerte systolisch 140–160 mmHg, diastolisch 90–95 mmHg
- *Manifeste Hypertonie:* Blutdruckwerte systolisch >160 mmHg, diastolisch > 95 mmHg

Einteilung nach Endorganschäden laut WHO

Grad I
keine nachweisbaren Schäden an Organen

Grad II
Schäden an Herz, Niere, Gehirn, Augenhintergrundveränderungen

Grad III
Schäden mehrerer Organe (v. a. Herz, Gehirn), Augenhintergrundveränderungen

Maligne Hypertonie
Eine unbehandelt rasch zum Tode führende Verlaufsform (Nekrosen der Widerstandsgefäße verursachen multiple Organausfälle)

Ursachen

❶ **Primäre (essentielle) Hypertonie (95%)**
Die Diagnosestellung erfolgt erst nach Ausschluß einer sekundären Hypertonie
- unbekannt
- Schwangerschaft
- Familienanamnese (70%) positiv
- Alkohol, Medikamente
- Klimakterium
- Adipositas

❷ **Sekundäre Hypertonie**

▶ **Renale Hypertonie**

(häufigste Form der sekundären Hypertonien)
- Nierenarterienstenose
- Nierentumoren
- Reninausschüttung bei Minderdurchblutung der Niere unterschiedlichster Ursache

▶ **Endokrinologische Hypertonie**
- Conn-Syndrom
- M. Cushing
- Hyperthyreose
- Phäochromozytom
- Antibabypille

▶ **Gefäßbedingte Hypertonie**
- Arteriosklerose
- Aortenisthmusstenose

Symptome
- meist symptomlos
- frühmorgendlicher Hinterkopfschmerz
- Schwindel, Ohrensausen
- Nervosität, Herzklopfen
- Kopfschmerzen
- Nasenbluten
- Belastungsdyspnoe

Therapie
- gesunde Lebensweise, Ausschaltung der Risikofaktoren, salzarme Kost, Gewichtsreduzierung
- Medikamente: Beta-Blocker, ACE-Hemmer, Kalziumantagonisten, Diuretika

2.10.2 Hypotonie

Definition laut WHO

Systolischer Wert von < 110 mmHg beim Mann
Systolischer Wert von < 100 mmHg bei der Frau
Der diastolische Wert liegt bei beiden Geschlechtern < 60 mmHg

Ursachen

❶ **Primär essentielle Hypotonie**
- unbekannt
- meist Frauen

❷ **Sekundäre Hypotonie**

▶ **Hypovolämie**
- Schock
- Blutverluste

▶ **kardiovaskuläre Ursachen**
- Herzinsuffizienz, Klappenfehler

▶ **hormonelle Ursachen**
- M. Addison
- Hypophysenvorderlappeninsuffizienz
- Hypothyreose

▶ **medikamentös/infektiös-toxisch**
- Psychopharmaka, Diuretika, Digitalis, Sedativa
- infolge von Infektionskrankheiten (z. B. Diphtherie)

Symptome
- lange morgendliche Anlaufzeit
- Schwindel, Synkopen
- Kopfschmerzen, Ohrensausen

- Müdigkeit, Konzentrations- und Leistungsstörungen
- Extremitätenunterkühlung, Frösteln
- Depressionen, Schlafstörungen

Therapie

- bei Hypotoniewerten ohne klinische Symptome: keine Therapie
- Kreislauftraining, Kneipp'sche Bäder, Massagen
- Medikamente: *Etilefrin®*, *Dihydroergotamin®*

2.10.3 Aneurysma

Definition

Arterienaussackung, zurückzuführen auf eine erworbene oder angeborene Wandschwäche (meist *Aortenaneurysma*)

▶ Man unterscheidet verschiedene Formen:

❶ Aneurysma verum:
Aussackung aller 3 Gefäßwandschichten

❷ Aneurysma spurium:
Nach Gefäßverletzung tritt Blut aus und bildet ein Hämatom um das Gefäß. Dieses wird narbig umgebaut und bildet dann die Aneurysmawand

❸ Aneurysma dissecans:
Durch einen Riß in der Intima strömt Blut zwischen Intima und Media. Folge kann eine ständige Vergrößerung des Aneurysmas sein. Evtl. strömt das Blut durch einen zweiten Intimariß in das ursprüngliche Gefäß zurück *(Wühlblutung)*

Ursachen

- angeboren
- Arteriosklerose
- Entzündungen (Rheumatisches Fieber, Panarteriitis nodosa)
- Infektionen (Syphilis)

Symptome

- meist keine

Komplikationen

- Ruptur (beim Aortenaneurysma kann der Patient innerhalb von 10 min. verbluten)
- Thrombose (Durchblutung der nachgeschalteten Organe ist gefährdet)
- arterielle Embolie

2.10.4 Arteriosklerose

Definition

Degenerative Arterienwandveränderung mit Verhärtung, Verdickung und Elastizitätsverlust der Arterie

Ursachen

Risikofaktoren 1. Ordnung

- Hypertonie
- Hypercholesterinämie
- Diabetes mellitus
- Nikotin

Risikofaktoren 2. Ordnung

- Bewegungsmangel
- Stress
- Adipositas

Unbeeinflussbare Risikofaktoren

- männliches Geschlecht
- Familienanamnese
- höheres Lebensalter

Pathomechanismus (nicht eindeutig geklärt)

Nach Gefäßwandschädigung kommt es zu Ablagerungen von Fetten, Mineralien, Proteinen. Das umliegende Gewebe beginnt mit diesen Ablagerungen zu verwachsen, es kommt zu Wucherungen und zur Verkalkung. Folge ist eine Verengung des Lumens und Elastizitätsverlust.

→ klassische Folgeerkrankungen:
KHK, Angina pectoris, Herzinfarkt, Schlaganfall, Niereninsuffizienz, pAVK

2.10.5 Periphere arterielle Verschlußkrankheit (pAVK)

Definition

Durchblutungsstörung meist der Beine durch Einengung des Gefäßlumens

A. Chronische periphere arterielle Verschlußkrankheit

Ursachen

- Arteriosklerose
- Angioneuropathien (Diabetes mellitus)
- Thrombangiitis obliterans (chronisch-entzündliche Gefäßerkrankung: Raucherkrankheit)
- Panarteriitis nodosa (Autoimmunerkrankung)

Stadieneinteilung nach Fontaine

Stadium I

- Beschwerdefreiheit

Stadium II

- Belastungsschmerz (claudicatio intermittens = Schaufensterkrankheit, unterbrochenes Hinken)

Stadium II a

- beschwerdefreie Gehstrecke > 200 m

Stadium II b

- beschwerdefreie Gehstrecke < 200 m

Stadium III

- Ruheschmerz in horizontaler Lage

Stadium IV

- trophische Störungen in Form von Nekrosen

Symptome

- Parästhesien
- Kälteempfinden
- blasse oder zyanotische Haut
- Wundheilungsstörungen, Pilzerkrankungen
- abgeschwächte bis fehlende Pulse

Komplikationen

- Nekrose, Gangrän

Therapie

- Gefäßsporttraining, Beseitigung von Risikofaktoren
- ASS
- sorgfältige Fußpflege
- ggf. Amputation
- Ballondilatation

B. Akuter peripherer arterieller Verschluß

Definition

Plötzlicher Verschluß einer Arterie der Extremitäten durch einen Embolus → Häufigster angiologischer **Notfall**

Spezieller Lernhinweis:

Arterielle Verschlüsse können sich auch an vielen anderen Stellen manifestieren: z. B. auch im Gehirn, Nieren, Milz, Mesenterium

Ursachen

- zu 90% ist das Herz die Emboliequelle (Z. n. Herzinfarkt, Vorhofflimmern)
- Abreißen von arteriosklerotischen Plaques

Symptome

Komplettes Ischämiesyndrom

Spezieller Lernhinweis:

Merke! 6 × P

1.	plötzlicher Schmerz	=	pain (Lokalisation: distal der Stenose)
2.	Blässe	=	paleness
3.	Mißempfindung	=	paresthesia
4.	Pulslosigkeit	=	pulslessness
5.	Bewegungsunfähigkeit	=	paralysis
6.	Schock	=	prostration

Komplikation

- irreversible Nekrose

Therapie

- sofortige Klinikeinweisung
- Sofortmaßnahmen: Extremität tief lagern, keine Kälte, keine Wärme; in Watte packen
- Schockprophylaxe und venösen Zugang legen
- Thrombektomie, Lysetherapie

2.11 Venöse Gefäßerkrankungen

2.11.1 Varizen (Krampfadern)

Definition

Unregelmäßig geschlängelte und erweiterte oberflächliche Venen, am häufigsten an den Beinen auftretend; 1/3 der Bevölkerung ist betroffen, 4 × mehr Frauen

Ursachen

Primäre Varizen

- Venenwandschwäche, Klappeninsuffizienz
- ▶ Risikofaktoren: weibliches Geschlecht, stehende Tätigkeit, Übergewicht, Schwangerschaften, familiäre Disposition, Alkohol

Sekundäre Varizen

- Folgeerkrankung, z. B. tiefe Beinvenenthrombose
- Tumore
- ▶ Je nach Lokalisation unterscheidet man:
- Besenreiser (kleine in der Haut gelegene Venen)

- retikuläre Varizen (Subkutangewebe, Perforantes sind noch intakt, meist in der Kniekehle)
- Hauptstammvarizen (V. saphena magna und parva), Perforantes und die Mündungsstelle der V. saphena magna in die Vena femoralis sind funktionsunfähig

Symptome

- in leichten Fällen keine Beschwerden
- geschwollene, müde Beine
- Wadenkrämpfe, Schmerz, Kribbeln
- häufig Entwicklung eines Ekzems (schlechte Hautdurchblutung)

Komplikationen

- Thrombophlebitis
- Phlebothrombose
- Venen platzen
- Chronisch-venöse Insuffizienz mit Ulcus cruris

Therapie

- Liegen oder Gehen (nicht Sitzen oder Stehen)
- Sport (nicht fuß- oder beinbelastend)
- Wechselduschen
- Roßkastanie, Ginkgo, Steinklee
- Kompressionsstrümpfe
- evtl. Verödung (Extraktion)
- Venenstripping
- Sklerosierung von Venen durch Injektionsbehandlung bei retikulären Varizen und Besenreisern

2.11.2 Oberflächliche Thrombophlebitis

Definition

Mit einer Thrombose einhergehende Entzündung der oberflächlichen Venen

Ursachen

- Varizen
- infizierte Venenkatheter (meist an den Armen durch Infusionen oder Injektionen)
- Begleitsymptom bei malignen Tumoren

Symptome

- Rötung, Schmerz, Überwärmung, Schwellung, Funktionseinschränkung (keine Schwellung der Gesamtextremität, im Gegensatz zur Phlebothrombose, 90% des Blutes fließt durch tiefe Venen ab)
- schmerzhaft tastbarer, bläulich verfärbter Venenstrang

Therapie

- Bewegung, Bettruhe ist kontraindiziert
- Stützstrümpfe/Kompressionsverband
- evtl. Stichinzision
- Heparin

2.11.3 Phlebothrombose

Definition

Thrombose der tiefen Bein- und Beckenvenen mit Gefahr der Lungenembolie und chronisch venöser Insuffizienz

Ursachen

Virchowsche Trias

❶ Veränderung der Blutzusammensetzung
- Mangel an Gerinnungshemmstoffen: z. B. Antithrombin III
- Östrogentherapie
- Pille und Rauchen
- Schwangerschaft
- erhöhte Blutviskosität

❷ Veränderung der Blutströmung
- Immobilisation, lange Bettlägerigkeit
- Flugzeugthrombose (Abknicken der V. poplitea)
- Herzinsuffizienz, Herzinfarkt
- hohes Lebensalter
- Adipositas
- Operationen
- Varizen

❸ Gefäßwandschäden
- nach Operationen
- Frakturen
- Entzündungen/Tumore

Symptome

- oft keine, Lungenembolie kann erstes Symptom sein
- Schwere-/Spannungsgefühl,
  ziehende Schmerzen wie Muskelkater
- Überwärmung, Schwellung (Umfangsdifferenz)
- Glanzhaut
- evtl. Fieber, Leukozytose, BSG ↑
- Pratt-Warnvenen (Kollateralbildung an der Schienbeinkante)
- Druckempfindlichkeit im Verlauf der tiefen Venen
- Oberschenkel-, Hüft- oder Wadenschmerz bei Dorsalflexion im Sprunggelenk **(Homann Zeichen)**

- Schmerz bei Druck auf die mediale Fußsohle **(Payr Zeichen)**
- druckschmerzhafte Punkte entlang der Tibiakante **(Mayersche Druckpunkte)**

Komplikation

- Lungenembolie
- postthrombotisches Syndrom (Blut fließt rückwärts über Perforantes zu den oberflächlichen Venen: sekundäre Varikosis)
- Ulcus cruris

Therapie

- Sofortmaßnahme: Hochlagern der betroffenen Extremität, Sandsack auf die Leiste legen
- Thrombolyse, Thrombektomie
- Kompression
- OP
- Heparin

IX. Infektionskrankheiten

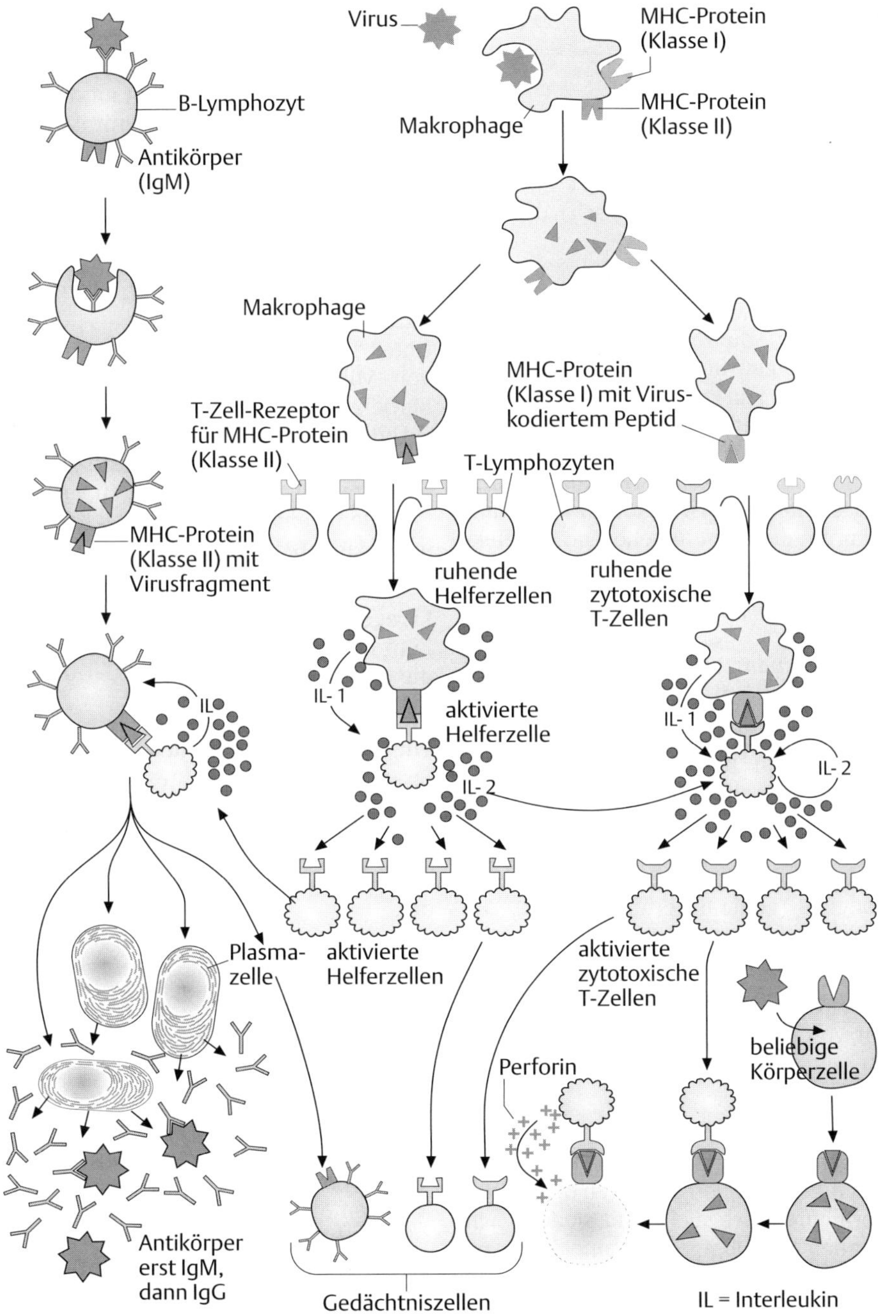

Abb. 9 **Lymphatische Organ. Lymphgefäße sowie regionale Sammellymphknoten**

1 Mikrobiologie

1.1 Terminologie

Infektion
Unter einer Infektion versteht man die Übertragung und das Eindringen von Mikroorganismen (z. B. Bakterien, Pilze, Protozoen) in einen Makroorganismus (Pflanze, Tier, Mensch) und die Vermehrung in ihm.

Infektionskrankheit
Infektionskrankheiten werden durch exogene Erreger hervorgerufen, die indirekt oder direkt in den Körper eindringen und pathologische Symptome verursachen. Für jede Infektion zeigt sich ein spezifischer Erreger verantwortlich.

Neben der Immunlage sind Alter, Geschlecht, Konstitution, soziale Faktoren, Ernährung und Bevölkerungsdichte begünstigende bzw. verhindernde Faktoren, die das Entstehen einer Infektionskrankheit bewirken.

▷ *Inapparente Infektion:* Infektion ohne Krankheitssymptome
▷ *Apparente Infektion:* Infektionskrankheit mit spezifischen Symptomen

Lokalinfektion
Bei der Lokalinfektion (betrifft vorwiegend Haut- und Schleimhautbereiche) kommt es an der Eintrittspforte des Erregers zu einer begrenzten entzündlichen Reaktion. Ein Fortschreiten der Infektion auf die Umgebung mit Einbruch in die Blutbahn ist möglich (generalisierte Infektion). Die meisten Lokalinfektionen werden durch Bakterien hervorgerufen.

Generalisierte Infektion
Man spricht von einer generalisierten Infektion, wenn sich ein Erreger in Blut- und/oder Lymphbahnen befindet

❶ *Bakteriämie – Virämie*
Hierbei handelt es sich um einen einmaligen kurzfristigen Aufenthalt von Bakterien oder Viren im Blut (vermehren sich nicht und siedeln sich nicht in Organen ab); Übergang in eine Sepsis ist möglich.

❷ *Sepsis*
Voraussetzung einer Sepsis ist das Vorliegen einer Lokalinfektion; von diesem Herd ausgehend werden Mikroorganismen (konstant oder periodisch) in den Kreislauf ausgeschwemmt. Meist handelt es sich um Bakterien (v. a. E. coli), selten um Viren, Pilze oder Parasiten.

▷ Klassische Sepsisherde sind der Nabel, der Urogenitaltrakt, Haut, HNO (Hals, Nase und Ohren), Lunge, Darm und Galle.

Pathogenität/Virulenz
Unter Pathogenität versteht man die Fähigkeit von Mikroorganismen, pathologische Zustände herbeizuführen.

Unter Virulenz versteht man die Giftigkeit des Erregers bzw. den Aggressivitätsgrad des einzelnen Erregers, eine Krankheit zu verursachen.

Zu den menschenpathogenen Keimen zählen in erster Linie Bakterien, Viren, Pilze, Protozoen und Parasiten.

Erregerreservoir
Zum Erregerreservoir zählt der Mensch, das Tier, die unbelebte Natur, Staub, Wasser und Nahrung.

Eintrittspforte
Tür für den Erreger in den Organismus des Wirtes, z. B. die Schleimhäute.

Infektionskette
Eine *homogene* Infektionskette stellt die Übertragung von Mensch zu Mensch oder von Tier zu Tier dar.
Von einer *heterogenen* Infektionskette spricht man, wenn Tiere in die menschliche Infektionskette eingeschaltet sind.

Übertragungsmodalitäten
- Tröpfcheninfektion
- Kontaktinfektion
- Schmutz- und Schmierinfektionen
- Staubinfektion
- Nahrung, Wasser
- parenteral (unter Umgehung des Verdauungstraktes)
- diaplazentar (über die Plazenta)
- sexuell

Inkubationszeit
Die Zeit zwischen Infektion und Auftreten von Krankheitssymptomen.

Endemie
Eine Dauerverseuchung mit einem Erreger in einem bestimmten geographischen Gebiet, mit örtlicher Begrenzung, aber ohne zeitliche Beschränkung.

Epidemie
Ein gehäuftes Auftreten einer Infektionskrankheit in örtlicher und zeitlicher Begrenzung.

Pandemie
Die Ausbreitung einer Seuche über Länder und Kontinente hinweg.

Inzidenz
Die Häufigkeit des Neuauftretens einer bestimmten Krankheit innerhalb eines bestimmten Zeitraumes.

Mortalität
Das Verhältnis der Zahl der Todesfälle an einer Krankheit, bezogen auf die Zahl der Gesamtbevölkerung innerhalb eines bestimmten Zeitraumes.

Letalität
Das Verhältnis der Zahl der Todesfälle an einer bestimmten Erkrankung, bezogen auf die Zahl der an dieser Krankheit Erkrankten.

1.2 Biologische Merkmale von Mikroorganismen

1.2.1 Bakterien

- einzellige Lebewesen mit einem eigenständigen Stoffwechsel
- die Erbinformation liegt frei im Zytoplasma vor (keine Zellkernmembran)
- über eine sehr widerstandsfähige Zellmembran ernähren sie sich durch Diffusionsvorgänge
- die Vermehrung erfolgt durch ungeschlechtliche Teilung
- die meisten Bakterien bewegen sich mit Hilfe von Geißeln fort
- auf der Zelloberfläche befinden sich in der Regel bestimmte Organellen (Pili), die sich an bestimmte Wirtszellen des Organismus binden und eine Infektion verursachen
- zu ihrer Differenzierung kann durch eine Färbemethode (nach *Gram*) die Dicke und der Aufbau der Membran, ermittelt werden.
  Die Bezeichnung *„Gram negativ“* sagt aus, daß die Bakterien eine dünne Membran aufweisen; *„Gram positiv“* bedeutet das Gegenteil, die Membran der Bakterien ist dick

Spezieller Lernhinweis:

▷ Grampositive Bakterien
Streptokokken, Staphylokokken, Enterokokken, Listerien, Corynebakterium, Clostridien, Pneumokokken

▷ Gramnegative Bakterien
Salmonellen, Shigellen, Vibrionen, Meningokokken, Hämophilus, Gonokokken, Yersinien, Brucellen, Fusobakterien, Borrelien, Treponemen, Leptospiren

- einige Bakterien (Clostridien und Bazillen) haben die Fähigkeit, Dauerformen *(Sporen)* zu bilden. Die Sporen besitzen eine große Resistenz gegenüber Umwelteinflüssen; sie sind sehr hitzebeständig und resistent gegen Desinfektionsmittel und Austrocknung. Auslöser der Sporenbildung sind ungünstige Lebensbedingungen; bei günstigen Bedingungen keimen die vegetativen Bakterienformen wieder aus

Bakteriensonderformen
Rickettsien, Chlamydien

- diese Mikroorganismen sind zwischen Bakterien und Viren anzusiedeln
- sie besitzen einen eigenen Stoffwechsel, eine Zellmembran und eine DNA, die frei im Zytoplasma liegt
- sie vermehren sich durch Teilung
- sie leben als obligate Zellparasiten vor allem in blutsaugenden Arthropoden (Läuse, Flöhe, Zekken, Milben) und können sich sehr lange in den Ausscheidungen der Läuse oder Zecken halten, ohne ihre Infektionstüchtigkeit zu verlieren

Bakterienformen
Im Lichtmikroskop weisen Bakterien charakteristische Formen auf:

❶ *kugelförmige Bakterien*
- Streptokokken (kettenförmige Anordnung)
- Staphylokokken (traubenförmige Anordnung)
- Diplokokken (liegen paarweise beieinander)

❷ *Stäbchenbakterien*
- Sie besitzen eine stäbchenförmige, gerade Form (z. B. Brucellen, Salmonellen, Shigellen, Bazillen)

③ *gekrümmte Bakterien*

- komma-förmige Bakterien (z. B. Vibrionen)
- starr-schraubenförmige Bakterien (Spirillen)
- flexibel-schraubenförmige Bakterien (Spirochäten, Borrelien, Treponemen)

④ *Mykobakterien*

- ähneln meist den Kokken, es sind säure- und alkoholfeste Stäbchen

Bakteriengifte

Infolge ihrer Gifte wirken Bakterien auf den Menschen pathogen.

Man unterscheidet Ausscheidungs- und Zerfallsgifte:

▶ *Ausscheidungsgifte (Exotoxine)*

Bakterien geben pathogene Stoffwechselprodukte an die Umgebung ab (z. B. Clostridien, Corynebakterien)

▶ *Zerfallsgifte (Endotoxine):*

Zerfallsgifte sind Teile der äußeren Membran bei gramnegativen Bakterien

1.2.2 Viren

- werden als nicht selbständige Lebewesen betrachtet, da sie keinen eigenen Stoffwechsel aufweisen
- nur in Wirtszellen können sie wachsen und sich vermehren:
  das Virus besetzt einen Rezeptor der Wirtszelle und wird durch Pinozytose ins Zellinnere aufgenommen; mit seiner DNA bzw. RNA lagert es sich an die Erbinformation der Wirtszelle an und veranlaßt die zelleigene Proteinbiosynthese, nur noch Viren zu produzieren.

Virenformen

① *RNA-Viren*

- Myxoviren (Influenza-, Masern-, Röteln-, Mumpsvirus)
- Arboviren (Gelbfiebervirus, Zeckenenzephalitis)
- Picornaviren (Enteroviren z. B. Poliomyelitis-, Coxsackie-, Echoviren)

② *DNA-Viren*

- Herpesviren (Herpes zoster, Herpes simplex)
- Pockenviren
- Adenoviren

③ *Bakteriophagen*

- Bakteriophagen sind die Viren der Bakterien. Sie vermehren sich nur in Bakterien

1.2.3 Protozoen

- Protozoen stellen als einzellige Lebewesen die unterste Stufe im Tierreich dar
- sie besitzen echte Zellkerne, eine Zellmembran und Zellorganellen
- die Vermehrung geschieht durch Teilung (geschlechtlich und ungeschlechtlich)
- die Übertragung vieler parasitischer Protozoen erfolgt durch Arthropoden (Gliederfüßler, Insekten), in denen sie sich vermehren (z. B. bei Malaria, Toxoplasmose)
- die pathogene Wirkung der Protozoen beruht auf der Schädigung des befallenen Organs und in der Bildung von Toxinen

Protozoenformen

① *Rhizopoda* (z. B. Amöben)

② *Flagellaten* (z. B. Trichomonaden)

③ *Sporozoen* (z. B. Plasmodien)

1.2.4 Parasiten

Parasiten sind mehr- und vielzellige Lebewesen, die dem Wirtsorganismus Nährstoffe entziehen und ihn dadurch schädigen.

Parasitenformen

① *Würmer*

- z. B. Fadenwürmer, Spulwürmer, Bandwürmer (häufigster Infektionsweg über Zwischenwirte: Rinder, Schweine etc.)

② *Spinnentiere*

- z. B. Milben oder Zecken

③ *Insekten*

- z. B. Flöhe, Läuse, Wanzen

1.2.5 Pilze

- Vorkommen als Ein- oder Mehrzeller
- schließen sich oft zu langen fadenförmigen, vielverzweigten Strukturen zusammen, die das tiefe Eindringen in das betroffene Gewebe ermöglichen
- sie besitzen eine Zellwand und einen oder mehrere Zellkerne
- sie sind bewegungsunfähig
- ernähren sich von verschiedenen organischen Nährsubstanzen
- Pilzinfektionen entstehen normalerweise nur bei einer Abwehrschwäche des Wirtes

Pilzformen

① *Fadenpilz* (z. B. Tinea pedis – Fußpilz)

② *Hefepilz* (z. B. Candida albicans)

2 Meldepflichtige Infektionskrankheiten nach dem Bundesseuchengesetz bei Verdacht, Erkrankung, Tod

2.1 Botulismus

Definition

Eine Nahrungsmittelvergiftung mit der Folge von ZNS-Störungen

Erreger

- Clostridium botulinum (anaerobes Bakterium, normalerweise ungefährlich, keimt nur unter Sauerstoffabschluß aus)

Übertragsweg

- verdorbene konservierte, geräucherte, gepökelte oder eingeweckte Speisen *(Warnsignal: gewölbter Deckel)*

Pathomechanismus

Das Botulismus-Toxin hemmt die Acetylcholinausschüttung an der motorischen Endplatte, Parasympathikus und Ganglien

Inkubationszeit

- 12–48 Stunden (evtl. 3–6 Tage, selten 14 Tage)

Nachweis

- im Blut
- im verseuchten Nahrungsmittel

Symptome

Frühsymptome
- Übelkeit, Erbrechen, Durchfall

Spätsymptome (zentral-nervöse Störungen)
- Kopfschmerzen, Schwindel
- Augenmuskellähmung mit Schielen und Doppeltsehen
- Akkomodationsstörungen (Lesestörungen)
- weite starre Pupillen (Mydriasis), herabhängendes Oberlid (Ptosis)
- Lähmung von Schlund und Ösophagus, später des gesamten Verdauungssystems mit Obstipation
- Schlucklähmung, Heiserkeit, Dysphagie durch Schleimhauttrockenheit
- Versiegen der Tränen- und Speichelsekretion
- Tod tritt meist durch Atemlähmung oder Kreislaufstillstand ein

Spezieller Lernhinweis:

Fieber fehlt, normaler Puls, Erkrankter ist bei vollem Bewußtsein, keine Schmerzen, keine Sensibilitätsstörungen

Sofortmaßnahmen

- Erbrechen lassen, Einlauf, Kreislauf unterstützen

Therapie

- sofortige Krankenhauseinweisung; dort wird antitoxisches Botulismusserum gegeben
- evtl. Schockbehandlung und Beatmung

Prophylaxe

- 15minütiges Erhitzen auf 100 °C zerstört das Gift

2.2 Cholera

Definition

Eine bakterielle Infektion des Dünndarms mit starken Durchfällen

Erreger

- Vibrio Cholerae (Bakterium), meist Biovar el-tor

Übertragungsweg

- kontaminierte Nahrung, Wasser
- Ausscheider

Pathomechanismus

Der Erreger gelangt in die Schleimhaut des Dünndarms und ruft dort durch das freiwerdende Zerfallsgift starke Durchfälle hervor

Inkubationszeit

- 2–5 Tage

Nachweis

- im Stuhl

Symptome

- reiswasserähnlicher Durchfall (bis zu 20–30 × pro Tag, mit bis zu 10 l Flüssigkeitsverlust) und Erbrechen
- Exsikkose und Azidose: Waschfrauenhände, heisere Stimme, Choleragesicht (teilnahmslos, tiefliegende Augen, graublasse Haut); Zyanose, Hauttugor stark erniedrigt, Anurie
- Elektrolytverlust: Wadenschmerzen, Herzrhythmusstörungen, Krämpfe
- Atmung ist flach und unregelmäßig; niedriger Blutdruck, hoher Puls
- Untertemperatur bis zu 33 °C

Komplikationen

- Koma, Exsikkose-Schock, Urämie, Ausscheider

Sofortmaßnahmen

- sofortige Flüssigkeitszufuhr
- Kreislaufunterstützung
- sofortige Isolation (Quarantäne) schon bei Verdacht (siehe Kapitel **„Gesetzeskunde“**)

Therapie

- Wasser- und Elektrolytsubstitution
- Antibiotika

2.3 Enteritis infectiosa Bakterie

Definition

Eine bakterielle Infektion des Dünndarms, die meist durch Salmonellen verursachte Durchfälle hervorruft

Erreger

- Salmonellen (gramnegative Stäbchen mit ca. 2000 Serotypen)
- übrige Formen (andere Bakterien, z. B. Campylobacter jejuni, Viren z. B. Rotaviren, Protozoen z. B. Giardia lamblia und Pilze z. B. Candida)

Übertragungsweg

- infizierte Nahrung (Tier- und Wasserprodukte, rohe Eier, Milch, Eis)
- Kranke und Ausscheider

Inkubationszeit

- Stunden bis 7 Tage

Nachweis

- im Stuhl
- im Erbrochenen
- im verseuchten Nahrungsmittel

Symptome

- akuter Beginn mit Übelkeit und Erbrechen
- Bauchkrämpfe und Fieber bis 39 °C
- wässrig-dünnflüssiger, blutig-schleimiger Durchfall mit 15–20 Stühlen pro Tag
- Bauchdecke meist abwehrgespannt und druckdolent
- ev. Lebervergrößerung

Komplikationen

- Exsikkose, Kreislaufkollaps, Sepsis, Thrombembolien u. a.
- Dauerausscheider

Sofortmaßnahmen

- sofortige Flüssigkeitszufuhr
- Kreislaufunterstützung

Therapie

- Nahrungskarenz
- Wasser- und Elektrolytsubstitution
- Obstipierende Mittel (z. B. *Imodium®*) nur kurzfristig auf Reisen

2.4 Fleckfieber (Typhus exanthematicus) Bakterie

Definition

Eine bakterielle Infektionskrankheit mit Hautausschlag und zentralnervösen Krankheitszeichen

Erreger

- Rickettsia prowazekii (Kleiderlaus)

Übertragungsweg

- das epidemische Fleckfieber tritt bei Verlausung größerer Menschenansammlungen auf (Kriegs- und Katastrophenkrankheit)
- Läusekot gelangt durch Einatmen oder Kratzwunden in den Organismus

Pathomechanismus

Das Zerfallsgift befällt das Endothel der Blutgefäße mit Ausbildung von Fleckfieberknötchen und petechialen Blutungen

Inkubationszeit

- 10–14 Tage

Nachweis

- im Blut (Weil-Felix-Reaktion)
- Erregernachweis über Tierversuch

Symptome

- Fieberverlauf: rascher Fieberanstieg bis 40–41 °C; hält ca. 11 Tage an, dann lytischer Abfall
- Rötung und Gedunsenheit im Gesicht
- Kopf- und Gelenkschmerzen
- Konjunktivitis
- petechiales Exanthem
- Roseolen (beginnend an den seitlichen Thoraxpartien, dann Stamm und Extremitäten, Gesicht und Hals bleiben frei)
- Entzündung der Bronchien und Lunge
- Milzschwellung
- Enzephalitis
- Polyneuritis (Nackensteifigkeit, Nervenlähmung)

Komplikationen

→ Letalität 10–20%
- Tod durch Urämie oder Kreislaufversagen
- Tod durch Sekundärinfektionen (Lungenentzündung)
- Spät-Rezidiv nach 3–40 Jahren

Sofortmaßnahmen

- Flüssigkeitszufuhr
- Kreislaufunterstützung

Therapie

- Antibiotika

Prophylaxe

- Bekämpfung der Kleiderlaus
- Impfung

2.5 Lepra

Bakter

Definition

Eine chronische bakterielle Infektionskrankheit mit Veränderungen an Haut, Schleimhäuten, Nervengewebe und inneren Organen

Erreger

- Mycobacterium leprae (säurefestes Stäbchen)

Inkubationszeit

- 1–5 Jahre

Übertragungsweg

- enger Kontakt von Mensch zu Mensch
- Tröpfcheninfektion (bakterienhaltiger Nasenschleim)
- Eintrittspforten sind kleine Verletzungen der Haut

Nachweis

- im Gewebssaft lepröser Hautveränderungen
- im Blut
- Lepromintest gibt Aussage, ob es sich um tuberkulöse oder lepröse Form handelt

Verläufe

❶ ***Anfangsstadium***
- flache, rote Flecken, später Pigmentanomalien und Störungen der Hautempfindlichkeit
- diese Form tritt nach der Erstinfektion durch frühe Erregerausbreitung auf. Sie kann ausheilen, oder in die anderen Formen übergehen

❷ ***Tuberkuloide Form*** (sogenannte ***Nervenlepra***)
- befällt die Haut und/oder die Nerven
- ist gekennzeichnet durch gerötete erhabene Flecken
- Störung der Hautempfindlichkeit und Gewebsernährung führt zu Verstümmelungen vor allem der Hände und Füße
- gute Prognose mit geringer Kontagiosität

❸ ***Lepromatöse (bösartige) Form*** (sogenannte ***Knotenlepra***)
- befällt den ganzen Körper: Haut, Schleimhäute, Nerven und innere Organe
- an der Haut findet man Knoten und im Gesicht entstellende Schwellungen (Löwengesicht, Facies leontina)
- die Schleimhäute der Atemwege sind mitbefallen (Ansteckungsgefahr!)
- Verlust der Augenbrauen, Haarausfall, Abnahme der Schweißsekretion
- Zerstörung der peripheren Nerven mit schweren Verstümmelungen
- schlechte Prognose mit hoher Kontagiosität

Therapie

- medikamentöse Kombinationstherapie nach WHO-Standardempfehlung (Behandlungsdauer ca. 2 Jahre)

Prognose

- bei Frühentdeckung und Behandlung kann die Krankheit nach ca. 18 Monaten zum Stillstand kommen

2.6 Milzbrand (Anthrax) Bakterie

Definition

Eine Zoonose, die in drei verschiedenen Verlaufsformen beim Menschen auftreten kann

Erreger

- Bacillus anthracis (grampositives, sporenbildendes Stäbchenbakterium)

Übertragungsweg

- Kontakt mit erkrankten Tieren (Weidetiere, z. B. Schafe, Rinder, Pferde). Erreger gelangt über die verletzte Haut oder Schleimhäute (Inhalation von erregerhaltigem Staub) in den Organismus
- Genuß von infiziertem Fleisch oder kontaminierter Milch

Inkubationszeit

- wenige Stunden bis 3 Tage

Nachweis

- im Karbunkelsekret bei Hautmilzbrand
- im Sputum bei Lungenmilzbrand
- im Stuhl bei Darmmilzbrand
- im Blut bei Milzbrandsepsis

Verlaufsformen

1 *Hautmilzbrand*
- nach 2–3 Tagen bildet sich an der Eintrittspforte ein flohstichartiger Primäraffekt
- daraus bildet sich ein Knötchen auf gerötetem Grund, das sich nach einigen Stunden blauschwarz *(Milzbrandkarbunkel)* verfärbt
- nach 12–15 Stunden entsteht aus dem Karbunkel ein Bläschen mit blutig-serösem Inhalt
- das Bläschen trocknet ein und bildet eine blaurot-schwärzliche Schorfschicht
- um das Bläschen herum bildet sich ein Umgebungsödem, beides ist schmerzlos
- bei Lymphbahnenbefall entwickelt sich eine schmerzhafte Lymphangitis, Lymphadenitis

2 *Lungenmilzbrand* (Letalität bis 50%)
- schlagartiger Beginn mit hohem Fieber und Schüttelfrost
- Symptome einer atypischen Pneumonie

2 *Darmmilzbrand* (sehr selten, Letalität 50%)
- Symptome einer Gastroenteritis
- Kreislaufversagen

Komplikationen

- Perforation des Milzbrandkarbunkels mit Peritonitis
- Milzbrandsepsis mit Fieber, Schüttelfrost, Kollapsneigung und Symptomen einer hämorrhagischen Diathese
- Meningitis

Therapie

- Ruhigstellung der betroffenen Körperteile, Schutzverband
- symptomatische Behandlung
- Antibiotika

2.7 Ornithose (Psittakose, Papageienkrankheit) Bakterie

Definition

Eine Zoonose, die mit einer atypischen Pneumonie einhergeht und hauptsächlich von Papageien und Tauben übertragen wird

Erreger

- Chlamydia psittaci (gramnegatives Stäbchenbakterium)

Übertragungsweg

- durch Einatmen von erregerhaltigem Vogelkot
- Kontaktinfektion beim „Küßchengeben" von Vögeln

Inkubationszeit

- 7–14 Tage

Nachweis

- im Blut in der 1. Krankheitswoche
- im Sputum in den ersten 2–3 Wochen

Symptome

- beginnt grippeähnlich mit Kopf-, Rücken- und Gliederschmerzen
- atypische Pneumonie
- Schwächegefühl, Benommenheit, bis hin zu Verwirrtheitszuständen
- Fieberanstieg auf 39 °C mit Schüttelfrost, dann über ca. 2 Wochen Fieberkontinua
- trockener, unproduktiver Husten
- Nasenbluten
- Milzvergrößerung
- relative Bradykardie
- Krankheitsdauer: ca. 4 Wochen

Komplikationen

- Kreislaufdekompensation, Enzephalitis, Thrombophlebitis (häufig)

Therapie

- Antibiotika
- kreislaufstützende Medikamente

Prognose

- die Heilung geht nur langsam voran. Die Letalität beträgt unbehandelt 20–30%

2.8 Paratyphus

Bakterie

Definition

Eine bakterielle Infektion des Dünndarms mit typhusähnlichem Verlauf

Erreger

- Salmonella parathyphi A/B/C

Übertragungsweg

- fäkal-oral (Kranke, Ausscheider, Nahrung, Trinkwasser)

Inkubationszeit

- 3 bis 8 (12) Tage

Nachweis

- anfangs im Blut
- später im Stuhl und Urin (Widal'sche Reaktion positiv)

Verlaufsformen

1. *Typhusähnliche Verlaufsform*

- der Verlauf ist typhusähnlich, jedoch mit kürzeren Fieberperioden
- der Fieberanstieg ist rascher und wird mit Schüttelfrost eingeleitet
- früher und zahlreicher als bei Typhus treten Roseolen am *ganzen* Körper auf
- kaum Trübung des Bewußtseins
- relative Bradykardie (nicht so ausgeprägt wie beim Typhus)
- Milzschwellung
- wäßrig-dünner Durchfall
- **Merke!** im Gegensatz zu Typhus Leukozytose

2. *Gastroenteritische Verlaufsform*

- starke wasserreiche und schleimige Durchfälle (zahlreicher als bei Typhus)

Komplikationen

- Exsikkose, Kollapsneigung
- Darmblutung, Darmperforation
- Myokarditis, Meningitis
- Dauerausscheider

Sofortmaßnahmen

- Flüssigkeits- und Elektrolytsubstitution

Therapie

- Antibiotika

2.9 Pest

Definition

Eine hoch infektiöse Infektionskrankheit, frühere Bezeichnung: „Schwarzer Tod" (Quarantänepflicht)

Erreger

- Yersinia pestis

Übertragungsweg

- Flöhe von Ratten, die durch ihren Biß andere Ratten und Menschen infizieren (Beulenpest)
- Tröpfcheninfektion von Mensch zu Mensch (Lungenpest)
- der an Pestsepsis Erkrankte kann durch Blut, Urin und Auswurf die Erreger übertragen

Pathomechanismus

Die Erreger gelangen durch den Stich des Pestflohs in die Haut. Von dort aus wandern sie über die Lymphbahnen in die regionären Lymphknoten. Die Lymphknoten entzünden sich mit der Folge von Einschmelzungen (Beulenpest). Die Pestbakterien können sich über das Blut weiter ausbreiten und andere Organe befallen (Lungenpest, Pestsepsis)

Inkubationszeit

- Beulenpest: 2–5 Tage
- primäre Lungenpest: 1–2 Tage

Nachweis

- Beulenpest: durch Bubonenpunktat
- Lungenpest: im Sputum
- Pestsepsis: im Blut

Verlaufsformen

❶ *Beulenpest*
- hohes Fieber mit Schüttelfrost
- entzündete, geschwollene Lymphknoten (Bubonen), druckschmerzhaft und blaurot schimmernd
- Benommenheit mit schwerem Krankheitsgefühl
- kann in Lungenpest und Pestsepsis übergehen (25–50%)

❷ *Lungenpest*
- hochfieberhafte Bronchopneumonie
- blutiges bakterienreiches Sputum
- Letalität unbehandelt 100%
- kann in Pestsepsis übergehen

❸ *Pestsepsis*
- schwerer Krankheitsverlauf mit Schüttelfrost, Erbrechen, Durchfall und Kreislaufkollaps
- führt binnen weniger Tage zum Tod

Therapie

- Antibiotika
- Herz-Kreislaufunterstützung

Vorbeugung

- Kontaktpersonen müssen 6 Tage in Quarantäne
- Isolierung von Erkrankten
- infektiöse Ratten müssen getötet und die Flöhe bekämpft werden

2.10 Pocken (Variola, Blattern)

Definition

Eine akute Viruserkrankung, die seit 1978 nicht mehr aufgetreten ist und gemäß WHO als ausgerottet gilt (Quarantänepflichtig)

Erreger

- Variola-Virus

Inkubationszeit

- 1–2 Wochen

Übertragungsweg

- Kontakt- und Tröpfcheninfektion

Nachweis

- im Blut
- im Rachenabstrich
- im Bläscheninhalt

Verlauf

❶ *Prodromalstadium*
- plötzlich hohes Fieber
- Erbrechen, Kopf- und Gliederschmerzen
- katarrhalische Erscheinungen, schweres Krankheitsgefühl
- am 2.–3. Tag masern- oder scharlachartiges Vorexanthem (rash)

❷ *Exanthemstadium*
- Exanthem erscheint am 4.–5. Tag, Temperaturabfall, kleine Flecken, die sich in blaßrosafarbene Papeln umwandeln
- ab dem 6. Tag Übergang in Bläschen (erbsgroß, zentral gedellt und mehrkammerig)

❸ *Eiterstadium*
- ab dem 9. Tag erneut Fieberanstieg
- eitrige Eintrübung der Bläschen zu Pusteln
- Gefahr des Herz-Kreislaufversagens durch Toxinüberschwemmung des Körpers

❹ *Eintrocknungsstadium*
- ab dem 12. Tag Fieberrückgang
- Pusteln trocknen zu Krusten, werden abgestoßen, hinterlassen Narben

Verteilung des Ausschlags

- befällt zuerst Gesicht und Kopf, später Extremitäten, weniger den Rumpf
- auch Handteller und Fußsohlen, Schleimhäute, Genitalorgane können befallen sein

Spezieller Lernhinweis:

Alle Effloreszenzen am Körper befinden sich stets im selben Stadium (z. B. nur Bläschen am Körper; *DD: Windpocken*)

Komplikationen

- Bakterielle Sekundärinfektion der Haut und Lunge, Augen, Ohren, ZNS
- Abzesse, Myokardschaden, Enzephalomyelitis
- besondere Verlaufsform: Schwarze Blattern (mit blutigem Pustelinhalt und hämorrhagischer Diathese; 75% Letalität)

2.11 Poliomyelitis (Spinale Kinderlähmung)

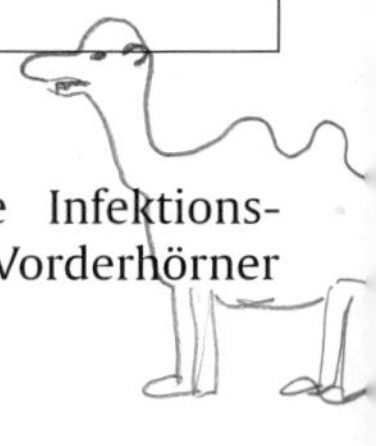

Definition

Eine durch Viren hervorgerufene Infektionskrankheit, die durch den Befall der Vorderhörner des Rückenmarks schlaffe Muskellähmungen (meist einseitig) verursacht

Erreger

- Polio-Virus Typ I, II, oder III (Brunhild, Lansing und Leon)

Übertragungsweg

- Schmutz- und Schmierinfektion, Tröpfcheninfektion

Pathomechanismus

Eintrittspforte sind die Schleimhäute, Mund und Rachen-Tonsillen. Das Virus vermehrt sich im lymphatischen Gewebe (Peyersche Plaques) und gelangt dann auf dem Blutweg ins ZNS

Inkubationszeit

- 3–14 Tage

Nachweis

- im Rachensekret (5 Tage vor bis 7 Tage nach Ausbruch des Lähmungsstadiums)
- später im Stuhl, Urin und Liquor

Spezieller Lernhinweis:

Bei 90–95% der Infizierten treten keine Symptome auf = stille Feiung

❶ *Vorläuferstadium* (Dauer: 2–5 Tage)
- Fieber, Müdigkeit, Kopf- und Gliederschmerzen
- durch die Infektion des Rachens kommt es zu Husten- und Halsschmerzen
- es können auch Magen-Darm-Symptome auftreten

❷ *Latenzstadium* (Dauer: 1–3 Tage)
- fieberfreie Zeit

❸ *Präparalytisches Stadium* (Dauer: 2–7 Tage)
- erneuter Fieberanstieg (2-gipflige Fieberkurve oder Dromedarkurve)
- Meningismus-Zeichen (siehe „Meningitis/Enzephalitis")

❹ *Paralytisches Stadium*
- im Bereich der Extremitäten und des Rumpfes kommt es zu schlaffen Lähmungen
- Lähmungen können auch ohne Vorboten über Nacht entstehen (Morgenlähmung)

❺ *Reparations- und Rekonvaleszenzstadium* (Dauer: einige Tage bis zu 2 Jahre)
- Lähmungen bilden sich zurück
- der Prozess kann sich über ein Jahr hinziehen und sogar zur völligen Ausheilung führen

Komplikationen

- Atemlähmung (wenn die Zwischenrippenmuskulatur und das Zwerchfell von den Lähmungen betroffen sind)
- Muskelatrophie, Gelenksteife
- Wachstumsstörungen der betroffenen Extremitäten; zurück bleiben oft schwere Verkrüppelungen z. B. Spitz- oder Klumpfuß, Rückgratverbiegungen, Schlottergelenke, Kontrakturen

Therapie

- symptomatisch: je nach Schwere der Erkrankung Bettruhe, krankengymnastische Übungen, intensivmedizinische Überwachung bei Atemlähmung
- Prophylaxe: Impfung!

2.12 Rückfallfieber (Febris recurres)

Definition

Eine bakterielle Infektionskrankheit, die durch mehrfach wiederholende Fieberschübe charakterisiert ist; hauptsächlich in Kriegs- und Katastrophenzeiten auftretend

Erreger

- Borrelia recurrentis (Läuserückfallfieber)
- Borrelia duttoni (Zeckenrückfallfieber)

Übertragungsweg

- Biß von Zecken, Kopf- oder Kleiderläusen
- die Erreger können auch beim Kratzen in die vorgeschädigte Haut eingerieben werden

Inkubationszeit

- 3–7 Tage

Nachweis

- im Blut (direkter Spirochätennachweis unter dem Mikroskop mittels des dicken Tropfens)

Symptome

- akuter Beginn mit Schüttelfrost und Fieber bis 40 °C, das über Tage anhält
- schwer gestörtes Allgemeinbefinden mit Kopf-, Glieder- und Rückenschmerzen
- Milz- und Leberschwellung
- Übelkeit, Erbrechen
- Petechien mit Ikterus und Anämie

- nach 4–7 Tagen kritischer Fieberabfall mit Schweißausbrüchen und Kollapsneigung
- nach fieberfreiem Intervall von 3–8 Tagen erneuter Fieberschub; kann sich in immer größeren Fieberabständen bis zu 10 × wiederholen, bis das Fieber ganz aufhört

Komplikationen

- Myokarditis, Arthritis, Nephritis

Therapie

- Antibiotika

Prognose

- die Letalität beträgt unbehandelt 2–10%

2.13 Shigellenruhr (Bakterielle Ruhr)

Definition

Eine bakterielle Infektion des Dickdarms, die sich besonders in Not- und Kriegszeiten unter unhygienischen Bedingungen manifestiert

Erreger

- Shigellen (gefürchtester Erreger: Shigella dysenteriae)

Übertragungsweg

- fäkal-oral (Fliegen, infiziertes Wasser, Nahrung)
- wichtige Infektionsquelle: Kranke und Ausscheider

Spezieller Lernhinweis:

4 × F: food, flies, fingers, faeces

Inkubationszeit

- 2–7 Tage

Nachweis

- im Stuhl

Symptome

- Kopf- und Muskelschmerzen, Mattigkeit, Erbrechen
- Fieber ca. 39 °C
- dick belegte rissige Zunge
- kolikartige Leibschmerzen mit schmerzhaften Durchfällen *(schleimig, blutig, eitrig)* mit bis zu 40 Entleerungen pro Tag und geringen Stuhlmengen („ständig ein Löffel Blut und Schleim")

Komplikationen

- Exsikkose durch Wasser- und Elektrolytverlust
- Reitersche Trias: Konjunktivitis, Urethritis, Arthritis
- Darmblutungen, Darmperforation, Peritonitis
- Ausscheider

Sofortmaßnahmen

- Kreislauf unterstützen
- Flüssigkeitszufuhr zum Ausgleich des Wasser- und Elektrolytverlusts

Therapie

- Antibiotika
- Unterstützung des Immunsystems

2.14 Tollwut (Lyssa, Rabies)

Definition

Eine weltweit verbreitete Viruserkrankung mit Befall des Zentralnervensystems

Erreger

- Tollwutvirus (Rhabdovirus)

Übertragungsweg

- durch Bisse oder Kratzen verursachte Einbringung von infektiösem Speichel in die Haut

Pathomechanismus

Nach Bißverletzung bleiben die Erreger für ca. 3 Tage im Wundgebiet und vermehren sich im anliegenden Muskelgewebe. Von dort aus wandert das Virus entlang der peripheren Nerven ins ZNS. Vom Gehirn geht das Virus über efferente Nervenbahnen weiter in die Speicheldrüsen und gelangt so in den Speichel

Inkubationszeit

- 3 Wochen bis 3 Monate (je näher die Wunde am ZNS, desto kürzer ist die Inkubationszeit)

Nachweis

- in den Ganglienzellen des Gehirns des tollwutverdächtigen Tieres (Nachweis von Negrikörperchen)
- Tollwut-Kornealtest (im Hornhautepithel befinden sich charakteristische Zelleinschlüsse)
- Tierversuche (Mäuse werden mit dem Speichel des erkrankten Tieres infiziert)

Symptome

Prodromalstadium (Dauer: 2–4 Tage)
- die Bißwunde juckt und schmerzt (obwohl sie evtl. schon abgeheilt ist)
- leichtes Fieber, Kopfschmerzen, Krankheitsgefühl
- Übelkeit und Erbrechen
- Unruhe und Mißmut, depressive Zustände, Beklemmungsgefühl und Angst

Erregungs- oder Exzitationsstadium (Dauer: 3–5 Tage)
- Hydrophobie (Schlingenmuskelkrämpfe beim Anblick von Wasser; Patient hat Durst, kann aber nicht trinken; kann auch seinen Speichel nicht schlucken, er muß ihn aus dem Mund herauslaufen lassen)
- Krämpfe der Schlund- und Atemmuskulatur mit Zyanose und Dyspnoe
- Krampfanfälle dehnen sich auf Rumpf- und Gliedmaßenmuskulatur aus
- Fieber bis 42 °C
- „wilde Wut" mit Unruhe, Zittern, Schreien und Toben

Lähmungsstadium

- durch Lähmung der Atemmuskulatur kommt es zum Erstickungstod bei vollem Bewußtsein

Prophylaktische Maßnahmen

- bei Verdacht einer Infektion Wunde sofort gründlich auswaschen, desinfizieren und impfen (passive und aktive Impfung)

Therapie

- symptomatisch; bei Auftreten von Krankheitssymptomen können nur noch Schmerz- und Angstzustände therapiert werden

2.15 Tularämie (Hasenpest)

Definition

Bakterielle Infektionskrankheit, die sich an Haut, Lunge, Augen, Mund und Darm manifestieren kann

Erreger

- Francisella tularensis

Übertragungsweg

- natürliche Infektionsquelle sind Nagetiere, Vögel oder Kaltblüter (Frösche)
- Eintrittsstellen: Haut, Augenbindehaut, Schleimhaut der Atem- und Verdauungswege
- Kontakt-, Staub-, Nahrungsmittel- und Trinkwasserinfektion

Inkubationszeit

- 2–5 Tage

Nachweis

- im Eiter von Lymphknoten und Pustel
- im Sputum bei Lungenbefall
- im Blut

Symptome

- akuter Beginn mit Schüttelfrost und hohem Fieber
- allgemeines Krankheitsgefühl
- später Übergang in unregelmäßiges, undulierendes Fieber (39–40 °C)

❶ *äußere Tularämie* (Haut, Auge, Mund)
- örtliche Veränderungen an der Haut (meist Eiterbläschen) oder Schleimhaut; meist kleine Geschwüre oder Beläge im Bereich der Eintrittspforte
- regionale Lymphknoten schwellen an (Hühnereigröße)

❷ *innere Tularämie* (Lunge, Darm)
- Erbrechen, Durchfall
- Verstopfung, Bauchschmerzen

Komplikationen

- septischer Verlauf mit Beteiligung von Lungen, Hirnhäuten und Gehirn

Therapie

- Antibiotika

2.16 Typhus abdominalis

Definition

Bakterielle Infektion des Dünndarms mit Befall der Peyerschen Plaques

Erreger

- Salmonella typhi

Übertragungsweg

- fäkal-oral über Kranke, Ausscheider (wichtigste Infektionsquelle sind Dauerausscheider), Trinkwasser, kontaminierte Lebensmittel

Inkubationszeit

- 1–3 Wochen

Nachweis

- im Blut (ab der 1. Woche bis ca. zur 3. Woche)
- im Stuhl und Urin (ab der 2. Woche bis ca. zur 4. Woche)

Verlauf

❶ *Stadium incrementi (1. Woche)*

- treppenförmiger Fieberanstieg bis 39 °C
- Kopfschmerzen, Schwindel, Bronchitis
- Obstipation
- relative Bradykardie (relativ zum Fieber langsamer Pulsschlag)
- charakteristische Laborwerte: BSG oft normal, absolute Eosinopenie, Leukopenie während der ganzen Zeit (im Gegensatz zu den meisten bakteriellen Infektionskrankheiten)

❷ *Stadium fastigii* (2.–3. Woche)

- Fieberkontinua mit 41 °C ohne Schüttelfrost
- Benommenheit bis Delirium
- Roseolen, vor allem an Bauch und Rücken
- W-förmiger Belag der Zunge (Typhuszunge mit grauweißlichem Belag und freien rötlichen Rändern)
- die Obstipation wird von erbsbreiartigen Durchfällen abgelöst
- Milzschwellung

❸ *Stadium decrementi* (ab der 4. Woche)

- Fieberremissionen (morgens fallend, abends steigend)
- langandauernde Rekonvaleszenz

Komplikationen

- Darmblutung, Darmperforation
- Myokarditis, Meningo-Enzephalitis, Bronchopneumonie
- Kreislauf- und Nierenversagen
- Dauerausscheider ($^2/_3$ Galleauscheider, $^1/_3$ Dünndarmausscheider)

Spezieller Lernhinweis:

Geheilt ist ein Dauerausscheider, wenn 10 Stuhlproben oder 3 Duodenalsaftproben negativ sind

Therapie

- Antibiotika
- symptomatisch

2.17 Virusbedingtes hämorrhagisches Fieber

Definition

Eine oft tödlich verlaufende Viruserkrankung, mit hohem Fieber und hämorrhagischer Diathese

Erreger

Marburg-Virus

- Übertragungsweg: Affen, Meerkatzen, Meerschweinchen (1967 in Marburg aufgetretende Erkrankung bei Personen, die Kontakt zu frisch importierten Laboraffen hatten)

Ebola-Virus

- Übertragungsweg: Kontakt von Mensch zu Mensch (1976 im Sudan und Zaire aufgetretene große Epidemie)

Lassa-Virus

- Übertragungsweg: Ratten (wurde 1969 in Nigeria (Lassa) beobachtet)

Inkubationszeit

- 3–20 Tage

Nachweis

- im Blut

Verlauf

- plötzlich hohes Fieber mit Kopf- und Muskelschmerzen
- Übelkeit, Erbrechen, Durchfall
- Pneumonie, Hepatitis
- starke hämorrhagische Diathese
- hämorrhagische Exantheme und Enantheme

Komplikationen

- Letalität: 30–50%
- Exsikkose, Schock

Therapie

- symptomatisch

3 Meldepflichtige Infektionskrankheiten nach dem Bundesseuchengesetz bei Erkrankung und Tod

3.1 Angeborene meldepflichtige Erkrankungen

3.1.1 Cytomegalie (Zytomegalie, Speicheldrüsenkrankheit)

Definition

Als häufigste pränatale Infektion werden 0,1–3% der Ungeborenen in den ersten 6 Schwangerschaftsmonaten infiziert

Erreger

- Cytomegalie-Virus (CMV)

Inkubationszeit

- 2–10 Wochen

Übertragungsweg

- von Mensch zu Mensch (Schmier- oder Tröpfcheninfektion, Bluttransfusion, Geschlechtsverkehr)
- pränatal: in den ersten 6 Monaten der Schwangerschaft diaplazentar (Infektion im Mutterleib)
- peri-postnatal: während der Geburt oder über Muttermilch oder Speichel

Nachweis

- im Blut, im Speichel, im Urin
- im Fruchtwasser und in der Muttermilch
- bei angeborener Cytomegalie: IgM-Antikörpernachweis im Nabelschnurblut

Symptome

Angeborene Cytomegalie
- Totgeburt in 30% der Fälle
- Frühgeburt
- hämolytische Anämie mit Ikterus
- Milz- und Lebervergrößerung
- Hepatitis
- Pneumonie
- Mikrozephalie (zu kleiner Kopf)
- Enzephalitis mit zerebraler Verkalkung
- hämorrhagische Diathese mit Petechien und Thrombozytenmangel
- Chorioretinitis (Ader-Netzhautentzündung)

Cytomegalie bei Erwachsenen mit normalem Immunstatus (nicht meldepflichtig)
- meist symptomlos
- selten mononukleoseähnliches Krankheitsbild

Cytomegalie bei abwehrgeschwächten Erwachsenen (nicht meldepflichtig)
→ schwerer Krankheitsverlauf
- Fieber, mononukleoseähnliches Krankheitsbild
- Cytomegalie-Retinitis
- Pneumonie
- Hepatitis
- Enzephalitis
- Kolitis

Therapie

- symptomatisch
- bei Abwehrgeschwächten: Gabe von Virostatika und passive Impfung mit CMV-Immunglobulinen

3.1.2 Listeriose

Definition

Eine Zoonose, die verschiedenartige Krankheitsbilder hervorrufen kann

Erreger

- Listeria monocytogenes (grampositive Stäbchen)

Inkubationszeit

- Tage

Übertragungsweg

- Schmierinfektion durch mit Listerien kontaminierte Lebensmittel (Milch, Käse, Fleisch, Gemüse)
- direkter Kontakt mit infizierten Tieren
- diaplazentar: ab dem 4. Schwangerschaftsmonat
- perinatal: während der Geburt durch Verschlucken von erregerhaltigem Fruchtwasser

Nachweis

- im Stuhl, Urin, Rachen-Abstrich, Fruchtwasser und Wochenfluß

Symptome

Angeborene Listeriose
- Fehl-, Früh- oder Todgeburt
- hämatogene Streuung des Erregers in den ganzen kindlichen Organismus
- granulomartige Veränderungen, knötchenförmige Hauterscheinungen
- Meningoenzephalitis (Letalität 20–50%)

Listeriose bei Erwachsenen mit normalem Immunstatus (nicht meldepflichtig)
- meist symptomlos
- ähnlich der Mononucleose oder „grippalem Infekt"

Listeriose bei abwehrgeschwächten Erwachsenen (nicht meldepflichtig)
- ähnlich der Mononucleose
- Meningoenzephalitis
- Listerienendokarditis

Therapie

- Antibiotika

3.1.3 Lues connata (Angeborene Lues)

Definition

Eine ab dem 4. Schwangerschaftsmonat übertragbare Infektionskrankheit mit der Folge von Fehlgeburten oder einer Lueserkrankung des Neugeborenen

Erreger

- Treponema pallidum

Übertragungsweg

- diaplazentar

Nachweis

- im Blut (TPHA-Test)

Symptome

Säuglingssyphilis (Frühmanifestation, bis zu 2 Jahre nach der Geburt)
- makulopapulöse, aber auch großblasige und geschwürige Hauterscheinungen, besonders an Handflächen und Fußsohlen (= Pemphigoid)
- blutig-eitriger Schnupfen durch Befall der Nasenschleimhaut
- Parrot-Furchen: Einrisse um den Mund, Rhagaden an Haut- und Schleimhautübergängen
- Leber- und Milzschwellung, Anämie
- der weitere Verlauf entspricht dem Stadium Lues II (siehe dort)

Syphilis connata tarda (bei Manifestation der Lues im späten Kindesalter)
- Hutchinson-Trias:
  1. Innenohrschwerhörigkeit
  2. Keratitis parenchymatosa (Hornhautentzündung)
  3. Tonnenzähne (halbmondförmige Ausbuchtungen an den Schneideflächen und Tonnenform der beiden oberen, mittleren Schneidezähne des Gebisses)
- Säbelscheidentibia und Sattelnase durch Knochenbeteiligung
- selten Spätmanifestation im Sinne einer Neurosyphilis

Therapie

- Aufhebung der Infektiosität und Verhinderung des Fortschreitens der Erkrankung
- Antibiotika (Penicillin)

3.1.4 Toxoplasmose

Definition

Eine Zoonose, die bei Säuglingen häufig zum Tode führt

Erreger

- Toxoplasma gondii

Inkubationszeit

- 2–10 Tage

Übertragungsweg

- Erreger wird vom erkrankten Tier (meist Katzen) mit dem Kot, Harn, Speichel ausgeschieden; Übertragung erfolgt durch Kontakt-, Schmier-, oder Nahrungsmittelinfektion
- diaplazentar (eine Übertragung auf den Feten ist während der gesamten Schwangerschaft möglich)

Nachweis

- im Blut, Liquor, Urin und Lymphknotenpunktat

Verlauf

Angeborene Toxoplasmose
- Fehlgeburt oder Todgeburt
- Enzephalitis mit Trias:
  1. Wasserkopf (Hydrozephalus)
  2. Entzündung der Ader- und Netzhaut der Augen (Chorioretinitis)
  3. Gehirnverkalkung
- Mißbildungen und Geistesstörungen
- Erkrankung der Leber, Lunge, Magen-Darm-Trakt
- führt oft in den ersten Wochen zum Tode

Therapie
- Antibiotika (Säuglinge)
- Behandlung der Schwangeren mit Antibiotika

Toxoplasmose bei Erwachsenen mit normalem Immunstatus (nicht meldepflichtig)
- meist inapparent
- ähnlich Mononucleose („grippaler Infekt")

Toxoplasmose bei abwehrgeschwächten Erwachsenen (nicht meldepflichtig)
- Schüttelfrost und Fieber
- Entzündung der Lymphknoten, besonders am Hals (walnußgroß)
- Enzephalitis

Therapie
- symptomatisch

3.1.5 Rötelnembryopathie

Definition

Ein Fehlbildungssyndrom des intrauterin infizierten Embryos bei Erkrankung der Mutter während der ersten 3 Schwangerschaftsmonate; nach neuesten Erkenntnissen besteht auch eine Gefährdung des Feten während späterer Schwangerschaftsphasen

Nachweis
- IgM-Rötelnvirusantikörper im kindlichen und mütterlichen Serum

Symptome
- Retinopathie, Cataracta congenita, Glaukom
- Herzfehler, z. B. offener Ductus Botalli, Pulmonalklappenstenose, Septumdefekt
- Innenohrschädigungen, Schwerhörigkeit, Taubheit
- Mikrozephalie, geistige Retardierung

→ Symptome einer noch florierenden Infektion nach der Geburt:
  - vermindertes Geburtsgewicht
  - Hepatosplenomegalie
  - Wachstumsstörungen
  - thrombozytopenische Purpura
  - Anämie
  - der infizierte Säugling ist noch Monate nach der Geburt infektiös

Therapie
- Gabe von Immunglobulinen während der Inkubationszeit kann die Embryopathie verhindern
- eine nachgewiesene Rötelninfektion im 1. Schwangerschaftsdrittel (Anstieg von IgM-Antikörpern) gilt als medizinische Indikation für eine Abtreibung

3.2 Brucellosen

Definition

Eine Zoonose mit Fieber und Befall des lymphatischen Systems

Erreger
- Brucella abortus (Übertragung durch das Rind) → Erreger des *Morbus Bang* (in Mitteleuropa häufigste Brucellosenerkrankung)
- Brucella melitensis (Übertragung durch die Ziege) → Erreger des *Maltafiebers* (Vorkommen im Mittelmeerraum und Afrika)
- Brucella suis (Übertragung durch das Schwein) → Erreger der *Schweinebrucellose*

Inkubationszeit
- 1–3 Wochen

Übertragungsweg
- direkter oder indirekter Kontakt vom erkrankten Tier auf den Menschen (entschädigungspflichtige Berufskrankheit bei Landwirten, Veterinären und Metzgern)
- Nahrungsmittelinfektion (Milch und Fleisch)
- Eintrittspforte: Haut und Schleimhäute, Magen-Darmtrakt

Pathomechanismus

Die Erreger treten über die Haut oder die Bindehaut des Auges ein. Es kommt zunächst zu einer flüchtigen Entzündung und zur Schwellung der regionalen Lymphknoten. Die Ausbreitung der Erreger erfolgt meist über dem Lymphweg. Im Lymphgewebe bilden sich Bang-Granulome (Riesenzellgranulome) aus, von denen in regelmäßigen Abständen Erreger ins Blut gelangen. Dabei kommt es zu den charakteristischen Fieberschüben mit Schüttelfrost

Nachweis

- im Blut, Liquor, Gallensaft, Urin oder Organpunktat

Symptome

- die Krankheit beginnt schleichend mit ansteigender Körpertemperatur und Allgemeinsymptomen, wie Abgeschlagenheit, Krankheitsgefühl, Kopf-, Muskel- und Gliederschmerzen
- Fieber klettert bis 40 °C, dann über 2–3 Wochen Fieberkontinua und anschließender Entfieberung
- relative Bradykardie (im Verhältnis zum Fieber langsamer Puls)
- gastrointestinale Symptome
- flüchtiges Exanthem mit unterschiedlichem Aussehen
- Leber und Milz oft vergrößert
- Pleura- und Perikardreiben
- Hepatitis
- Bronchitis
- im Verlauf der nächsten Monate: wellenförmiges Fieber (undulierendes Fieber); kann 1–2 Jahre, aber auch bis zu 20 Jahren andauern; das Allgemeinbefinden ist dabei gut

Komplikationen

- Arthritis, Osteomyelitis, Endokarditis, Pneumonie, Leberzirrhose

Therapie

- Antibiotika

3.3 Diphtherie

Definition

Eine vor allem im Kindesalter auftretende Infektionskrankheit mit der Folge von Atemwegsentzündungen

Erreger

- Corynebacterium diphtheriae

Inkubationszeit

- 2–5 Tage

Übertragungsweg

- direkter Kontakt (Tröpfcheninfektion)
- indirekter Kontakt (über Spielzeug, Milch, Staub)

Nachweis

- Abstrich von den Tonsillen und Kultur
- Schick-Test (Intrakutantest zum Nachweis von Antikörpern gegen Toxine des Diphtheriebakteriums)

Pathomechanismus

Eintrittspforte sind die Schleimhäute der oberen Atemwege (Mund, Rachen und Kehlkopf). Die Bakterien bilden ein Gift (Ektotoxin), welches zur Nekrose der Epithelzellen führt. Dadurch bilden sich auf der Schleimhaut Pseudomembranen. Nach einigen Tagen werden die Beläge durch Einblutungen bräunlich und dann abgestoßen. Die Beläge sind mit dem Spatel nicht abkratzbar!

Verlaufsformen

❶ *Rachendiphtherie* (häufigste Diphtherieform)

Symptome

- Prodromalerscheinungen mit Kopfschmerzen, Abgeschlagenheit, Krankheitsgefühl, Fieber 38–39 °C, Halsschmerzen und Schluckbeschwerden
- Rachen ist gerötet und mit flächenhaften grauweißen Pseudomembranen belegt (konfluierend, nicht nur auf die Tonsillen begrenzt)
- süßlicher Mundgeruch
- Schwellung der lokalen Halslymphknoten
- Krankheitserscheinungen bilden sich meist nach 10 Tagen zurück

❷ *Nasendiphtherie*

→ befällt meistens Säuglinge, der Verlauf ist oft gutartig

Symptome

- blutig-seröses Nasensekret
- Entzündung am Naseneingang

❸ *Kehlkopfdiphtherie* (echter Krupp)

→ betrifft meist Kinder zwischen dem 2–5 Lj.; wird oft nicht richtig diagnostiziert

Symptome

- trockener, bellender Husten (Krupp-Husten)
- zunehmende Heiserkeit
- Einengung der Luftwege mit inspiratorischem Stridor und Orthopnoe
- Pseudomembranen liegen auf der Stimmritze

und können zu Erstickungsanfällen führen

Sofortmaßnahmen

- **Notarzt rufen**, evtl. Intubation
- feuchte Kälte
- Eiskrawatte

④ *Augenbindehaut-Diphtherie*

Symptome

- starke Schwellung der Augenbindehaut (dunkelrot) mit häutigen Belegen
- blutig-eitrige Sekretion

④ *Haut- oder Wunddiphtherie*

Symptome

- grau-weißliche, schmutzige Beläge auf der Haut
- schmerzlose, schlecht heilende Wunden können Lähmungen der Extremitäten verursachen
- Sonderform: Nabeldiphtherie des Säuglings

⑥ *Maligne Diphtherie* (systemische Intoxikation)
→ kann 4–5 Tage nach der Lokalinfektion auftreten

Symptome

- gesamter Organismus wird von Diphtherietoxinen überschwemmt
- der Patient ist schwerkrank
- Hals und Nacken sind ödematös geschwollen, die Halslymphknoten kaum noch tastbar (Cäsarenhals)
- unstillbares Erbrechen, schlechte Kreislaufsituation
- Herzmuskelschädigung
- gewöhnlich tritt ein Herz-Kreislaufversagen nach 2–10 Tagen auf

Komplikationen

- toxische Herzschädigung (Myokarditis, Endokarditis)
- Nervenschädigungen (Lähmungen der Extremitäten, Schluckmuskulatur und Gaumensegel)
- Nieren-, und Nebennierenschädigungen
- Bronchopneumonie

Allgemeintherapie

- Gabe von humanem Diphtherieantitoxin
- Antibiotika
- Bettruhe

3.4 Gelbfieber (Schwarzes Erbrechen)

Definition

Eine meist in den Tropen vorkommende virale Infektionskrankheit

Erreger

- Gelbfiebervirus (Arbovirus)

Inkubationszeit

- 3–6 Tage

Übertragungsweg

- Stechmücken

Gelbfieber ist eine Zoonose und wird in Afrika über die Stechmücken der Gattung Aedes aegypti (Städtegelbfieber) oder Aedes simpsoni (Dschungelgelbfieber) übertragen. In Amerika wird Gelbfieber durch die Stechmücke der Gattung Haemagogus vom Affen auf den Menschen übertragen. Alle Arten zeigen keinen Unterschied in der Symptomatik der Erkrankung.

Nachweis

- im Blut

Verlauf

① *Virämisches Stadium* (Dauer: 3–4 Tage)
- plötzlich 39–40 °C Fieber mit Schüttelfrost
- Konjunktivitis
- heftige Kopf- und Rückenschmerzen
- Übelkeit, Erbrechen
- Nasenbluten (Anzeichen einer hämorrhagischen Diathese)
- relative Bradykardie

② *Remissionsstadium* (Dauer: 1–2 Tage)
- fieberfreies Intervall; die Krankheit kann zur Ausheilung kommen

③ *Stadium der Organschädigung*
- erneuter Fieberanstieg
- Leber: Hepatitis mit Ikterus
- Niere: Nephritis mit Proteinurie
- Hämorrhagische Diathese mit Nasen-, Zahn-, Magen-, Darm- und Hautblutungen
- durch toxische Gefäßschädigungen kommt es zu Bluterbrechen („vomito negro“, schwarzes Erbrechen), Darmblutungen, Hämaturie

Komplikationen

- Leberversagen, Nierenversagen, Meningoenzephalitis
- Tod meist nach 6–8 Tagen („Wer die Sonne des 10. Tages erblickt, ist gerettet")
- Letalität je nach Literaturangaben 10–80% (bei Erwachsenen höher als bei Kindern)

Therapie

- symptomatisch
- Isolierung der Krankheitsverdächtigen, Erkrankten und Ansteckungsverdächtigen
- Prophylaxe: Schutzimpfung

3.5 Leptospirose

Definition

Eine Zoonose, die zu einer Sepsis und nachfolgenden Besiedlungen von Leber, Nieren und ZNS führen kann

3.5.1 Morbus Weil

Erreger

- Leptospira interrogans (Serogruppe icterohaemorrhagiae) Bakterien

Inkubationszeit

- 1–2 Wochen

Übertragungsweg

- Natürliches Reservoir sind besonders Nagetiere (Ratten), die durch ihren infektiösen Harn über feuchten Erdboden (Überschwemmungsgebiet) und Wasser die Erreger verbreiten. Die Ausscheidungen der Ratten gelangen ins Wasser. Dort erfolgt die Übertragung über Läsionen von Haut-, Schleimhäuten und Konjunktiven. Gefährdet sind Angler, Wassersportler und bestimmte Berufsgruppen, z. B. Kanal-, Feld-, oder Abwasserarbeiter (Meldung als Berufskrankheit)

Nachweis

- im Blut (in den ersten Tagen)
- im Urin, ev. im Liquor

Verlauf (biphasisch)

❶ *Frühstadium* (Bakteriämie)

- schlagartig hohes Fieber mit Schüttelfrost („trifft es einen Bauern auf dem Feld, wird er mit der Schubkarre nach Hause gefahren")
- Konjunktivitis
- Exantheme
- Wadenschmerzen, Gelenkschmerzen
- Bradykardie, Hypotonie

❷ *Latenzperiode*

- Fieberabfall für 1–3 Tage

❸ *Phase der Organmanifestation*

- erneuter Fieberanstieg
- Leber: Hepatitis, Ikterus
- Niere: Leptospirennephritis (man scheidet infektiösen Harn aus)
- Hirnhaut: Meningitis
- Herz: Myokarditis

Komplikationen

- Nierenversagen
- Trombozytopenie mit hämorrhagischer Diathese
- allergisch bedingte Erkrankungen des Auges (Erreger kann lange in Augenbindehaut verweilen)
- hohe Letalität (30%)

Therapie

- frühzeitige Gabe von Antibiotika

3.5.2 Canicola-Fieber

Definition

Eine durch Hunde übertragene Leptospirose, die ikterisch und anikterisch verlaufen kann

Erreger

- Leptospira interrogans canicola

Inkubationszeit

- 1–2 Wochen

Übertragungsweg

- Hunde

Verlauf und Therapie

- mittelschwerer Verlauf
- siehe „Morbus Weil"

3.5.3 Feld- und Erntefieber

Definition

Eine durch Mäuse übertragene Form der Leptospirose, die relativ gutartig, grippe- oder typhusähnlich verläuft

Erreger

- Leptospira interrogans grippotyphosa

Inkubationszeit

- 1–2 Wochen

Übertragungsweg

- Feldmaus

Verlauf und Therapie

- relativ gutartiger Verlauf, in der Regel ohne Ikterus
- siehe „Morbus Weil"

3.5.4 Schweinehüterkrankheit

Definition

Eine durch Schweine übertragene Leptospirose mit relativ gutartigem Verlauf

Erreger

- Leptospira interrogans pomona

Inkubationszeit

- 1–2 Wochen

Übertragungsweg

- Schweine

Verlauf und Therapie

- gutartiger Verlauf
- siehe „Morbus Weil"

3.6 Malaria (Wechselfieber)

Definition

Eine in den Tropen- und subtropischen Gebieten vorkommende Protozoenkrankheit, die mit periodischen Fieberanfällen und hämorrhagischer Diathese einhergeht

Spezieller Lernhinweis:

Die WHO versuchte die Mücke mit dem Insektenvertilgungsmittel DDT zu vernichten, diese entwickelte jedoch schnell eine Resistenz dagegen. Malaria ist die häufigste Infektionskrankheit der Welt

Erreger

- Plasmodium vivax und ovale (Malaria tertiana)
- Plasmodium malariae (Malaria quartana)
- Plasmodium falciparum (Malaria tropica)

Inkubationszeit

- Malaria tertiana: 14 Tage
- Malaria quartana: 16–50 Tage
- Malaria tropica: 7–30 Tage

Übertragungsweg

- Anophelesmücke

Nachweis

- Antikörpernachweis
- im dicken Tropfen (man kann Plasmodien mit charakteristischen Einschlußfiguren sehen, die sog. *Ringformen*)

Der Entwicklungszyklus der Plasmodien

Sticht die weibliche Anophelesmücke den gesunden Menschen, gelangen über den Speichel der Mücke Sichelkeime (ungeschlechtliche Sporozoiten) ins Blut. Die Sporozoiten wandern in die Leber und reifen dort zu Schizonten heran. Nach einem Teilungsprozeß reifen sie zu Merozoiten heran, die dann wieder ins Blut gelangen. Dort befallen sie Erythrozyten und vermehren sich in ihnen (ungeschlechtlich). Die Erythrozyten platzen, die Merozoiten werden frei und befallen weitere Erythrozyten. Durch den Zerfall der Erythrozyten wird das Fieber verursacht. Einige der Plasmodien entwikkeln sich zu männlichen und weiblichen Keimzellen (weibliche Makro- und männliche Mikro-Gametozyten). Die Gameten sind darauf angewiesen, von der Mücke aufgesogen zu werden, um sich dann im Mückenmagen geschlechtlich fortzupflanzen

Symptome aller drei Arten

- Fieberschübe je nach Malariaform (siehe unten)
- Kopf-Gliederschmerzen, evtl. Husten
- Schmerzen im rechten Oberbauch mit Leber- und Milzvergrößerung
- Ikterus
- Übelkeit, Erbrechen, Durchfall
- hämolytische Anämie
- Leukopenie
- Thrombozytopenie (je schwerer die Malariaerkrankung, um so ausgeprägter die Thrombozytopenie)

Abstände der Fieberschübe

Malaria tertiana →	alle 48 Stunden
Malaria quartana →	alle 72 Stunden
Malaria tropica →	Fieber in unregelmäßigen Abständen

Komplikationen

- zerebrale Malaria: Bewußtseinsstörungen, Verwirrtheit, Koma
- Schwarzwasserfieber (bei Malaria tropica; endet häufig tödlich): Hämolyse, Anämie, Hämoglobinämie, Hämoglobinurie, Veränderungen in Nieren, Leber und Herz. Leitsymptom ist dunkelroter bis schwarzer Urin
- kardiale Malaria: Kreislaufschock, Lungenödem, Myokarditis

Therapie

- Chemotherapie

Prophylaxe

- Schutz vor Moskitostichen durch entsprechende Kleidung und Behandlung der freien Körperpartien mit moskitoabweisenden Mitteln
- Chemoprophylaxe (*Resochin®*, *Lariam®*)

Spezieller Lernhinweis:

Immer bei fiebernden Patienten nach Auslandsaufenthalten (Tropenreise) fragen und dabei auch an Malaria denken!

3.7 Meningitis/Enzephalitis

Eine Meningitis und Enzephalitis kann durch Bakterien, Viren, Pilze und Protozoen verursacht werden. Im folgenden sind die wichtigsten Krankheitsbilder dargestellt

3.7.1 Eitrige Meningitis

Definition

Eine hoch infektiöse bakterielle Infektionskrankheit, die auf einer eitrigen Entzündung der Hirnhäute beruht

Erreger

- Neisseria meningitidis (Meningokokken), Haemophilus influenzae, Pneumokokken etc.

Inkubationszeit

- 2–5 Tage

Übertragungsweg

- Tröpfcheninfektion (Eintrittspforte: Mund-Nasen-Rachenschleimhaut)

Nachweis

- im Blut
- im Liquor

Verlauf

- plötzlicher Krankheitsbeginn mit Schüttelfrost und Fieber bis zu 39–40 °C
- Krämpfe, Lähmungen, Reflexstörungen, Somnolenz, Stupor (Aktivitätsverlust)
- Exantheme und Hautblutungen
- Herpes simplex (als Zeichen der Immunschwäche)

Meningismus-Zeichen

- Kopfschmerzen
- Lichtempfindlichkeit
- Opisthotonus (Krampf in Rücken- und Nackenmuskulatur), Nackensteifigkeit
- positives Lasègue-Zeichen
- positives Kernig-Zeichen
- positives Brudzinski-Zeichen
- Kniekußphänomen
- Kahnbauch (bei fortgeschrittener Meningitis)
- Stauungspapille
- starke Berührungsempfindlichkeit
- Dreifußphänomen (Aufsitzen erfolgt mit Unterstützung der Arme)
- gesteigerte Reflexe
- vegetative Störungen wie Bradykardie und Erbrechen
- psychische Veränderungen

Praktische Durchführung bei den wichtigsten Meningismuszeichen

❶ *Kernig-Zeichen*
Der sitzende Patient zieht die Beine an, er kann sie nicht strecken

❷ *Lasègue-Zeichen*
Beim liegenden Patienten wird das gestreckte Bein angehoben; durch die starke Dehnung kommt es zu Schmerzen

❸ *Brudzinski-Zeichen*
Der Patient liegt flach auf dem Rücken; man legt die Hände unter den Kopf des Patienten und beugt ihn nach vorne. Es kommt zu Schmerzen und gleichzeitiger Knie- und Hüftbeugung

❹ *Kniekußphänomen*
Patient kann mit dem Kopf das Knie (angezogene Beine) nicht erreichen (im Sitzen oder im Liegen)

Komplikationen

- Hirnnervenlähmungen
- Hirnödem

- Hirnabszeß
- Meningokokkensepsis
- Waterhouse-Friederichsen-Syndrom: Nebenniereninsuffizienz durch Einblutungen in die Nebennieren, rascher Fieberanstieg, Kollapszeichen, Petechien, Kreislaufversagen (hohe Letalität)

Therapie

- Antibiotika

Prophylaxe

- Personen, die mit dem Patienten in Kontakt stehen, sollten mit Antibiotika behandelt werden
- aktive Impfung

Prognose

- unbehandelt beträgt die Letalität 85%

3.7.2 Virusmeningoenzephalitis

Definition

Eine Entzündung der Hirnhäute mit Ausbreitung auf das Gehirn oder umgekehrt

Erreger

- Arboviren, Echoviren, Coxsackie-Viren, Herpes-simplex-Viren, Mumps-Virus, Poliovirus u. a.

Inkubationszeit

- 9–12 Tage

Übertragungsweg

❶ *Primäre Virusenzephalitis*
Übertragung erfolgt durch Zecken, Mücken. Gehirn und Rückenmark werden über den Blutweg direkt von Erregern befallen.

❷ *Para- und postinfektiöse Enzephalitis*
Oft eine Begleiterscheinung anderer Infektionskrankheiten, wie z. B. Masern, Mumps, Windpokken, Röteln, Pfeiffersches Drüsenfieber

Nachweis

- im Blut und Liquor

Verlauf (biphasisch)

❶ *Grippeähnliche Symptome*
- Fieber bis 38 °C
- Kopfschmerzen
- diffuse Gliederschmerzen mit Gelenkschwellungen
- Übelkeit, Erbrechen

❷ *Meningitis-/Enzephalitissymptome*
- Fieberanstieg
- starke Kopf- und Nackenschmerzen
- Sprachstörungen
- Nystagmus
- Exanthem
- Psychische Veränderungen
- Verlangsamung, Antriebsmangel, Benommenheit bis Koma
- Krampfanfälle bis Lähmungen

> *Spezieller Lernhinweis:*
>
> Die Meningismus-Zeichen sind bei der Virusmeningoenzephalitis nicht so ausgeprägt. Die neurologischen Symptome stehen im Vordergrund

3.7.3 Frühsommermeningoenzephalitis (FSME)

Definition

Ein vor allem in Süddeutschland und Österreich (Mai bis Oktober) vorkommende Meningoenzephalitis, die vor allem Menschen betrifft, die sich in Waldgebieten aufhalten, z. B. Land- und forstwirtschaftliche Berufe, Wanderer und Spaziergänger, Pilze- und Beerensammler

Erreger

- FSME-Virus (Flavi-Virus)

Inkubationszeit

- 2–28 Tage

Übertragungsweg

- Zecken (Holzbock)

Nachweis

- im Liquor
- Antikörpernachweis im Blut

Symptome

Uncharakteristische Symptome

- Kopfschmerzen
- gastrointestinale Beschwerden
- katarrhalische Symptome der oberen Luftwege
- Fieber um 38 °C

Latenzzeit

- fieberfreies Intervall von ca. 8 Tagen

Symptome der Meningoenzephalitis

- erneuter Temperaturanstieg
- Symptome der Meningoenzephalitis

Therapie

- symptomatisch

Prophylaxe

- seit 1976 existiert eine Impfung

3.7.4 Lyme-Borreliose (Morbus Lyme)

Definition

Häufigste durch Zecken übertragene Infektionskrankheit des Menschen. (Im Fall einer Meningitis ist die Lyme-Borreliose meldepflichtig bei ET).

Erreger

- Borrelia burgdorferi

Inkubationszeit

- Tage – Wochen

Übertragungsweg

- Zeckenbiß (Holzbock)
- connatal übertragbar

Nachweis

- spezifischer Antikörpernachweis im Blut
- spezifischer Antikörpernachweis im Liquor

Verlauf

Stadium I

- um die Einstichstelle bildet sich ein Erythem (Erythema chronicum migrans, anfangs scheibenförmig, später ringförmig)
- Fieber, Myalgie, Kopfschmerzen, Lymphknotenschwellung (Lymphadenosis cutis benigna)
- das Erythem klingt ohne Behandlung nach Wochen wieder ab

Stadium II

- Wochen bis Monate später brennende radikuläre Schmerzen mit und ohne Lähmungserscheinungen („Lymphozytäre Meningoradikulitis Bannwarth")
- Facialisparese
- kardiale Beteiligung (AV-Block I–III)
- Hautmanifestation: rötlich-livider Tumor meist an Ohrläppchen, Mamillen
- Lyme-Arthritis, meist im Kniegelenk (Verlauf schubweise oder chronisch)

Stadium III

- livide verfärbte dünne Haut an distalen Extremitätenabschnitten (dort auch Polyneuropathie), („Acrodermatitis chronica atrophicans")

Therapie

- Antibiotika
- symptomatisch

3.8 Q-Fieber (Balkangrippe)

Definition

Eine Zoonose mit grippeähnlichem Verlauf und Lungenentzündung

Erreger

- Coxiella burnetii (Rickettsien)

Übertragungsweg

- Zeckenarten, die Tiere (z. B. Rinder, Pferde, Schafe) infizieren. Die Tiere scheiden die Keime mit Milch und Sekreten aus. Übertragung erfolgt durch Staubinfektion, kontaminierte Milch und durch die Haut nach Kontakt mit infizierten Organen

Inkubationszeit

- 9–25 Tage

Verlauf

Pneumonische Verlaufsform (atypisch)

- hohes Fieber bis 40 °C mit Schüttelfrost
- starkes Krankheitsgefühl mit Kopf- und Gliederschmerzen
- Husten und ev. blutig-schleimiger Auswurf
- retrosternale Schmerzen
- Myalgien
- Arthralgien
- relative Bradykardie

und/oder

→ Beteiligung der Leber m. Hepatitis (→ Zirrhose)

Grippeähnliche Verlaufsform

- ohne katarrhalische Erscheinungen
- starkes Krankheitsgefühl
- starke Kopfschmerzen
- Kreuz- und Gliederschmerzen

Therapie

- Antibiotika

3.9 Rotz (Malleus)

Definition

Eine Zoonose, die bei Tieren (Einhufer wie z. B. Pferd oder Esel) u. a. einen Nasenausfluß bewirkt. Beim Menschen kann die Erkrankung unbehandelt innerhalb weniger Tage zum Tode führen

Erreger

- Pseudomonas mallei

Inkubationszeit

- 3–5 Tage

Übertragungsweg

- vom Tier (Pferd, Esel) auf den Menschen durch Tröpfchen-, Kontakt oder Schmierinfektion über Hautverletzungen
- kontaminiertes Wasser

Nachweis

- im Blut
- im Nasensekret

Symptome

- plötzlicher Beginn mit hohem Fieber, Kopf- und Gliederschmerzen
- Knötchenbildung an der Eintrittsstelle auf der Haut
- weitere Haut- und Schleimhauterscheinungen treten besonders an den Händen und im Gesicht auf
- Ulcerationen an der Bindehaut, Nasen und Rachenschleimhaut
- hämorrhagischer Ausfluß aus Mund und Nase
- Ausbreitung der Entzündung über die Lymphwege (Lymphangitis, Lymphknotenentzündung)
- in wenigen Tagen kann es als Folge der Pyämie zu Abszessen in den inneren Organen (vor allem Lunge) kommen

Komplikationen

- septische Allgemeininfektion, verläuft in der Regel zwischen dem 10. und 12. Krankheitstag tödlich
- chronischer Verlauf

Therapie

- Antibiotika

3.10 Trachom (Körnerkrankheit, ägyptische Augenkrankheit)

Definition

Eine lokale Infektionskrankheit (Vorkommen v. a. in Ländern der Dritten Welt), die zur chronischen Hornhaut- und Bindehauterkrankung und häufig zur Erblindung führt

Erreger

- Chlamydia trachomatis

Inkubationszeit

- 1–2 Wochen

Übertragungsweg

- Schmierinfektion mit infiziertem Augensekret, z. B. über gemeinsam benutzte Handtücher
- indirekter Kontakt über Fliegen

Nachweis

- im Bindehautabstrich

Symptome

- lang andauernder Tränenfluß mit schleimig-eitriger Sekretion
- Lichtscheuheit, Druckgefühl im Auge
- auf der Bindehaut bilden sich Trachomkörner (Follikel, Bläschen), die eine Flüssigkeit absondern
- auf der Hornhaut bilden sich Geschwüre mit nachfolgender Narbenbildung (die 1–3 mm großen subepitheloiden Körner platzen auf und vernarben)
- Trübung und Abschleifung der Korea (Narben scheuern darüber)
- Austrocknung der Konjunktiven

Komplikationen

- Liddeformationen
- Erblindung

Therapie

- Antibiotika lokal als Augensalbe und oral

3.11 Trichinose

Definition

Eine weltweit vorkommende Wurmerkrankung, von der Menschen und fleischfressende Säugetiere befallen werden können

Erreger

- Trichinella spiralis

Inkubationszeit

- 1–30 Tage

Übertragungsweg

- Genuß von Fleisch trichinenverseuchter Tiere

Nachweis

- Muskelbiopsie ev. Stuhl und Duodenalsaft
- im Blut; ab der 3. Woche

Verlauf

Darmtrichinose

→ nach 5–7 Tagen schlüpfen die Larven im Darm aus

- Bauchschmerzen, Durchfall
- Übelkeit, Brechreiz

Muskeltrichinose

→ nach ca. 30 Tagen sind die Larven über den Blut- und Lymphweg ins Muskelfleisch gewandert

- allergische Symptome
- Lid- und Gesichtsödem
- später Hand- und Fußrückenödem
- hohes Fieber
- heftige Muskelschmerzen, -verhärtungen und -schwellungen
- besonderer Laborparameter: Eosinophilie

Komplikationen

- Befall der Interkostal- und Zwerchfellmuskulatur mit hoher Letalität
- Myokarditis, Meningoenzephalitis

Therapie

- Anthelminthika: *Tiabendazol* in den ersten Tagen der Infektion, *Mebendazol*

Prophylaxe

- Fleischbeschau
- Durchbraten und Kochen des Fleisches

3.12 Tuberkulose

Definition

Bakterielle Infektionskrankheit, die zu 90% die Lunge befällt

Erreger

- Mycobacterium tuberculosis (säurefestes Stäbchen, Erreger kann von der körpereigenen Abwehr schlecht erkannt und phagozytiert werden)

Inkubationszeit

- 4–12 Wochen

Übertragungsweg

- Tröpfcheninfektion; bevorzugter Personenkreis: **A**lte Menschen, **A**lkoholiker, **A**bwehrgeschwächte (z. B. AIDS, Diabetes mellitus), **A**lleinstehende, **A**usländer

Spezieller Lernhinweis:

5 × A-Personenkreis

Bei intaktem Immunsystem erkranken nur 3% aller Infizierten an Tbc

Nachweis

- im Sputum, Magensaft (Ziehl-Neelsen-Färbung)
- Röntgen
- Tine-Test (Allergie Typ IV-Reaktion) und Mendel-Mantoux
- PCR

Verlauf

Primärstadium

→ Erstinfektion mit dem Tuberkelbakterium

Pathomechanismus

Bakterien setzen sich in der Lunge fest, vermehren sich und bilden den *Primäraffekt.* Anschließend vergrößern sich die hilusnahen Lymphknoten und bilden zusammen mit dem Primäraffekt den sog. *Primärkomplex*
Makrophagen und Lymphozyten kreisen die Tuberkelbakterien ein und bilden ein Granulom *(Tuberkel)*

Symptome

- bei stabilem Immunsystem keine Symptome
- subfebrile Temperaturen, Nachtschweiß, Gewichtsverlust

- bronchopulmonale Symptome: Husten, Auswurf, Atemnot, Brustschmerzen
- Erythema nodosum

Komplikationen

❶ *Miliar-Tuberkulose*

Ca. 2 Wochen nach dem Primärstadium kann es vor allem bei Immungeschwächten zu einer hämatogenen Streuung kommen (bevorzugte Organe: Leber, Milz, Lunge und Meningen)

▷ Klinik:

- Lunge: im Röntgenbild diffuse Verschattung
- Meningen: Meningitis tuberculosa mit Meningismus und Meningitiszeichen (siehe „Meningitis")
- Typhoide Form: typhusähnliche Symptome (siehe „Typhus")

❷ *„Minimal-Lesions"*

Eine Streuung der Tuberkelbakterien mit der Bildung kleiner Organherde, die keine Symptome verursachen. Das Immunsystem kesselt die Tuberkelbakterien ein (multiple Granulome). Bei Abwehrschwäche können sie reaktiviert werden (postprimäre Tbc)

❸ *Pleuritis exsudativa* (siehe Kapitel **„Atmungssystem"**)

❹ *Hiluslymphknoten-Tuberkulose* (im Röntgenbild sind die geschwollenen Lymphknoten zu erkennen

❺ *Käsige Pneumonie* („galoppierende Schwindsucht" mit parmesanähnlichem Auswurf, endet ohne Therapie tödlich)

❻ *Sepsis*

Postprimärstadium

→ als Postprimärstadium bezeichnet man eine Organtuberkulose nach einer durchgemachten Primärtuberkulose, welche in 90% der Fälle die Lunge betrifft.

Entstehungsmöglichkeiten

- meist endogene Reaktivierung alter Herde
- seltener exogene Reinfektion oder Superinfektion

Symptome bei postprimärer Tbc

- subfebrile Temperaturen, Nachtschweiß, Gewichtsverlust
- bronchopulmonale Symptome: Husten, Auswurf, Atemnot, Brustschmerzen
- Erythema nodosum
- spezifische Symptome der Organtuberkulose

Komplikationen

- siehe „Komplikationen Primärstadium"

Therapie

- 3-er Kombination von Antibiotika (Tuberkulostatika)
- eine Tuberkulose wird erst dann als inaktiv bezeichnet, wenn unter Therapie über 6 Monate keine Veränderungen der Herde aufgetaucht sind
- BCG-Impfung als Prophylaxe

3.13 Virushepatitis

Definition

Virusinfektion der Leber

	Hepatitis A	Hepatitis B	Hepatitis C	Hepatitis D	Hepatitis E
Erreger	Hepatitis-A-Virus (HAV)	Hepatitis-B-Virus (HBV)	Hepatitis-C-Virus (HCV)	Hepatitis-D-Virus (HDV)	Hepatitis-E-Virus (HEV)
Virusart	RNA-Virus	DNA-Virus	RNA-Virus	inkomplettes RNA-Virus, braucht zu seiner Vermehrung ein Bruchstück des Hepatitis-B-Virus	RNA-Virus
Inkubationszeit	2–6 Wochen	2–6 Monate	1–6 Monate	1–6 Monate	3–6 Wochen

	Hepatitis A	Hepatitis B	Hepatitis C	Hepatitis D	Hepatitis E
Übertragungsweg	fäkal-oral (verunreinigtes Wasser, rohe Meeresfrüchte) sexuell	parenteral, sexuell, perinatal	parenteral, sexuell	parenteral, sexuell, perinatal	fäkal-oral
Vorkommen	endemisches Auftreten in Südeuropa (Achtung bei Urlaubsrückkehrern)	bei Risikogruppen wie z. B. med. Personal, Empfänger von Blutprodukten, Fixer, Tätowierte, Homosexuelle, promiskuitive Heterosexuelle	bei Bluttransfusionen und Risikogruppen (siehe Hepatitis B)	siehe Hepatitis B	epidemisch außerhalb Europas (Indien, Afrika)
Komplikationen	• regelmäßige Ausheilung • kein chronischer Verlauf • keine Dauerausscheider • lebenslange Immunität	• fulminante Hepatitis mit Tod • gesunde Ausscheider • chronische Hepatitis • Karzinom	• fulminante Hepatitis mit Tod • gesunde Ausscheider • chronische Hepatitis (> 50%) • primäres Leberzellkarzinom	• fulminante Hepatitis mit Tod • gesunde Ausscheider • chronische Hepatitis (90% bei Superinfektion eines HBV-Trägers)	• fulminante Hepatitis mit Tod (10%) • kein chronischer Verlauf
Impfung	aktive und passive Impfung möglich	aktive und passive Impfung möglich	keine	keine	keine

Symptome aller Hepatitiden

→ 2/3 der Infektionen verlaufen asymptomatisch!

❶ *präikterisches Prodromalstadium* (Dauer 2–7 Tage)

- grippale Symptome:
  subfebrile Temperaturen, Abgeschlagenheit, Kopfschmerzen, Schwindel, katarrhalische Erscheinungen
- gastrointestinale Symptome:
  Appetitlosigkeit, Ekel vor fettigen Speisen, Alkohol und Nikotin, Übelkeit, Druckschmerz im rechten Oberbauch, Diarrhö und Verstopfung
- rheumatische Symptome:
  Gelenkschmerzen

❷ *Stadium der hepatischen Organmanifestation*

→ in 2/3 der Fälle anikterischer Verlauf; mit Beginn des Ikterus geht es den Patienten meist besser

- Ikterus (Gelbfärbung, zuerst an den Skleren, dann an der Haut)
- Dunkelfärbung des Urins, Hellfärbung des Stuhls
- Pruritus
- Lebervergrößerung (Leber ist tastbar, weich und druckdolent)
- Milzvergrößerung (Milz ist tastbar)

Labor

- Transaminasen (GPT, GOT) ↑
- γ-GT (Gamma-Glutamyltransferase) ↑
- AP (alkalische Phosphatase) ↑
- bei Ikterus: Bilirubin im Serum ↑, Bilirubin im Urin ↑, Urobilinogen im Urin erst erhöht, dann erniedrigt, später wieder erhöht

Serologie

- Anstieg der IgM Antikörper gegen das Virus sprechen für eine akute Erkrankung
- Anstieg der IgG Antikörper sind am Ende der Erkrankung und bei früherer Infektion vorhanden

Therapie

- symptomatisch
- Bettruhe
- Alkoholverbot
- Vermeidung von leberbelastenden Medikamenten

3.14 Gasbrand (Anaerobe Wundinfektion, Gasödem)

Definition

Eine bakterielle Wundinfektion mit schnell fortschreitender Gangränbildung

Erreger

- meist Clostridium perfringens (Anaerobier, kann sich nur unter Sauerstoffabschluß vermehren)

Inkubationszeit

- Stunden – 5 Tage

Übertragungsweg

- äußerliche Infektion: Verschmutzung der Wunde mit Erde
- innerliche Infektion: nach Abdominaleingriffen (Erreger gelangt meist über den Darm oder die Gallenwege in die Wunde)

Nachweis

- im Wundabstrich

Verlauf

- im Bereich der Wunde heftige Schmerzen, Hautödem mit Blasenbildung
- wäßrig braunes Wundsekret mit fad-süßlichem Geruch
- im Wundbereich gelbbraune bis blauschwarze Verfärbung
- durch die Gasbildung der Clostridien kommt es bei Berührung des betroffenen Gewebes zu einem charakteristischen Knistern
- leichtes Fieber und Blutdruckerhöhung mit Pulserhöhung
- die distalen Abschnitte der betroffenen Gliedmaßen werden kalt und ödematös
- die umgebenden Muskeln werden dunkelrot bis schwarz (Muskelnekrose)

Komplikationen

- Gangränbildung, die zuerst das benachbarte Muskelgebiet betrifft und sich dann weiter ausbreiten kann
- Tod durch toxisches Herz-Kreislaufversagen

Therapie

- Sauerstoffüberdruckbehandlung
- Amputation der betroffenen Gliedmaße
- Antibiotika

Prophylaxe

- exakte Wundversorgung

3.15 Tetanus (Wundstarrkrampf)

Definition

Eine durch Krämpfe gekennzeichnete Infektionskrankheit

Erreger

- Clostridium tetani (Anaerobier, kann sich nur unter Sauerstoffabschluß vermehren)

Inkubationszeit

- 4 Tage bis 4 Wochen (der Krankheitsverlauf ist um so schwerer, je kürzer die Inkubationszeit war)

Übertragungsweg

- Infektionsquellen sind Gegenstände, die mit Erde oder Viehmist behaftet sind; Eintrittspforte sind Hautwunden

Pathomechanismus

Es entsteht zunächst eine Lokalinfektion, bei der sich die Bakterien im Wundbereich vermehren und ihr stark wirksames Ausscheidungsgift (Ektotoxin) produzieren, welches über die Nerven zum Zentralnervensystem wandert. Das Toxin wirkt an den Synapsen des Rückenmarks und verhindert bei Anspannung bestimmter Muskelgruppen die gleichzeitig notwendige Hemmung der antagonistischen Muskeln

Nachweis

- im Blut
- Erregernachweis in der Wunde

Symptome

Uncharakteristische Allgemeinerscheinungen

- Abgeschlagenheit, Unruhe
- Kopf- und Gliederschmerzen
- schubweise Schwitzen und Reizbarkeit
- Ziehen und Steifigkeit in der Wundumgebung
- Schmerzen im Oberbauch (Zwerchfellkrampf)
- subfebrile Temperatur

Krämpfe

→ werden durch geringe Reize ausgelöst (z. B. Berührung, Licht)

- Opisthotonus (Rückwärtsbeugen des Rumpfes durch Krämpfe der Nacken- und Rückenmuskulatur) mit Nackensteifigkeit
- Rigor (Muskelsteifigkeit)
- Trismus (Kieferklemme)
- Risus sardonicus (durch den tonischen Krampf der Kaumuskeln)
- Harn- und Stuhlausscheidung oft nicht möglich
- Patient ist bei vollem Bewußtsein

Komplikationen

- im akuten Stadium: Muskelrisse, Luxationen und Brüche
- bleibende Veränderungen sind Muskelverkürzungen, Gelenkversteifungen und Kyphose („Buckel")
- Tod durch Atemlähmung, Kreislaufversagen

Sofortmaßnahmen

- Aktive und passive Tetanus-Impfung (Tetanus Hyperimmunglobulin und Tetanustoxoid) i. m.

Therapie

- Schutz vor allen äußeren Reizen: Einzelzimmer, gedämpftes Licht, Lärmvermeidung
- Ruhigstellung der Muskulatur
- falls notwendig: künstliche Beatmung

Prophylaxe

- exakte Wundversorgung
- Schutzimpfung

3.16 Humane Spongioforme Enzephalopathie (Creutzfeldt-Jakob-Krankheit)

Definition

Eine infektiöse Hirnerkrankung, die fortschreitend zur Demenz führt; es werden familiäre, sporadische und iatrogene Formen unterschieden

Erreger

- wahrscheinlich Prionen

Inkubationszeit

- 6 Monate – 3 Jahre

Übertragungsweg

- unbekannt

Infektionsrisiken

- Behandlung mit Hypophysenhormonen
- Cornea-Transplantationen
- Dura-Transplantationen
- Implantation intrazerebraler Elektroden
- akzidentelle Exposition zu möglicherweise erregerhaltigem Material (Hirngewebe)

Nachweis

- Biopsie des Gehirns
- immunologischer Proteinnachweis (Liquor, Serum)
- EEG

Symptome

- Gedächtnis-, Konzentrations- und Merkfähigkeitsstörungen
- Reizbarkeit
- Schlaflosigkeit
- Kopfschmerzen, Schwindel
- fortschreitende Demenz
- Ataxie, Rigor, Lähmungen
- Myoklonie (kurze, ruckartige Zuckungen einzelner Muskeln oder Muskelgruppen), Krampfanfälle

Kriterien für eine klinische Diagnose

- fortschreitende Demenz
- typische EEG-Veränderungen
- Myoklonie
- visuelle und zerebelläre Störungen
- akinetischer Mutismus

Therapie

- symptomatisch

4 Meldepflichtige Infektionskrankheiten nach dem Bundesseuchengesetz bei Tod

4.1 Influenza

Definition

Hochansteckende, akut fieberhafte Grippe

Erreger

- Influenza-Virus A, B, C

Inkubationszeit

- 1–3 Tage

Übertragungsweg

- Tröpfcheninfektion

Pathomechanismus

Influenza-Viren zerstören die Epithelien der respiratorischen Schleimhaut (Nase bis Bronchien). Die Schleimhaut bietet dadurch eine gute Invasionsmöglichkeit für Virustoxine und sekundäre Infektionen

Nachweis

- im Blut (Rachen und Stuhl)

Symptome

- akuter Krankheitsbeginn mit hohem Fieber (hält ca. 2–3 Tage an), Frösteln
- starkes Krankheitsgefühl
- Glieder- und Kopfschmerzen
- Rachenbeschwerden, Heiserkeit, trockener Husten
- Wundheitsgefühl hinter dem Sternum
- selten: Darmgrippe mit Übelkeit, Erbrechen, Bauchschmerz und Durchfall

Komplikationen

- Bronchopneumonie, Otitis media, Myokarditis, Kreislaufinsuffizienz
- Meningoenzephalitis

Therapie

- symptomatisch
- Therapie der Komplikationen

4.2 Keuchhusten (Pertussis)

Definition

Gekennzeichnet durch charakteristische Hustenanfälle mit langandauerndem Verlauf; eine gefürchtete Erkrankung im frühen Säuglingsalter (Gefahr von Apnoeanfällen und zerebralen Schäden)

Erreger

- Bordetella pertussis (gramnegatives Stäbchenbakterium)

Inkubationszeit

- 7–14 Tage

Übertragungsweg

- Tröpfcheninfektion

Nachweis

- im Rachenabstrich
- im Sputum
- Serologie (Antikörper)

Verlauf

Stadium catarrhale (Dauer: 1–2 Wochen)
- beginnt wie Erkältung: Schnupfen, Kratzen im Hals
- subfebrile Temperatur
- gegen Ende der Phase vornehmlich nachts Husten (spricht auf Hustenmittel nicht gut an)

Stadium convulsivum (Dauer: 3–6 Wochen)
- Husten wird heftiger und anfallsartig
- vor allem nachts typische Hustenanfälle mit stakkatoartigem Husten
- hörbarer inspiratorischer Stridor
- Krampf der Bronchialmuskulatur mit der Folge von zyanotischen Verfärbungen im Gesicht
- am Ende des Hustenanfalls wird zäher, glasiger Schleim ausgeworfen, evtl. mit gleichzeitigem Erbrechen

Stadium decrementi (Dauer: 2–6 Wochen)
- Hustenanfälle nehmen ab

Komplikationen

- Pneumonie, Enzephalitis, Mittelohrentzündung (Otitis media)
- Aktivierung schlummernder Infekte wie z. B. Tuberkulose
- Spätfolge: Bronchiektasen

Therapie

- symptomatisch (hustenstillende Medikamente wirken kaum)
- Antibiotika
- Prophylaxe: Impfung!

4.3 Masern (Morbilli)

Definition

Eine meist im Kindesalter auftretende Viruserkrankung

Erreger

- Masern-Virus

Inkubationszeit

- 8–14 Tage (ansteckend sind Masern vom 5. Tag der Inkubationszeit bis zum 4. Tag nach Beginn des Exanthems)

Übertragungsweg

- Tröpfchen-/Kontaktinfektion

Nachweis

- im Blut (Antikörpernachweis)

Symptome

Prodromalstadium (Dauer: 3–5 Tage)
- Beginn mit Fieber um 38 °C
- Schnupfen und Husten
- Konjunktivitis mit Lichtscheu
- Bronchitis/Rhinitis
- Rachenentzündung mit Angina
- ab dem 2.–3. Tag erscheint ein Exanthem (*Koplikflecken:* kleine, weiße Flecken an der Wangenschleimhaut gegenüber der Backenzähne)
- danach Fieberabfall

Spezieller Lernhinweis:

Typisches Masern-Gesicht: verheult, verrotzt, verschwollen

Exanthemstadium (Dauer: ca. 3 Tage)
- mit erneutem Fieberanstieg zeigt sich das Exanthem (grobfleckig, linsengroß, konfluierend; die Farbe ist dunkelrot mit lividem Einschlag; es beginnt hinter den Ohren und befällt den Körper von oben nach unten. Gesicht und Umgebung des Mundes, Handteller und Fußsohlen sind auch betroffen)
- allgemeine Lymphknotenschwellung
- typische Laborparameter: Leukopenie, Lymphopenie, Eosinopenie
- es kommt zu kritischen Fieberabfällen

Rekonvaleszenzstadium (ab dem 5.–7. Tag)
- Exanthem blaßt in der gleichen Reihenfolge ab, wie es gekommen ist (kleieförmige Hautabschilferungen)

Komplikationen

- Bronchopneumonie, Masernkrupp, Otitis media
- Herz-Kreislauf-Versagen
- Masern-Enzephalitis
- Masern führen zur Resistenzminderung gegenüber anderen Infektionen
- Spätkomplikationen: subakute sklerosierende Panenzephalitis

Therapie

- symptomatisch
- Prophylaxe: Impfung!

4.4 Puerperalsepsis (Kindbettfieber)

Definition

Bakterielle Infektionskrankheit, die durch Eindringen von pathogenen Bakterien in eine Geburts- oder Abortwunde verursacht wird

Erreger

- z. B. Streptokokken, Staphylokokken, E. coli, Gonokokken

Inkubationszeit

- wenige Tage

Übertragungsweg

- während der Entbindung durch die Hände oder Instrumente des Geburtshelfers

Nachweis

- im Blut
- im Eiter

Symptome

- Schüttelfrost mit hohem Fieber
- Tachykardie, Tachypnoe
- Leukozytose, Anämie

Komplikation

- Herz-Kreislaufversagen durch Sepsis

Therapie

- Antibiotika

4.5 Scharlach

Definition

Eine meist zwischen dem 3.–10. Lebensjahr auftretende Infektionskrankheit

Erreger

- β-hämolysierende Streptokokken der Gruppe A

Inkubationszeit

- 2–4 Tage

Übertragungsweg

- Tröpfchen- und Kontaktinfektion
- selten durch Schmierinfektion bei Wundscharlach

Nachweis

- im Blut (bei Sepsis)
- im Nasen- und Rachenabstrich

Symptome

- akuter Beginn mit Erbrechen und Fieber 39–40 °C
- Tachykardie, Kopfschmerzen, Schluckbeschwerden, Halsschmerzen
- Angina mit Exanthem (feuerroter Rachen, geröteter weicher Gaumen)
- regionale Lymphknotenschwellung (Halslymphknoten)
- nach 12–36 Stunden tritt das Scharlachexanthem auf (feinfleckig, stecknadelkopfgroß); die Farbe ist blaß rosa, selten intensiver rot

→ drückt man mit einem Glasspatel auf das Exanthem, wird es darunter gelb;
das Exanthem beginnt an Hals, Brust und Schenkelbeuge; breitet sich über den Stamm und über die Innenseiten der Extremitäten aus

- im Gesicht besteht eine Wangenröte mit *perioraler Blässe* (Kinn-Mund-Dreieck bleibt blaß)
- Zunge ist weißlich belegt, ab dem 4.–8. Tag wird sie zur Himbeer- oder Erdbeerzunge (hochrot geschwollene Papillen)
- Ende der ersten Woche verschwindet das Exanthem
- ab der zweiten Woche beginnt eine kleieförmige Hautabschuppung, später in großen Lamellen, besonders an Hand- und Fußflächen (Dauer: 2–3 Wochen)
- besondere Laborparameter im Blut: Antistreptolysin Titer ↑ (AST, bleibt auch nach der Infektion erhöht), Eosinophilie

Komplikationen

Nach einer symptomfreien Phase von 2–3 Wochen kann es zu einem erneuten Kranksein kommen *(Poststreptokokkenerkrankung):*

- Glomerulonephritis
- Rheumatisches Fieber

Besonderheit

Wundscharlach kann bei Operations- oder Verbrennungswunden auftreten. Das Exanthem breitet sich in der Umgebung der Wunde aus

Therapie

- Bettruhe (Scharlachkranke sind zu isolieren)
- Antibiotika (Penicillin über 10 Tage)

5 Nicht meldepflichtige Infektionskrankheiten mit Behandlungsverbot (§ 45 Bundesseuchengesetz)

5.1 Borkenflechte (Impetigo contagiosa, Grindflechte)

Definition

Eine meist im Kindesalter mit honiggelben Krusten einhergehende infektiöse Hauterkrankung

Erreger

- Streptokokken und Staphylokokken

Inkubationszeit

- wenige Tage

Übertragungsweg

- Kontakt- und Schmierinfektion

Symptome

- Exanthem beginnt mit rötlichen Papeln, aus denen sich Bläschen, dann Pusteln und schließlich Krusten (honiggelb) bilden → jukkend
- lokalisiert vor allem im Gesicht, am Kopf und an den Extremitäten

Therapie

- Antibiotika

5.2 Krätze (Skabies)

Definition

Eine durch Krätzmilben verursachte Infektionskrankheit der Haut

Erreger

- Krätzmilbe (Acarus siro)

Inkubationszeit

- einige Tage bis 6 Wochen

Übertragungsweg

- direkter Kontakt mit infizierten Menschen
- indirekter Kontakt z. B. über Handtücher oder Bettwäsche

Nachweis

- mikroskopischer Nachweis der Milben, Eier oder Kotballen aus dem Milbengang

Symptome

- Hauterscheinungen (meist in den Zwischenfingerräumen, im Genitalbereich und der Beugeseite der Handgelenke), die vor allem nachts bei Bettwärme stark jucken
- nach Tagen bis Wochen kommt es durch Sensibilisierung auf die Milbenantigene zu einer Immunreaktion mit generalisiertem Juckreiz und Hautausschlägen

Komplikationen

- Sekundärinfektionen

Therapie

- bei Erwachsenen 3tägige Ganzkörperbehandlung mit *γ-Hexachlorocyclohexan* oder *Benzylbenzoat*
- bei Kindern nur stundenweise Behandlung
- bei Säuglingen und Schwangeren Behandlung nur mit Benzylbenzoat
- Vollbäder mit Antiseptikum
- täglicher Wechsel von Kleidung und Bettwäsche

5.3 Läuse (Pedikulose)

Definition

Eine v. a. unter unhygienischen Bedingungen vorkommende Infektionskrankheit

Erreger

- Kopflaus (hält sich hauptsächlich am Hinterkopf und um die Ohren auf)
- Kleiderlaus (hält sich hauptsächlich in Betten auf)
- Filzlaus (kommt vor allem im Bereich der Schambehaarung vor)

Inkubationszeit

- Tage bis Wochen

Übertragungsweg

- direkter Kontakt z. B. durch Geschlechtsverkehr (Filzläuse)
- indirekter Kontakt über Kleidung, Kämme u. a.

Nachweis

Läuse und Nissen (Eier) sind entweder makroskopisch sichtbar (Läusekamm) oder unter der Lupe zu sehen

Symptome

❶ *Kopflaus*
- Rötung, Bläschen, Pusteln und Blasenbildung mit Nässen, Schuppen und Krusten
- Läuseeier (Nissen) sind als weißliche Nester zu erkennen (kleben an den Haaren fest)
- starker Juckreiz an den Bißstellen

❷ *Kleiderlaus*
- verbreitet das Fleckfieber und das Rückfallfieber (siehe dort)

❸ *Filzlaus*
- Kratzeffekte auf der Haut
- grau-blaue Hautflecken, sog. „taches bleues"

Therapie

- Insektizide, die in Form von Gel, Puder oder Emulsion erhältlich sind
- Kurzhaarschnitt bei Kopfläusen
- täglicher Wechsel von Kleidung und Bettwäsche

5.4 Mumps (Parotitis epidemica, Ziegenpeter)

Definition

Eine v. a. im Kindesalter auftretende Entzündung der Ohrspeicheldrüse

Erreger

- Mumpsvirus

Inkubationszeit

- 2–3 Wochen

Übertragungsweg

- Tröpfcheninfektion
- direkter Kontakt mit Speichel
- Ansteckungsgefahr vom 6. Tag vor bis zum 7.–9. Tag nach der Parotitis

Nachweis

- im Blut (α-Amylase $\uparrow$) und Speichel (Serologie)

Symptome

- 30–50% asymptomatisch
- Müdigkeit, Abgeschlagenheit, Hals-, Kopf- und Gliederschmerzen
- subfebrile Temperaturen
- schmerzhafte (vor allem beim Kauen) Schwellung der Ohrspeicheldrüse (Parotis) mit abstehenden Ohrläppchen
- regionale Lymphknotenschwellung, Milzschwellung

Komplikationen

- Mitbeteiligung anderer Drüsen z. B. Pankreatitis, Thyreoiditis oder Orchitis (Hodenentzündung) mit Gefahr der Sterilität
- Mitbeteiligung des ZNS: Meningitis, Enzephalitis

Therapie

- warme Ölverbände auf die Parotis
- Mundpflege, Diät
- Prophylaxe: Impfung

5.5 Röteln (Rubeola)

Definition

Eine meist harmlos verlaufende Virusinfektion

Erreger

- Röteln-Virus (Rubeola-Virus)

Inkubationszeit

- 1–3 Wochen

Übertragungsweg

- Tröpfcheninfektion (7 Tage vor und 5 Tage nach Auftreten des Exanthems ansteckend)
- diaplazentar (Rötelnembryopathie ist *meldepflichtig*, siehe dort)

Nachweis

- im Blut (Anti-Röteln IgM beweisen eine frische Infektion)

Symptome

- 1–2 Tage vor Ausbruch des Exanthems druckschmerzhafte Lymphknotenschwellung vor allem im Nacken (nuchal) und hinter den Ohren (retroaurikulär)

- das Exanthem ist mittelfleckig, nicht konfluierend, blaß rosa bis livide; es beginnt hinter den Ohren und im Gesicht, greift auf Rumpf und Extremitäten über
- evtl. generalisierte Lymphknotenschwellung
- leichte katarrhalische Symptome der Atemwege
- relativ gutes Allgemeinbefinden
- Fieber um 38 °C
- Milzvergrößerung (Splenomegalie)
- Exanthem klingt nach 2–3 Tagen ab
- spezielles Blutbild: Leukopenie, Lymphozytose

Komplikationen

- Röteln-Enzephalitis
- Röteln-Arthritis
- Röteln-Purpura
- Rötelnembryopathie (siehe dort)

Therapie

- symptomatisch

5.6 Windpocken (Varizellen)

Definition

Eine auch als „fliegende Infektion“ bezeichnete hochinfektiöse Viruserkrankung

Erreger

- Varizellen-Zoster Virus (Herpes Virus) → verursacht auch Gürtelrose

Inkubationszeit

- 2–3 Wochen

Übertragungsweg

- Tröpfcheninfektion
- direkter Kontakt
- Schmierinfektion
- aerogen

→ vom ersten Tag vor Exanthemausbruch bis 6. Tag des Ausschlags ansteckend

Nachweis

- im Blut
- im Bläscheninhalt
- im Stuhl und Urin

Symptome

- Prodromi fehlen meist
- Kopfschmerzen und Abgeschlagenheit
- leichtes Fieber (welches mit jedem Exanthemschub erneut steigt)
- schnelles Einsetzen des Exanthems: linsengroße blaßrosa Flecken, die sich erst in Papeln, dann in erbsgroße Knötchen, später in Bläschen und dann in gelbbraune Pusteln umwandeln. Diese bilden sich nach 1–2 Tagen unter zentraler Dellenbildung in Krusten um und fallen ab. Das schubweise auftretende Exanthem juckt stark und zeigt ein polymorphes Bild („Sternenhimmel“, alle Exanthemstufen sind gleichzeitig vorhanden; *DD: Pocken*)
- es beginnt am Kopf (auch Haare) und am Rumpf; ist an den Extremitäten nicht besonders ausgeprägt
- kann auch die Schleimhäute befallen: Mundhöhle, Bindehaut, Harnröhre, Geschlechtsteile, After
- Juckreiz

Komplikationen

- Abszesse, Phlegmone
- Nephritis
- Meningoenzephalitis

Therapie

- symptomatische Behandlung des Juckreizes

Spezieller Lernhinweis:

Das Virus persistiert in den Spinalganglien und kann vor allem bei Immunschwäche und im Alter reaktiviert werden. Dabei entwickelt sich der **Zoster (Gürtelrose),** mit einem Bläschenausschlag, der auf ein oder mehrere Dermatome begrenzt ist; Folge sind starke Nervenschmerzen im Bereich des betroffenen Spinalnervs

6 Weitere wichtige Infektionskrankheiten (nicht meldepflichtig, kein Behandlungsverbot)

6.1 Erysipel (Wundrose)

Definition

Eine akute bakterielle Entzündung der Haut und des Unterhautzellgewebes meist bei Jugendlichen, Schwerkranken und Patienten mit Schwellungen

Erreger

- β-hämolysierende Streptokokken der Gruppe A

Inkubationszeit

- 1–3 Tage

Übertragungsweg

- Verletzungen der Haut- oder Schleimhaut (z. B. Ulcus cruris, Fußpilz, Rhagaden begünstigen den Eintritt der Erreger)

Symptome

- plötzlicher Fieberanstieg mit Schüttelfrost
- Erbrechen und Kopfschmerzen
- an der Eintrittspforte des Erregers schmerzhafte Schwellung und Hautrötung
- starke Schwellungen dort, wo die Haut der Unterfläche locker aufliegt (z. B. Lider, Lippen, Ohrmuschel)
- wenn Hautbezirke (Haaransatz, Kinnpartie) mit der Unterlage fest verbunden sind, so können diese Stellen die Wundrose aufhalten
- Schwellung der regionalen Lymphknoten und Milz
- das Exanthem ist scharf begrenzt und weist eine ödematös matt glänzende Rötung mit flammenförmigen oder zackigen Ausläufern auf; besonders häufig im Gesicht, am Kopf und Unterschenkel, selten an den Schleimhäuten

Komplikationen

- Phlegmone, Abszess
- Sepsis, Meningitis purulenta (eitrig)
- Rezidive
- Verstopfung der Lymphe, führt zu Elephantiasis

Spezieller Lernhinweis:

Das Erysipel hinterläßt erhöhte Empfänglichkeit für eine erneute Erkrankung

Therapie

- Antibiotika

6.2 Mononukleose (Pfeiffersches Drüsenfieber, Monozytenangina, Kissing disease)

Definition

Eine häufig bei Jugendlichen auftretende virale Infektionskrankheit

Erreger

- Epstein-Barr-Virus

Inkubationszeit

- 10–50 Tage

Übertragungsweg

- direkter Kontakt mit Speichel („Kußkrankheit")
- Tröpfcheninfektion

Nachweis

- im Blut: *„Buntes Blutbild"* mit Vermehrung der mononukleären Zellen v. a. Monozyten und Lymphozyten
- Paul-Bunnell-Reaktion positiv

Symptome

- fieberhafte Angina tonsillaris
- generalisierte Lymphknotenschwellung
- Hyperplasie und Hypertrophie des lymphatischen Gewebes
- Milz- und Leberschwellung, evtl. mit Ikterus
- Exanthem

Komplikationen

- Hepatitis, Myokarditis, Arthritis, Milzruptur

Therapie

- symptomatisch

6.3 Legionellose

→ siehe Kapitel **„Atmungssystem"**

6.4 HIV-Erkrankung (AIDS)

Definition

Eine erworbene zelluläre Immunschwäche, die symptomatisch durch das Auftreten von opportunistischen Infektionen und/oder vom Auftreten des Kaposi-Sarkoms und anderer Tumoren gekennzeichnet ist

Erreger

- HI-Virus (Retrovirus, RNA-Virus mit Reverser Transkriptase)
- derzeit 3 bekannte Varianten: HIV-1 (am häufigsten auftretend), HIV-2 (meist in Westafrika vorkommend) und HIV-3 (selten)

Inkubationszeit

- Ausbruch der Krankheit nach 6 Monaten – 3 Jahren, auch 6 Jahre und länger (Serologischer Nachweis nach 1–3 Monaten bis zu 6 Monaten)

Übertragungsweg

- Geschlechtsverkehr (Blut und Sperma)
- diaplazentar
- über die Muttermilch
- durch Blutprodukte

Risikogruppen

- männliche Homosexuelle,
- i. v. Drogenabhängige (Fixer)
- Prostituierte

Spezieller Lernhinweis:

Die Infektionsrate von Patienten aus Nicht-Risikogruppen steigt zur Zeit kontinuierlich an!

Nachweis

- im Blut
- in Samenflüssigkeit, Speichel, Tränen, Lymphe
- ELISA-screening-Test und Western-blot-Bestätigungstest (Test darf nur mit Einverständnis des Patienten durchgeführt werden!)

Stadieneinteilung

Akute HIV-Krankheit (ca. 2–6 Wochen nach Infektion)

→ ähnliches Krankheitsbild wie Pfeiffersches Drüsenfieber oder Grippe
- allgemeines Krankheitsgefühl
- Fieber
- Nachtschweiß
- Halsschmerzen (rauher Hals, Angina)
- Übelkeit, Erbrechen
- Gelenk- und Muskelschmerzen
- Kopfschmerzen
- Lymphknotenschwellung, Milzvergrößerung
- Hautausschlag am Stamm und Rötung der Mundhöhle

Asymptomatisches Stadium

Etwa 4–6 Wochen nach der Infektion hat der Patient HIV-Antikörper (Antikörper nachweisbar) gebildet und kann über mehrere Jahre völlig gesund sein

Lymphoadenopathiesyndrom (Prä-AIDS-Stadium oder LAS)

- generalisierte Lymphknotenschwellung, die länger als 3 Monate an mindestens zwei verschiedenen extralingualen Körperabschnitten vorkommt
- keine Symptome

AIDS-Related-Komplex (ARC)

Symptome

- Nachtschweiß (> 1 Monat)
- subfebrile Temperaturen oder Fieber (> 1 Monat)
- Durchfall (> 1 Monat)
- Gewichtsverlust (> 10%)

Laborbefunde

- T4-Lymphozyten <140/γl
- Leukopenie
- Lymphopenie
- Anämie
- IgG ↑

Spezieller Lernhinweis:

Man spricht von ARC, wenn jeweils 2 Symptome und 2 Laborbefunde vorliegen. Die Dauer dieses Stadiums ist unterschiedlich. Bei einem Teil der Patienten geht das Lymphoadenopathiesyndrom auch direkt in die AIDS-Krankheit über.

AIDS-Stadium

Das Endstadium der Krankheit ist gekennzeichnet durch schwere opportunistische Infektionen, Tumoren, z. B. das Kaposi-Sarkom oder Erkrankungen des zentralen und des peripheren Nervensystems.

❶ *Opportunistische Infektionen*

- ▶ Pneumocystis carinii Pneumonie (PcP)
  die Infektion führt zu einer durch Pneumocystis carinii (Protozoen) verursachten atypischen Pneumonie
- ▶ Toxoplasmose des ZNS
  die Erkrankung führt zu einer Enzephalitis (siehe dort)
- ▶ Cytomegalie
  verursacht eine Pneumonie, Gastroenteritis oder Enzephalitis (siehe dort)
- ▶ Tuberkulose
  Reaktivierung der Tuberkulose als Miliar-Tbc (siehe dort)
- ▶ Kryptokokkose
  diese Pilzerkrankung (Erreger: Kryptokokkus neoformans) bewirkt eine Meningitis und eine Pneumonie
- ▶ Kryptosporidiose (Protozoenerkrankung)
  durch Kryptosporidien Befall der Mikrovilli des Darms mit schwerer Diarrhoe
- ▶ Candidainfektion der Schleimhäute
  siehe Kapitel **„Haut"**
- ▶ Herpes simplex-Infektionen
  siehe Kapitel **„Haut"**
- ▶ Herpes zoster
  siehe „Windpocken" (Herpes zoster)

❷ *Tumorerkrankungen*

- ▶ Non-Hodgkin-Lymphome
  siehe Kapitel **„Blut und Abwehr"**
- ▶ Kaposi-Sarkom
  Tumor der Haut und Schleimhäute mit rotbraunen Tumorknoten (Metastasierung in andere Organe möglich)

❸ *Erkrankungen des ZNS*

- ▶ akute Meningoenzephalitis
  siehe dort
- ▶ Enzephalopathie
  führt zur Hirnatrophie mit Demenz
- ▶ periphere Neuropathie
  siehe Kapitel **„Nervensystem"**

Therapie

- es gibt viele Therapieansätze, die alle noch in der Erprobung sind
- symptomatisch
- gesunde Lebensführung
- psychosoziale Betreuung der Patienten

Prognose

- nach dem Auftreten der ersten schweren opportunistischen Infektion oder eines Kaposi-Sarkoms sterben 95% der Erkrankten innerhalb von 3 Jahren

Prophylaxe

- Kondombenutzung
- bei Blutkontakten stets Handschuhe benutzen
- bei i. v. Drogenkonsum stets sterile Nadeln verwenden und nicht mit anderen austauschen

7 Geschlechtskrankheiten nach dem Gesetz zur Bekämpfung von Geschlechtskrankheiten

7.1 Lues (Syphilis, harter Schanker)

Definition

Eine mit typischen Hauterscheinungen einhergehende Infektionskrankheit

Erreger

- Treponema pallidum

Inkubationszeit

- 1–3 Wochen

Übertragungsweg

- Geschlechtsverkehr
- Bluttransfusionen
- diaplazentar (angeborene Lues ist **meldepflichtig**, siehe dort)

Nachweis

- im Blut (z. B. mittels TPHA-Test, FTA-Test)
- Dunkelfeldmikroskopie

Stadieneinteilung

Primärstadium (Dauer: 2–4 Wochen)

- an der Eintrittsstelle der Erreger (meist Genitale, auch Mund, Anus) bildet sich ein sog. Primäraffekt aus (ein kleines, derbes, nicht schmerzhaftes Knötchen, welches sich rasch vergrößert und geschwürig zerfällt. Es hat einen derben Rand und einen harten Grund = harter Schanker)
- die regionalen Lymphknoten schwellen an (Konsistenz: schmerzlos, derb, verschieblich)

> *Spezieller Lernhinweis:*
>
> Die Lymphknotenschwellung und den Primäraffekt nennt man zusammen Primärkomplex

- Symptome verschwinden, danach ca. 10-wöchige symptomfreie Phase

Sekundärstadium (Dauer: 2–3 Jahre)

→ es findet eine hämatogene und lymphogene Streuung statt

- Allgemeinerscheinungen (Krankheitsgefühl, Kopf- und Gliederschmerzen, Fieber, Hirnhautreizsymptome)
- generalisierte Lymphknotenschwellung
- Alopezia areata (kreisrunder Haarausfall)
- Angina specifica
- Hepatitis (Icterus syphiliticus)
- Iritis und Arthritis
- Auftreten typischer Haut- und Schleimhauterscheinungen (Syphilide); Aussehen: makulös, papulös, nicht juckend und nicht schmerzend z. B.:
  → Plaques muqueuses (gräulich-weißliche Flecken in der Schleimhaut)
  → Condolymata lata (Exanthembildung an warmen, feuchten Körperregionen)
  → Leukoderm (Halsband der Venus)
  → Plaquesbildung an Mundschleimhaut und Zunge
  → Palmarplantarsyphilid (psoriasisartiger Ausschlag an Handtellern und Fußsohlen)

> *Spezieller Lernhinweis:*
>
> Die Syphilide können zahlreiche andere Hauterscheinungen nachahmen

Die Symptome des Sekundärstadiums treten schubartig auf. Die Zeit der Erkrankung wird immer kürzer, die Latenzzeit immer länger. In ca. 30% der Fälle kommt es in diesem Stadium zu einer Ausheilung.

Tertiärstadium (Dauer: 3–5 Jahre)

- Granulationsgeschwülste (Gummen) in den Organen; zentrale Nekrotisierung und Perforationsneigung
- Betroffen sind v. a. die Haut, Gefäße, Bewegungsapparat, Leber, Lunge, Nieren, Augen, Aorta (alle Gewebe können betroffen sein)
- in diesem Stadium sind in der Regel kaum noch Erreger in den Gummen nachweisbar

Neurolues (Dauer: 10–20 Jahre)

→ die Ausbreitung der Gummen verursacht neuropsychiatrische Befunde

- gummöse Hirnsyphilis
- Neurosyphilis mit Rückenmarkschwindsucht (Tabes dorsalis)

- einschießende Schmerzen in die Knochen
- progressive Paralyse

Befunde von Neurolues

- Reflexe abgeschwächt bis fehlend
- Romberg-Zeichen positiv (Patient kann mit geschlossenen Augen nicht stehen)
- Argyll-Robertson-Zeichen (Pupille ist eng, reagiert nicht mehr auf Licht)
- Stimmgabelversuch positiv (Sensibilitätsstörungen)

Therapie

- Antibiotika Ø Immunität

Stad I+II ansteckend (ab III Ø mehr)

7.2 Gonorrhoe (Tripper)

Definition

Eine Infektion der Schleimhäute des Urogenitaltraktes

Erreger

- Neisseria gonorrhoeae (Gonokokken) Gram Neg

Inkubationszeit

- 2–5 Tage

Übertragungsweg

- Geschlechtsverkehr

Nachweis

- im Harnröhrensekret bei Mann und Frau
- Gebärmutterhalsabstrich

Spezieller Lernhinweis:

Gonokokken bilden kein Nitrit. Deshalb ist beim Harnanalyse-Schnelltest Nitrit negativ!

Symptome beim Mann

- Prickeln und Brennen der vorderen Harnröhre beim Wasserlassen
- schleimiges, eitriges Sekret aus der Harnröhre (sog. Bonjour-Tropfen)
- die Entzündung kann auf die hintere Harnröhre übergreifen
- Nebenhoden können mitbefallen sein (Epididymitis)

Symptome bei der Frau

Untere Gonorrhoe

- kann lange Zeit unbemerkt bleiben, oft bestehen nur harmlose Ausflußbeschwerden (Fluor)
- eitrige Entzündung zeigt sich an der Harnröhre (Urethritis), Scheide (Vulvo-Vaginitis), Gebärmutterhals und Mastdarm
- Brennen beim Wasserlassen

Obere Gonorrhoe

- Eileiterentzündung (Salpingitis) und Eierstockentzündung (Adnexitis)
- Endometritis
- Peritonitis

Spezieller Lernhinweis:

Je länger die Gonorrhoe unbehandelt bleibt, desto höher steigt sie auf!

Komplikationen beim Mann und bei der Frau

- Monarthritis gonorrhoica (schmerzhaftes Kniegelenk)
- Sehnenscheidenentzündung
- Augenentzündung
- Gonokokkensepsis
- Sterilität
- Endokarditis

Therapie

- Antibiotika

Ø Immunität

7.3 Lymphogranuloma inguinale(Lymphopathia venera)

Definition

Eine sehr seltene Geschlechtskrankheit mit charakteristischen Lymphknotenveränderungen

Erreger

- Chlamydia trachomatis

Inkubationszeit

- 1–3 Wochen

Übertragungsweg

- Geschlechtsverkehr

Nachweis

- im Bläscheninhalt der Primärläsion
- im Lymphknotenpunktat (aus geschwollenen Leistenlymphknoten)

Symptome beim Mann

- an der Eintrittsstelle der Krankheitserreger bildet sich eine schmerzlose knötchenförmige Primärläsion, die sich nach 5–10 Tagen zurückbildet
- 1–4 Wochen nach Ansteckung entzünden sich die regionalen Lymphknoten, meist einseitig (Bubonen: hart, wenig druckschmerzhaft, erbsen- bis walnußgroß)
- Knötchen können miteinander verbacken und nach außen aufbrechen (Fistelbildung)
- Fieber, Gelenk-, Muskel- und Kopfschmerzen

Symptome bei der Frau

- ähnliches Krankheitsbild wie beim Mann
- liegt die Eintrittsstelle der Erreger in der Scheide oder Portio, so sind nicht die Leistenlymphknoten, sondern die tiefen Lymphknoten des Beckeninneren betroffen, was große Schmerzen verursacht

Komplikationen

- Elephantiasis im Genital- und Analbereich (als Folge des Lymphstaus)
- Entzündungen und Eiterung im Genital- und Analbereich
- Stenose des Darms und der Vagina

Therapie

- Antibiotika

7.4 Ulcus Molle (Weicher Schanker)

Definition

Eine v. a. in den Tropen (Hafenstädte) vorkommende Geschlechtskrankheit, die an den Genitalorganen zur Geschwürsbildung führt

Erreger

- Haemophilus ducreyi

Inkubationszeit

- 1–4 Tage

Übertragungsweg

- Geschlechtsverkehr

Nachweis

- im Geschwürabstrich

Symptome

- am Ort der Eintrittsstelle (meist Genitale) bilden sich mehrere Geschwüre: schmierig-eitrig mit rundlicher, ovaler Form, markstückgroß; die Ränder sind weich und schmerzhaft
- nach Tagen kommt es zu einer einseitigen, schmerzhaften Schwellung der Leistenlymphknoten, die nach außen aufbrechen können

Therapie

- Antibiotika

X. Nervensystem

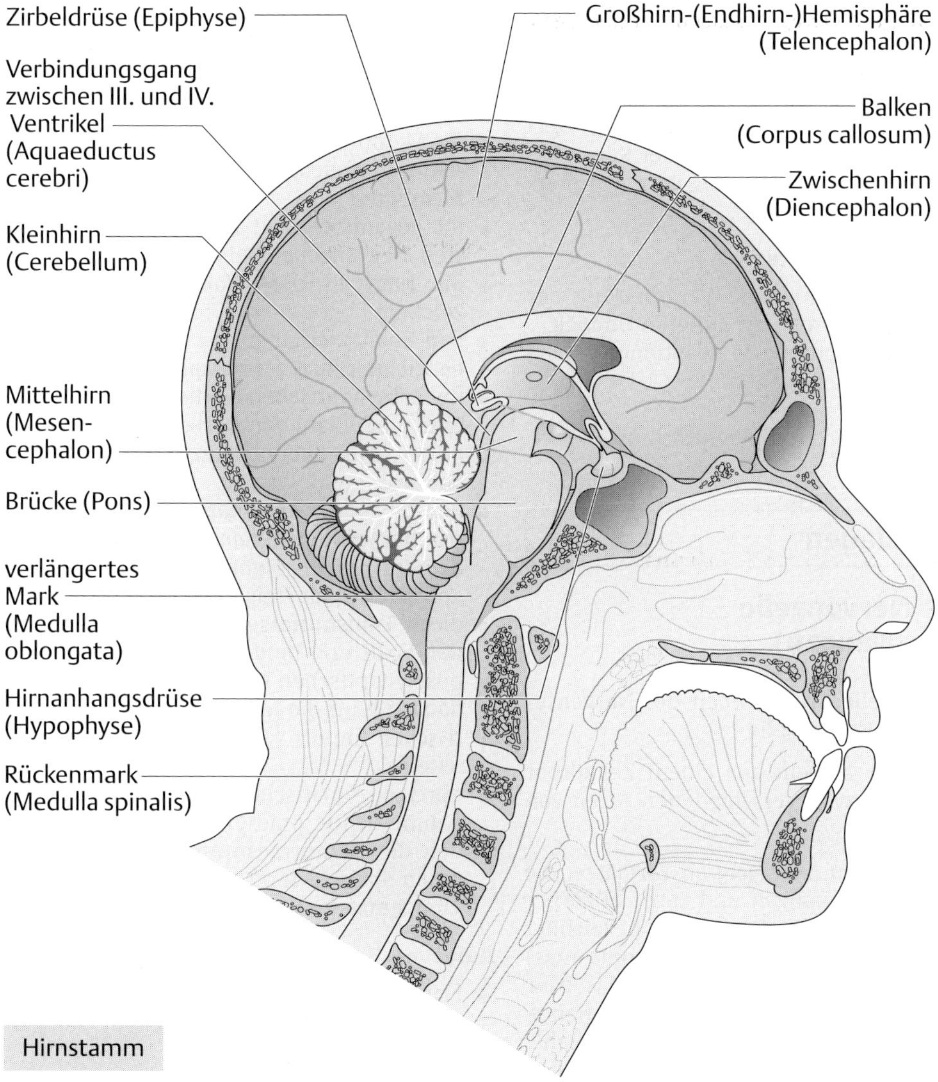

Abb. 10 **Gliederung des Gehirns.** Mittelschnitt durch den Kopf eines erwachsenen Mannes, Ansicht von medial auf die linke Hälfte. Mittelhirn, Brücke und verlängertes Mark bilden den Hirnstamm

1 Anatomie, Physiologie

Die Gesamtheit des Nervengewebes wird als *Nervensystem* bezeichnet. Es setzt sich aus vielen Millionen Nervenzellen zusammen. Dazu zählen das Gehirn, das Rückenmark und die Spinalnerven, welche miteinander in Verbindung stehen. Zusammen mit dem Hormonsystem ist das Nervensystem für die Regulation fast aller Körperaktivitäten verantwortlich. Es ist die übergeordnete Zentrale aller Lebensvorgänge

Aufgaben des Nervensystems

- Nachrichtenaufnahme und Verarbeitung der Reize aus der inneren und äußeren Umwelt
- es ermöglicht koordinierte Reaktionen in den verschiedenen Zielorganen
- Sitz der „Psyche"
- Organ des Denkens und Bewußtseins

1.1 Grundlagen

1.1.1 Die Nervenzelle (Das Neuron)

▶ Die funktionelle Grundeinheit des Nervensystems ist die Nervenzelle

Eine Nervenzelle besteht aus einem Zellkörper mit Zellkern und zwei verschiedenen Arten von Fortsätzen:

- die meist kurzen, verzweigten Fortsätze, die die Erregung empfangen und zum Zellkörper leiten, werden als *Dendriten* bezeichnet (baumartige Ausstülpungen des Zytoplasmas)
- ein weiterer, meist langer Fortsatz ist das *Axon*, welches die elektrische Erregung weiterleitet. Es kann umhüllt sein von einer Markscheide *(Myelinscheide)*, die in bestimmten Abständen eingeschnürt ist *(Ranvier'sche Schnürringe)*
- aufgezweigte Verlängerungen des Axons sind die präsynaptischen Endknöpfe

Aufgabe

- Aufnahme und Weiterleitung von elektrischen Erregungen

1.1.2 Die Synapse

▶ Die Synapse ist eine Verbindung zwischen zwei Nervenzellen oder einer Nervenzelle mit einer Drüsen- oder Muskelzelle

- die Membran im Bereich des Endknopfes eines Axons bezeichnet man als *präsynaptische Membran*
- ihr gegenüber liegt die Membran der nächsten Nervenzelle, Muskel- oder Drüsenzelle, die man als *postsynaptische Membran* bezeichnet
- den Spalt zwischen den beiden Membranen bezeichnet man als *synaptischen Spalt*
- im präsynaptischen Endknopf befinden sich eine große Zahl von Vesikeln, die *Neurotransmitter* (z. B. Acetylcholin, Noradrenalin) enthalten
- kommt auf der präsynaptischen Seite ein elektrischer Impuls *(Aktionspotential)* an, wird aus den Vesikeln der Neurotransmitter in den synaptischen Spalt freigesetzt
- diese Transmittersubstanz diffundiert durch den Spalt und bindet sich an Rezeptoren der postsynaptischen Membran
- danach wird die Information wieder als elektrischer Impuls (Aktionspotential) weitergeleitet
- durch enzymatische Spaltung und Wiederaufnahme in die praesynaptischen Vesikel werden die Neurotransmitter aus dem synaptischen Spalt entfernt, so daß keine Dauererregung entstehen kann

Aufgabe

- Erregungsübertragung von einer Nervenzelle auf eine andere Nerven-, Drüsen- oder Muskelzelle

1.1.3 Die Neuroglia

Die Neuroglia ist ein besonderes Stützgewebe, welches die Nervenzellen umhüllt und dem wichtige Stoffwechselfunktionen zukommen

- befinden sie sich im zentralen Nervensystem, so bezeichnet man sie als *Gliazellen*

- umhüllen sie die peripheren Nerven, so nennt man sie *Myelinscheiden*
- sie sind nicht erregbar und können keine Impulse weiterleiten

Aufgabe

- Stütz-, Ernährungs- und Phagozytenfunktion
- sie bilden die Blut-Hirn-Schranke und schützen die Nervenzelle vor schädlichen Stoffen

1.2 Funktionelle Einteilung des Nervensystems

Hinsichtlich seiner Funktion unterteilt man das Nervensystem in das somatische und das vegetative Nervensystem

1.2.1 Somatisches Nervensystem

▶ Das somatische Nervensystem bezeichnet man auch als *willkürliches* oder zerebrospinales Nervensystem

Aufgabe

- bewußte Wahrnehmung
- Steuerung der willkürlichen Bewegungen
- Kommunikation mit der Umwelt (bewußte Nachrichtenübermittlung)

Das somatische Nervensystem setzt sich aus 2 Anteilen zusammen:

❶ **motorischer Anteil**
steuert die Tätigkeit der Muskulatur (die Nervenfasern entspringen dem ZNS und senden Signale zur Peripherie → efferente motorische Nervenzellen *[Efferenzen]*)

❷ **sensibler Anteil**
nimmt Reize aus der Umwelt (z. B. durch Sinnesorgane) und vom Körperinneren auf und verarbeitet diese (die Nervenfasern ziehen zum ZNS hin → afferente sensible Nervenzellen [*Afferenzen*])

1.2.2 Vegetatives Nervensystem

▶ Das vegetative Nervensystem wird auch als autonomes, viszerales, *unwillkürliches* Nervensystem bezeichnet

Es ist im Gegensatz zum somatischen Nervensystem nicht vom Willen beeinflußbar.

Es besteht aus zwei antagonistisch wirkenden Anteilen:

- dem Sympathikus und
- dem Parasympathikus

Aufgabe

- Kontrolle der inneren Organe (z. B. Verdauung, Stoffwechsel und Ausscheidung)
- dient der Aufrechterhaltung des „inneren Körpermilieus" (z. B. Herz-, Kreislauf- und Atemfunktion)
- vor allem der Sympathikus reagiert auf viele von außen kommenden Reize (z. B. Arbeit, Streß)

1.2.2.1 Der Sympathikus

- die Ursprungskerne liegen zwischen dem 8. Hals- und 2.–3. Lendensegement in der Seitensäule des Rückenmarks
- von dort aus ziehen die Nervenfasern zu den *Grenzstrangganglien* (Grenzstrangganglien sind perlschnurartige Verbindungen und nur wenige cm vom Wirbelkörper entfernt; es sind Ansammlungen von Nervenzellen)
- von dort aus ziehen die Nervenfasern mit Umschaltung, welche entweder direkt im Ganglion oder in Nervengeflechten im Bauchraum (z. B. Plexus solaris) erfolgt, zu den jeweiligen Erfolgsorganen (unter einer Umschaltung versteht man, daß sich die Nervenbahn, nachdem sie ein Ganglion erreicht hat, über eine Synapse in eine andere Nervenbahn fortsetzt)
- die synaptische Erregungsübertragung erfolgt im ersten Neuron durch *Acetylcholin* und im zweiten Neuron durch *Noradrenalin*

1.2.2.2 Der Parasympathikus

- die Ursprungskerne liegen in Kerngebieten des Hirnstamms und in den Seitenhörnern des Sakralmarks
- mit Ausnahme des Nervus vagus (X. Hirnnerv) und der Nerven im Becken ziehen die parasympathischen Nervenfasern zusammen mit Hirn- und Rückenmarksnerven zu weiter entfernt liegenden Ganglien, die in unmittelbarer Nähe oder sogar innerhalb des Erfolgsorgans liegen
- von diesem Ganglion aus erfolgt eine Umschaltung auf ein zweites Neuron
- die synaptische Erregungsübertragung erfolgt bei beiden Neuronen durch Acetylcholin

1.2.2.3 Wirkungsweise von Sympathikus und Parasympathikus im Vergleich

Organsysteme	Sympathikus	Parasympathikus
Herz	• Beschleunigung der Herzfrequenz • Zunahme der Kontraktionskraft • schnellere Erregungsleitung	• Verlangsamung der Herzfrequenz • Abnahme der Kontraktionskraft • langsamere Erregungsleitung
Bronchien	• Erweiterung	• Verengung
Blutgefäße	• verminderte Durchblutung von Haut und Verdauungsorganen • vermehrte Durchblutung von Herz, Lunge und Muskulatur	• verstärkte Durchblutung von Haut und Verdauungsorganen • verminderte Durchblutung von Herz und Lunge
Magen-Darm-Trakt	• Hemmung der Peristaltik	• Anregung der Peristaltik
Harnblase	• Harnverhaltung	• Harnentleerung
Pupillen	• Erweiterung	• Verengung
Schweißdrüsen	• wenig klebriger Schweiß (Angstschweiß)	• viel dünner Schweiß

Spezieller Lernhinweis:

Der Sympathikus dominiert bei z. B. Anspannungs-, Streß- oder Kampfsituationen (äußerliche Reize)
Der Parasympathikus reagiert hauptsächlich auf innerliche Reize, z. B. Verdauung, Ausscheidung, Entspannung

1.3 Anatomische Einteilung

Man unterteilt das Nervensystem unter anatomischen Gesichtspunkten in das zentrale und das periphere Nervensystem.
Zum zentralen Nervensystem rechnet man das Gehirn und das Rückenmark, zum peripheren Nervensystem zählen alle Nervenzellen, die sich außerhalb von Gehirn und Rückenmark befinden.

Spezieller Lernhinweis:

Sowohl das zentrale als auch das periphere Nervensystem haben somatische als auch vegetative Anteile!

1.3.1 Zentrales Nervensystem

1.3.1.1 Das Gehirn (Enzephalon)

Das Gehirn des Menschen wiegt ca. 1400 g und setzt sich aus folgenden Strukturen zusammen:

- Großhirn (Zerebrum)
- Zwischenhirn (Dienzephalon)
- Hirnstamm (Truncus cerebri)
- Kleinhirn (Cerebellum)

A. Das Großhirn

- besteht aus zwei symmetrischen Hälften *(Hemisphären)*
- auf der Oberfläche der Hemisphären befinden sich Hirnwindungen *(Gyri)* und Furchen *(Sulci)*, die der Oberflächenvergrößerung dienen
- neben der Längsfurche, die das Hirn in die rechte und linke Hemisphäre teilt, gibt es weitere Fissuren (Zentralfurche, Großhirnfurche, Scheitelhinterhauptsfurche), welche die Hemisphären in jeweils vier Großhirnlappen unterteilen.
  1. Stirnlappen (*Lobus frontalis*, Frontallappen)
  2. Scheitellappen (*Lobus parietalis*, Parietallappen)
  3. Schläfenlappen (*Lobus temporalis*, Temporallappen)
  4. Hinterhauptlappen (*Lobus occipitalis*, Okzipitallappen)
- die äußere Oberfläche wird von einer 2–3 mm dicken Schicht aus Nervenzellkörpern gebildet (Großhirnrinde oder graue Substanz); sie enthält 70% aller Nervenzellen des Gehirns
- darunter liegt eine breite Schicht, die von den Fortsätzen der Nervenfasern gebildet wird

(weiße Substanz); sie verbindet die verschiedenen Gebiete des ZNS
- innerhalb der Großhirnrinde unterscheidet man unter anderem motorische und sensible Rindenfelder

Die Großhirnrinde

a) Primäres motorisches Rindenfeld

Das motorische Rindenfeld liegt vor der Zentralfurche und wird als *Gyrus praecentralis* bezeichnet. Dort entspringen die Pyramidenbahnen, die für die willkürliche Innervation der Skelettmuskulatur verantwortlich sind. Die Pyramidenbahnen verlaufen von der motorischen Rinde über das verlängerte Mark (Medulla oblongata) zu den Vorderhornzellen im Rückenmark und zu den motorischen Kernen der Hirnnerven. Am unteren Ende des verlängerten Marks *kreuzen* 80–85% der Pyramidenbahnfasern, so daß die Pyramidenbahnen, die in der rechten Hemisphäre liegen, für die linke Körperhälfte verantwortlich sind und umgekehrt

b) Sekundär motorische Rindenfelder

Sekundäre motorische Rindenfelder senden Impulse an die primär motorischen Rindenfelder. Ihre Aufgabe ist es, Bewegungsabläufe optimal zu koordinieren; so koordiniert z. B. das Brocca-Sprachzentrum die einzelnen Bewegungen der Muskeln, die an der Sprachbildung beteiligt sind

c) Primäres sensibles Rindenfeld

Das sensible Rindenfeld befindet sich hinter der Zentralfurche *(Gyrus postcentralis)*. Es erhält Informationen von peripheren Rezeptoren über afferente Nervenbahnen und verarbeitet diese, wodurch der Mensch sie als Empfindungen wahrnimmt (z. B. Berührungs- und Tastsinn, Druck-, Schmerz- und Temperaturempfindungen, Gefühl für Muskelspannung, Gelenkstellung usw.)

d) Sekundär sensible Rindenfelder

Sekundär sensible Rindenfelder sind z. B. für das Sprachverständnis, Lesen und Hören zuständig.

Das extrapyramidal-motorische System
Diese Nerven verlaufen außerhalb des *Gyrus praecentralis* und enden ebenfalls an den motorischen Vorderhornzellen. Im Gegensatz zu den Pyramidenbahnen kreuzen sich diese Nerven nicht. Hierbei handelt es sich um Neurone, die in Kerngebieten unterhalb der Hirnrinde liegen (z. B. *Corpus striatum, Nucleus caudatus, Putamen)*

Auch im Hirnstammbereich finden sich extrapyramidal-motorische Ganglien, die *Substantia nigra* und der *Nucleus ruber.*

Aufgabe des extrapyramidalen Systems

Es ist für die unwillkürliche Muskelbewegung zuständig und kontrolliert

1. die Haltefunktion der Muskulatur
2. automatische Bewegungsabläufe (z. B. Händemitbewegen beim Gehen)
3. Harmonisierung der Bewegungen
4. Ausdrucksbewegungen, Mimik

Diese Neurone stehen mit der Großhirnrinde, dem Kleinhirn, dem visuellen System und dem Gleichgewichtsorgan in Verbindung

B. Das Zwischenhirn

▶ Das Zwischenhirn ist Schaltstelle zwischen Großhirn und Hirnstamm und besteht hauptsächlich aus dem Thalamus und dem Hypothalamus

Aufgabe des Thalamus

- alle aus der Umwelt und von innen kommenden Informationen gelangen als erstes zum Thalamus. Von ihm aus werden die Reize zur Großhirnrinde weitergeleitet und dort zu bewußten Empfindungen verarbeitet (Ausnahme: die Riechbahn)
- damit das Bewußtsein nicht von Reizen überflutet wird, wirkt der Thalamus wie ein Filter, damit nur die wichtigsten Signale das Großhirn erreichen können → *„Tor zum Bewußtsein"*

Aufgabe des Hypothalamus

- steuert und kontrolliert über spezielle Rezeptoren zahlreiche elementare Lebensfunktionen (z. B. die Körpertemperatur über Thermorezeptoren, den Wasserhaushalt über osmotische Rezeptoren, die Nahrungs- und Flüssigkeitsaufnahme über ein Durst-, Hunger- und Sättigungszentrum)
- steht über den Hypophysenstiel mit der *Hypophyse* (Hirnanhangsdrüse) in Verbindung
- erhält seine Informationen auf nervalem Wege über das vegetative Nervensystem und über Hormone
- wichtigstes Bindeglied zwischen Nervensystem und Hormonsystem

- bildet die Hormone *Adiuretin* und *Oxytocin*, die auf nervalem Wege in den Hypophysenhinterlappen gelangen und dort gespeichert werden (siehe Kapitel **„Endokrinologie"**)
- bildet bestimmte Releasing- und Inhibiting-Hormone, die eine spezifische Hormonausschüttung des Hypophysenvorderlappens bewirken (siehe Kapitel **„Endokrinologie"**)

C. Der Hirnstamm

Der Hirnstamm setzt sich wie folgt zusammen:

- Mittelhirn *(Mesenzephalon)*
- Brücke *(Pons)*
- verlängertes Mark *(Medulla oblongata)*

Aufgaben

- während das Mittelhirn und die Brücke hauptsächlich aus Nervenbahnen bestehen, die die einzelnen Hirnteile miteinander verbinden, sitzen im verlängerten Mark wichtige Regelzentren
  → Kontrollzentren für Atmung, Herzfunktion und Kreislauf
  → Reflexzentrum für Schluck-, Husten-, Nies- und Brechreflex
- außerdem befindet sich im verlängerten Mark die Kreuzung der Pyramidenbahnen

D. Das Kleinhirn (Cerebellum)

Das Kleinhirn liegt in der hinteren Schädelgrube unterhalb des Hinterhauptlappens des Großhirns

- es besteht aus zwei symmetrischen Hälften *(Hemisphären)*
- auf der Oberfläche der Hemisphären befinden sich Hirnwindungen *(Gyri)* und Furchen *(Sulci)*, die der Oberflächenvergrößerung dienen; sie sind jedoch sehr viel feiner als beim Großhirn
- die äußere Oberfläche wird von einer 1 mm dicken Schicht aus Nervenzellkörpern gebildet *(Kleinhirnrinde)*

Aufgaben

Das Kleinhirn wirkt als koordinierendes motorisches Zentrum:

- es reguliert zusammen mit dem Großhirn über Fasern des extrapyramidalen Systems die Grundspannung der Muskeln und stimmt Bewegungen aufeinander ab
- es steuert die Körperpositionen zur Aufrechterhaltung des Gleichgewichts
- es reguliert die Feineinstellung der Zielmotorik

1.3.1.2 Die Blutversorgung des Gehirns

Das arterielle Gefäßsystem des Gehirns

- das Gehirn wird beidseits von zwei großen Arterien versorgt:
  ❶ die inneren Kopfschlagadern *(A. carotis interna dexter* und *sinister):* von dieser gehen rechts und links die Arteria cerebri anterior und Arteria cerebri media ab, welche die vorderen und mittleren Hirngebiete versorgen
  ❷ die Wirbelschlagadern *(Aa. vertebrales):* die beiden Äste, die sich an der Hirnbasis zur Schädelbasisarterie (A. basilaris) vereinigen, versorgen die hinteren Hirnareale und die Hirnbasis
- diese Äste der beiden großen Arterien sind an der Hirnbasis zu einem Kreis über die Arteriae communicans posterior und anterior zusammengeschlossen *(Circulus-Arteriosus-Wilisii)*

Aufgabe

- durch die kreisförmige Anordnung der Arterien kann, bei einer Unterbrechung der Blutzufuhr, der Untergang von Hirngewebe verhindert werden

Das venöse Gefäßsystem des Gehirns

- das Venenblut wird in besonders gebauten, starrwandigen Abflußkanälen, den Hirnblutleitern *(Sinus)* geleitet
- die Sinus verlaufen unter der Schädeldecke in der harten Hirnhaut *(Dura mater)*
- von dort aus wird das venöse Blut in die rechte und linke große innere Drosselvene *(Venae jugularis interna dexter* und *sinister)* geleitet, die neben der Halsschlagader in Richtung Brustraum zieht

Aufgabe

- über die Sinus wird das sauerstoffarme Blut dem rechten Herzen zugeführt

1.3.1.3 Die Hirnhäute (Meningen)

Das Zentralnervensystem (ZNS, Gehirn und Rükkenmark) wird von drei Hirnhäuten umgeben (Blutversorgung erfolgt über die A. carotis externa)

❶ die äußere harte Hirnhaut *(Dura mater)*
❷ die mittlere Spinnwebenhaut *(Arachnoidea)*
❸ die innere weiche Hirnhaut *(Pia mater)*

Die Hirnhäute sind durch Spalträume voneinander getrennt:

- zwischen Schädelknochen und Dura mater liegt der extrem schmale Epiduralraum, in dem die Arteriae meningeae verlaufen
- Dura mater und Arachnoidea werden durch den Subduralraum getrennt; dort liegen die Venengeflechte (münden in die Sinus)
- zwischen Arachnoidea und Pia mater liegt der *Subarachnoidalraum*, der mit Liquor cerebrospinalis (Gehirn-Rückenmarksflüssigkeit) gefüllt ist; in ihm verlaufen die Hirnarterien

1.3.1.4 Die Hirn- und Rückenmarksflüssigkeit (Liquor cerebrospinalis)

Die Liquorräume

- als äußeren Liquorraum bezeichnet man den Subarachnoidalraum, der das Gehirn und das Rückenmark umschließt
- zu den inneren Liquorräumen zählen die vier Ventrikel und der Zentralkanal im Rückenmark

Liquor

- Liquor füllt die Hohlräume im Gehirn und den Subarachnoidalraum aus
- er ist eine klare, farblose Flüssigkeit (insg. ca. 150 ml); Hauptbestandteile sind Wasser, Ionen, wenig Eiweiß, Glucose, Harnstoff und Leukozyten
- gebildet wird der Liquor in dem *Plexus choroidei* (Adergeflecht); dies geschieht durch Filtrations- und Sekretionsvorgänge aus Blutplasma
- der Abfluß erfolgt über die Arachnoidalzotten in das venöse System der Sinus

Aufgabe

- dient als mechanischer Schutz des ZNS (wirkt wie ein Wasserkissen)
- hat eine wichtige Funktion beim Stoffaustausch zwischen Blut und Nervengewebe, in dem er Nährstoffe aus dem Blut ins Nervengewebe abgibt und gleichzeitig Stoffwechselendprodukte aus dem Nervengewebe abtransportiert
- fungiert als Wärmeschutz

Die Blut-Liquor-Schranke (Blut-Hirn-Schranke)

Um das Gehirn vor schädlichen Stoffen aus dem Blut zu schützen, können nur bestimmte Stoffe über die Blut-Liquor-Schranke aus dem Blut in den Liquor und somit ins Nervengewebe gelangen

- gebildet wird sie von speziellen Gliazellen *(Astrozyten)*, die sich an die Blutkapillaren des ZNS anlagern und dadurch den Stoffaustausch beeinträchtigen
- so wird u. a. verhindert, daß z. B. bestimmte Arzneimittel das Nervengewebe erreichen
- es ist noch nicht bekannt, warum einige Stoffe die Blut-Hirn-Schranke passieren können und andere wieder nicht

1.3.1.5 Das Rückenmark (Medulla spinalis)

- das Rückenmark liegt im Kanal der Wirbelsäule, reicht vom Hinterhauptsloch bis zur Höhe des 1.–2. Lendenwirbels und verbindet das Gehirn mit den Spinalnerven
- dem Rückenmark entspringen 31 Paare von Nervenwurzeln, die sich zu den peripheren Spinalnerven vereinigen
- diese Nervenwurzelabgänge teilen das Rückenmark in 31 Rückenmarkssegmente: acht Halssegmente (C1–C8), zwölf Brustsegmente (Th1–Th12), fünf Lendensegmente (L1–L5), fünf Kreuzbeinsegmente (S1–S5) und 1–3 Kreuzbeinsegmente

Das Rückenmark besteht aus einer *äußeren weißen* Substanz und einer *inneren schmetterlingsförmigen grauen* Substanz

- in der weißen Substanz verlaufen aufsteigende *(sensible)* und absteigende *(motorische)* Nervenbahnen, die in Vorder-, Seiten- und Hinterstränge unterteilt werden
- in der grauen Substanz befinden sich Nervenzellkörper; die äußeren Anteile der grauen Substanz werden in Vorder-, Seiten- und Hinterhörner unterteilt:
  → die Vorderhörner enthalten motorische Neurone
  → die Hinterhörner enthalten sensible Neurone
  → die Seitenhörner enthalten Nervenzellen, die zum vegetativen Nervensystem zählen
- umhüllt ist das Rückenmark von den drei Rückenmarkshäuten und dem sich im Subarachnoidalraum befindlichen Liquor

Aufgabe

- Aufnahme von sensiblen Reizen aus der Peripherie über afferente Nervenbahnen in die Hinterhörner und Weiterleitung in das Gehirn

- Weiterleitung der Erregung aus dem Gehirn zur quergestreiften Muskulatur über efferente Nervenbahnen aus den Vorderhörnern
- Schaltzentrum für die Rückenmarksreflexe

1.3.1.6 Die 12 Hirnnerven

Alle Nervenfaserbündel, die oberhalb des Rükkenmarks das ZNS durch kleine Öffnungen im knöchernen Schädel verlassen, werden als Hirnnerven bezeichnet. Die Hirnnerven werden fortlaufend nach der Reihenfolge ihres Austritts aus dem Schädelraum mit römischen Ziffern benannt

Die 12 paarigen Hirnnerven und ihre Funktion

I. Hirnnerv **(Nervus olfactorius,** Riechnerv):
übermittelt Geruchsempfindungen vom Riechepithel der Nasenschleimhaut über den Riechkolben (Bulbus olfactorius) zum Riechhirn

II. Hirnnerv **(Nervus opticus,** Sehnerv):
beginnt in der Netzhaut des Auges, kreuzt teilweise in der Sehnervenkreuzung (Chiasma opticum) und wird unter Umschaltung zur Sehrinde geleitet

III. Hirnnerv **(Nervus oculomotoris,** Augenmuskelnerv):
versorgt vier der sechs motorischen Augenmuskeln, steuert den Ziliarmuskel und die Verengung der Pupillen über seine parasympathischen Anteile

IV. Hirnnerv **(Nervus trochlearis,** Augenrollnerv):
versorgt motorisch den oberen schrägen Augenmuskel

V. Hirnnerv **(Nervus trigeminus**, Drillingsnerv):
teilt sich in drei Äste:
- ❶ Ast *(N. ophthalmicus,* Augenhöhlennerv):
innerviert die Augenhöhle und die Stirn (sensibel)
- ❷ Ast *(N. maxillaris*, Oberkiefernerv):
innerviert die Gesichtshaut, Schleimhäute der Nase, Oberlippe und Zähne des Oberkiefers (sensibel)
- ❸ Ast *(N. mandibularis,* Unterkiefernerv):
gemischter Nerv: innerviert Unterkiefer, Unterlippe, Zahnfleisch, Zähne (sensibel), innerviert Kau- und Mundbodenmuskeln (motorisch)

VI. Hirnnerv **(Nervus abducens,** abziehender Nerv):
versorgt motorisch den seitlichen geraden Augenmuskel

VII. Hirnnerv **(Nervus facialis**, Gesichtsnerv):
innerviert motorisch die mimische Muskulatur des Gesichts, parasympathisch die Tränendrüsen und die Unterkiefer- und Unterzungendrüse und sensibel die Geschmacksempfindungen vom vorderen $^{2}/_{3}$ der Zunge

VIII. Hirnnerv **(Nervus statoacusticus** oder **vestibulocochlearis**, Gleichgewichts-Hörnerv):
leitet sensorisch die Erregungen aus dem Gleichgewichtsorgan und dem Hörorgan im Innenohr zum Thalamus und weiter zur Großhirnrinde

IX. Hirnnerv **(Nervus glossopharyngeus,** Zungenschlund- und Geschmacksnerv):
parasympathische Fasern ziehen zur Ohrspeicheldrüse, motorische Fasern versorgen die Rachenmuskulatur und sensible Fasern die Schleimhaut im Rachen

X. Hirnnerv **(Nervus vagus,** Eingeweidenerv, herumschweifender Nerv):
Hauptnerv des Parasympathikus (zieht zu den Kreislauf-, Atmungs- und Verdauungsorganen) und versorgt motorisch und sensibel den Kehlkopfbereich *(N. recurrens)*

XI. Hirnnerv **(Nervus accessorius,** Halsnerv, zusätzlicher Nerv):
innerviert motorisch die Muskeln des Halses

XII. Hirnnerv **(Nervus hypoglossus,** Zungennerv):
versorgt motorisch die Zungenmuskulatur

1.3.2 Peripheres Nervensystem

1.3.2.1 Die Rückenmarksnerven (Spinalnerven)

- die motorischen Fasern der Vorderwurzeln des Rückenmarks und die sensiblen Fasern der Hinterwurzeln vereinigen sich nach wenigen Millimetern zu den Spinalnerven, die den Wirbelkanal durch die Zwischenwirbellöcher verlassen

- jeder Spinalnerv teilt sich danach wieder in drei Äste:
  1. in einen hinteren Ast, der die Haut und die tiefen Muskeln versorgt
  2. einen vorderen Ast, der Teile des Rumpfes und die Gliedmaßen versorgt
  3. einen 3. Ast, der das sympathische Nervensystem des Grenzstranges mit dem sensiblen und motorischen Nervensystem verbindet
- jeder Rückenmarksnerv enthält motorische, sensible und vegetative Leitungsbahnen
- im Brustmark verlaufen die Spinalnerven streng segmental, d. h. sie versorgen ihre jeweilige Segmenthöhe
- die Rückenmarksnerven des Hals-, Lenden- und Kreuzbeinmarkes vereinigen sich zu Nervengeflechten *(Plexus)*, aus denen dann erst die eigentlichen peripheren Nerven hervorgehen (Hals-, Arm-, Lenden- und Kreuzbeingeflecht)

1.3.3 Die Reflexe

Reflexe werden über das Rückenmark vermittelt und sind stereotype, unwillkürliche Reaktionen des Nervensystems auf einen sensiblen Reiz

Der Reflexbogen
Grundlagen eines Reflexes ist das Prinzip des Regelkreises:

1. Ein Rezeptor nimmt den Reiz auf und leitet ihn über sensible *(afferente)* Nervenbahnen in das Hinterhorn des Rückenmarks zu einem Reflexzentrum
2. Das Reflexzentrum leitet die Reflexantwort weiter
3. Über einen motorischen *(efferenten)* Nerv gelangt die Reflexantwort zum ausführenden Organ (z. B. einem Muskel oder einer Drüse)

▷ Klinisch sind 3 Reflextypen von Bedeutung.

1.3.3.1 Eigenreflexe

- sind Muskeleigenreflexe d. h. Reizaufnahme und -antwort erfolgen an demselben Muskel
- es sind monosynaptische Reflexe, d. h. es ist nur eine Synapse zwischengeschaltet
- sie sind nicht ermüdbar und können immer wieder ausgelöst werden
- sie können nicht vom Willen beeinflußt werden

Im Rahmen einer *neurologischen Untersuchung* werden unter anderem folgende Reflexe seitenvergleichend überprüft:

▷ der Bizepssehnenreflex
▷ der Trizepssehnenreflex
▷ der Radiusperiostreflex
▷ der Patellarsehnenreflex
▷ der Achillessehnenreflex

Durchführung (Bsp. Patellarsehnenreflex)
Ein gezielter Schlag mit einem Reflexhammer auf die Sehne des M. quadriceps femoris unterhalb der Kniescheibe führt zu einer schlagartigen Streckung des vorher gebeugten Beines

Die Reflexprüfung liefert wichtige diagnostische Hinweise.

- So kann eine Steigerung von Eigenreflexen auf eine Schädigung der Pyramidenbahn oder eine *zentrale Störung* hinweisen.
- Eine Abschwächung von Eigenreflexen entsteht zum Beispiel bei peripheren Lähmungen, Schädigung der Wurzeln der Spinalnerven oder bei Polyneuropathie *(periphere Störung).*

1.3.3.2 Fremdreflexe

- beim Fremdreflex liegt der Reizort an einem anderen Ort als das ausführende Organ (der Reizort liegt meist unter der Haut, ausführende Organe sind meist benachbarte Muskeln)
- Fremdreflexe sind polysynaptische Reflexe, d. h. es liegen mehrere Synapsen zwischen den sensiblen Nerven und den motorischen Nerven
- sie sind ermüdbar, d. h. sie können nicht immer wieder ausgelöst werden
- die Reizantwort ist abhängig von der Reizstärke

Folgende Fremdreflexe können im Rahmen einer neurologischen Untersuchung überprüft werden (Beispiele):

▷ der Kornealreflex
▷ der Bauchhautreflex
▷ der Analreflex
▷ der Pupillenreflex
▷ der Würgereflex

Durchführung (Bsp. Bauchhautreflex)
Die Bauchhaut wird mittels einer Nadel durch radiäre Striche von außen zum Nabel hin gereizt. Dies führt zu Kontraktionen der Bauchdeckenmuskulatur

Abgeschwächte oder fehlende Fremdreflexe können auf eine Schädigung der Pyramidenbahn (zentrale Störung) hinweisen.

1.3.3.3 Pathologische Reflexe

- pathologische Reflexe sind Fremdreflexe, die normalerweise beim gesunden Erwachsenen nicht auslösbar sind
- bei Babys und Kleinkindern können sie physiologisch sein

▷ Wichtigster pathologischer Reflex ist der *Babinski-Reflex*

Durchführung (Bsp. Babinski-Reflex)
Beim Bestreichen des äußeren Fußsohlenrandes von der Ferse zu den Zehen kommt es zu einem Anheben der Großzehe Richtung cranial (Dorsalextension), während die anderen Zehen in Ausgangsstellung bleiben oder sich nach unten beugen = positiver Babinski; bei Erwachsenen weist er auf eine Pyramidenbahnschädigung hin.

2 Pathologie

2.1 Zentrale Erkrankungen

2.1.1 Parkinson Syndrom (Schüttellähmung)

Definition

Häufigste neurologische Erkrankung des Bewegungssystems im höheren Lebensalter mit typischer Symptomentrias: Akinese, Rigor und Ruhetremor

Pathomechanismus

Degenerative Veränderungen der melaninhaltigen Zellen in der Substanzia nigra verursachen ein Dopaminmangelsyndrom und einen Überschuß von Acetylcholin

Ursachen

❶ *primäres Parkinson-Syndrom (M. Parkinson)*
- unbekannt, Männer sind häufiger betroffen; meist Beginn zwischen dem 40.–60. Lebensjahr

❷ *sekundäres Parkinson-Syndrom*
- postenzephalistischer Parkinsonismus
- vaskuläre Schäden
- Medikamente: Psychopharmaka, Neuroleptika (reversibel)
- traumatische Schäden

Frühsymptome

- Muskelschmerzen
- Muskelverspannungen
- Parästhesien
- vegetative Störungen
- depressive Verstimmungen

Spätsymptome

- *Tremor:*
  Ruhetremor, der bei willkürlichen Bewegungen abnimmt, mit typischem „Geldzähl-" oder „Pillendrehphänomen"
- *Rigor* (Steifheit, Starre):
  Erhöhung der Muskeltonus, sowohl im Agonisten als auch im Antagonisten → „Zahnradphänomen"
- *Hypokinese* (Mangel an Willkür- und Reaktivbewegungen) bis Akinese (Bewegungslosigkeit, Bewegungsstarre):
  seltener Lidschlag, leise monotone Sprache, kleiner werdende Schrift (Mikrographie), Maskengesicht
- *vegetative Veränderungen:*
  Salbengesicht, erhöhter Speichelfluß, Schluckstörungen, Obstipation
  Hitzewallungen, orthostatische Hypotonie
- *Ataxie* (gestörte Koordination von Bewegungsabläufen):
  Gangunsicherheit, gebückte Haltung, kleinschrittiger, schlürfender Gang mit fehlender physiologischer Mitbewegung der Arme
- *Psychische Veränderungen:*
  Depressionen, reizbar, mißtrauisch, starrköpfig, Stimmungslabilität, Melancholie

Therapie

- L-Dopa (eine Vorstufe von Dopamin, kann die Blut-Liquor-Schranke passieren)
- Anticholinergika
- Krankengymnastik

2.1.2 Epilepsie

Definition

Anfallsweise auftretende Funktionsstörungen des Gehirns infolge exzessiver Entladung von Neuronen

Ursachen

primäre Epilepsie
- unbekannt

sekundäre Epilepsie
- frühkindliche Hirnschäden (prä-, peri- und postnatal)
- intrakranielle raumfordernde Prozesse (Tumore, Hämatom, Ödeme etc.)
- Hirntrauma
- lokale/diffuse Hirngefäßerkrankungen
- metabolische Störungen z. B. Hypoglykämie, Urämie
- Vergiftungen (Alkohol, Blei, Medikamente)
- Meningoenzephalitiden

Pathomechanismus

Das Zusammenwirken exogener und endogener Faktoren führt zu einer gesteigerten Krampfbereitschaft. Eine Gruppe von übererregbaren Neuronen bildet einen Fokus, der sich dann entlädt.

Auslösende Faktoren

- Schlafentzug
- Alkoholabusus
- Medikamente
- Fieberhafte Infekte
- psychogene Faktoren (z. B. rhythmischer Lärm, Flackerlicht)

A. Grand-mal-Anfall

Symptome

Prodromalstadium (Stunden bis Tage dem Anfall vorausgehend)

- Reizbarkeit, Schwäche, Unruhe
- Verstimmung, Unwohlsein
- Kopfdruck, Kopfschmerzen

Aurastadium

- sensorische Sensationen (nur für den Patienten wahrnehmbar): z. B. Lichtscheine und Blitze sehen, geschmackliche Wahrnehmungen, Gerüche

Tonische Phase (30–40 sec.)

- Initialschrei
- Hinstürzen mit Bewußtlosigkeit
- Strecktonus von Armen und Beinen
- Ophistotonus
- Apnoebedingte Zyanose
- lichtstarre weite Pupillen
- Zungenbiß

Klonische Phase (ca. 2 min.)

- rhythmisches Zucken von Armen und Beinen
- Schaumbildung vor dem Mund (evtl. blutig durch den Zungenbiß)

Allgemeine Muskelerschlaffung (ca. 1 min.)

- Urin- und/oder Stuhlabgang
- tiefes Koma
- Pupillen weit (Mydriasis), reagieren nicht auf Licht
- Corneal- und Muskeleigenreflexe fehlen
- Babinski Zeichen positiv

Terminalschlaf (mehrere Stunden)

- tiefe Atmung
- Blässe
- Miosis

Nach langsamen Erwachen

- Benommenheit, Kopfschmerzen, Muskelkater

Komplikation

- *Status epilepticus:* länger andauernder Anfall, ohne daß der Patient das Bewußtsein wiedererlangt
  Notfall!! Lebensgefahr durch Hirnödem, zentraler Temperatursteigerung, Aspiration, Elektrolytstörungen und Gehirnparenchymschäden (Letalität 10%)

Therapie

- im Anfall alles aus dem Weg räumen, weiche Unterlage unter den Kopf
- medikamentös: Glucose, Valium (*Diazepam®*)
- Antiepileptika oft lebenslang
- Alkoholverbot
- Einhaltung eines möglichst gleichmäßigen Lebens

B. Petit-mal-Epilepsie

Definition

Flüchtige Anfälle von Bewußtseinseintrübung; Häufigkeitsgipfel: 4.–14. Lj. und 13.–18. Lj.

➊ *Blitz-Nick-Salaam* (BNS-Krämpfe)

Definition

Im Säuglingsalter auftretende, abrupte, blitzartige Zuckungen mit raschen Bewegungen des Rumpfes nach vorne und Überkreuzen der Arme

➋ *Absence-Petit-mal*

Definition

Im Schulalter auftretende 5–10 sec. dauernde Bewußtseinsunterbrechung mit motorischen oder vegetativen Begleiterscheinungen (z. B. Rückwärtsbewegung des Kopfes, Gegenstände aus der Hand fallen lassen); keine Erinnerung des Anfalls

2.1.3 Tumore des ZNS

Einteilung

primäre Tumore der

- Nervenzellen (Neurinome)
- Gliazellen (Gliome)
- Hirnhäute (Meningiome)
- Hypophyse (Adenome)

sekundäre Tumore

- Bildungsort ist der knöcherne Schädel oder der knöcherne Wirbelkanal (Osteom, Chondrom)
- Metastasen von Tumoren anderer Organe (z. B. Bronchien, Magen, Darm, Brust, Prostata, Niere)

Symptome

- Symptome der Hirndrucksteigerung (siehe dort)
- Ausfall von Funktionen in bestimmten Hirngebieten: motorische Ausfälle (Paralysen), sensible und sensorische Ausfälle (Störungen der Hautempfindung, Gesichtsfeldausfälle, Hörstörungen usw.)
- Reizerscheinungen, die z. B. zu Krampfanfällen führen können (Epilepsien)

Therapie

- Operation, Bestrahlung
- symptomatisch, palliativ

2.1.4 Multiple Sklerose (MS, Encephalomyelitis disseminata)

Definition

Chronische Erkrankung des ZNS durch Entmarkungsherde in der weißen Substanz mit der Folge von Glianarben (Sklerose)

Ursachen

- unklar
- evtl. Slow-Virus-Infektion (Masern, häufig läßt sich ein erhöhter Masern-Antikörpertiter nachweisen)
- Autoimmunerkrankung

→ zu 60% sind Frauen betroffen, Beginn meist zwischen dem 20.–40. Lj.

Verlaufsformen

- in Schüben mit Remissionen und freien Intervallen
- chronisch progredienter Verlauf ohne Remissionen
- selten schneller Verlauf, der rasch zum Tode führt

Symptome

Prodromalstadium

- depressive Verstimmungen
- Kopfschmerzen
- Mißempfindungen am Körper
- Euphorie, Verminderung des Verantwortlichkeitsbewußtseins
- Ermüdbarkeit
- Schwäche in einer oder mehreren Extremitäten
- Kribbeln und Taubheitsgefühle in den Extremitäten

Symptome der Augenschädigung (oft Erstmanifestation)

- Entzündung des N. opticus, meist einseitig mit Sehstörungen, Visusabfall mit anschließender Opticusatrophie
- Nystagmus
- Doppeltsehen (z. B. Abduzensparese)

Symptome der Hirnstamm- und Kleinhirnschädigung

- beidseitige Trigeminusneuralgie
- Ertaubung
- Schwindelattacken
- Ataxie (Störung der Koordination von Bewegungsabläufen) vor allem des Ganges
- Intentionstremor
- skandierende Sprache (Dysarthrie)

Symptome der Pyramidenbahnschädigung

- spastische Parese (vor allem der Beine)
- Eigenreflexe gesteigert
- Fremdreflexe erniedrigt bis erloschen (Bauchhautreflex)
- Babinski-Reflex positiv

Vegetative Symptome

- Miktionsstörungen, Blasenentleerungsstörungen, Inkontinenz
- Obstipation

Spezieller Lernhinweis:

Charcot-Trias: Nystagmus, skandierende Sprache, Intentionstremor

Komplikationen

- Pneumonie
- Dekubitus
- Thrombose
- rezidivierende Harnwegsinfekte bis Niereninsuffizienz

Therapie

- keine klare Therapie, neuerdings Interferon-Ib
- Kortikoide bei akutem Schub
- evtl. Immunsupprimierende Arzneimittel

Prognose

Die mittlere Krankheitsdauer beträgt mehr als 25 Jahre

2.1.5 Alzheimer Krankheit

Definition

Eine progrediente diffuse Hirnatrophie mit Abflachung der Hirnwindungen, die meist zwischen dem 50.–60. Lebensjahr bevorzugt bei Frauen auftritt; Folge ist ein Zerfall der Persönlichkeitsstruktur

Ursachen

- unklar
- diskutiert werden genetische und metabolische Störungen
- evtl. toxische Ursachen (Aluminiumintoxikation)

Symptome

Frühsymptome
- Kopfschmerzen, Schwindel
- Gedächtnisstörungen (vor allem des Kurzzeitgedächtnisses)

Hauptsymptome
- zunehmende Gedächtnis- und Konzentrationsstörungen
- emotionale Störungen (Depressionen)
- nestelnde Unruhe, Orientierungsstörungen
- Dysphasie
- Dyspraxie
- keine Krankheitseinsicht, totaler Persönlichkeitsverlust
- im Finalstadium schwere Demenz

Therapie

- keine kausale Therapie möglich
- angestrebt werden allgemeine Therapiemaßnahmen (z. B. ausgewogene Ernährung, Bewegungstherapie und psychosoziale Maßnahmen)
- medikamentös

2.2 Entzündliche Erkrankungen

2.2.1 Meningitis (Hirnhautentzündung)

→ siehe Kapitel **„Infektionskrankheiten"**

2.2.2 Enzephalitis (Hirnentzündung)

→ siehe Kapitel **„Infektionskrankheiten"**

2.3 Periphere Nervenerkrankungen

2.3.1 Trigeminusneuralgie

Definition

Anfallsartig auftretende Reizung des 5. Hirnnervs; zwischen den Anfällen können schmerzfreie Intervalle bestehen

Ursachen

- unbekannt
- Multiple Sklerose
- Tumore
- Enzephalitis

Symptome

- starke, einschießende, einseitige Schmerzen (meist ist der 2. o. 3. Ast betroffen)
- Zahnschmerzen
- Rötung des Gesichts
- Tränen und Schweißsekretion
- Hyperästhesie
- Druckschmerzhaftigkeit der Nervenaustrittspunkte

Therapie

- Medikamente (*Carbamazepin* = Antiepileptikum)
- evtl. Operation

2.3.2 Fazialisparese

Definition

Ausfall des 7. Hirnnerven mit der Folge von Lähmungen

❶ *periphere Fazialislähmung*

Ursachen

- meist idiopathisch
- Neuritis (Entzündung des Nerven)
- Schädel-Hirn-Traumata
- Infektionskrankheiten wie z. B. Herpes zoster, Mittelohrentzündung, Borreliose

Symptome

- Auge kann nicht mehr geschlossen werden
- Augapfel geht beim Versuch, die Augen zu schließen, nach oben, meist einseitig *(Bellsches Phänomen)*

- Stirn kann nicht gerunzelt werden
- Mundwinkel und Unterlid hängen herab
- gestörte Tränen- und Speichelsekretion (Krokodilstränen)
- gestörte Geschmacksempfindungen

➋ *zentrale Fazialislähmung*

Ursache

- Schlaganfall
- Hirntumore

Symptome

- siehe „periphere Fazialislähmung"
- Aber: Stirnrunzeln meist möglich
- Störung der mimischen Muskulatur meist im Mundbereich

Therapie

- Behandlung der Grunderkrankung
- evtl. Glukokortikoide

2.3.3 Lähmung des N. radialis (Speichennerv)

Ursachen

- Druckbelastung oder Verletzung im mittleren Oberarmdrittel

Spezieller Lernhinweis:

Verlauf und Innervation des N. radialis
- zieht an der Streckseite des Armes zum Unterarm
- versorgt motorisch die Streckermuskeln des Ober- und Unterarms
- sensibel versorgt er den Daumen und Teile des Handrückens

Symptome

- Hand kann nicht mehr handrückenwärts bewegt werden (Fallhand)

Therapie

- Behandlung der Grunderkrankung

2.3.4 Lähmung des N. ulnaris (Ellennerv)

Ursachen

- Schädigung im Ellenbogenbereich (hier verläuft der Nerv sehr oberflächlich)

Spezieller Lernhinweis:

Verlauf und Innervation des N. ulnaris
- verläuft an der inneren Beugeseite des Armes
- versorgt motorisch die Beugemuskeln am Unterarm und Handmuskeln; sensibel versorgt er den 4. und 5. Finger

Symptome

- Krallenhand (Fingergrundgelenke überstreckt, Mittel- und Endgelenke gebeugt)

Therapie

- Behandlung der Grunderkrankung

2.3.5 Lähmung des N. medianus (Mittelnerv)

Ursachen

- Carpalttunnelsyndrom
- Radiusfrakturen
- Stichverletzungen
- Schultergelenksluxationen

Spezieller Lernhinweis:

Verlauf und Innervation des N. medianus
- verläuft daumenwärts an der Beugeseite
- versorgt motorisch die Beugemuskeln am Unterarm und Daumen
- versorgt sensibel Daumen und Haut der Finger 1–4

Symptome

- Schwurhand (Daumenmuskulatur atrophiert)

Spezieller Lernhinweis:

Ich *schwöre*, beim hl. *Medianus* (Schwurhand), daß ich der *Ulnar* die Augen *auskralle* (Krallhand), wenn ich vom *Rad falle* (Fallhand)

2.3.6 Polyneuropathien

Definition

Polyneuropathien sind Affektionen mehrerer peripherer Nerven (sensibel, motorisch, autonom)

Ursachen

- Stoffwechselerkrankungen: Diabetes mellitus, Urämie, Gicht, Lebererkrankungen

- Vergiftungen: Alkoholabusus, Medikamente (*Isoniazid* = Antibiotikum), Schwermetalle (Blei, Quecksilber, Arsen, Thallium)
- Mangelernährung/Malabsorption: Vitamin B_{12}, Thiamin
- Endokrinologische Ursachen: Hypothyreose, Hyperthyreose, Akromegalie, Hyperparathyreodismus
- Infektionen: Diphtherie, Varizella-Zoster, Herpes simplex, Mononukleose, Lepra
- Kollagenosen: SLE, Sklerodermie
- rheumathoide Arthritis

Symptome

- symmetrische, strumpf- und handschuhförmige Parästhesien und Sensibilitätsstörungen mit Juckreiz
- Verlust des Vibrationssinns (Stimmgabelversuch)
- Verlust des Schmerzsinns (Test mit der Nadel)
- positiver Romberg-Test (Prüfung der Standsicherheit: V. a. bei geschlossenen Augen und parallel nebeneinander stehenden Füßen kommt es zu Standunsicherheiten)
- motorische Ausfälle (Reflexe fehlend)
- vegetative Störungen: kalte, blaue Extremitäten, Haarverlust, brüchige Nägel
- schlaffe Lähmung

Therapie

- Behandlung der Grunderkrankung

2.4 Durchblutungsstörungen

2.4.1 Sinus- und Hirnvenenthrombose

Definition

Ein thrombotischer Verschluß eines großen Sinus oder einer zerebralen Vene als Folge einer fortgeleiteten lokalen Entzündung (septische Sinusvenenthrombose) oder ohne direkt erkenntlichen Ursache (blande Thrombose)

Ursachen

- Entzündungen im Gesicht (Furunkel, jeder „Pickel" über der Linie zwischen Oberlippe und Ohr kann Auslöser sein)
- fortgeleitete Infektion bei Osteomyelitis
- ohne erkennbare Ursache (blande Thrombose) Risikofaktoren: Pille, Hormontherapie, Schwangerschaft
- Osteomyelitis

Symptome

❶ *blande Thrombose*
- schleichender Beginn mit Kopfschmerzen, neurologischen Ausfällen, zentralen Paresen, epileptischen Anfällen, Bewußtseinsstörungen

❷ *septische Thrombose*
- plötzlicher Beginn mit Fieber, Leukozytose, Nackensteifigkeit, Ausfällen von Hirnnerven
- Symptome der blanden Thrombose

Therapie

- High-dose Heparin
- *Marcumar®* als Prophylaxe
- bei septischer Thrombose: Antibiotika

2.4.2 Schlaganfall (Primär ischämischer Insult, Schlaganfall)

Definition

Durchblutungsstörung des Gehirns mit meist apoplektisch (schlagartig) auftretenden zentralen neurologischen Ausfällen

Ursachen

- 85% ischämische Infarkte auf dem Boden einer Arteriosklerose
- 15% Hirnblutungen

Spezieller Lernhinweis:

Risikofaktoren: Hypertonie, Hyperlipidämie, Hyperurikämie, Diabetes mellitus, Raucher, Hypercholesterinämie

Symptome

Siehe Tabelle auf S. 217

Therapie

- **Notfall!** Sofortige Klinikeinweisung
- die Therapie erfolgt stadienabhängig: Behandlung und Beseitigung der Risikofaktoren Lysetherapie Rehabilitationsmaßnahmen

Schweregrade der zerebralen Ischämie

Stadien	Verlaufsform	Kennzeichen	typische Symptome
Stadium I	Asymptomatische Stenose	keine neurologischen Ausfälle	keine
Stadium II a	**TIA** (transistorisch ischämische Attacke)	vollständige Rückbildung der Symptome innerhalb von 24 Stunden	• flüchtige einseitige Lähmungen • Gefühlsstörungen • Aphasien • Amaurosis fugax (vorübergehende einseitige Erblindung) • Neurologische Ausfälle, abhängig vom versorgenden Gebiet
Stadium II b	**PRIND** (prolongiertes reversibles ischämisches neurologisches Defizit)	Rückbildung der Symptome innerhalb von > 24 Stunden bis 7 Tagen	• wie Stadium II a
Stadium III	PS: **Progressive Stroke** (progrediente Ischämie)	teilweise reversibel innerhalb von 4 Wochen	• wie Stadium II a mit • zunehmender neurologischen Symptomatik mit Übergang in Stadium IV
Stadium IV	CS: **Complete Stroke** (ischämischer Infarkt!)	bleibende neurologische Ausfälle	• abhängig von der Lokalisation des Gefäßverschlusses, meist A. cerebri media: Hemiparese, Aphasie, Sensibilitätsstörungen

2.5 Hirnblutungen

Hirnblutungen haben folgende Symptome gemeinsam:

Symptome der Hirndrucksteigerung
- Eintrübung des Bewußtseins
- weite Pupille (Mydriasis) auf der Seite des Prozesses
- (halbseitige) neurologische Ausfälle
- plötzliches schwallartiges Erbrechen ohne vorausgehende Übelkeit
- Kopfschmerzen
- Pulsverlangsamung
- Wesensveränderungen
- Verlangsamung
- Benommenheit, Schläfrigkeit
- Stauungspapille

▶ **DD: Hirndrucksteigerung**
- intrakranielle Raumforderung
- Enzephalitiden
- Meningitiden
- Schädel-Hirntraumata
- Thrombosen venöser Sinus
- Liquorabflußbehinderung
- Subarachnoidalblutung
- epidurales Hämatom
- subdurales Hämatom

2.5.1 Epidurales Hämatom

Definition

Eine arterielle Blutung zwischen Dura mater und Schädelkalotte (Epiduralraum)

Ursachen

- Ruptur vor allem der A. meningea media nach Trauma (mit und ohne Fraktur)

Symptome

- kurzer Bewußtseinsverlust
- kurzes symptomfreies Intervall (Minuten bis Stunden), kann aber auch fehlen
- Symptome der Hirndrucksteigerung

Therapie

- **Notfall!**
- Trepanation (chirurgischer Eingriff) zur Entlastung und Ausräumung des Hämatoms

2.5.2 Subdurales Hämatom

Definition

Eine venöse Sickerblutung aus Brückenvenen zwischen Dura mater und Arachnoidea; Risikogruppen: alte Menschen, Alkoholiker, Epileptiker, Männer sind häufiger betroffen

Ursachen

- oft nur geringes Trauma (z. B. beim Aussteigen aus dem Auto mit dem Kopf an der Tür gestoßen)

Symptome

❶ *akutes subdurales Hämatom*

→ siehe epidurales Hämatom (jedoch ohne symptomfreies Intervall!)

❷ *chronisch subdurales Hämatom*

- langes freies Intervall (Vorfall wird oft nicht mehr erinnert)
- langsame Bewußtseinstrübung
- Symptome der Hirndrucksteigerung

Therapie

- **Notfall!**
- neurochirurgische Hämatomausräumung

2.5.3 Subarachnoidalblutung

Definition

Eine akute Blutung im Subarachnoidalraum, die spontan, im Schlaf oder nach körperlicher Anstrengung auftreten kann

Ursachen

- meist Ruptur eines angeborenen Aneurysmas (80%, häufig A. communicans anterior)

Symptome

- plötzlicher stärkster Kopfschmerz
- Symptome der Hirndrucksteigerung
- Schweißausbrüche
- Nackensteife mit meningealer Reizung (siehe Meningismus, Kapitel **„Infektionskrankheiten“**)
- Bewußtseinsstörungen
- Tachy-/Bradykardie
- Hypo-/Hyperthermie
- Störung des Atemantriebs
- Herdsymptome (neurologische Ausfälle entsprechend der Lokalisation)

Therapie

- **Notfall!**
- Neurochirurgische Ausschaltung des Aneurysmas

2.6 Traumata

2.6.1 Commotio cerebri (Hirnerschütterung)

Definition

Eine traumatisch bedingte reversible Störung des Gehirns, bei der es zu keinen neurologischen Ausfällen und zu keinen, bis heute nachweisbaren pathologisch-anatomischen Veränderungen kommt

Ursachen

- direktes oder indirektes Trauma (Sturz aus größerer Höhe, Schlag auf den Unterkiefer bei Boxern)

Symptome

- Sekunden bis Minuten andauernde Bewußtlosigkeit
- Übelkeit und Erbrechen
- Retrograde Amnesie (teilweise Gedächtnislükken vor dem Unfallereignis)

Therapie

- strenge Bettruhe, bis der Patient sich wieder wohl fühlt
- Contusio und Schädelbasisfraktur ausschließen
- je nach Schweregrad stationäre Beobachtung

2.6.2 Contusio cerebri (Hirnprellung)

Definition

Ein gedecktes Schädel-Hirn-Trauma ohne Perforation der Dura mater mit pathologisch-anatomischen Veränderungen

Ursachen

- erheblicher Schlag oder Stoß auf den Kopf (dies muß nicht immer zu einer örtlichen Verletzung am Ort der Gewalteinwirkung führen. Nicht selten kommt es zu einem Trauma an einer anderen Stelle, weil das Gehirn durch den Stoß gegen andere Teile der Schädelkalotte geschleudert wird: Gegenstoßherd oder *contre-coup-Erscheinung*)

Symptome

- Bewußtlosigkeit (nicht obligat)
- Übelkeit und Erbrechen
- Retrograde Amnesie (Patient weiß nichts mehr vom Unfallereignis), teilweise Gedächtnislücken über Minuten bis Stunden, bis zu Tagen vor dem Unfallereignis
- manchmal auch anterograde Amnesie: Gedächtnisstörung für die Zeit nach Rückkehr des Bewußtseins
- Hirnödem mit Symptomen der Hirndrucksteigerung (siehe dort)
- neurologische Ausfälle (z. B. irreversible Riechstörung durch Zerrung oder Abriß des Riechnerven)
- Störung der Atmungs- und Temperaturregulation

Therapie

- intensivmedizinische Überwachung
- Behandlung des Hirnödems
- evtl. Beatmung

2.7 Lähmungen

Definition

Sammelbegriff für eine Minderung oder einen Ausfall eines Körperteils oder Organsystems; man unterscheidet periphere und zentrale Lähmungen

Spezieller Lernhinweis:

Parese = inkomplette Lähmung
Paralyse = komplette Lähmung

2.7.1 Zentrale Lähmung (Spastische Lähmung)

Definition

Schädigung der Pyramidenbahn oder Ausfall des 1. motorischen Neurons

Ursachen

- z. B. Schlaganfall, Multiple Sklerose

Symptome

- erhöhter Muskeltonus
- Verminderung der groben Kraft
- Störung der Feinbeweglichkeit
- Eigenreflexe sind erhalten bis erhöht
- Fremdreflexe sind abgeschwächt bis fehlend
- Muskeln atrophieren spät

2.7.2 Periphere Lähmung (Schlaffe Lähmung)

Definition

Schädigung des 2. motorischen Neurons (motorische Vorderhornzelle) oder der peripheren Nerven

Ursache

- z. B. Poliomyelitis

Symptome

- verminderter Muskeltonus
- Verminderung der groben Kraft
- Reflexe fehlend (Eigen- und Fremdreflexe)
- schnelle Muskelatrophie

2.8 Tod

2.8.1 Klinischer Tod

Definition

Vom klinischen Tod spricht man bei einem Kreislaufstillstand mit:

- fehlender Atmung
- fehlender Karotispulsation
- max. Erweiterung der Pupillen
- blaßgrau, zyanotischer Verfärbung der Haut

Spezieller Lernhinweis:

Es besteht die Möglichkeit der Wiederbelebung

2.8.2 Hirntod

Definition

Der Hirntod ist ein vollständiger und irreversibler Zusammenbruch der Gesamtfunktion des Gehirns bei noch erhaltener Kreislauffunktion (in der Regel gestützt durch intensivmedizinische Maßnahmen). Wegen fehlender Spontanatmung muß maschinell beatmet werden

Kriterien des Hirntodes

- tiefe Bewußtlosigkeit
- fehlende Spontanatmung
- lichtstarre Pupillen
- fehlende Reaktion auf Schmerzreize
- fehlende Hirnstammreflexe

Feststellung des Hirntodes

- durch EEG (30 min) bei Kindern nach 24 h. wiederholen
- Angiographie
- weitere Untersuchungen

▷ In Wahrheit handelt es sich bei der Feststellung des Hirntods um ein höchst aufwendiges und für alle Beteiligten sehr ergreifendes Verfahren!

2.8.3 Biologischer Tod

Funktionsverlust aller Organe und Erlöschen der Lebensfunktionen

XI. Verdauungssystem

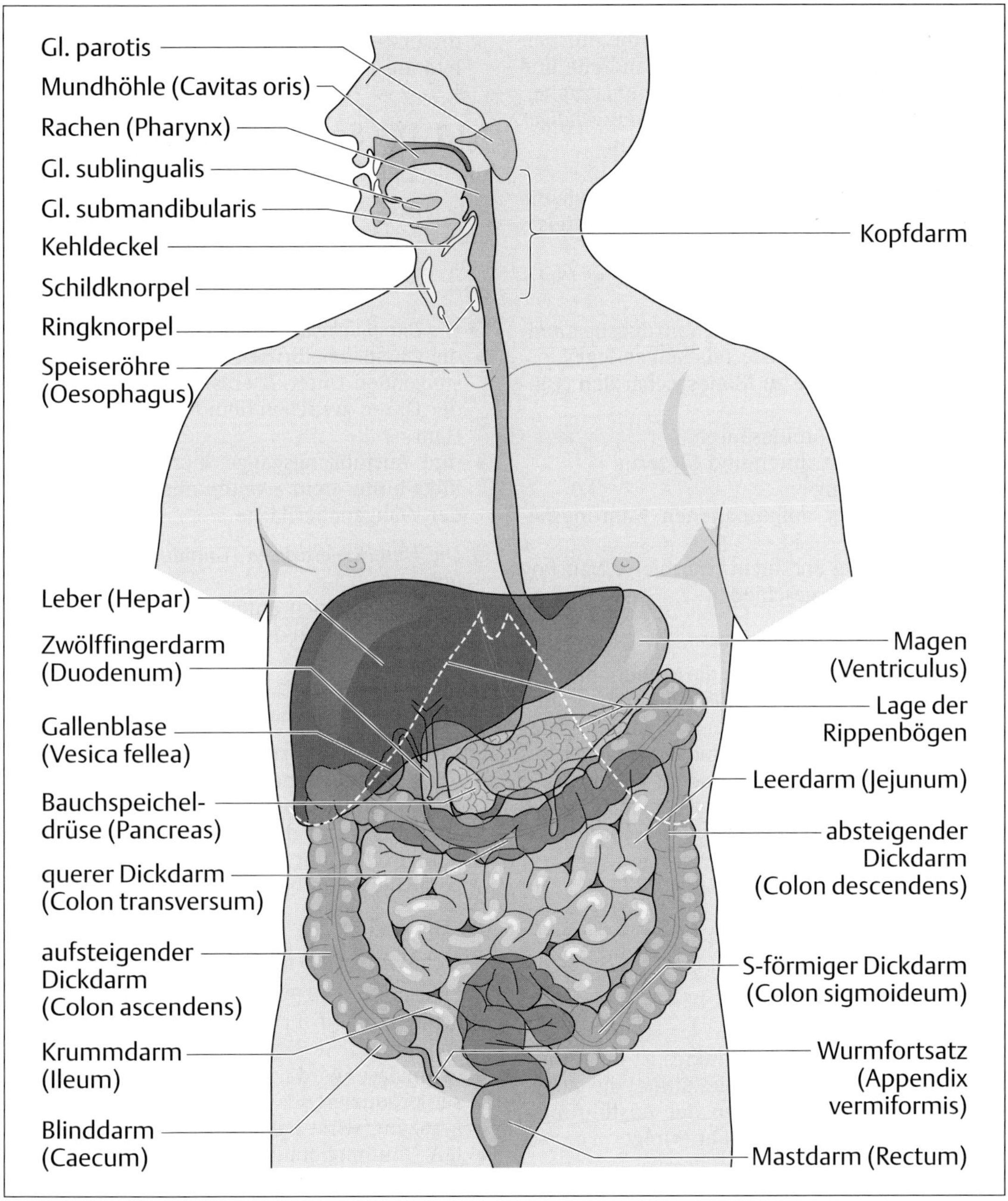

Abb. 11 **Übersicht der Verdauungsorgane** (nach Leonhardt)

1 Anatomie, Physiologie

Aufgabe des Verdauungstraktes ist die Aufspaltung der Nährstoffe in kleinste Bestandteile und die Aufnahme (Resorption) in Blut und Lymphe.
Ziel ist die *Gewinnung von lebensnotwendiger Energie* zum Erhalt unseres Organismus.
Der Vorgang erfolgt durch
- mechanische Zerkleinerung (Zähne, sowie die ständige Durchmischung des Nahrungsbreis)
- Verflüssigung (Wasser, Schleim)
- Ansäuerung mit Proteindenaturierung (Salzsäure)
- enzymatische Spaltung (Nahrungsbestandteile werden in kleinste Teilchen zerlegt)
  → **Kohlenhydrate** zu Monosacchariden (Glukose)
  → **Eiweiße** zu Aminosäuren
  → **Fette** zu Fettsäuren und Glyzerin
- Fettemulgierung
- Resorption der aufgespaltenen Nahrungsbestandteile

→ nicht verdaute und nicht resorbierte Nahrung wird als Kot ausgeschieden

Organe des Verdauungstraktes

Zum Verdauungstrakt zählen die Mundhöhle (mit Zähnen und Zunge), der Rachen, die Speiseröhre, der Magen, der Dünndarm, der Dickdarm und der After. Dazugehörige **Drüsen** sind die Speicheldrüsen, die Bauchspeicheldrüse und die Leber. Einige Verdauungsorgane sind in das Bauchfell eingebettet, andere kontaktieren es nur mit ihrer Oberfläche.

1.1 Die Mundhöhle (Cavitas oris)

Anfangsteil des Verdauungstraktes ist die Mundhöhle. Hier befinden sich die Zähne, die Zunge und die Einmündungsstellen der Ausführungsgänge der Speicheldrüsen. Hier erfolgt

- die Aufnahme der Nahrung
- die mechanische Zerkleinerung der Nahrung mittels der Zähne
- die Einspeichelung und das Schmecken der Nahrung
- die erste enzymatische Spaltung der Kohlenhydrate

1.1.1 Die Speicheldrüsen (Glandulae salivariae)

Neben Lippen-, Wangen-, Gaumen-, und Schlunddrüsen wird der Speichel hauptsächlich von 3 großen, paarig angelegten Speicheldrüsen produziert.

❶ *Die Ohrspeicheldrüsen (Glandula parotidea)*
- die Ohrspeicheldrüsen liegen je auf dem aufsteigenden Unterkieferast, vor und unterhalb der Ohren zwischen dem Kaumuskel und der Haut
- ihre Ausführungsgänge münden rechts und links hinter dem zweiten oberen Molaren an der Wangenoberfläche

❷ *Die Unterkieferdrüsen (Glandula submandibularis)*
- sie befinden sich unterhalb der Mundbodenmuskulatur je an der Innenseite des Unterkiefers
- die Ausführungsgänge münden zusammen unter der Zunge nahe des Zungenbändchens

❸ *Die Unterzungendrüsen (Glandula sublingualis)*
- die Unterzungendrüsen liegen unter der Zunge auf der Mundbodenmuskulatur
- zusammen mit den Unterkieferdrüsen münden ihre Ausführungsgänge nahe des Zungenbändchens und beidseits der Zunge

Der Speichel

Täglich wird ca. 1,5 Liter Speichel gebildet.

▷ Er besteht zu 99,5% aus *Wasser* und zu 0,5% aus:
- Schleim (sorgt für die Gleitfähigkeit der Nahrung)
- α-Amylase (wird nur von den Ohrspeicheldrüsen produziert)
- Lysozym (wirkt bakterizid)
- IgA (Immunglobulin A, schützt die Schleimhaut)

Aufgabe der Speicheldrüsen

- Speichelproduktion zur Gleitfähigkeit der Nahrung

- Zufuhr eines kohlenhydratspaltenden Enzyms
- Regulierung des pH-Wertes im Mund
- antibakterielle Funktion

Spezieller Lernhinweis

Merke: die Kohlenhydratverdauung beginnt bereits im Mund!

1.1.2 Die Zunge (Lingua)

- den hinteren Anteil der Zunge bezeichnet man als Zungenwurzel, der restliche Anteil ist frei beweglich und besteht aus Zungenkörper und Zungenspitze
- sie ist ein Muskelkörper, der von dicker Schleimhaut überzogen ist
- über dem Zungenrücken verteilt befinden sich Fadenpapillen, durch die Tasten, Schmerz- und Temperaturempfinden ermöglicht wird
- in bestimmten Arealen der Zunge befinden sich Geschmacksknospen, die die Unterscheidung *süß, salzig, sauer* und *bitter* ermöglichen

Aufgabe der Zunge

- ist an der Lautbildung beim Sprechen beteiligt
- dient dem Geschmacks- und Tastsinn
- hilft bei Kau- und Saugbewegungen
- formt einen schluckbaren Bissen und leitet die Schluckbewegung ein

1.1.3 Die Zähne (Dentes)

- ein Zahn wird in eine *Zahnkrone*, einen *Zahnhals* und eine *Zahnwurzel* unterteilt
- aufgebaut sind sie aus einem knochenähnlichen Material: dem Zahnschmelz, dem Zahnbein und dem Zahnzement
- der Zahnschmelz ist die härteste Substanz unseres Körpers (besteht hauptsächlich aus *Hydroxylapatit)*

Aufgabe der Zähne

- mechanische Zerkleinerung der Nahrung

1.2 Der Rachen (Pharynx)

- der Rachen ist am oberen Ende der Schädelbasis befestigt und geht in die Speiseröhre über, so daß er Mundhöhle und Speiseröhre verbindet
- in ihm kreuzen sich Atem- und Speisewege

Der Schluckakt

Das Schlucken ist zugleich eine willkürliche und unwillkürliche Reflexbewegung

- die Zunge formt einen schluckbaren Bissen
- das Gaumensegel hebt sich, die Rachenmuskulatur zieht sich zusammen, so daß der Nasen-Rachen-Raum abgedichtet wird
- dann zieht sich die Mundbodenmuskulatur zusammen, so daß sich der Kehlkopfeingang nach oben schiebt und der Kehldeckel die Trachea verschließt
- mit einer wellenförmigen Bewegung der Rachenmuskulatur wird der Bissen in den Ösophagus befördert

Aufgabe des Rachens

- Weiterleitung der Speise zum Ösophagus und Weiterleitung der Luft zu den Bronchien

1.3 Die Speiseröhre (Ösophagus)

- die Speiseröhre befindet sich im Mediastinum hinter der Luftröhre und vor dem Aortenbogen
- sie beginnt in Höhe des 6. Halswirbels und endet kurz nachdem sie das Zwerchfell durchdringt

Anatomie

- die Speiseröhre ist ein 22–25 cm langer muskulöser elastischer Schlauch mit längs und quer verlaufenden Muskelfasern, die sich abwechselnd zusammenziehen, so daß eine wellenförmige Bewegung entsteht (Peristaltik)
- am Anfangsteil befindet sich ein Schließmuskel (erschlafft nach dem Schluckvorgang), ebenso am Endteil (erschlafft nach Ankunft der peristaltischen Wellenbewegung) → *oberer* und *unterer Ösophagus-Sphinkter*
- von kranial nach kaudal weist sie 3 anatomische Engen auf:
  1. Ringknorpelenge (Ringknorpel liegt vor der Speiseröhre)
  2. Aortenenge (an der Bifurkation der Bronchien)
  3. Zwerchfellenge (vor der Einmündung in den Magen)

Wandaufbau (von innen nach außen)

- **Mukosa** (Schleimhautschicht, dient der Gleitfähigkeit der Nahrung)
- **Submukosa** (eine bindegewebige Verschiebeschicht, die Gefäße und Nerven beinhaltet)
- **Muskularis** (bestehend aus einer inneren Ring- und äußeren Längsmuskelschicht)
- **Adventitia** (bindegewebige Hüllschicht)

Aufgabe des Ösophagus

- Weiterleitung der Nahrung vom Rachen in den Magen

1.4 Der Magen (Gaster, Ventriculus)

- ▶ Der Magen ist eine sackartige Erweiterung des Verdauungsrohres. In ihm wird die in der Mundhöhle begonnene Verarbeitung der Speisen fortgesetzt.
- der Magen liegt im *Peritoneum* (intraperitoneal) zwischen der Leber (rechts) und der Milz (links), vor der Bauchspeicheldrüse im *Oberbauch links* der Medianlinie.
- nach oben wird er durch das Zwerchfell und nach unten durch das Colon transversum begrenzt.

Anatomie

- Mageneingang *(Kardia):* Einmündungsstelle der Speiseröhre in den Magen
- Magengrund *(Fundus):* liegt unter der linken Zwerchfellkuppe, seitlich der Kardia (beim stehenden Menschen ist der Magengrund die am höchsten liegende Region des Magens)
- Magenkörper *(Korpus):* größter Abschnitt des Magens
- Magenausgang *(Antrum):* Vorraum des Magenpförtners
- Magenpförtner *(Pylorus):* Ringmuskelöffnung des Magens in den Zwölffingerdarm
- Kleine und große *Kurvatur:* Bezeichnung der inneren und äußeren Magenkrümmung

Wandaufbau

- **Mukosa** (Schleimhautschicht): besitzt eine Dicke von ca. 1 cm (verhindert Selbstandauung durch Salzsäure). Zwischen den schleimproduzierenden Zellen sind noch hormon- und enzymproduzierende Zellen zwischengelagert
- **Submukosa** (eine bindegewebige Verschiebeschicht)
- **Muskularis:** (3-schichtige Muskelwand bestehend aus Quer-, Ring- und Längsmuskulatur; dadurch ist die Fähigkeit gegeben, sich den unterschiedlichen Füllungszuständen anzupassen); die Durchmischung des Speisebreis erfolgt durch peristaltische Kontraktionen (Magenmotilität)
- **Serosa** (bindegewebige Hüllschicht)

1.4.1 Mikroskopische Anatomie der Magenschleimhaut

❶ *Nebenzellen*
produzieren Schleim (Muzin)

Aufgabe des Schleims

- Schutz der Magenwand vor einer Selbstandauung durch die Salzsäure und Pepsin

❷ *Belegzellen*
produzieren Salzsäure (HCl) und den Intrinsic Faktor

Aufgaben der Salzsäure

- wandelt die inaktive Vorstufe des Pepsinogen in die aktive Form Pepsin um
- zerstört eingedrungene Bakterien (nicht abgetötet werden jedoch z. B. Mykobakterium tuberculosis, Helicobacter pylori → säurefeste Stäbchen)
- dient der Verquellung von Eiweißen
- fördert die chemische Umwandlung von Eisen ($Fe^{3+} \rightarrow Fe^{2+}$)

Aufgabe des Intrinsic Faktors

- das mit der Nahrung aufgenommene Vitamin B_{12} (Cobalamin) verbindet sich mit dem Intrinsic Faktor und kann nur in dieser Verbindung im Dünndarm resorbiert werden

❸ *Hauptzellen*
produzieren Pepsinogen; unter Einwirkung von Salzsäure wird es in die aktive Form Pepsin umgewandelt

Aufgabe von Pepsin

- Eiweißspaltung

❹ *G-Zellen*
produzieren das Gewebshormon Gastrin; Freisetzungsreiz ist v. a. die Dehnung des Magens durch die Aufnahme der Nahrung

Aufgaben von Gastrin

- fördert die Magenmotilität
- regt die Magensaftproduktion an
- stimuliert u. a. das Pankreas und die Galle zur Abgabe von Verdauungsenzymen und Gallenflüssigkeit

1.4.2 Regulation der Magensaftproduktion

Pro Tag produziert der Erwachsene 2–3 l Magensaft, der vorwiegend aus *Salzsäure, Wasser, Schleim, Salzen* und *Enzymen* besteht.

▷ In der *Nüchternphase* werden nur 5–12 ml Sekret/Stunde produziert. Es ist frei von Salzsäure und hat einen neutral-alkalischen pH-Wert.

▷ Die Sekretion des Magensaftes wird während der *Nahrungsaufnahme* durch verschiedene fördernde und hemmende Vorgänge beeinflußt.

Man unterscheidet 3 Phasen:

❶ **Nervale Phase**

Beim Riechen, Kauen und Schmecken der Nahrung wird der *Nervus vagus* (Parasympathikus) durch die Geschmacks-, Geruchs- und Sehzentren im Gehirn angeregt. Über Nervenfasern wird so die *Salzsäureproduktion* und *Magenmotilität* angeregt (auch Stress, Ärger oder andere Sinneseindrücke bewirken eine Reizung des N. Vagus und dadurch bedingte Salzsäureproduktion)

❷ **Gastrische Phase**

Durch den mechanischen Dehnungsreiz (Nahrung gelangt in den Magen) wird *Gastrin* freigesetzt. Gastrin fördert grundsätzlich die Magensaftsekretion und die Magenmotilität. Auch chemische Reize wie z. B. Proteinabbauprodukte, Äthylalkohol oder Coffein bewirken eine Freisetzung von Gastrin.

❸ **Intestinale Phase**

Gelangt der saure Speisebrei in den Dünndarm, wird das alkalische Milieu des Dünndarms verändert; daraufhin erfolgt eine Freisetzung von *Sekretin.* Sekretin ist das antagonistisch wirkende Hormon zu Gastrin, d. h. es *hemmt* die Magensaftsekretion und setzt die Magenmotilität herab. Säuren und fetthaltige Speisen üben eine starke Hemmung auf die Magensaftbildung und die Magenmotilität aus. Ebenso regt Sekretin das Pankreas und die Galle zur Ausschüttung ihrer Verdauungssekrete an.

Aufgabe des Magens

- mechanische Zerkleinerung der Nahrung (durch die Magenperistaltik)
- chemische Aufspaltung der Eiweiße (durch Pepsin)
- Abtötung von Bakterien (durch Salzsäure)
- Speicherfunktion (die Nahrung kann mehrere Stunden im Magen gespeichert werden)

1.5 Der Dünndarm (Intestinum tenue)

▶ Der Dünndarm ist 3–5 m lang und wird in 3 Abschnitte unterteilt:

❶ Zwölffingerdarm *(Duodenum)*

- mit einer Länge von 25–30 cm ist das Duodenum an der hinteren Bauchwand verwachsen und liegt im rechten Oberbauch *retroperitoneal.* Es beginnt nach dem Magenausgang *(Bulbus duodeni)* und ähnelt in seiner Verlaufsform einem C, welches den Kopfteil der Bauchspeicheldrüse umfaßt
- in das Duodenum mündet der Gallengang *(Ductus choledochus)* und der Ausführungsgang der Bauchspeicheldrüse *(Ductus pankreaticus)* auf die *Papilla Vateri*, durch die die Verdauungssekrete der Galle und des Pankreas abgegeben werden.

❷ Leerdarm *(Jejunum)* und ❸ Krummdarm *(Ileum)*

- an das Duodenum schließt sich das Jejunum und das Ileum an
- das Jejunum liegt vorwiegend im linken Oberbauch, das Ileum vorwiegend im rechten Unterbauch, beide befinden sich *intraperitoneal*
- das Ileum wird durch die Ileozökalklappe *(Bauhin'sche Klappe)* zum Dickdarm abgegrenzt
- im terminalen Ileum befindet sich lymphatisches Gewebe *(Payer'sche Plaques)*

Anatomie

Wandaufbau

- **Mukosa:** Im Dünndarm ist die Mukosa so aufgefältet, daß sie eine enorme Fähigkeit zur Oberflächenvergrößerung besitzt; folgende Strukturen sind daran beteiligt:
    1. *Kerkring'sche Falten:* ringförmig angelegte Schleimhautfalten. Auf diesen Falten befinden sich

2. *fadenförmige Zotten,* die die Dünndarmoberfläche nochmal um das 10fache vergrößern; in ihnen befinden sich Blut- und Lymphgefäße durch die die aufgespaltenen Nahrungspartikel aufgenommen werden. Hier erfolgt die Resorption von lang- und mittelkettigen Fettsäuren in die Lymphgefäße in Form von *Chylomikronen* und die Resorption der übrigen Nahrungsbestandteile in die Zentralvene der Zotten. Zwischen den Zotten senken sich tubuläre *Krypten* in die Schleimhaut, die sowohl endokrine Zellen, als auch schleimbildende und enzymbildende Zellen beinhalten. Auf den Zotten befinden sich
3. *Mikrovilli,* durch die eine nochmalige 600fache Vergrößerung zustande kommt

- **Submukosa** (bindegewebige Verschiebeschicht)
- **Muskularis** (bestehend aus einer inneren Ring- und einer äußeren Längsmuskelschicht)
- **Serosa** (bindegewebige Hüllschicht)

1.5.1 Mikroskopische Anatomie der Dünndarmschleimhaut

In die Dünndarmschleimhaut sind besondere Zellen eingelagert, die Hormone und Enzyme produzieren.

▶ *Freisetzungsreiz* ist die Dehnung der Dünndarmwand und der Übertritt von saurem Mageninhalt in das Duodenum

❶ *Enteropeptidase*
ein Enzym, welches für die Aktivierung der Peptidasen zuständig ist (Umwandlung von Trypsinogen in das aktive Trypsin; dieses reduziert Chymotrypsinogen zu Chymotrypsin)

❷ *Sekretin*
als Hormon wirkt es antagonistisch zu *Gastrin* und hemmt die Magentätigkeit; gleichzeitig wirkt es stimulierend auf die Galle- und Pankreasproduktion

❸ *Serotonin*
als Hormon fördert es die Weitstellung der Gefäße, um die Resorption der Nahrungsbestandteile zu ermöglichen

❹ *Cholezystokinin*
als Hormon bewirkt es die Freisetzung von Pankreas- und Galleprodukten

Spezieller Lernhinweis:

Resorptionsorte der Nahrungsstoffe:

Glucose	→ Duodenum, Anfangsteil Jejunum
Aminosäuren	→ Jejunum, Anfangsteil Ileum
Fette, fettlösliche Vitamine (E, D, K, A)	→ 1/2 Jejunum, Ileum

Aufgabe des Dünndarms

- im Dünndarm findet die weitere chemische Aufspaltung und die Aufnahme (Resorption) der aufgespaltenen Nahrungsbausteine statt
- Mischen und Weitertransport des Speisebreis
- Abwehrfunktion (Payerische Plaques des terminalen Ileum)

1.6 Der Dickdarm (Intestinum crassum) und der Enddarm(Rectum)

1.6.1 Der Dickdarm

▶ Der Dickdarm hat eine Länge von 1,5 m und wird in 2 Abschnitte unterteilt:

❶ Blinddarm *(Zökum)* mit Wurmfortsatz *(Appendix vermiformis)*

- der Blinddarm liegt im rechten Unterbauch und stülpt sich in einem fast rechten Winkel in das terminale Ileum ein
- die Bauhin'sche Klappe (Syn.: *Ileozökalklappe)* trennt beide Organe durch schlitzförmige Schleimhautfalten
- am unteren Ende des Blinddarms befindet sich der Appendix mit einer durchschnittlichen Länge von 9 cm (er ist reich an lymphatischem Gewebe)

❷ Grimmdarm *(Colon)*
Das Colon hat eine Länge von 1,3 m und läßt sich in vier verschiedene Abschnitte einteilen, die auch die jeweilige Lage beschreiben:

- *Colon ascendens* (aufsteigendes Colon), beginnt oberhalb der Bauhin'schen Klappe und steigt an der rechten Bauchwand auf
- *Colon transversum* (querverlaufendes Colon); man unterscheidet die Flexura coli dextra von der Flexura coli sinistra
- *Colon descendens* (absteigendes Colon), steigt an der linken Bauchwand ab

- *Colon sigmoideum* (s-förmiger Teil des Colon), beginnt ab der linken Beckenschaufel und verläßt den Bauchraum nach caudal

Anatomie

Wandaufbau

- **Mukosa:** besteht aus tiefen Einstülpungen, den dicht stehenden *Krypten*; schleimproduzierende Becherzellen sind für die Gleitfähigkeit des sich verfestigenden Darminhalts zuständig; Epithelzellen sorgen für eine Wasser- und Elektrolytrückresorption
- **Submukosa** (bindegewebige Verschiebeschicht)
- **Muskularis:** besteht aus einer Längs-*(Taenien)* und Ringmuskulatur; die Kontraktionen der Ringmuskulatur lassen Einschnürungen entstehen, zwischen denen die Haustren als Ausbuchtungen hervortreten
  1. *Taenien*
     Die Längsmuskulatur hüllt das Darmrohr nicht gleichmäßig ein, sondern ist zu drei Streifen zusammengefaßt, die wie Bänder sichtbar außen am Dickdarm entlanglaufen
  2. *Haustren*
     Haustren sind keine festen Gebilde, sondern ändern mit der Peristaltik ihre Lage; röntgenologisch sieht man ein „Fließen" der Haustren (langsame peristaltische Wellen), durch welche der Darminhalt Richtung Rektum getrieben wird
- **Serosa** (bindegewebige Hüllschicht)

Aufgabe des Dickdarms

- Durchknetung des Darminhalts
- Eindickung des Kots durch Wasserresorption
- letzte Aufspaltung und Vergärung unverdauter Nahrungsreste
- Elektrolytresorption

1.6.2 Der Enddarm

- der Enddarm liegt in Höhe von S 3 der konkaven Krümmung des Kreuzbeines an
- im oberen Teil befindet sich die *Ampulle* (Kotsammelbehälter), der untere Teil schließt mit einer Öffnung nach außen *(After)* ab

Anatomie

Wandaufbau

- **Mukosa:** die Struktur entspricht der des Dickdarms, geht aber zunehmend in die äußere Haut über
- **Submukosa** (bindegewebige Verschiebeschicht): unter der Rektumschleimhaut liegen knotenförmige Erweiterungen der Äste der A. rectalis superior bzw. V. rectalis superior; sie bilden den *Hämorrhoidalplexus,* welcher als zusätzlicher Verschluß anzusehen ist
- **Muskularis:** das Rektum enthält weder Taenien noch Haustren, die Längsmuskulatur bildet wieder eine geschlossene Schicht; am Ende des Darmausgangs befindet sich Ringmuskulatur, die das Rektum nach außen hin gas- und wasserdicht verschließt
- **Serosa** (bindegewebige Hüllschicht)

Darmbakterien

- im Gegensatz zum Duodenum und zum Magen, die durch die bakterizide Wirkung von Salzsäure fast keimfrei gehalten werden, ist der Dickdarm reich an Bakterien (überwiegend *E. coli Bakterien;* pro g Fäzes 10 Milliarden)
- sie haben die Aufgabe, die bisher noch unverdauten Nahrungsreste (vorwiegend Zellulose) aufzuspalten

Bestandteile des Stuhls

- von Bakterien verstoffwechselte Nahrungsreste (vorwiegend Zellulose)
- Bakterien
- abgeschilferte Epithelzellen der Darmschleimhaut
- Schleim
- Wasser
- Gärungs- und Fäulnisprodukte
- Sterkobilin (brauner Farbstoff)
- fettlösliche Giftstoffe (Abbauprodukte aus der Leber)

Aufgabe des Enddarms

- Speicherung und Ausscheidung des Kots

1.7 Das Bauchfell (Peritoneum)

- die Bauchhöhle wird von oben durch das Zwerchfell, von unten durch die Beckenbodenmuskulatur, von vorne durch die Bauchmuskulatur und von hinten durch die Rückenmuskulatur begrenzt
- in der Bauchhöhle und zwischen den Eingeweiden befindet sich das Bauchfell
- es besteht aus 2 Blättern *(Peritoneum parietale:* äußeres Blatt; *Peritoneum viscerale:* inne-

res Blatt), zwischen denen sich eine seröse Flüssigkeit befindet
- innerhalb des Bauchfells sind die Organe mit Haltestrukturen, die zur hinteren Bauchwand ziehen, befestigt

Spezieller Lernhinweis:

Während der Embryonalzeit entwickeln sich die Bauchorgane erst hinter dem Bauchfell (retroperitoneal); sie schieben sich im Laufe der Entwicklung z. T. immer mehr in die Bauchhöhle, so daß sie jetzt vollständig mit Bauchfell umkleidet sind. Hinsichtlich ihrer Lage unterscheidet man demnach Organe die hinter dem Bauchfell *(retroperitoneal)* liegen und nur auf einer Seite vom Bauchfell überzogen sind; andere Organe sind vollständig mit Bauchfell umschlossen und liegen im Bauchfell *(intraperitoneal)*.

▷ **Intraperitoneal liegende Organe**
Magen, Milz, Leber, Jejunum, Ileum, Colon transversum, Colon sigmoideus
▷ **Retroperitoneal liegende Organe**
Pankreas, Duodenum, Colon ascendens und Colon descendens, Niere und Nebenniere, Bauchaorta, V. cava inferior, Harnblase und Harnleiter

Aufgabe des Bauchfells

- das Bauchfell zählt zu den serösen Häuten (siehe auch Pleura und Perikard) und gewährleistet die Verschieblichkeit der Organe untereinander
- die Flüssigkeitsschicht verhindert durch Kapillarkräfte, daß sich die aneinandergrenzenden Flächen voneinander abheben

1.8 Die Bauchspeicheldrüse (Das Pankreas)

- das Pankreas ist eingeteilt in Kopf *(Caput)*, Körper *(Corpus)* und Schwanz *(Cauda)*
- der Pankreaskopf liegt in der C-Schlinge des Duodenums, der Schwanz reicht bis zum Milzhilus
- es liegt retroperitoneal, in der Höhe des 2. Lendenwirbels

Anatomie

- das Innere des Pankreas besteht aus vielen serösen Drüsenläppchen, deren Sekret in den großen Pankreasgang *(D. pankreaticus)* mündet **(exokrine Sekretion)**
- der Pankreasgang durchzieht mittig das gesamte Pankreas und mündet zusammen mit dem *Ductus choledochus* auf eine Einmündungsstelle, die *Papilla Vateri* in das Duodenum
- zwischen den Drüsenläppchen befinden sich die *Langerhans Inseln* (ca. 1% des Pankreasgewebes) mit der Aufgabe der Hormonproduktion **(endokrine Sekretion)**

Der Pankreassaft

Das Pankreas produziert pro Tag 1,5–2 l Pankreassaft, der sich wie folgt zusammensetzt:

- Bikarbonat (zur Neutralisierung des sauren Nahrungsbreis)
- Wasser
- eiweißspaltende Enzyme: Chymotrypsinogen, Trypsinogen
- fettspaltendes Enzym: Lipase
- kohlenhydratspaltendes Enzym: α-Amylase
- nukleinsäurespaltende Enzyme: Ribonukleasen, Desoxyribonukleasen

1.8.1 Regulation der Enzymproduktion

➊ *Nervale Phase*
durch Sinneseindrücke wird das Pankreas über den N. vagus zur Produktion seiner Verdauungssekrete angeregt

➋ *Gastrische Phase*
Gastrin fördert u. a. die Produktion seiner Verdauungsenzyme

➌ *Intestinale Phase*
gelangt der Speisebrei in den Dünndarm, so werden aus der Dünndarmschleimhaut Hormone ins Blut gegeben: Sekretin, Cholezystokinin, Serotonin (siehe mikroskopische Anatomie des Dünndarms)

Aufgabe des Pankreas

➊ *Endokrine Funktion*
Produktion von Insulin, Glucagon und Somatostatin (siehe Kapitel **„Endokrinologie“**)

➋ *Exokrine Funktion*
die Bauchspeicheldrüse produziert Verdauungsenzyme zur Aufspaltung der Nahrungsbestandteile

1.9 Die Leber (Hepar) und die Gallenblase (Vesica fellea)

1.9.1 Die Leber

- die Leber liegt im rechten Oberbauch, *intraperitoneal*, unter der Zwerchfellkuppel und ist teilweise mit dieser verwachsen
- der linke Leberlappen reicht in den linken Oberbauch und bedeckt dort teilweise den Magen
- nach unten hin ist die Leber konkav gewölbt und paßt sich den Eingeweiden an
- der untere Leberrand verläuft entlang des rechten Rippenbogens; er ist in der Medioklavikularlinie während der Einatmung tastbar

Anatomie

- die Leber ist mit einem Gewicht von 1,5 kg die *größte exokrine Drüse* des Körpers
- sie ist in zwei unterschiedlich große Lappen unterteilt: in den größeren rechten *(Lobus dexter)* und den kleineren linken Leberlappen *(Lobus sinister);* beide Lappen funktionieren unabhängig voneinander und werden durch das *Ligamentum falciforme* getrennt
- an der Unterseite des rechten Leberlappens kann man noch zwei weitere Lappen unterscheiden:
  1. *Lobus quadratus* (quadratischer Lappen)
  2. *Lobus caudatus* (geschwänzter Lappen)
- zwischen Lobus quadratus und Lobus caudatus befindet sich die *Leberpforte*, dort treten → **zwei zuführende Blutgefäße** ein:
  1. *Leberarterie* (A. hepatica, Zweig des Truncus coeliacus)
  2. *Pfortader* (V. portae, sammelt venöses Blut aus allen unpaaren Bauchorganen)

Spezieller Lernhinweis:

Üblicherweise führt in jedes Organ eine Arterie hinein und eine Vene hinaus. In diesem Falle führen sowohl Vene und Arterie in die Leber hinein!

→ **zwei wegführende Strukturen** aus:
1. Lebergallengänge *(Ductus hepaticus dexter* und *sinister)*

1.9.2 Mikroskopische Anatomie

- 50.–100 000 *Leberläppchen* formieren sich zur Leber; jedes ist 1–2 mm groß, von einer sechseckigen Struktur (wie Bienenwaben) und durch Bindegewebe voneinander getrennt
- an den Eckpunkten, an denen drei Läppchen zusammenstoßen, verdichtet sich das Bindegewebe zum Periportalfeld oder *Glissonschen Dreieck*
- in jedem Periportalfeld befinden sich die Glissonsche Trias:
  1. ein feiner Ast der Pfortader (Vena portae): *Vena interlobularis*
  2. ein feiner Ast der Leberarterie (Arteria hepatica): *Arteria interlobularis*
  3. ein feiner Ast eines intrahepatischen Gallenganges: *Ductulus interlobularis*
- V. und A. interlobularis *versorgen* jeweils drei Leberläppchen mit Blut, welches vom Periportalfeld zur mittig gelegenen Zentralvene fließt; der Ductus interlobularis *entsorgt* das Leberläppchen von Gallenflüssigkeit
- ein Leberläppchen stellt die kleinste anatomische Einheit dar. Es wird aus mehreren Zellplatten gebildet, so daß ein dreidimensionales Plattensystem entsteht. Jede dieser Platten besteht wiederum aus zwei gegenüberliegenden Zellagen

Die Sinusoide

- zwischen den Zellplatten eines Leberläppchens verlaufen Kapillare, die Sinusoide
- sie werden durch gegenüberliegende Endothelzellen und Kupffersche Sternzellen (besitzen die Fähigkeit zur Phagozytose) begrenzt
- das vom Periportalfeld kommende Blut der A. und V. interlobularis mündet in die Sinusoide; dieses Mischblut fließt nun von der Peripherie (Periportalfelder) Richtung Zentrum eines Leberläppchen in die Zentralvene; während dessen findet ein Stoffaustausch zwischen Leberzellen und Blut statt
- die Zentralvenen vereinigen sich zu Sammelvenen, die sich wiederum zu den drei großen Lebervenen (Venae hepaticae) formieren, so daß das Blut in die Vena cava inferior abfließen kann

Die Gallenkapillaren

- die Gallenkapillaren befinden sich in dem Spaltraum einer Leberzelllage; der Spaltraum entsteht durch gegenüberliegende Hepatozyten

- die Flußrichtung der Galle ist, im Gegensatz zu den Sinusoiden, vom Zentrum in die Peripherie der Periportalfelder. Dort münden sie in größere Sammelgänge (interlobuläre Gallengänge), die sich schließlich zum linken und rechten intrahepatischen Gallengang formieren. Beide münden außerhalb der Leber in den *Ductus hepaticus communis*

Aufgaben der Leber

Alle resorbierten Stoffe aus dem Magen-Darm-Trakt werden über den Pfortaderkreislauf der Leber zugeführt, um von ihr kontrolliert zu werden; die Hepatozyten übernehmen u. a. Um-, Ab- und Aufbauvorgänge, die Kupffersche Sternzelle phagozytiert Zelltrümmer, Bakterien etc.. Folgende Funktionen sind der Leber zuzuordnen:

❶ *Synthesefunktion*
- Bluteiweiße (z. B. Gerinnungsfaktoren, Albumine, Globuline, Lipoproteine usw.) Ausnahme: Immunglobuline (werden von Plasmazellen gebildet)
- Gallensäuren

❷ *Umbaufunktion*
- überschüssiger Blutzucker wird in die Speicherform Glykogen übergeführt
- Eiweiße und Fettsäuren können zu Glukose umgebaut werden (Gluconeogenese), ebenso kann Glukose zu Fett und Eiweiß umgebaut werden
- Vorstufen des Vitamin D werden u. a. in der Leber zum aktiven Vitamin D umgebaut

❸ *Speicherfunktion*
- Vitamin B_{12} und Vitamin K
- Mineralien, z. B. Eisen
- Fett (dient als Energiereserve)
- Blut (bis zu 1 l)
- Glycogen

❹ *Abbau- und Entgiftungsfunktion*
- Fremd- und körpereigene Stoffe werden abgebaut, um danach entweder über die Niere (gut wasserlösliche Stoffe) oder über die Galle (schlecht wasserlösliche Stoffe) ausgeschieden zu werden
  → Umwandlung von Ammoniak (aus dem Aminosäure-Abbau) in Harnstoff
  → Abbau von Nukleinsäuren (Zellkernstoffwechsel) in Harnsäure
  → Abbau von Medikamenten
  → Umwandlung des indirekten Bilirubins in direktes Bilirubin
  → Verstoffwechselung und Entgiftung von Alkohol
  → Abbau von Hormonen z. B. Androgene, Östrogene, Cortison

❺ *Wärme- und Temperaturfunktion*

1.9.3 Die Gallenblase

- sie liegt *intraperitoneal* und ist an der Unterseite der Leber angeheftet
- sie ist ein birnenförmiger dünnwandiger Sack, 8–12 cm lang und 4–5 cm breit und faßt ca. 50–70 ml Flüssigkeit
- man unterscheidet einen Hals *(Collum)*, den Körper *(Corpus)* und den Gallenblasengrund *(Fundus)*

Die Gallenwege

- aus dem rechten und dem linken Leberlappen führt je ein Gallengang (Ductus hepaticus dexter und sinister)
- diese vereinigen sich in unmittelbarer Nähe der Leberpforte zum Ductus hepaticus communis, welcher sich daraufhin in den *Ductus cysticus* (führt zur Gallenblase) und den *Ductus choledochus* verzweigt; der Ductus choledochus mündet gemeinsam mit dem Ductus pankreaticus auf die Papilla Vateri in das Duodenum

Füllung der Gallenblase

Wird keine Galle zur Verdauung benötigt, ist der Schließmuskel der Papilla Vateri *(M. sphinkter Oddi)* kontrahiert, so daß sich die Gallenflüssigkeit über den Ductus cysticus in die Gallenblase zurückstaut; dort wird sie gespeichert, eingedickt, eingeschleimt und bei Bedarf freigesetzt

Der enterohepatische Kreislauf der Gallensäuren

- Die Gallensäuren werden im terminalen Ileum aktiv rückresorbiert und in der Leber wiederverwertet
- nur 10–15% werden über den Stuhl ausgeschieden; der Ausscheidungsverlust wird durch Neusynthese ausgeglichen
- dieser Recyclingvorgang wiederholt sich täglich bis zu 10 mal

Zusammensetzung der Gallenflüssigkeit

Pro Tag werden ca. 500 ml Gallenflüssigkeit gebildet, die sich wie folgt zusammensetzt

- Gallensäuren
- Cholesterin

- Bilirubin
- Lezithin
- Wasser
- Elektrolyte
- Zwischen- und Endprodukte des Stoffwechsels

Aufgabe der Gallenblase

- die Gallenblase ist ein Sammelbehälter für die in der Leber gebildete Gallenflüssigkeit

2 Pathologie

2.1 Erkrankungen des Ösophagus

Spezieller Lernhinweis:

Leitsymptom aller Ösophaguserkrankungen: *Dysphagie*. Bei jeder Dysphagie im Alter > 40 Jahre stets ein Karzinom ausschließen!

2.1.1 Ösophagitis (Speiseröhrenentzündung)

Definition

Eine Ösophagitis ist eine auf die Schleimhaut begrenzte Entzündung der Speiseröhre

Ursachen

- reflux bedingt (Reflux von Salzsäure aus dem Magen durch Inkompetenz des unteren Ösophagussphinkter unklarer Ursache → Refluxösophagitis)
  1. exogene Noxen: Alkohol, Nikotin, bestimmte Nahrungs- und Genußmittel
  2. intraabdominelle Druckerhöhung (Schwangerschaft, Adipositas, Obstipation)
  3. Hiatushernie, akute Gastritis
  4. Medikamente (z. B. Anticholinergika, Nitrate)
- *infektiös:* meist Candida albicans *(Soorösophagitis)* bei Abwehrgeschwächten
- *physikalisch:* z. B. Magensonde
- *Stenosen:* z. B. Ösophaguskarzinom, Achalasie

Symptome bei Refluxösophagitis

- Dysphagie
- Sodbrennen, Aufstoßen
- brennende, retrosternale Schmerzen
- Übelkeit, Erbrechen
- Regurgitation (Rückfluß unverdauter Nahrung in den Mund)
- Refluxverstärkung besonders nach Mahlzeiten, beim Liegen, Bücken, Pressen

Komplikationen

- Ösophagitis erosiva
- Ulzerationen
- Stenosen

Therapie

- Umstellung der Ernährungs- und Genußmittelgewohnheiten (kleine fettarme Mahlzeiten)
- Schlafen bei hochgestelltem Kopfende des Bettes
- *Antacida* (bewirken Säureneutralisation)

2.1.2 Ösophagus-Karzinom

Definition

Maligne Entartung von Speiseröhrengewebe mit hauptsächlicher Lokalisation an einer der drei physiologischen Speiseröhrenengen (15% obere, 50% mittlere, 35% untere Enge)

Ursachen

- unbekannt, v. a. bei Männern ab dem 45. Lebensjahr

Prädisponierende Faktoren

- exogene Noxen (Alkohol, Nikotin, zu heiße oder zu scharfe Speisen, Nitrosamine, Aflatoxine, Betelnüsse etc.)
- Stenosen (Narben, Achalasie u. ä.)
- rezidivierende Ösophagitiden
- *Plummer-Vinson-Syndrom* (= Schleimhautatrophie infolge Eisenmangels)

Symptome

- erst spät, keine Frühsymptome
- Dysphagie (anfangs bei festen, dann auch bei flüssigen Speisen)
- Sodbrennen
- retrosternale Schmerzen, ausstrahlend in den Rücken
- Regurgitation
- Gewichtsverlust
- Leistungsminderung
- subfebrile Temperatur
- *Hämatemesis* (Bluterbrechen)
- *Meläna* (Teerstuhl)
- Eisenmangelanämie

→ befindet sich der Tumor an der Ringknorpelenge kommt es zu weiteren Symptomen:

- *Horner-Trias* (Miosis, Ptosis, Enophtalmus) durch Schädigung des N. sympathicus
- Heiserkeit durch Schädigung des N. recurrens
- inspiratorischer Stridor durch Druck auf Trachea

Prognose

- frühe lymphogene und späte hämatogene Metastasierung
- 5-Jahresüberlebensrate: 15%

Therapie

- operative Entfernung (Operation nur in 1/3 der Fälle möglich)
- Strahlentherapie
- lindernde Maßnahmen

2.1.3 Ösophagusdivertikel

Definition

Sackförmige Ausstülpung der Wandschichten, die zu 70% im oberen Teil des Ösophagus lokalisiert sind

> *Spezieller Lernhinweis:*
>
> Echte Divertikel: Ausstülpung aller Wandschichten
> Pseudodivertikel: Ausstülpung nur der Schleimhäute durch Muskellücken

Ursachen

- Muskuläre und bindegewebige Schwäche v. a. im Alter oder genetisch bedingt (Pulsionsdivertikel: entstehen an der oberen Enge durch ein Mißverhältnis zwischen innerem Druck und Wandstabilität → Zenker-Divertikel)
- Traktionsdivertikel: entstehen meist an der mittleren Enge durch Zug von außen, z. B. bei Tuberkulose

Symptome

Große Divertikel verursachen meist Beschwerden:

- Dysphagie
- Regurgitation; v. a. beim Liegen Rückfluß in den Mund (morgendliche Speisereste auf dem Kopfkissen)
- starker Mundgeruch (Nahrung verweilt in den Divertikeln)
- retrosternaler Druckschmerz
- Hustenreiz bei Nahrungsaufnahme
- gurgelndes Trinkgeräusch

Komplikationen

- Aspirationspneumonie
- selten: Perforation, Divertikulitis, Fistelbildung, Blutungen

Therapie

- Divertikelresektion

2.1.4 Hiatushernien (Zwerchfellhernien)

Definition

Verlagerung von Magenanteilen in den Brustraum infolge eines Bruchs des Hiatus oesophageus (Durchtrittsstelle des Ösophagus)

Ursache

- unbekannt
- Wandschwäche des Zwerchfells, v. a. im höheren Lebensalter

2.1.4.1 Axiale Gleithernie (Gleitbruch)

Definition

Kardia und Magenfundus haben sich durch die Zwerchfellöffnung in den Thoraxraum verlagert (mit Funktionsverlust des unteren Ösophagussphinkters)

Symptome

- oft keine (90% sind beschwerdefrei)
- Aufstoßen, Sodbrennen
- Völlegefühl
- Schmerzen hinter dem Prozessus xiphoideus
- Beschwerden verstärken sich beim Bücken, Liegen, Pressen

Komplikationen

- Refluxösophagitis

Therapie

- nur bei Beschwerden, siehe „Ösophagitis"

2.1.4.2 Paraösophageale Hiatushernie

Definition

Teile des Magens sind parallel zur Speiseröhre in den Thorax gedrungen (Funktion des unteren Ösophagusphinkters bleibt erhalten)

Symptome

- meist beschwerdefrei
- Druck- und Völlegefühl im Oberbauch (v. a. nach dem Essen)
- evtl. pectanginöse Beschwerden

Komplikationen

- **Notfall!** *Inkarzeration* (Abschnüren von Magenanteilen durch behinderte Blutversorgung)
- chronische Blutungsanämie durch Erosion oder Ulzerationen

Therapie

- Operation (auch im asymptomatischen Stadium), da Gefahr der Komplikationen

2.1.5 Achalasie

Definition

Öffnungsstörung des unteren Ösophagus-Sphinkters und Mangel an Peristaltik aufgrund einer Degeneration des *Auerbach-Plexus* (parasympathische Nervenfasern)

Ursachen

- in den meisten Fällen unbekannt
- Diabetes mellitus
- Perniziöse Anämie

Pathomechanismus

Aufgrund von Peristaltikmangel und der Öffnungshemmung verbleibt die Nahrung im Ösophagus. Dieser dehnt sich kelchförmig aus

Symptome

- Dysphagie, Zwang zum Nachtrinken
- retrosternales Druckgefühl
- Herzbeschwerden
- Regurgitation (anfangs nur nach Nahrungsaufnahme, später auch im Liegen)

→ *Megaösophagus* (Röntgenologisch: Sektglasform des Ösophagus)

Komplikationen

- Mangelerscheinungen mit Gewichtsverlust
- Aspirationspneumonie
- karzinomatöse Entartung

Therapie

- Ballondilatation
- Medikamente
- Endoskopische Injektion von Botulinumtoxin in den UÖS

2.1.6 Diagnoseverfahren bei Ösophaguserkrankungen

- Röntgen
- Ösophagusskopie
- Biopsie
- Blutuntersuchung (Entzündungsparameter, Tumormarker)
- Stuhluntersuchung *(Hämoccult)*
- Ösophagusmanometrie (ermöglicht Aussage über die Schließfähigkeit des unteren Ösophagussphinkters)

2.2 Erkrankungen des Magens

2.2.1 Reizmagen (Nervöser Magen)

Definition

Funktionelle Störung ohne Befund (immer Ausschlußdiagnose!)

Ursachen

- Psychische Faktoren (Streß, Ärger, Trauer) bewirken Spasmen der Magenmuskulatur

Symptome

- Sodbrennen
- Druckgefühl im Oberbauch
- Völlegefühl und Schmerzen im Epigastrium
- Unverträglichkeit bestimmter Speisen
- Aufstoßen
- Appetitmangel
- Übelkeit, Brechreiz, Erbrechen

Therapie

- Streßabbau
- krampflösende Medikamente *(Spasmolytika)*
- Psychotherapie

2.2.2 Akute Gastritis

Definition

Eine akute Gastritis ist eine auf die Schleimhaut beschränkte Entzündung der Magenwand

Ursachen

- *exogene Noxen:* Alkohol, Nikotin, Kaffee, Diätfehler, zu heiße und zu kalte Speisen; Medikamente *(ASS, Zytostatika, Kortikoide,* Schmerz- und Rheumamittel)

- *Psychische Faktoren:* hoher Streß, Unfälle, Operationen, Verbrennungen
- *Infektionen:* Lebensmittelvergiftung (Salmonellentoxine, Staphylokokken und andere Bakterien), Helicobacter pylori
- *Ätzgastritis* (Laugen, Säuren)
- *Stauungsgastritis* durch Rechtsherzinsuffizienz

Pathomechanismus

Es kommt zu einem Mißverhältnis zwischen Magensäure und Schleim, so daß oberflächliche Schleimhautschäden entstehen

Symptome

- allgemeines Krankheitsgefühl
- Druckschmerz im Epigastrium
- Magenbrennen/-schmerzen
- Sodbrennen
- Zurückfließen von Magensaft in die Speiseröhre *(Reflux)*
- belegte Zunge, übler Geschmack, Mundgeruch
- Appetitlosigkeit
- Völlegefühl, Übelkeit, Erbrechen

Komplikationen

- erosive Gastritis mit Magenblutungen (Nachweis mit Hämoccult)

Therapie

- Weglassen exogener Noxen
- Nahrungskarenz
- Zwieback, Kamillentee
- evtl. *Antacida*
- Streßabbau
- krampflösende Medikamente *(Spasmolytika)*

2.2.3 Chronische Gastritis

Definition

Chronische Entzündung der Magenschleimhaut

Einteilung

❶ **Typ A-Gastritis** (Autoimmungastritis), ca. 5%

Ursache

- Bildung von Autoantikörper gegen Belegzellen und Intrinsic factor; Folge ist ein Schwund der Belegzellen mit Achlorhydrie und Anazidität

❷ **Typ B-Gastritis** (Oberflächengastritis) ca. 90%

Ursache

- bakterielle Entzündung meist durch Helicobacter pylori (säureresistentes Bakterium)

❸ **Typ C-Gastritis** (Gallenrefluxgastritis) ca. 5%

Ursache

- Rückfluß des gallensäurehaltigen Duodenalinhaltes in den Magen infolge defektem Pylorusverschluß
- Einnahme v. Noxen, nichtsteroid. Antiphlogistika.

Symptome Typ A, B, C Gastritis

- im allgemeinen Beschwerdefreiheit
- möglich sind Oberbauchbeschwerden bis hin zu Symptomen einer akuten Magenschleimhautentzündung

Komplikationen

- Erosive Gastritis (Schleimhauteinrisse verursachen Blutung)
- Magenulkus
- Magenkarzinom
- Vitamin-B_{12}-Mangelanämie (perniziöse Anämie)

Therapie Typ A

- Gabe von Vitamin B_{12} parenteral
- regelmäßige endoskopische Kontrolle wegen erhöhter Karzinomgefahr

Therapie Typ B

- Kombination von säurehemmenden Medikamenten *(Wismut)* und Antibiotika (2er Kombi)

Therapie Typ C

- Medikamente zur Förderung der Magenmotilität
- gallensäurebindende Medikamente

2.2.4 Ulkus ventriculi

Definition

Umschriebener Substanzdefekt, der über die Magenschleimhaut hinaus auch tiefere Wandschichten betreffen kann; Lokalisation meist an kleiner Kurvatur

Ursachen

- HCl-Überproduktion (s. akute Gastritis: exogene Noxen, Stress, Medikamente, etc.)
- Infektionen (Helicobacter pylori)
- Durchblutungsstörungen
- Magenausgangsstenose

- Gallenreflux
- genetische Disposition

Spezieller Lernhinweis:

Ohne Säure oder ohne Helicobacter pylori kein Ulkus!

Pathomechanismus

Es herrscht ein beständiges Mißverhältnis von aggressiven zu protektiven (schützenden) Faktoren der Magenschleimhaut

Symptome

- bei ca. 30% symptomlos
- dyspeptische Symptome einer akuten Gastritis
- krampfartiger Schmerz nach Nahrungsaufnahme: **Früh- oder Sofortschmerz,** auch nahrungsunabhängige Schmerzen im Epigastrium
- Punktschmerz (auf der Hälfte der Linie zwischen Prozessus Xiphoideus und Bauchnabel)
- evtl. Fieber

Komplikationen

- Bluterbrechen (Hämatemesis)
- Teerstuhl (Melaena)
- Perforation
- Penetration
- karzinomatöse Entartung
- Magenausgangsstenose durch Narbenbildung

Therapie

- Beseitigung der aggressiven Faktoren
- Medikamente *(Antazida, H_2-Blocker, Wismut)*
- bei Komplikationen Magenteilresektion

2.2.5 Magenkarzinom

Definition

Bösartige Gewebsentartung der Magenzellen; Lokalisation meist an der großen Kurvatur (Häufigkeitsgipfel ab dem 50. Lebensjahr)

Ursachen

- unbekannt

Prädisponierende Faktoren

- exogene Noxen, v.a. karzinogen wirkende Stoffe wie z.B. Aflatoxine, Schwermetalle, Nitrosamine, erhitzte Öle, Nikotin
- genetische Faktoren und nationale Herkunft (häufig in Japan, China, Chile, Finnland; Männer sind häufiger betroffen)
- Ulkus ventriculi, chronische Gastritis
- Narben (nach Magenteilresektion)

Symptome

- keine Frühsymptome
- dyspeptische Symptome der akuten Gastritis
- Appetitverlust
- **Widerwillen** gegen bestimmte Speisen, häufig **gegen Fleisch und Wurst**
- Gewichtsverlust
- subfebrile Temperatur
- Druckschmerz im Epigastrium
- Hämatemesis und Teerstuhl
- Begleitanämie
- Virchowsche Drüse (links supraclaviculär) geschwollen

Komplikationen

- Metastasierung hämatogen und lymphogen

Therapie

- Gastrektomie und Lymphknotendissektion
- Chemotherapie

Prognose

bei fortgeschrittenem Magenkarzinom beträgt die 5-Jahre-Überlebensrate 35–0%

2.2.6 Dumping-Syndrom nach Magenteilresektion

Definition

Verschiedene Reaktion nach Nahrungsaufnahme, die durch zu schnelle Magenentleerungen zustande kommen

Ursachen

Magenteilresektion nach Billroth I oder Billroth II

❶ *Billroth I-Operation*
Resektion des Antrums und Teile des Korpus. End-zu-End-Anastomose mit dem Duodenum

❷ *Billroth II-Operation*
2/3 Resektion des Magens mit Verschließen des proximalen Endes des Duodenums. End-zu-End Anastomose mit dem Jejunum

Pathomechanismus

Durch die Magenresektion wird die Nahrung in zu großen Portionen in den Dünndarm abgegeben. Durch die Hyperosmolarität der Nahrung gelangt vermehrt Flüssigkeit in den Darm (bis zu 1 l des Blutplasmas), so daß es zunächst zu Symptomen der Hypovolämie und dann zu Symptomen der Hypoglykämie kommen kann

Symptome

▷ *Frühdumping*
ca. 15 min nach Nahrungsaufnahme kommt es zu Zeichen der Hypovolämie:
- niedriger Blutdruck, hoher Puls
- Herzklopfen
- kalter Schweiß
- Blässe

▷ *Spätdumping*
ca. 2 Stunden nach Nahrungsaufnahme Zeichen der Hypoglykämie durch zu hohe Insulinfreisetzung:
- kalter Schweiß
- Schwindel, Schwäche
- Tachykardie
- Heißhunger und Zittern

Therapie

- kleine Mahlzeiten mit wenig Kohlenhydraten
- nach dem Essen auf die linke Seite legen

2.2.7 Diagnoseverfahren bei Magenerkrankungen

- Röntgen
- Gastroskopie
- Biopsie
- Blutuntersuchung (Entzündungsparameter, Tumormarker, Nachweis von Autoantikörpern)
- Stuhluntersuchung (Hämoccult)
- Nachweis von Helicobacter pylori (Urease-Schnelltest, Atemtest, Histologie, kultureller Nachweis)
- Langzeit pH-Metrie (dient zur Messung der Magensäureproduktion)

2.3 Erkrankungen des Darms

2.3.1 Duodenaldivertikel

Definition

Meist parapapilläre Ausstülpungen der Duodenumwand

Ursachen

- unbekannt
- Bindegewebsschwäche

Symptome

- selten, evtl. nahrungsunabhängiger Schmerz

Komplikationen

- selten Blutung, Perforation, Papillenstenose

Therapie

- keine
- bei Beschwerden oder Komplikationen Operation

2.3.2 Einheimische Sprue (Zöliakie bei Manifestation im Kindesalter)

Definition

Allergische Reaktion der Dünndarmschleimhaut gegenüber der Gliadinfraktion des Glutens (Gluten ist ein Klebereiweiß fast aller Getreidesorten)

Ursache

- unklar, evtl. genetische Disposition

Pathomechanismus

Die allergische Reaktion äußert sich durch eine Hyperplasie der Krypten und einer Zottenathrophie

Symptome

- chronische Durchfälle/Steatorrhoe (großvolumige, fettige Stühle mit weißen Belägen)
- dicker, aufgeblähter Bauch
- Gewichtsverlust
- Blässe, Müdigkeit
- Symptome der Malabsorption, Vitamin- und Mineralmangel

Komplikationen

- Exsikkose
- hypovolämischer Schock
- Malassimilationssyndrom

Therapie

- Glutenfreie Ernährung (erlaubt sind Kartoffeln, Sojabohnen, Mais, Reis, Hirse und Buchweizen)

2.3.3 Laktasemangel

Definition

Fehlende enzymatische Aufspaltung von Milchzucker (Laktose) infolge eines Mangels von Laktase

Ursachen

- angeboren (ca. 10% der Erwachsenen in Europa)
- erworben (im Zusammenhang mit anderen Dünndarmerkrankungen)

Pathomechanismus

Die im Dünndarm nicht aufgespaltene Laktose gelangt in den Dickdarm und wird erst dort mit Hilfe von Bakterien aufgespalten. Die entstehenden Abbauprodukte wirken abführend

Symptome

- Diarrhoe
- Tenesmen
- Blähungen
- Flatulenzen nach Milchgenuß

Komplikationen

- Malabsorptionssyndrom

Therapie

- milchproduktfreie Kost

2.3.4 Ulkus duodeni (Zwölffingerdarmgeschwür)

Definition

Umschriebener Substanzdefekt, der über die Dünndarmschleimhaut hinaus auch tiefe Wandschichten betreffen kann; Lokalisation: meist 3 cm nach dem Pylorus im Bulbus duodeni

Ursachen

- siehe Ulkus ventriculi

Symptome

- oft keine
- siehe Symptome des Ulkus ventriculi
- **Nacht-** und **Nüchternschmerz**, Besserung nach Nahrungsaufnahme
- Punktschmerz: mittig zwischen Processus Xiphoideus und rechtem Rippenbogen

Komplikationen

- siehe „Ulkus ventriculi" (aber: selten Karzinombildung)

Therapie

- siehe „Ulkus ventriculi"

2.3.5 Morbus Crohn (Ileitis regionalis, Enteritis regionalis)

Definition

Chronische, nicht infektiös auftretende Darmentzündung, die in rezidivierenden Schüben den gesamten Verdauungskanal (vom Mund bis zum After) befallen kann; häufigste Lokalisation: terminales Ileum und proximaler Colon

Ursachen

- unbekannt
- evtl. Ernährung
- evtl. Autoimmunerkrankung
- evtl. genetisch (HLA-B27 positiv)
- evtl. psychosomatische Erkrankung

Pathomechanismus

Durch den chronischen Entzündungsprozeß, der segmental alle 4 Schichten (transmural) befällt, kommt es zu charakteristischen narbigen und granulomatösen Veränderungen der Schleimhaut. Die Gewebsverdickung verursacht eine schlechte Peristaltik, eine Verengung des Darmlumens und Malabsorptionssymptome

Symptome

- Diarrhoe, $<$ als 10 Stühle/Tag (meist ohne Blut)
- kolikartige Schmerzen im rechten Unterbauch *(DD: Appendizitis)*
- Gewichtsabnahme durch Malabsorption
- leichtes Fieber
- Flatulenz
- Übelkeit, Erbrechen
- druckschmerzhafte Resistenz tastbar

→ röntgenologisch: Pflastersteinrelief

Extraintestinale Symptome

- Uveitis (Entzündung der mittleren Augenhaut)
- Erythema nodosum
- Arthritiden
- Cholangitis, Cholelithiasis

Komplikationen

- Malabsorptionssyndrom mit Gewichtsverlust
- Darmstenose mit Darmverschluß (Ileus)
- Fisteln 40–50% (meist perianal)
- selten: Kolorektales Karzinom

Therapie

- Medikamente (z. B. *Sulfasalazin, Metronidazol*)

- Diät (bei akuten schweren Schüben: ballastfreie Flüssigkeitsnahrung oder parenterale Alimentation)
- Psychotherapie
- bei Komplikationen Operation (durch hohe Rezidivrate müssen 80% der Patienten innerhalb von 10 Jahren operiert werden)

2.3.6 Dünndarmtumore

Bösartige Entartungen von Dünndarmgewebe sind extrem selten

2.3.7 Malassimilationssyndrom

Definition

Gestörte Nährstoffausnutzung infolge verminderter Digestion und/oder Resorption der Nahrungsbestandteile

Ursachen

❶ *Maldigestion* (Störung der Nahrungsaufspaltung)

- Magen: Resektion, Entleerungsstörungen
- Pankreas: Insuffizienz, chronische Pankreatitis, Pankreaskopfkarzinom, Stenose des D. pancreaticus, Pankreasresektion, Mukoviszidose
- Leber/Galle: Leberzirrhose, Stenose des D. choledochus

❷ *Malabsorption* (Störung der Resorption der Nahrungsspaltprodukte)

- allergisch bedingt: Zöliakie, Sprue
- chronische Darmentzündungen: Morbus Crohn, Darm-Tuberkulose
- infektiös bedingt: Thyphus, Cholera, Enteritis infektiosa
- vaskulär bedingt: Darminfarkt, Angina intestinalis
- Darmresektion
- Pfortaderstau
- Medikamente (Zytostatika)

Symptome

- Symptome der Grunderkrankung
- *Leitsymptome:* chronische Diarrhoe, Steatorrhoe, Gewichtsverlust
- Wachstumsstörung bei Kindern
- Nachtblindheit (Vitamin A-Mangel)
- Osteomalazie (Vitamin D-Mangel)
- Muskelschwund (Vitamin E- und Eiweißmangel)
- Anämie (Vitamin B_{12}- und Eisenmangel)
- Ödeme (Eiweißmangel)
- Blutungsneigung (Vitamin K-Mangel)
- sek. Hyperparathyreoidismus (Kalzium-Mangel)
- Schwäche (Kalium-Mangel)

Therapie

- Behandlung der Grunderkrankung
- Enzymsubstitution
- parenterale Substitution der Stoffe, die mangelhaft resorbiert werden
- Regulierung des Wasser- und Elektrolythaushaltes

2.3.8 Obere gastrointestinale Blutungen

Definition

Zu den Blutungsquellen des oberen Gastrointestinaltraktes zählt man den Mund-Rachenraum bis zum Bulbus duodeni. Unter Einwirkung von Salzsäure und Blut entsteht salzsaures *Hämatin;* dieses färbt den Stuhl und Erbrochenes schwarz

▶ **Hämatemesis** → Erbrechen von kaffeesatzfarbenem Blut

▶ **Melaena** → Entleerung eines schwarzen Stuhls („Teerstuhl“) bei Blutungen > 100–200 ml und langsamer Darmpassage (auch Blutungen aus unteren Darmabschnitten können bei träger Darmpassage eine Schwarzfärbung des Stuhls verursachen; Eisen, rote Beete, Spinat, Heidelbeeren und Rotkohl können dem Stuhl ebenfalls eine rötlich-schwarze Färbung geben)

Ursachen

❶ *Ösophagus*

- Ösophaguserosionen
- Mallory-Weiss-Syndrom
- Ösophagusvarizen
- Ösophaguskarzinom

❷ *Magen*

- erosive Gastritis
- Ulcus ventriculi
- Magenkarzinom

❸ *Duodenum*

- Ulcus duodeni

Symptome

- Symptome der Grunderkrankung
- Melaena

- Hämatemesis (kein obligates Symptom)
- Eisenmangelanämie (chronische gastrointestinale Blutungen sind die häufigste Ursache einer Eisenmangelanämie!)
- bei starken Blutungen (v. a. Ösophagusvarizen) hypovolämischer Schock

Therapie

- Behandlung der Grunderkrankung
- Volumenersatz
- gezielte Blutstillung

2.3.9 Reizdarm („Colon irritabile")

Definition

Funktionelle Störung der Darmpassage ohne Befund (immer Ausschlußdiagnose!)

Ursachen

- konstitutionelle und psychische Belastungen

Symptome

- Obstipation evtl. im Wechsel mit Diarrhö *(DD: Kolonkarzinom)*
- krampfartige abdominelle Schmerzen
- Druckgefühl im Unterbauch
- Völlegefühl und Blähungen
- schafkotartiger Stuhl

Therapie

- Streßabbau
- Diät
- krampflösende Medikamente (Spasmolytika)
- Psychotherapie

2.3.10 Divertikulose

Definition

Ausstülpungen der Dickdarmwand durch die Muskularis hindurch; häufigste Lokalisation: meist im Sigmoid und Coecum

Ursache

- Bindegewebsschwäche
- schlackenarme Ernährung

Pathomechanismus

Durch Kombination eines hohen Darminnendrucks bei Obstipation und zunehmender Bindegewebsschwäche im Alter stülpt sich die Dickdarmschleimhaut durch Gefäßmuskellücken

Symptome

- meist keine (90%)
- evtl. Obstipation und Druckentwicklung

Komplikationen

- Divertikulitis
- Divertikelblutung

Therapie

- Stuhlregulierung
- faserreiche Kost, ausreichende Flüssigkeitszufuhr

2.3.11 Divertikulitis

Definition

Bakterielle Entzündung der Divertikelwand

Pathomechanismus

Kotmassen sammeln sich in den Aussackungen, die sich symptomlos zu *Kotsteinen* verhärten, aber auch eine entzündliche Reaktion auslösen können

Symptome

- kolikartige Schmerzen im linken Unterbauch *(„Linksappendizitis")*
- Stuhlunregelmäßigkeiten mit Wechsel zwischen Diarrhoe und Obstipation *(DD: Kolonkarzinom)*
- Fieber
- Blut im Stuhl
- Flatulenz
- Appetitlosigkeit, Übelkeit, Erbrechen, Völlegefühl
- Tenesmen

→ druckschmerzhafte Walze tastbar

Komplikationen

- Perforation
- Fisteln
- mechanischer Ileus
- Blutungen

Therapie

- konservativ: Eisblase, Nahrungskarenz, parenterale Ernährung, Breitbandantibiotikum
- Operation

2.3.12 Hämorrhoiden

Definition

Knotenartige Vergrößerungen des arterio-venösen Schwellkörpers

Ursachen

- familiäre Disposition
- Hyperplasie der Schwellkörper durch sitzende Tätigkeit, chronische Obstipation, Bewegungsmangel, Schwangerschaft
- faserarme Kost
- Leberzirrhose

Symptome

- Darmblutungen (helles aufgelagertes Blut)
- Stechen und Brennen in der Analregion
- Juckreiz *(Pruritus ani)*
- Schmerzen bei der Defäkation

Komplikationen

- chronische Blutungsanämie
- Analprolaps
- Analfissuren
- Analekzem
- anale Ulzeration

Therapie

- Ernährungsumstellung
- lokal entzündungshemmende Salben
- evt. Verödung

2.3.13 Analfissur

Definition

Sehr schmerzhaftes, im Bereich der Analöffnung lokalisiertes Ulkus

Ursachen

- meist traumatische Schädigung (verhärteter Stuhl, Fremdkörper)
- oberflächliche Thrombophlebitis im Analkanal

Symptome

- akute, sehr heftige Schmerzen nach der Defäkation
- Blutung

Therapie

- entzündungshemmende Salben

2.3.14 Colonpolypen

Definition

Gutartige Wucherungen der Dickdarmschleimhaut, die sich in über 50% der Fälle im Rektum befinden

> *Spezieller Lernhinweis*
>
> Als Polyp bezeichnet man jede Protrusion ins Darmlumen.

Ursachen

- unbekannt
- genetisch bedingt

Symptome

- keine, meist Zufallsbefund

Komplikationen

- Blutungen
- Obstruktionen
- karzinomatöse Entartung

Therapie

- Adenomektomie

2.3.15 Appendizitis (Akute Wurmfortsatzentzündung)

Definition

Entzündung des Appendix vermiformis

Ursachen

- familiäre Disposition
- bakterielle Infektion mit E. coli Bakterien, Enterokokken u. a.
- Verlegung des Wurmfortsatzes durch Kotsteine, Würmer, entzündliche Schleimhautschwellung und Abknickung

Symptome

- Appetitlosigkeit
- Übelkeit, Erbrechen
- Fieber
- Bauchschmerzen, Beginn meist *periumbilikal* (um dem Bauchnabel, v. a. bei Kindern) verlagert sich innerhalb von 2–6 Stunden in den rechten Unterbauch
- Dauerschmerz mit Verstärkung beim Gehen
- lokale Abwehrspannung im rechten Unterbauch

Spezieller Lernhinweis:

Bei älteren Patienten können diese typischen Symptome völlig fehlen

Komplikationen

- Abszeß
- Perforation mit Peritonitis
- akutes Abdomen

Untersuchungstechniken

- **Blumberg Zeichen (Loslaßschmerz)**
  Man bildet eine Linie zwischen der linken Spina iliaca anterior superior und dem Nabel und drückt in die Mitte der Linie; rasches Loslassen schmerzt auf der rechten Seite
- **McBurney-Punkt**
  Man bildet eine Gerade zwischen Bauchnabel und rechter Spina iliaca anterior superior, der druckschmerzhafte Punkt liegt in der Mitte
- **Lanz-Punkt**
  Man bildet eine Gerade zwischen den beiden Spinae iliacae anterior superior, der druckschmerzhafte Punkte liegt im rechten Drittel
- **Rovsing-Zeichen**
  Retrogerades Ausstreichen des Colon descendens und Colon transversum gegen die natürliche Peristaltik führt zu einem Schmerz im rechten Unterbauch
- **Psoasschmerz**
  Schmerzen beim Heben des rechten Beines gegen einen Widerstand
- **Douglasschmerz**
  Durch Verschieben des Rektums Richtung Appendix, Schmerzen bei rektaler Palpation
- **Temperaturdifferenz**
  rektale und axilläre Temperatur weist eine Differenz von über 0,6 °C auf

Therapie

- Appendektomie
- in Ausnahmefällen konservative Therapie

2.3.16 Colitis ulcerosa

Definition

Eine meist in Schüben verlaufende chronisch entzündliche, nicht infektiöse Dickdarmerkrankung, die meist im Rektum beginnt und sich kontinuierlich auf höhere Darmabschnitte ausbreitet. Von der Entzündung sind nur die oberflächlichen Schleimhautschichten betroffen. Zwischen intakten Schleimhautinseln zeigen sich leicht blutende Geschwüre

Ursachen

- unbekannt
- evtl. Ernährung
- evtl. Autoimmunerkrankung
- evtl. psychosomatische Erkrankung

Symptome

- blutig schleimige Durchfälle, Stuhlfrequenz > 10 Stühle/Tag
- krampfartige Abdominalschmerzen
- Tenesmen
- im akuten Schub: Fieber mit Schüttelfrost
- Gewichtsverlust

→ röntgenologisch: Verlust der Haustren vom Rektum an aufsteigend („Fahrradschlauch"), Pseudopolypen

Extraintestinale Symptome

- Uveitis
- Erythema nodosum
- Arthritiden
- Cholangitis, Cholelithiasis

Komplikationen

- Toxisches Megakolon mit Gefahr der Perforation
- karzinomatöse Entartung (häufiger als bei M. Crohn)
- durch den hohen Flüssigkeitsverlust: hypovolämischer Schock
- Malabsorptionssyndrom mit Gewichtsverlust
- massive Blutung
- Eisenmangelanämie

Therapie

- Diät, siehe „M. Crohn"
- Resektion des Darmes
- psychische Unterstützung
- Medikamente (z. B. *Sulfasalazin*, *Mesalazin*, Glukokortikoide)

2.3.17 Colonkarzinom

Definition

Entartung von Dickdarmgewebe mit hauptsächlicher Lokalisation im Rektum (60%) und Sigmoid (20%).

Spezieller Lernhinweis:

Bei Diagnose „Hämorrhoiden" immer Colonkarzinom ausschließen!

Ursachen

- genetische Disposition

Prädisponierende Faktoren

- Ernährung: fettreiche, fleischreiche, schlakkenarme Kost
- maligne Entartung von Polypen oder Colitis ulcerosa

Symptome

- oft keine Frühsymptome
- Blutbeimischung zum Stuhl *(DD: Hämorrhoiden)*
- „falscher Freund" (Flatus mit Stuhlabgang)
- plötzliche Änderung der Stuhlgewohnheiten (Wechsel von Diarrhö und Obstipation)
- Bleistiftdünner Stuhl
- Gewichtsverlust
- Leistungsminderung, Müdigkeit
- evtl. Ileuserscheinung

Komplikationen

- hämatogene Metastasierung in die Leber, Lunge und lokale Lymphknoten
- Penetration in die Blase und weibliche Geschlechtsorgane
- Ileus

Therapie

- Operation
- Anus praeter (künstlicher Darmausgang)
- Zytostatika

2.3.18 Untere gastrointestinale Blutungen

Definition

Der untere gastrointestinale Teil erstreckt sich vom Endteil des Duodenum bis zum Rektum. Kommt es hier zu einer Schädigung, führt dies zu *roten Blutbeimengungen* im Stuhl *(Hämatochezie)*; massive Blutungen des oberen Gastrointestinaltraktes können ebenfalls dafür verantwortlich sein.

Ursachen

❶ *Dünndarm (selten)*
- Tumoren
- Mesenterialinfarkt

❷ *Dickdarm*
- Divertikulitis
- Karzinom

❸ *Rektum*
- Karzinom
- Colitis ulcerosa
- Polypen
- Hämorrhoiden
- Fissuren

Symptome

- Blutungsquelle Dickdarm: dunkelrote, geleeartige Blutspuren
- Blutungsquelle Rektum: Streifen hellroten Blutes, dem Stuhl aufgelagert
- Anämie

Therapie

- Behandlung der Grunderkrankung
- bei stärkeren Blutungen Volumenersatz
- Blutstillung

2.3.19 Diarrhoe

Definition

Stuhlentleerung zu häufig (mehr als drei mal am Tag), der Stuhl ist flüssig und mengenmäßig zu viel (mehr als 300 g am Tag)

Ursachen

❶ *Infektionen*
- Salmonellenenteritis
- Shigellenruhr
- Cholera
- Amöbenruhr
- Virusinfektionen u. a.

❷ *toxisch-medikamentös*
- Schwermetalle wie Blei, Arsen und Quecksilber
- Medikamente wie Digitalis, Antibiotika
- Genußmittel, wie Alkohol, Nikotin, Kaffee
- Lebensmittelvergiftung

❸ *entzündlich*
- Colitis ulcerosa
- Morbus Crohn
- Divertikulitis

❹ *allergisch*
- Nahrungsmittelallergie

❺ *Leber-Galle-Pankreaserkrankungen*
- Verschlußikterus
- chronische Pankreatitis
- Pankreaskarzinom

❻ *Maldigestion/Malabsorption*
- Sprue-Zöliakie

- Laktoseintoleranz
- exkretorische Pankreasinsuffizienz

❼ *Karzinom*
- Kolonkarzinom

❽ *Systemerkrankungen*
- Hyperthyreose
- Morbus Addison
- Diabetes
- Urämie

Therapie
- Behandlung der Grunderkrankung
- Flüssigkeits- und Elektrolytsubstitution

2.3.20 Obstipation

Definition

Erschwerte, zu seltene Stuhlentleerung, weniger als 3 Stühle pro Woche

Ursachen

❶ *mechanische Hindernisse*
- Kolonkarzinom
- Divertikulitis
- Ileus
- Polypen

❷ *Störungen der Darmmotorik*
- Hypokaliämie
- Hyperkalzämie
- Hypothyreose
- Gravidität

❸ *nach Nieren- und Gallenkoliken*

❹ *Störungen des Defäkationsrhythmus*
- Bettlägrigkeit
- Reisen
- schmerzhafte Defäkation (Unterdrückung)

❺ *Schlackenarme Kost* und *mangelnde Bewegung!*

❻ *Medikamente z. B. Diuretika, Opiate, Antidepressiva u. a.*

Therapie
- Behandlung der Grunderkrankung
- faserreiche Kost, Flüssigkeitszufuhr
- körperliche Bewegung
- Laxantien (sollen nur für kurze Zeit eingesetzt werden)

2.3.21 Ileus (Darmverschluß)

Definition

Lebensgefährliche Unterbrechung der Dünn- oder Dickdarmpassage infolge eines mechanischen Hindernisses oder einer Darmlähmung

A) Mechanischer Ileus

Definition

Mechanischer Verschluß des Darmlumens

Ursachen

❶ *Obstruktionsileus* (Verlegung des Darms)
- Tumoren
- Polypen
- Entzündungen, die zu Stenosen führen können z. B. M. Crohn, Colitis ulcerosa
- Narben, Verwachsungen
- Kotsteine, Würmer
- Gallensteine
- Verschluckte Fremdkörper

❷ *Strangulationsileus* (Abschnürung eines Darmabschnittes bei gleichzeitiger Durchblutungsstörung der Darmwand)
- Bauchwandhernie (Teile des Darms schieben sich ins Bauchfell)
- Invagination (Einstülpung eines Darmabschnittes in einen anderen)
- Volvulus (Stiel- und Achsendrehung von Darmschlingen, meist bei Säuglingen infolge Darmlageanomalien)

B) Paralytischer Ileus

Definition

Funktionell bedingte Lähmung der Darmperistaltik als Reaktion des vegetativen Nervensystems (Überwiegen des Sympathikotonus)

Ursachen
- *reflektorisch:*
  akute Pankreatitis, Myokardinfarkt, postoperativer Stress, Traumen des Rückenmarks, Gallen-, Nieren- oder Harnleiterkoliken
- *entzündlich:*
  alle Erkrankungen, die zu einer Peritonitis führen
- *metabolisch-toxisch:*
  Medikamente, Sepsis, Koma diabeticum, Urämie, Hypokaliämie
- *vaskulär:*
  Mesenterialarterienverschluß, Rechtsherzinsuffizienz, Pfortaderhochdruck

- *neurogen:*
  Tabes dorsalis, Herpes Zoster, Rückenmarkstraumen

Symptome

- Übelkeit und Erbrechen
- Stuhl- und Windverhalten
- Meteorismus
- Tachykardie
- evtl. Koterbrechen *(Miserere)*

▷ bei mechanischem Ileus: kolikartiger Schmerz
▷ bei paralytischem Ileus: dumpfer Dauerschmerz

Komplikationen

- akutes Abdomen
- hypovolämischer Schock
- der mechanische Ileus kann in einen paralytischen Ileus übergehen

Diagnose

Palpation

- tastbare Darmsteifungen bei mechanischem Ileus
- Abwehrspannung des Abdomens

Auskultation

▷ bei mechanischem Ileus prästenotische Hyperperistaltik mit metallisch klingenden Darmgeräuschen (Presstrahlgeräusch)
▷ bei paralytischem Ileus keine peristaltischen Geräusche („Totenstille" über dem Abdomen), man hört das „Ticken der Totenuhr" (Pulsation der Aorta)

Therapie

- Behandlung der Grunderkrankung
- Nahrungskarenz, Ernährung über Infusion
- Flüssigkeits- und Elektrolytsubstitution

▷ bei mechanischem Ileus rasche Operation
▷ bei paralytischem Ileus Operation bei Mesenterialarterienverschluß oder Peritonitis, ansonsten unter Berücksichtigung der Grunderkrankung konservative Behandlung

2.3.22 Diagnoseverfahren bei Dünndarmerkrankungen

- Röntgen
- Duodenoskopie
- Biopsie
- Blutuntersuchung (Entzündungsparameter, Nachweis von Autoantikörpern, Elektrolytbestimmung)
- Stuhluntersuchung (Hämoccult, Fettbestimmung)
- Nachweis von Helicobacter pylori (Urease-Schnelltest, Atemtest, Histologie, kultureller Nachweis)
- Laktosetoleranztest
- Schillingtest

2.3.23 Diagnoseverfahren bei Dickdarmerkrankungen

- Röntgen
- Coloskopie/Rektoskopie
- Biopsie
- Blutuntersuchung (Entzündungsparameter, Nachweis von Autoantikörpern, Elektrolytbestimmung, Tumormarker)
- Stuhluntersuchung (Hämoccult)

2.4 Erkrankungen des Peritoneums

2.4.1 Bauchfellentzündung (Peritonitis)

Definition

Lebensgefährliche Entzündung des Bauchfells, meist als Folge vorbestehender Krankheiten

Ursachen

❶ *Bakterielle Infektionen*

- Perforation eines keimbesiedelten Organs, z. B. Appendizitis, Divertikulitis
- hämatogene Streuung von Erregern, z. B. Streptokokken (selten)

❷ *Chemisch toxische Entzündungen*

- Nicht infektiöse Substanzen lösen in der Bauchhöhle eine Entzündung aus, z. B. bei Perforation der Gallenblase, Harnblase, Magen
- Freisetzung von Pankreasenzymen

❸ *strahlenbedingt*

Symptome

▷ *lokale Peritonitis*

- örtliche Beschwerden mit starken eingrenzbaren Bauchschmerzen

▷ *generalisierte Peritonitis*

- Symptome der Grunderkrankung
- plötzliche heftige Bauchschmerzen (zunehmend)

- Übelkeit, Erbrechen, Meteorismus
- zunehmende Abwehrspannung, bretttharte Bauchdecke (akutes Abdomen)
- Fieber

Komplikation

- septischer Schock

Therapie

- **Notfall!** sofortige Klinkeinweisung
- Operation
- bei bakterieller Peritonitis: Antibiotika

2.5 Akutes Abdomen

Definition

Alle Schmerzzustände im Bereich des Abdomens, die ein akutes Eingreifen erforderlich machen

Ursachen

Siehe Grafik auf S. 247.

Symptome

- brettharter Bauch mit Abwehrspannung
- heftige Abdominalschmerzen (meist akut einsetzend)
- schlechter Allgemeinzustand
- reflektorische Darmlähmung (paralytischer Ileus)
- Puls ↑, Blutdruck ↓ (Schock)

Therapie

- **Notfall!** sofortige Klinikeinweisung
- Sofortmaßnahmen je nach Grunderkrankung

2.6 Erkrankungen des Pankreas

2.6.1 Akute Pankreatitis

Definition

Entzündung des Pankreas durch Autolyse

Ursachen

- Verschluß der Papilla Vateri durch Gallensteine (50%)
- Alkoholexzesse (30%, durch Ausfälle von Enzymproteinen)
- Essensexzesse (bewirken Spasmen des Sphinkter oddi)
- idiopathisch
- Cholangitis
- Infektionen, z. B. Mumps
- Medikamente, z. B. Glukokortikoide
- penetrierendes Ulcus
- parapapilläre Duodenaldivertikel
- ausgeprägte Hyperlipidiämie
- primärer Hyperparathyreoidismus (Hyperkalzämie hemmt Muskelkontraktion)

Pathomechanismus

Durch ein Abflußhindernis in der gemeinsamen Mündung von Gallengang und Pankreasgang werden die eiweißspaltenden Enzyme autoaktiviert und somit die Selbstandauung *(Autolyse)* des Pankreas in Gang gesetzt

Symptome

- plötzlich heftiger gürtelförmiger Schmerz im Oberbauch, ausstrahlend in den Rücken oder Brustkorb *(DD: Herzinfarkt!!!)*, kann nach allen Seiten ausstrahlen
- elastische Bauchdecke („Gummibauch")
- Übelkeit, Erbrechen, Appetitlosigkeit
- Meteorismus
- Darmparesen (können zum paralytischen Ileus führen)
- Fieber
- Puls ↑, Blutdruck ↓ : Schockzeichen (freiwerdende Kinine steigern Gefäßpermeabilität)
- Aszites
- einseitiger Pleuraerguß
- Ikterus (bei Verlegung des D. choledochus)
- Gesichtsrötung
- Hyperglykämie (durch den Schmerzprozeß wird Adrenalin frei)
- EKG-Veränderungen

Komplikationen

- Kreislaufversagen mit akutem Nierenversagen
- DIC (Disseminierte intravasale Koagulopathie)
- Pankreasabszeß
- Sepsis
- chronische Pankreatitis
- Peritonitis
- Arrosion von Gefäßen mit massiven Magen-Darm-Blutungen

Wichtige Laborparameter

- Serum: CRP ↑, Leukozyten ↑, Lipase ↑, α-Amylase ↑, γ-GT ↑, AP ↑, LAP ↑, Glukose ↑, Kalzium ↓

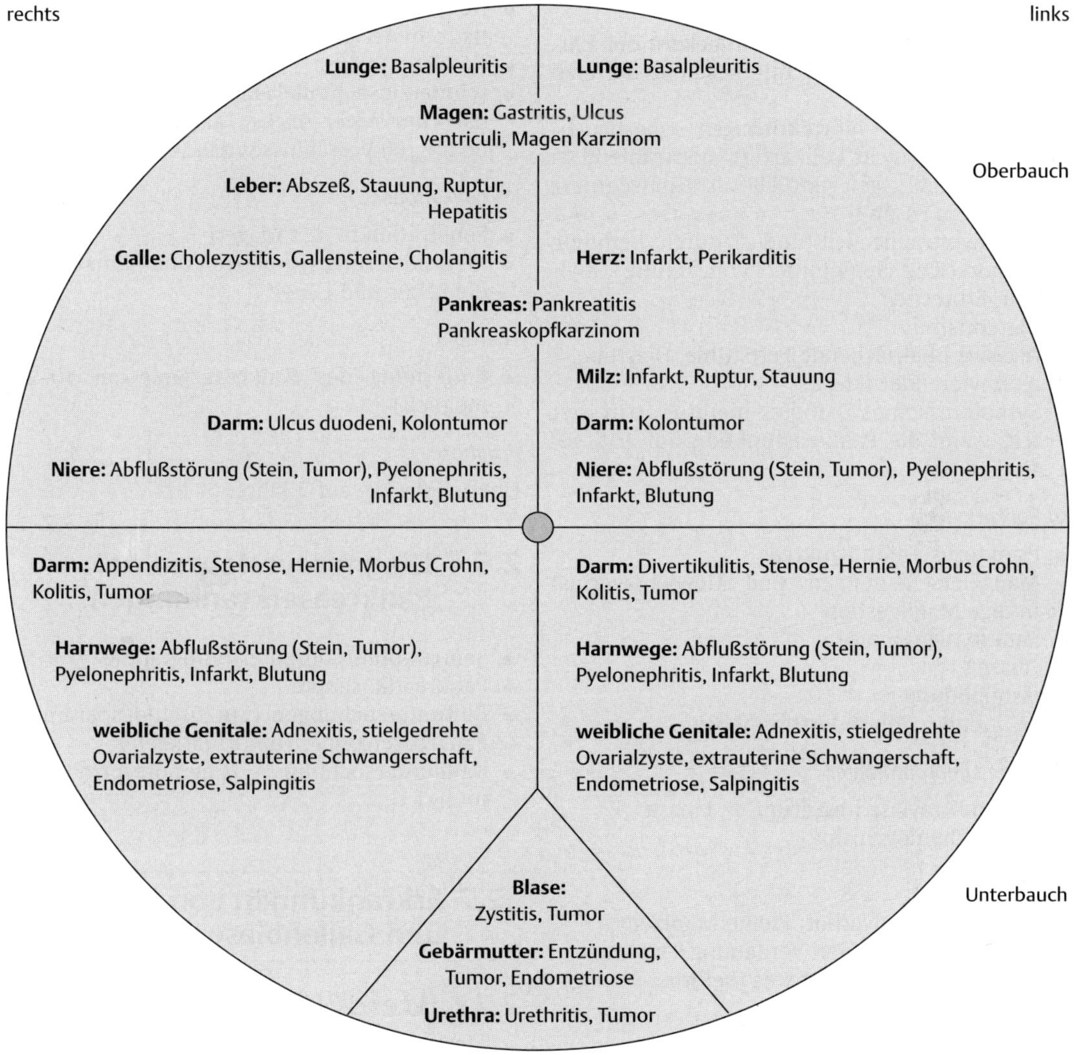

Therapie

- **Notfall!** Schockbehandlung
- Nulldiät und Dauerabsaugung des Magens
- parenterale Volumen- und Elektrolytsubstitution
- Schmerzmittel
- Beseitigung der Ursache

2.6.2 Chronische Pankreatitis

Definition

Chronische Pankreasentzündung mit der Folge von exokrinem und später auch endokrinem Funktionsverlust

Ursachen

- chronischer Alkoholabusus (80%)
- idiopathisch (15%)
- selten: Hyperparathyreoidismus, Hyperlipidämie etc.

Symptome

- jahrelanges periodisches Aufflackern der Entzündung im Wechsel mit beschwerdefreien Perioden
- rezidivierende gürtelförmige Oberbauchschmerzen (nicht kolikartig), ausstrahlend in den Rücken; gelegentlich als Spätschmerz nach dem Essen
- Fettunverträglichkeit und dadurch bedingte dyspeptische Symptome: Völlegefühl, Übelkeit, Erbrechen
- Meteorismus
- massive übelriechende Fettstühle, Diarrhoe
- rezidivierender Ikterus
- Symptome eines Diabetes mellitus (tritt erst auf, wenn die Pankreasfunktion auf 10% gesunken ist)

Komplikationen

- Pseudozysten im Pankreas
- Mangelerscheinungen und Gewichtsverlust infolge Maldigestion
- Pankreaskarzinom
- Abszeß
- Fistelbildung
- Milzvenen-, Pfortaderthrombose

Wichtige Laborparameter

- Serum: Amylase im Serum ↑, Lipase ↑
- Stuhl: Chymotrypsin ↓

Therapie

- striktes Alkoholverbot; kleine Mahlzeiten
- evtl. Substitution von Verdauungsenzymen
- Behandlung eines Diabetes mellitus

2.6.3 Pankreaskopf-Karzinom

Definition

Eine maligne Entartung des Pankreasgewebes im Bereich des Pankreaskopfes (dritthäufigster Tumor des Verdauungstraktes)

Ursachen

- unbekannt
- chronische Pankreatitis
- Zigarettenrauchinhalation (Raucher sind 4× häufiger betroffen), Kaffeekonsum

Symptome

- keine Frühsymptome
- Ikterus (oft das erste Symptom)
- siehe Symptome einer chronischen Pankreatitis (schwierige DD!)
- Gewichtsverlust
- schmerzlose prallelastische Gallenblase tastbar *(Courvoisier-Zeichen)* als Folge eines tumorbedingten Verschlusses des D. choledochus

Komplikationen

- Penetration in den Magen
- Metastasierung lymphogen und hämatogen in die Leber und Lunge

Therapie

- Entfernung des Pankreas (nur bei 10–20% möglich)

Prognose

Überlebensrate auf 5 Jahre: 5–10%

2.6.4 Diagnoseverfahren bei Pankreaserkrankungen

- Sonographie/Computertomographie
- Pankreatikoskopie
- Blutuntersuchungen (Entzündungsparameter, Pankreasenzyme, Tumormarker)
- Stuhluntersuchung (Chymotrypsinbestimmung)

2.7 Erkrankungen von Leber und Gallenblase

2.7.1 Ikterus (Gelbsucht)

Definition

Gelbfärbung von Haut, Schleimhäuten und Skleren durch Bilirubinablagerungen im Gewebe

> *Spezieller Lernhinweis:*
>
> Der Normwert von Bilirubin im Blut beträgt 1 mg/dl; ab 2 mg/dl ist eine Gelbfärbung der Konjunktiven auffällig, ab 8–10 mg/dl ist die gesamte Haut gelb

Der enterohepatische Kreislauf des Bilirubins

- das Hämoglobin der Erythrozyten wird in der Milz abgebaut
- beim Abbau von Hämoglobin entsteht über die Zwischenstufen Biliverdin und Verdobilin das Endprodukt des indirekten Bilirubin (nicht wasserlöslich und nicht nierengängig)

- an Albumin gebunden gelangt das indirekte Bilirubin zur Leber, die es in den Hepatozyten mittels UDP-Glukuronyltransferase zu direktem Bilirubin (wasserlöslich und nierengängig) konjungiert
- das direkte Bilirubin gelangt dann als Bestandteil der Gallenflüssigkeit ins Duodenum. Im Darm erfolgt durch die Darmbakterien (E. coli) ein weiterer Abbau zu Sterkobilin (ca. 80%) und Urobilinogen (ca. 20%)
- Sterkobilin wird mit dem Stuhl ausgeschieden und gibt ihm seine braune Farbe
- Urobilinogen wird über die V. portae rückresorbiert. Die Leber verarbeitet einen Teil des Urobilinogens, der andere Teil wird über die drei Lebervenen in den großen Kreislauf geleitet und über den Urin ausgeschieden, welches ihm die charakteristische gelbe Farbe verleiht.

Einteilung

❶ Prähepatischer Ikterus

Ursachen

- verstärkte Hämolyse (z. B. Malaria, hämolytische Anämien)

Pathomechanismus

Aufgrund der Hämolyse baut die Milz *vermehrt* Hämoglobin zu indirektem Bilirubin um. Da die Leber täglich nur eine bestimmte Menge indirektes Bilirubin zu direktem Bilirubin konjungieren kann, bleibt ein Teil des indirektem Bilirubins im Körperkreislauf „in der Warteschleife“. Die Leber schöpft ihre Kapazität voll aus, so daß die Menge des konjugierten Bilirubins höher ist als unter physiologischen Bedingungen; deshalb ist der Urin und der Stuhl verstärkt gefärbt. Für die Gelbfärbung der Haut ist das indirekte Bilirubin verantwortlich (befindet sich im Blutserum).

Symptome

- der Grunderkrankung

Labor

- Blutserum: indirektes Bilirubin ↑
- Stuhl: dunkler (Sterkobilin ↑)
- Urin: dunkler (Urobilinogen ↑)

❷ Intrahepatischer Ikterus

Ursachen

- Hepatitis (infektiös, chronisch, toxisch, medikamentös bedingt), Stauungsleber
- Neugeborenenikterus (kann physiologisch in den ersten Lebenstagen auftreten; Ursache ist eine verkürzte Lebensdauer der Erythrozyten sowie eine verminderte Aktivität der UDP-Glucoronyltransferase)

Pathomechanismus

Hier kommt es zu einem gekoppelten Verlust:

- ▶ Eine entzündete Leber kann nicht mehr so gut arbeiten wie eine gesunde, deshalb verbleibt ein Teil des indirekten Bilirubins im Blut
- ▶ Infolge der Entzündung verliert die Leber einen Teil des bereits konjugierten, direkten Bilirubins ins Blutsystem (ein kleinerer Teil des direkten Bilirubins gelangt nun über die Galle in den Darm, während der andere Teil des direkten Bilirubin über den Blutweg zur Niere gelangt und dort ausgeschieden wird)

Symptome

- Symptome der Grunderkrankung

Labor

- Blutserum: direktes und indirektes Bilirubin ↑
- Stuhl: heller (da weniger direktes Bilirubin in den Darm gelangt)
- Urin: dunkler (da sowohl direktes Bilirubin als auch ein kleiner Teil Urobilinogen ausgeschieden wird)

❸ posthepatischer Ikterus

Ursachen

- Abflußstörungen des Gallengangsystems durch ein Hindernis: z. B. Pankreaskopf-Karzinom oder Gallensteine

Pathomechanismus

Durch das Abflußhindernis staut sich die Gallenflüssigkeit über den Ductus choledochus in die Leber zurück, so daß konjugiertes, direktes Bilirubin in den Blutkreislauf gelangt

Symptome

- Symptome der Grunderkrankung
- Pruritus (verursacht durch die Gallensäuren)

Labor

- Blutserum: direktes Bilirubin ↑
- Stuhl: acholisch-hell (direktes Bilirubin kann nicht in den Darm abfließen)
- Urin: bierbraun mit Schüttelschaum (Urobilinogen fehlend, aber direktes Bilirubin ist stark erhöht)

2.7.2 Virushepatitis

→ siehe Kapitel **„Infektionskrankheiten"**

2.7.3 Leberzirrhose

Definition

Zerstörung der Läppchen- und Gefäßstruktur der Leber mit entzündlicher Fibrose und daraus resultierender Leberinsuffizienz mit portaler Hypertension

Ursachen

- chronischer Alkoholabusus (ca. 50%)
- Virushepatitis (ca. 40%)
- Gallenabflußstörungen (biliäre Zirrhose)
- Rechtsherzinsuffizienz (Zirrhose cardiaque)
- Stoffwechselkrankheiten (M. Wilson, Hämochromatose, Fettleber)

Symptome

1. Allgemeinsymptome
   - Abgeschlagenheit, Leistungsminderung
   - Druck- und Völlegefühl im Oberbauch
   - Gewichtsabnahme
2. Verlust der Synthesefunktion
   - Ödeme, Aszites (Eiweißmangel mit der Folge eines niedrigen onkotischen Drucks)
   - Gerinnungsstörungen (Synthesestörung der Gerinnungsfaktoren)
3. Verlust der Umbaufunktion
   - Osteomalazie (kein aktives Vitamin D vorhanden, Calcium wird aus dem Knochen freigesetzt)
   - Ikterus (indirektes Bilirubin wird nicht konjugiert)
4. Verlust der Abbaufunktion von Hormonen
   - Mann: Gynäkomastie, Bauchglatze, Hodenathrophie (kein Abbau von Östrogen)
   - Frau: Amenorrhoe
5. Symptome aufgrund der portalen Hypertension
   - Ösophagusvarizen
   - Hämorrhoiden
   - Caput medusae
   - Aszites
   - Splenomegalie
6. Leberhautzeichen
   - Ikterus
   - Geldscheinhaut
   - Teleangiektasien
   - Lacklippe, Lackzunge
   - Gefäßspinnen (Spider naevi) am Handrükken, Gesicht, Oberarme und Nacken
   - Palmar- und Plantarerythem
   - Weißnägel
   - Weißfleckung nach Abkühlung

Komplikationen

- Ösophagusvarizenblutungen
- Leberinsuffizienz mit Leberausfallkoma (hepatische Encephalopathie)
- Leberkarzinom

Diagnose

Palpation

- Hepatomegalie mit höckriger Oberfläche, später geschrumpft
- Splenomegalie

Wichtige Laborparameter

→ durch die verminderte Syntheseleistung der Leber

- Gerinnungsfaktoren ↓
- Albumin ↓
- Cholinesterase ↓

→ bei entzündlichen Schüben

- GOT ↑, GPT ↑, GLDH ↑, γ-GT ↑
- Bilirubin ↑

→ bei hepatischer Encephalopathie

- Ammoniak ↑

Therapie

- Alkoholverbot, Weglassen leberschädigender Medikamente; Vitamine
- Behandlung der Grunderkrankung
- Behandlung der Komplikationen
- Lebertransplantation

2.7.4 Ösophagusvarizenblutung

Definition

Akute Blutung der Ösophagusvarizen

Symptome

- retrosternaler Schmerz
- Stunden vorher Mißempfindungen
- Erbrechen von großen Blutmengen im Schwall

Therapie

Notfall!

- kalter Eisbeutel auf die Brust
- sitzend lagern bis zum Eintreffen des Notarztes

Prognose

→ hohe Letalität

2.7.5 Hepatische Encephalopathie und Leberausfallkoma

Definition

Funktionsstörung des zentralen Nervensystems infolge eines schweren Leberparenchymschadens (mangelnde Entgiftung von Ammoniak, Mercaptan, Phenole, Fettsäuren, γ-Aminobuttersäure)

Ursachen

- Leberzirrhose unterschiedlicher Ursache

Symptome

- beginnende Schläfrigkeit
- Verwirrtheit, verwaschene Sprache
- *flapping Tremor* (grobschlägiges Händezittern)
- *Foetor hepaticus*
- Somnolenz bis Koma

Therapie

- Behandlung der Grunderkrankung
- Reduktion der gehirntoxischen Substanzen
- Reinigung des Darms und Unterdrückung der ammoniakbildenden Darmflora
- Lebertransplantation

2.7.6 Fettleber

Definition

Reversible diffuse Ablagerung von Fettropfen (Triglyzeriden) in mindestens 50% aller Hepatozyten (sind weniger Zellen betroffen, spricht man von *Leberzellverfettung*)

Ursachen

- Alkoholabusus
- Adipositas (Überernährung von Fett)
- Stoffwechselstörungen (z. B. Diabetes mellitus, Hyperlipoproteinämie)
- Medikamente (z. B. *Cortison*)
- toxische Substanzen (z. B. Pilzgifte, Tetrachlorkohlenstoffe)

Symptome

- asymptomatisch
- evtl. unauffällige Symptome: Müdigkeit, Abgeschlagenheit, Druckgefühl, Appetitlosigkeit

Komplikationen

- Alkoholhepatitis
- Leberzirrhose

Therapie

- Behandlung der Grunderkrankung
- Alkoholabstinenz

2.7.7 Gallensteine (Cholelithiasis)

Definition

Kristallisierung von Gallenbestandteilen in einer übersättigten Galle

Einteilung

- *Cholesterinsteine* und gemischte Steine (die mind. 70% Cholesterin enthalten): ca. 80%
- *Bilirubinsteine:* ca. 20%
- *Kalksteine* (selten)

Risikofaktoren für die Entstehung von Cholesterinsteinen

- genetisch bedingt („Gallensteinfamilien“)
- cholesterinreiche Ernährung
- Adipositas
- Diabetes mellitus
- Alter (Zunahme von Gallensteinen im höheren Alter)
- Geschlecht (w : m = 3 : 1)

Spezieller Lernhinweis:

Bei Personen mit folgenden Eigenschaften sind Gallensteine besonders häufig **5 × F-Regel:** **f**emale (Frauen), **f**air (hellhäutig, blond), **f**at (übergewichtig), **f**ourty (Alter über 40 Jahre), **f**ertile (fruchtbar)

Symptome

- häufig Beschwerdefreiheit (70–80%)
- Druck- und Völlegefühl im rechten Oberbauch
- Meteorismus
- Unverträglichkeit von fetten, gebratenen, blähenden Speisen, Kaffee, kalten Getränken u. a.

Symptome infolge Steinwanderung

- kolikartige Schmerzen (Dauer: 15 min.–5 Stunden)
- krampfartige Schmerzen im rechten und mittleren Oberbauch
- Ausstrahlung der Schmerzen in den Rücken und in die rechte Schulter
- Brechreiz, Aufstoßen
- kurzzeitiger Ikterus

Diagnose

- Tastbefund: positives *Murphy-Zeichen* (plötzlich schmerzbedingtes Stoppen der Inspiration, nachdem der Untersucher in Exspiration die palpierende Hand auf die Gallenblase gedrückt hat)

Komplikation

- akute Cholezystitis
- Steinperforation
- weitere Steinwanderung

Therapie

- bei stummen Steinen keine Behandlung nötig
- Spasmolytika
- Cholezystektomie oder Litholyse/Lithotripsie

2.7.8 Akute Cholezystitis/ Cholangitis

Definition

Bakterielle Infektion der Gallenblase- und -wege, am häufigsten durch E. coli verursacht

Ursachen

- Verlegung der Gallengänge durch Gallensteine (90%)

Symptome

Charcot-Trias bei Cholangitis:

1. Schmerzen im rechten Oberbauch
2. Ikterus
3. Fieber

Komplikationen

- Sepsis
- Gallenblasenempyem
- Perforation

Labor

- Serum: γ-GT ↑, LAP ↑, AP ↑, Bilirubin ↑
- Urin: Bilirubin ↑

Therapie

- Spasmolytika
- Antibiotika
- Nahrungskarenz

2.7.9 Diagnoseverfahren bei Leber- und Gallenblasenerkrankungen

- Blutuntersuchungen (Bestimmung der Transaminasen GPT und GOT, GLDH, γ-GT, AP, LAP, Bilirubin); → Hinweis auf Leberleistung (CHE, Quick-Test, Albumine)
- Laparoskopie
- endoskopische Messung des Ösophagusvarizendruckes
- Oberbauchsonographie (schnellste Nachweismethode von Gallensteinen)
- Röntgen
- Endoskopie mit Biopsie
- CT, NMR

2.8 Aszites (Bauchwassersucht)

Definition

Ansammlung von Flüssigkeit in der freien Bauchhöhle; zu 80% durch Leberzirrhose verursacht

Ursachen

- nicht entzündlicher Aszites *(Transsudat)* bei portaler Hypertension, Leberzirrhose, Herzinsuffizienz, Erniedrigung des kolloidosmotischen Drucks
- entzündlicher Aszites (Exsudat) bei Tbc, Bakterien, Pankreatitis, Tumoren des Magen-Darm-Traktes
- hämorrhagischer Aszites, z. B. bei Karzinomen, Tbc, Traumen, Pfortaderthrombose

Symptome

- Symptome der Grunderkrankung
- meist zusätzlich starker Meteorismus („erst der Wind, dann der Regen“)
- verstrichener Bauchnabel
- zunehmender Bauchumfang

→ Aszites + Hepatosplenomegalie: Hinweis auf Leberzirrhose oder Pfortaderthrombose
→ Aszites + Pleuraerguß: Hinweis auf Leberzirrhose oder kardiale Stauungen
→ Aszites + periphere Ödeme: Hinweis auf kardiale Stauungen oder Eiweißverlust

Diagnose

- *Flüssigkeitswellenpalpation:*
  der Patient liegt auf dem Rücken, beide Hände werden je rechts und links den Flanken aufgelegt. Mit einer Hand gibt man einen Stoß in die Flanke, wobei die entstehende Fluktuationswelle von der anderen Hand auf der gegenüberliegenden Seite gespürt werden kann.
- *Flüssigkeitsdämpfung:*
  der Patient befindet sich in Knie-Ellenbogen-Lage, so daß sich die Flüssigkeit am tiefsten

Punkt des Bauches sammelt. Setzt man dort das Stethoskop auf und klopft mit den Fingern seitlich gegen die Bauchwand, werden die Klopfgeräusche am Rande der Aszitesansammlung lauter.
- *Bauchpunktion*

Komplikationen

- spontane bakterielle Peritonitis
- Hypertensive Gastropathie
- Hepatorenales Syndrom

Therapie

- Behandlung der Grunderkrankung
- Natrium- und Flüssigkeitsbegrenzung
- Elektrolytkontrolle (Na, K)
- Medikamente (Diuretika)
- Aszitespunktion

Spezielles Prüfungs- und Praxiswissen

I. Gesetzeskunde

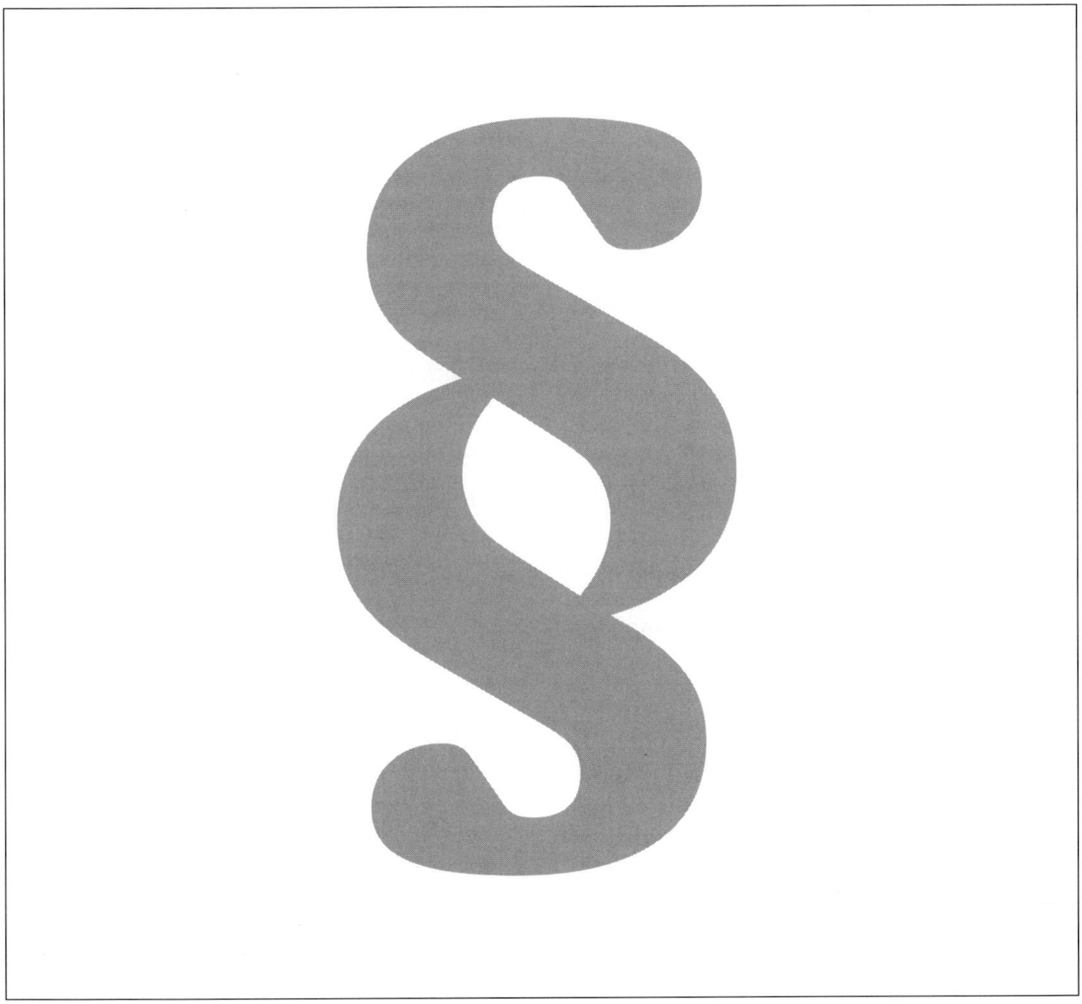

Mit der Ausübung seines Berufes hat der Heilpraktiker sich entsprechend den gesetzlichen Bestimmungen zu verhalten. Wie auch bei jedem anderen Berufsstand sollten genaue Kenntnisse über Verhaltensweisen und Verbote erlangt weden.

Hinweis
Nicht mit aufgeführt sind Paragraphen, die das Berufsbild des Heilpraktikers nicht berühren; nur die für ihn relevanten Gesetze und Paragraphen sind im Originaltext mit Erläuterungen aufgezeigt.

1 Gesetz über die berufsmäßige Heilkunde ohne Bestallung

(Heilpraktikergesetz) vom 17. 2. 1939

▶ § 1

(1) Wer die Heilkunde, ohne als Arzt bestallt zu sein, ausüben will, bedarf dazu der Erlaubnis.

Erläuterungen

Die Erlaubnis wird nach einer Überprüfung durch das Gesundheitsamt erteilt.

(2) Ausübung der Heilkunde im Sinne dieses Gesetzes ist jede berufs- oder gewerbsmäßig vorgenommene Tätigkeit zur Feststellung, Heilung oder Linderung von Krankheiten, Leiden oder Körperschäden bei Menschen, auch wenn sie im Dienste von anderen ausgeübt wird.

Erläuterungen

- Man spricht von einer *berufsmäßigen* Tätigkeit, wenn die Heilkunde regelmäßig (z. B. unentgeltlich im Freundeskreis) betrieben wird. Damit ist auch eine einmalige Ausübung mit Wiederholungsabsicht gemeint.
- *Gewerbsmäßig* wird die Heilkunde dann, wenn sie gegen Bezahlung ausgeübt wird.
- Dieser Paragraph verbietet auch *Praktikantentätigkeiten*, sofern man noch keine Erlaubnis zur Ausübung der Heilkunde erworben hat (… „auch wenn sie im Dienste von anderen ausgeübt wird").

Wer bisher d. HK ausgeübt hat +

(3) Wer die Heilkunde ausüben will, erhält die Erlaubnis nach Maßgabe der Durchführungsbestimmungen, er führt die Berufsbezeichnung „Heilpraktiker".

Erläuterungen

Neben der Berufsbezeichnung dürfen noch *3 Zusatzbezeichnungen* genannt werden, die jedoch keinen irreführenden arztähnlichen Klangcharakter haben dürfen (z. B. nicht Homöopath; stattdessen: Homöopathie)

▶ § 2

(1) Wer die Heilkunde, ohne als Arzt bestallt zu sein, bisher berufsmäßig nicht ausgeübt hat, kann eine Erlaubnis nach § 1 in Zukunft erhalten.

▶ § 3

Die Erlaubnis nach § 1 berechtigt nicht zur Ausübung der Heilkunde im Umherziehen.

Erläuterungen

- Der Heilpraktiker muß über eine *angemeldete Praxis* verfügen, über die er mit Patienten Termine vereinbart.
- Jede heilkundliche Tätigkeit, die er *außerhalb* seiner Praxisräume durchführt, fällt unter das Gesetz „Heilkunde im Umherziehen";
- Ausgenommen sind selbstverständlich *Hausbesuche*.
- Erkrankt z. B. ein Gast, der sich im selben Hotel aufhält wie der Heilpraktiker, so darf er ihn nicht behandeln.

▶ § 5

Wer, ohne zur Ausübung des ärztlichen Berufs berechtigt zu sein und ohne eine Erlaubnis nach § 1 zu besitzen, die Heilkunde ausübt, wird mit Freiheitsstrafe bis zu einem Jahr oder mit Geldstrafe bestraft.

▶ § 5a

(1) Ordnungswidrig handelt, wer als Inhaber einer Erlaubnis nach § 1 die Heilkunde im Umherziehen ausübt.

(2) Die Ordnungswidrigkeit kann mit einer Geldbuße von DM 5000,– geahndet werden.

▶ § 6

Die Ausübung der Zahnheilkunde fällt nicht unter die Bestimmungen dieses Gesetzes.

Erläuterungen

siehe „Gesetz über die Ausübung der Zahnheilkunde"

▶ § 7

Der Reichsminister des Inneren erläßt die zur Durchführung dieses Gesetzes erforderlichen Rechts- und Verwaltungsvorschriften.

2 Erste Durchführungsverordnung (DVO) zum Gesetz über die berufsmäßige Ausübung der Heilkunde ohne Bestallung vom 18. 2. 39

▶ **§ 2**

Die Erlaubnis wird nicht erteilt

a) wenn der Antragsteller das 25. Lebensjahr noch nicht vollendet hat,

d) wenn er nicht mindestens eine abgeschlossene Volksschulausbildung nachweisen kann,

f) wenn sich aus Tatsachen ergibt, daß ihm die sittliche Zuverlässigkeit fehlt, insbesondere, wenn schwere strafrechtliche oder sittliche Verfehlungen vorliegen,

g) wenn ihm infolge eines körperlichen Leidens oder wegen Schwäche seiner geistigen oder körperlichen Kräfte oder wegen einer Sucht die für die Berufsausübung erforderliche Eignung fehlt,

i) wenn sich aus einer Überprüfung der Kenntnisse und Fähigkeiten des Antragstellers durch das Gesundheitsamt ergibt, daß die Ausübung der Heilkunde durch den Betreffenden eine Gefahr für die Volksgesundheit bedeuten würde (eingefügt durch die 2. DVO vom 3. 7. 41).

Erläuterungen

Um zur Überprüfung zugelassen zu werden, muß man folgende Nachweise erbringen:

- polizeiliches Führungszeugnis (nicht älter als 3 Monate)
- tabellarischer Lebenslauf mit Lichtbild
- ärztliches Attest
- beglaubigte Kopie des letzten Schulzeugnisses
- evtl. Meldebescheinigung

Auf welche Weise ein Antragsteller sein Fachwissen erworben hat, ist nicht entscheidend.

▷ Einige Heilpraktikerschulen behaupten, daß man nur zugelassen wird, wenn man eine hausinterne Prüfung abgelegt hat. Das stimmt nicht!

▶ **§ 3**

(1) Über den Antrag entscheidet die untere Verwaltungsbehörde im Benehmen mit dem Gesundheitsamt.

(2) Der Bescheid ist dem Antragsteller zuzustellen, das Gesundheitsamt erhält eine Abschrift des Bescheides. Der ablehnende Bescheid ist mit Gründen zu versehen.

(3) Gegen den Bescheid kann der Antragsteller binnen eines Monats Widerspruch einlegen. Über diesen entscheidet die höhere Verwaltungsbehörde nach Anhörung eines Gutachterausschusses (§ 4).

Erläuterungen

- Hat man die Prüfung bestanden, erhält man eine Urkunde.
- Ein *ablehnender Bescheid* ist mit Gründen zu versehen.
- Gegen den Bescheid kann man binnen 4 Wochen Einspruch erheben.

▶ **§ 4**

(1) Der Gutachterausschuß besteht aus einem Vorsitzenden, der weder Arzt noch Heilpraktiker sein darf, aus 2 Ärzten sowie aus zwei Heilpraktikern. Die Landesregierungen werden ermächtigt, durch Rechtsverordnungen die zuständige Behörde abweichend von Satz 1 zu bestimmen. Sie können diese Ermächtigung auf das Oberste Landesgericht übertragen.

(2) Für mehrere Bezirke höherer Verwaltungsbehörden kann ein gemeinsamer Gutachterausschuß gebildet werden.

▶ **§ 7**

(1) Die Erlaubnis ist durch die höhere Verwaltungsbehörde zurückzunehmen, wenn nachträglich Tatsachen eintreten oder bekannt werden, die eine Versagung der Erlaubnis nach § 2 Abs. 1 rechtfertigen würden…

▶ **§ 11**

(1) Höhere Verwaltungsbehörde im Sinne dieser Verordnung ist der Regierungspräsident, in Berlin der Polizeipräsident und im übrigen die Oberste Landesbehörde.

(2) Untere Verwaltungsbehörde im Sinne dieser Verordnung ist in Gemeinden mit staatlicher Polizeiverwaltung die staatliche Polizeibehörde, im übrigen in Stadtkreisen der Oberbürgermeister, in Landkreisen der Landrat.

3 Bundesseuchengesetz

(Gesetz zur Verhütung und Bekämpfung übertragbarer Krankheiten beim Menschen)
(Fassung vom 18. 12. 79, zuletzt geändert am 1. 7. 1994

► **§1**
Begriffsbestimmung
Übertragbare Krankheiten im Sinne dieses Gesetzes sind durch Krankheitserreger verursachte Krankheiten, die unmittelbar oder mittelbar auf den Menschen übertragen werden können.

Erläuterungen

Damit ist der Infektionsmodus gemeint!

- Von einer *mittelbaren Übertragung* spricht man, wenn es sich z. B. um Zoonosen handelt (die Übertragung erfolgt über einen Zwischenträger).
- Von einem *unmittelbaren Übertragungsmodus* spricht man bei einer Erregerübertragung von Mensch zu Mensch.

► **§2**
Im Sinne dieses Gesetzes ist

1. krank eine Person, die an einer übertragbaren Krankheit erkrankt ist,
2. krankheitsverdächtig eine Person, bei der Erscheinungen bestehen, welche das Vorliegen einer bestimmten übertragbaren Krankheit vermuten lassen,
3. ansteckungsverdächtig eine Person, von der anzunehmen ist, daß sie Erreger einer übertragbaren Krankheit (Krankheitserreger) aufgenommen hat, ohne krank, krankheitsverdächtig oder Ausscheider zu sein,
4. Ausscheider eine Person, die Krankheitserreger ausscheidet, ohne krank oder krankheitsverdächtig zu sein,
5. ausscheidungsverdächtig eine Person, von der anzunehmen ist, daß sie Krankheitserreger ausscheidet, ohne krank oder krankheitsverdächtig zu sein.

Erläuterungen

▷ **zu § 2 Punkt 1.:**
Damit ist eine Person gemeint, die spezifische Symptome einer Krankheit hat und deren Erreger nachgewiesen wurde (z. B. Diphtheriebeläge auf den Tonsillen; ob es sich tatsächlich um Diphtherie handelt, beweist der Nachweis des Erregers)

▷ **zu § 2 Punkt 2.:**
Damit ist eine Person gemeint, die die spezifischen Symptome einer Krankheit aufweist, der Erreger aber noch nicht nachgewiesen wurde

▷ **zu § 2 Punkt 3.:**
Damit ist eine Person gemeint, die sich möglicherweise gerade in der Inkubationszeit befindet, bei der sich jedoch weder Symptome noch Erreger manifestiert haben; (z. B. weisen 9 von 10 Kindern im Kindergarten typische Anzeichen von Scharlach auf; das Kind, welches noch keine Symptome aufweist, befindet sich möglicherweise in der Inkubationszeit und ist somit ansteckungsverdächtig.)

▷ **zu § 2 Punkt 4.:**
Damit ist eine Person gemeint, die keine Krankheitssymptome aufweist, jedoch erwiesenermaßen Erreger mit dem Stuhl ausscheidet

▷ **zu § 2 Punkt 5.:**
Damit ist eine Person gemeint, die keine Krankheitssymptome aufweist, jedoch der Verdacht besteht, daß sie Erreger ausscheidet; (z. B. erkranken plötzlich alle Personen, die mit der bestimmten Person die gleiche Toilette benutzen, an Enteritis infectiosa)

► **§3**
Meldepflicht
(1) Zu melden ist der Krankheitsverdacht, die Erkrankung, sowie der Tod an

1. Botulismus,
2. Cholera,
3. Enteritis infectiosa (Salmonellose und übrige Formen einschließlich mikrobiell bedingter Lebensmittelvergiftungen),
4. Fleckfieber,
5. Lepra,
6. Milzbrand,
7. Ornithose,
8. Parathyphus A, B, C
9. Pest,
10. Pocken,
11. Poliomyelitis,
12. Rückfallfieber,
13. Shigellenruhr,
14. Tollwut,

15. Tularämie,
16. Typhus abdominalis,
17. virusbedingtes hämorrhagisches Fieber.

(2) Zu melden ist die Erkrankung sowie der Tod an
1. angeborener
   a) Zytomegalie,
   b) Listeriose,
   c) Lues
   d) Toxoplasmose
   e) Rötelnembryopathie,
2. Brucellose,
3. Diphtherie,
4. Gelbfieber,
5. Leptospirose
   a) Weilsche Krankheit,
   b) übrige Formen,
6. Malaria,
7. Meningitis/Encephalitis,
   a) Meningokokken-Meningitis,
   b) andere bakterielle Meningitiden
   c) Virus-Meningoencephalitis,
   d) übrige Formen,
8. Q-Fieber,
9. Rotz,
10. Trachom,
11. Trichinose,
12. Tuberkulose (aktive Form)
    a) der Atmungsorgane,
    b) der übrigen Organe,
13. Virushepatitis,
    a) Hepatitis A,
    b) Hepatitis B,
    c) nicht bestimmbare und übrige Formen,
14. anaerobe Wundinfektion,
    a) Gasbrand,
    b) Tetanus,
15. Creutzfeld-Jacob.

(3) Zu melden ist der Tod von
1. Influenza,
2. Keuchhusten,
3. Masern,
4. Puerperalsepsis,
5. Scharlach.

(4) Zu melden ist jeder Ausscheider von
1. Choleravibronen,
2. Salmonellen,
   a) S. typhi,
   b) S. paratyphi A, B, C,
   c) übrige,
3. Shigellen.

(5) Zu melden ist die Verletzung eines Menschen durch ein tollwutkrankes oder -verdächtiges Tier, sowie die Berührung eines solchen Tieres oder Tierkörpers.

▶ §4

(1) Zur Meldung sind verpflichtet

1. der behandelnde oder sonst hinzugezogene Arzt,
2. jede sonstige mit der Behandlung oder der Pflege des Betroffenen berufsmäßig beschäftigten Person,
3. die hinzugezogene Hebamme,
4. auf Seeschiffen der Kapitän,
5. die Leiter von Pflegeanstalten, Justizvollzugsanstalten, Heimen, Lagern, Sammelunterkünften und ähnliche Einrichtungen.

(3) Die Meldepflicht besteht für die in Abs. 1 bezeichneten Personen nur, wenn eine in der Reihenfolge des Abs. 1 vorher genannte Person nicht vorhanden oder an der Meldung verhindert ist.

Erläuterungen

- Steht ein *Arzt* zur Verfügung, dann muß er an das Gesundheitsamt melden;
- ist er verhindert, muß der *Heilpraktiker* (oder jede sonstige mit der Behandlung beschäftigte Person) die Meldung vornehmen.

▶ §5

Die Meldung ist dem für den Aufenthalt des Betroffenen zuständigen Gesundheitsamtes unverzüglich, spätestens innerhalb 24 Stunden nach erlangter Kenntnis zu erstatten...

Erläuterungen

Beispielsweise sucht ein Ostfriese eine Praxis in Düsseldorf auf; bei ihm besteht der Verdacht auf eine meldepflichtige Erkrankung. Die Meldung erfolgt an das Gesundheitsamt in Düsseldorf.

▶ §6

(1) Ausscheider nach §3 Abs. 4 haben jeden Wechsel der Wohnung und jeden Wechsel der Arbeitsstätte unverzüglich dem bisher zuständigen Gesundheitsamt anzuzeigen.
(2) Die in Absatz 1 genannten Ausscheider sind verpflichtet, bei jeder Aufnahme in ein Krankenhaus oder ein Entbindungsheim oder bei der Inanspruchnahme einer Hebamme dem behandelnden Arzt oder der Hebamme mitzuteilen, daß sie Ausscheider sind.
(3) ...

▶ § 7

Aufhebung, Einschränkung und Ausdehnung der Meldepflicht auf andere Krankheiten durch Rechtsverordnung

(1) Der Bundesminister für Jugend, Familie und Gesundheit wird ermächtigt, durch Rechtsverordnung mit Zustimmung des Bundesrates die Meldepflicht für die in § 3 genannten Krankheiten aufzuheben, einzuschränken oder zu erweitern oder die Meldepflicht auf andere übertragbare Krankheiten auszudehnen, soweit die epidemische Lage dies zuläßt oder erfordert.

(2) In dringenden Fällen kann die Rechtsverordnung ohne Zustimmung des Bundesrates erlassen werden, jedoch ist ihre Geltungsdauer auf längstens drei Monate zu befristen.

(3) Solange der Bundesminister für Jugend, Familie und Gesundheit von der Ermächtigung nach Absatz 1 keinen Gebrauch macht, sind die Landesregierungen zum Erlaß einer Rechtsverordnung nach Absatz 1 ermächtigt, sofern die Meldepflicht nach § 3 hierdurch nicht eingeschränkt oder aufgehoben wird. ...

▶ § 8

Meldepflicht in besonderen Fällen

Wenn durch Krankheitserreger verursachte Erkrankungen in Krankenhäusern, Entbindungsheimen, Säuglingsheimen, Säuglingsstätten und anderen Anstalten für Säuglinge nicht nur vereinzelt auftreten (Ausbruch), so sind diese Erkrankungen unverzüglich als Ausbruch zu melden, es sei denn, daß die Erkrankten schon vor der Aufnahme an diesen Krankheiten erkrankt oder dessen verdächtig waren. § 4 Abs. 2 ist entsprechend anzuwenden.

Erläuterungen

Wird z. B. ein Patient mit Blinddarmentzündung in ein Krankenhaus eingewiesen und steckt andere Patienten mit einer Infektionskrankheit an (z. B. Läuse), so trifft hier die Meldepflicht in besonderen Fällen zu!

▶ § 17

Personen, die an Cholera, Enteritis infectiosa, Paratyphus, Shigellenruhr, Typhus, Virushepatitis und virusbedingtem hämorrhagischem Fieber erkrankt oder krankheitsverdächtig sind, an offener Tbc der Atmungsorgane, Scharlach oder infektiöser Hauterkrankung (z. B. Erysipel, Phlegmone) oder Ausscheider von Choleravibrionen, Salmonellen oder Shigellen sind, dürfen nicht in lebensmittelverarbeitenden Betrieben tätig sein.

Erläuterungen

Aus diesem Grunde ist ein Gesundheitszeugnis erforderlich, sobald man beruflich mit Lebensmitteln zu tun hat (Produktion, Verkauf oder Zubereitung).

▶ § 30

(1) Die Behandlung von Personen, die an einer der in den §§ 3, 8 oder 45 genannten übertragbaren Krankheiten erkrankt oder dessen verdächtig sind, und die Behandlung von Ausscheidern, ist im Rahmen der berufsmäßigen Ausübung der Heilkunde nur Ärzten, im Rahmen der berufsmäßigen Ausübung der Zahnheilkunde auch Zahnärzten gestattet. Satz 1 gilt entsprechend bei übertragbaren Krankheiten, die durch eine Rechtsverordnung aufgrund des § 7 in die Meldepflicht einbezogen sind.

(2) Stellt ein Heilpraktiker eine Erkrankung oder den Verdacht einer Erkrankung an einer übertragbaren Krankheit im Sinne des Absatzes 1 fest und wird daraufhin die Behandlung einem Arzt übertragen, so kann der Heilpraktiker bis zur Übernahme der Behandlung durch den Arzt Maßnahmen zur Linderung einleiten.

Erläuterungen

▷ Abs. 1 regelt **das Behandlungsverbot** des Heilpraktikers. Daher darf er folgende Krankheiten nicht behandeln

1. die meldepflichtigen Erkrankungen des § 3
2. die Erkrankungen, die im Sinne des § 8 auftreten (Ausbruch in besonderen Fällen)
3. die nicht meldepflichtigen Erkrankungen des § 45: Röteln, Mumps, Windpocken, Läuse, Krätze, Borkenflechte
4. die übertragbaren Erkrankungen, die gemäß § 7 hinzugefügt werden könnten

▷ Abs. 2 besagt, daß *Maßnahmen zur Linderung* bis zum Eintreffen des Arztes erlaubt sind (z. B. Wadenwickel bei hohem Fieber oder Flüssigkeitszufuhr bei drohender Exsikkose).

▶ § 37

(1) Die zuständige Behörde hat Personen, die an Cholera, Pest, Pocken oder an virusbedingtem hämorrhagischen Fieber erkrankt sind, unverzüglich in einem Krankenhaus oder eine für diese Krankheit geeigneten Absonderungseinrichtung abzusondern. Sonstige Kranke sowie Krankheitsverdächtige, Ansteckungsverdächtige und Ausscheider können in einem Krankenhaus oder in sonst geeigneter Weise abgesondert werden.

Ausscheider jedoch nur, wenn sie andere Schutzmaßnahmen nicht befolgen, befolgen könnten oder befolgen würden und dadurch ihre Umgebung gefährden.
(2) Kommt der Betroffene der seine Absonderung betreffende Anordnung nicht nach, ... so ist er zwangsweise durch Unterbringung in einem abgeschlossenen Krankenhaus ... abzusondern.

Erläuterungen

- Wenn bei einem Patienten der geringste Verdacht auf eine der o. g. Erkrankungen besteht, muß *sofort* das Gesundheitsamt benachrichtigt werden.
- Die Praxis muß vom Behandler verschlossen werden; alle Personen, die sich in der Praxis aufhalten, dürfen diese nicht verlassen.
- Mit einem Quarantänewagen des Gesundheitsamtes werden alle sich in der Praxis befindlichen Personen abgeholt.
- Die Praxis wird dann von einem staatlich anerkannten Desinfektor desinfiziert.

▶ § 45

(1) Lehrer, zur Vorbereitung auf den Beruf des Lehrers in Schulen tätige Personen, Schüler, Schulbedienstete und in Schulgebäuden wohnenden Personen, die an ansteckender **Borkenflechte** (Impetigo contagiosa), Cholera, Diphtherie, Enteritis infectiosa, Keuchhusten, **Krätze**, Masern, Meningitis/Encephalitis, Milzbrand, **Mumps**, Ornithose, Parathyphus, Pest, Pocken, Poliomyelitis, Q-Fieber, **Röteln**, Scharlach, Shigellenruhr, offener Tbc, Tularämie, Typhus abdominalis, virusbedingtem hämorrhagischen Fieber, Virushepatitis oder **Windpocken** erkrankt oder dessen verdächtig, oder die **verlaust** sind, dürfen die dem Schulbetrieb dienenden Räume nicht betreten, bis nach dem Urteil des behandelnden Arztes oder des Gesundheitsamtes eine Weiterverbreitung der Krankheit oder der Verlausung nicht mehr zu befürchten ist...

Erläuterungen

- § 30 besagt, daß für alle in § 45 genannten Erkrankungen Behandlungsverbot besteht.
- Die meisten der o. g. Erkrankungen sind in § 3 aufgeführt und mit Behandlungsverbot und Meldepflicht belegt
- Im § 45 fallen noch 6 weitere Krankheiten unter das Behandlungsverbot: *Borkenflechte, Röteln, Krätze, Mumps, Windpocken, Läuse.*

▶ § 67

Wer entgegen § 30 Abs. 1 dort bezeichnete Personen, Ausscheider oder Personen, die an einer aufgrund einer Rechtsverordnung nach § 7 meldepflichtigen Krankheit erkranken oder dessen verdächtigt sind, behandelt, wird mit Freiheitsstrafe bis zu einem Jahr oder mit Geldstrafe bestraft.

▶ § 69

(1) Ordnungswidrig handelt, wer vorsätzlich oder fahrlässig einer Meldepflicht ... zuwiderhandelt.

...

(3) Die Ordnungswidrigkeit kann mit einer Geldbuße bis zu 50 000,– Deutsche Mark geahndet werden.

4 Gesetz über den Verkehr mit Arzneimitteln (Arzneimittelgesetz)

vom 24. 8. 76 (zuletzt geändert am 11. 4. 90)

▶ **§ 1**

Zweck des Gesetzes

Es ist der Zweck dieses Gesetzes, im Interesse einer ordnungsmäßigen Arzneimittelversorgung von Mensch und Tier für die Sicherheit im Verkehr mit Arzneimitteln, insbesondere für die Qualität, Wirksamkeit und Unbedenklichkeit der Arzneimittel nach Maßgabe der folgenden Vorschriften zu sorgen.

▶ **§ 13**

Herstellung und Abgabe von Arzneimitteln

Die Herstellung von Arzneimitteln zum Zweck der Abgabe bedarf einer Erlaubnis...

▶ **§ 43**

(1) Arzneimittel im Sinne des § 2 Abs. 1 oder Abs. 2 Nr. 1, die nicht durch die Vorschriften des § 44 oder der nach § 45 Abs. 1 erlassenen Rechtsverordnung für den Verkehr außerhalb der Apotheken freigegeben sind, dürfen außer in den Fällen des § 47 berufs- oder gewerbsmäßig für den Endverbrauch nur in Apotheken und nicht im Wege des Versandes in den Verkehr gebracht werden. Außerhalb der Apotheken darf außer in den Fällen des Absatzes 4 und des § 47 Abs. 1 mit den nach Satz 1 den Apotheken vorbehaltenen Arzneimitteln kein Handel getrieben werden.

▶ **§ 48**

Verschreibungspflicht

(1) Arzneimittel, die durch Rechtsverordnung nach Absatz 2 Nr. 1 bestimmte Stoffe, Zubereitungen aus Stoffen oder Gegenstände sind oder denen solche Stoffe oder Zubereitungen aus Stoffen zugesetzt sind, dürfen nur nach Vorlage einer ärztlichen, zahnärztlichen oder tierärztlichen Verschreibung an Verbraucher abgegeben werden.

...

Erläuterungen

Das Arzneimittelgesetz besteht aus fast 100 Paragraphen und sorgt für die Sicherheit, Unbedenklichkeit, Qualität und Wirksamkeit von Arzneimitteln. Zusammenfassend sind für den Heilpraktiker folgende Informationen von Bedeutung:

- Laut § 13 darf der Heilpraktiker grundsätzlich keine *Arzneimittel herstellen.*
- Gemäß § 48 dürfen verschreibungspflichtige *Medikamente* nicht nach Vorlage eines von einem Heilpraktiker ausgestellten Rezeptes an den Verbraucher (Patienten) abgegeben werden.
- Strafbar machen würde sich in einem solchen Falle in erster Linie der Apotheker, der nur gegen Vorlage eines ärztlichen Rezeptes Medikamente abgeben darf.
- Der Heilpraktiker darf nur Arzneimittel verordnen, die entweder *frei verkäuflich* sind (z. B. Tees, Kamille) oder *apothekenpflichtig* sind (dürfen nur von Apotheken abgegeben werden).
- Der *„Roten Liste“* (Herausgeber: Pharmazeutische Industrie Frankfurt) kann man entnehmen, welche Medikamente verschreibungspflichtig sind oder nicht.
- § 43 regelt, daß die der *Apothekenpflicht* unterliegenden Arzneimittel nur in Apotheken in den Verkehr gebracht werden dürfen; eine unentgeltliche Abgabe von apothekenpflichtigen Arzneimitteln ist, außer in Notfallsituationen, untersagt.

5 Verordnung über verschreibungspflichtige Arzneimittel

(zuletzt geändert 1988)

▶ **§ 1**
(...) Arzneimittel dürfen nur nach Vorlage einer ärztlichen, zahnärztlichen oder tierärztlichen Verschreibung abgegeben werden (verschreibungspflichtige Arzneimittel).

▶ **§ 6**
Von der Verschreibungspflicht sind Medikamente ausgenommen (...), die insbesondere nach den Regeln des homöopathischen Arzneibuches hergestellt sind, wenn die Endkonzentration dieser Arzneimittel im Fertigprodukt die vierte Dezimalpotenz nicht übersteigt.

Erläuterungen

- Eine verschreibungspflichtige Substanz bleibt, wenn sie homöopathisch aufbereitet wird, von der Urtinktur bis einschließlich D 3 verschreibungspflichtig.
- Bis auf wenige Ausnahmen darf der Heilpraktiker alle verschreibungspflichtigen Medikamente ab D 4 verordnen (z. B. Penicillinum D 4).

6 Gesetz über den Verkehr mit Betäubungsmitteln

Betäubungsmittelgesetz (BtMG) vom 28. 7. 81, zuletzt geändert am 28. 2. 91

▶ § 13

Verschreibung und Abgabe auf Verschreibung

(1) (...) Betäubungsmittel dürfen nur von Ärzten, Zahnärzten und Tierärzten und nur dann verschrieben oder im Rahmen einer ärztlichen, zahnärztlichen oder tierärztlichen Behandlung verabreicht oder einem anderen zum unmittelbaren Verbrauch überlassen werden, wenn ihre Anwendung am oder im menschlichen oder tierischen Körper begründet ist. Die Anwendung ist insbesondere dann nicht begründet, wenn der beabsichtigte Zweck auf andere Weise erreicht werden kann.

▶ § 29

Straftaten

(1) Mit Freiheitsstrafen bis zu 4 Jahren oder mit Geldstrafe wird bestraft, wer ... entgegen § 13 Abs. 1 Betäubungsmittel verschreibt, verabreicht oder zum unmittelbaren Gebrauch überläßt.

Erläuterungen

- Alle im Betäubungsmittelgesetz aufgeführten Stoffe dürfen vom Heilpraktiker **nicht verordnet** werden.
- Im Gegensatz zu den rezeptpflichtigen Medikamenten macht der Heilpraktiker sich bereits **strafbar**, wenn er ein **Rezept** über ein Betäubungsmittel ausstellt (§ 29).
- Medikamente, die unter das Betäubungsmittelgesetz fallen sind in der „Roten Liste" mit dem Zusatz „Btm" gekennzeichnet.
- Es gibt jedoch **2 Ausnahmen**, die der Heilpraktiker verordnen darf: **Papava somniferum ab D 4** (Schlafmohn) und **Opium ab D 6** (Mohnsaft).

7 Gesetz über die Ausübung der Zahnheilkunde

vom 16. 4. 1987 zuletzt geändert am 23. 3. 92

▶ § 1

(1) Wer im Geltungsbereich dieses Gesetzes die Zahnheilkunde dauernd ausüben will, bedarf einer Bestallung als Zahnarzt nach Maßgabe dieses Gesetzes oder als Arzt nach bundesgesetzlicher Bestimmung. Die Bestallung berechtigt zur Führung der Bezeichnung als „Zahnarzt" oder „Zahnärztin". Die vorübergehende Ausübung der Zahnheilkunde bedarf einer jederzeit widerruflichen Erlaubnis.

(2) ...

(3) Ausübung der Zahnheilkunde ist die berufsmäßige, auf zahnärztlich wissenschaftliche Erkenntnis gegründete Feststellung und Behandlung von Zahn-, Mund- und Kieferkrankheiten. Als Krankheit ist jede von der Norm abweichende Erscheinung im Bereich der Zähne, des Mundes und der Kiefer anzusehen, einschließlich der Anomalien der Zahnstellung und des Fehlens von Zähnen.

Erläuterungen

- Die Ausübung der Zahnheilkunde ist nur Zahnärzten gestattet.
- Dieses Gesetz bezieht sich nicht nur auf die Zahnbehandlung und -diagnostik, sondern auch auf Mund- und Kieferkrankheiten.
- Demnach darf der Heilpraktiker z. B. weder *Mundsoor* noch *Zahnfleischentzündungen* behandeln und diagnostizieren.
- Die Untersuchung der Mundhöhle ist nicht verboten, da sie als ein wichtiger Bestandteil von körperlichen Untersuchungen fungiert.
- Ab der Grenze zum weichen Gaumen und Zäpfchen darf der Heilpraktiker wieder behandeln, z. B. eine Spritze in die Mandeln setzen.

8 Gesetz zur Bekämpfung von Geschlechtskrankheiten

vom 23. 7. 1953, zuletzt geändert am 12. 9. 1990

▶ § 1

Geschlechtskrankheiten im Sinne dieses Gesetzes sind

1. Syphilis,
2. Tripper,
3. Ulcus molle,
4. Lymphogranuloma inguinalis,

unabhängig davon, an welchen Körperteilen die Krankheitserscheinungen auftreten.

▶ § 3

Wer an einer Geschlechtskrankheit leidet und dies weiß oder den Umständen nach annehmen muß, ist verpflichtet, sich unverzüglich von einem in Deutschland bestallten oder zugelassenen Arzt untersuchen und bis zur Beseitigung der Ansteckungsgefahr behandeln zu lassen sowie sich den notwendigen Nachuntersuchungen zu unterziehen.

▶ § 9

(1) Die Untersuchung auf Geschlechtskrankheiten und Krankheiten und Leiden der Geschlechtsorgane sowie ihre Behandlung ist nur den in Deutschland bestallten oder zugelassenen Ärzten gestattet.

(2) …

▶ § 11 a

(1) …

(2) Jeder Fall einer ansteckungsfähigen Erkrankung an einer Geschlechtskrankheit ist von dem behandelnden oder sonst hinzugezogenen Arzt unverzüglich ohne Nennung des Namens und der Anschrift des Erkrankten dem Gesundheitsamt zu melden, in dessen Bezirk der Arzt seine ärztliche Tätigkeit ausübt.

Erläuterungen

- Der Heilpraktiker darf die **Geschlechtsorgane weder untersuchen, noch** darf er deren Krankheiten **behandeln**. Zu den Geschlechtsorganen zählt man die *inneren und äußeren Organe der Fortpflanzung*, jedoch nicht die sekundären Geschlechtsorgane wie z. B. die Brüste der Frau.
- Zu den *männlichen* Geschlechtsorganen zählen: Urethra, Prostata, Samenbläschen, Samenstränge, Hoden und Nebenhoden;
- zu den *weiblichen Geschlechtsorganen* zählen die Vagina, Uterus (Menstruationsbeschwerden!), Tuben, Eierstöcke und der Scheidenvorhof.
- Eröffnet sich im Rahmen einer Untersuchung (z. B. Haut- und Schleimhautzeichen bei Syphilis) der Verdacht auf eine Geschlechtskrankheit, muß der Patient darauf hingewiesen werden, daß er sich von einem Arzt untersuchen lassen muß (§ 3).
- Der Heilpraktiker sollte sichergehen, daß der Patient dies auch tut (z. B. direkt im Beisein des Patienten einen Arzt anrufen, um einen Termin zu vereinbaren).
- Meldepflichtig ist im Falle einer in § 1 aufgeführten Geschlechtskrankheit der Arzt (ohne Namensnennung).
- § 12 legt die Ausnahmen fest, wann der Arzt namentlich melden muß, und zwar dann, wenn der Patient die Behandlung verweigert; in diesem Falle kann eine Zwangsbehandlung eingeleitet werden.
- Verstößt der Heilpraktiker gegen das Behandlungsverbot von Geschlechtskrankheiten, so wird dies als **Straftat** geahndet.

9 Hebammengesetz

vom 4. 6. 1985, zuletzt geändert am 23. 3. 1992

▶ §4

(1) Zur Geburtshilfe sind außer Ärztinnen und Ärzten nur Personen mit einer Erlaubnis zur Führung der Berufsbezeichnung „Hebamme" oder „Entbindungspfleger" sowie Dienstleistungserbringer im Sinne des § 1 Abs. 2 berechtigt. Die Ärztin und der Arzt sind verpflichtet, dafür Sorge zu tragen, daß bei einer Entbindung eine Hebamme oder ein Entbindungspfleger zugezogen wird.
(2) Geburtshilfe im Sinne des Absatzes 1 umfaßt Überwachung des Geburtsvorganges von Beginn der Wehen an, Hilfe bei der Geburt und Überwachung des Wochenbettverlaufs.

Erläuterungen

- Geburtshilfe dürfen nur Ärzte(innen), Hebammen und Geburtshelfer leisten.
- In Ausnahmesituationen *(Notfälle)*, darf und muß der Heilpraktiker bis zur Übernahme eines Arztes im Rahmen seiner Möglichkeiten Hilfe leisten.

10 Blutproben und körperliche Untersuchung bei strafbaren Handlungen

Strafprozeßordnung, in der Fassung vom 7. 4. 1987, zuletzt geändert am 28. 2. 1992

▶ § 81 a

(1) Eine körperliche Untersuchung des Beschuldigten darf zur Feststellung von Tatsachen angeordnet werden, die für das Verfahren von Bedeutung sind. Zu diesem Zweck sind Entnahmen von Blutproben und andere körperliche Eingriffe, die von einem Arzt nach den Regeln der ärztlichen Kunst zu Untersuchungszwecken vorgenommen werden, ohne Einwilligung des Beschuldigten zulässig, wenn kein Nachteil für seine Gesundheit zu befürchten ist.

▶ § 81 c

Bei anderen Personen als Beschuldigte sind Untersuchungen zur Feststellung der Abstammung und die Entnahme von Blutproben ohne Einwilligung des zu Untersuchenden zulässig, wenn kein Nachteil für seine Gesundheit zu befürchten und die Maßnahme zur Erforschung der Wahrheit unerläßlich ist. Die Untersuchungen und die Entnahme von Blutproben dürfen stets nur von einem Arzt vorgenommen werden.

Erläuterung

Nur *Ärzte* dürfen im Rahmen von strafbaren Handlungen Blutproben und körperliche Untersuchungen vornehmen.

11 Röntgenverordnung

Verordnung über den Schutz vor Schäden durch Röntgenstrahlen vom 8. 1. 87, zuletzt geändert am 19. 12. 90

Erläuterung

- In § 23 der Verordnung wird festgelegt, welche Personen zur Anwendung von Röntgengeräten berechtigt sind (der Heilpraktiker zählt nicht zu diesem Personenkreis).
- Abs. 5 läßt jedoch eine Ausnahme zu: Personen (dazu zählt auch der Heilpraktiker), die vor dem 1. 1. 1988 durch eine Prüfung die erforderliche Fachkunde nachgewiesen haben, dürfen nach wie vor Röntgenstrahlen anwenden

12 Leichen- und Bestattungswesen

Dritte Durchführungsverordnung zum Gesetz über die Vereinheitlichung des Gesundheitswesens (vom 30. 3. 1935)

▶ **§ 72** (Leichenschau)
Das Gesundheitsamt hat darauf hinzuwirken, daß die Leichenschau nach Möglichkeit überall eingerichtet und möglichst von Ärzten durchgeführt wird. Insbesondere hat das Gesundheitsamt auf die sorgfältige Ausstellung der Totenscheine durch die Ärzte zu achten. (...)

▶ **§ 73** (Leichenbeförderung)
...
(2) Soweit die Ausstellung eines Leichenpasses von der Beibringung einer amtsärztlichen Bescheinigung über die Todesursache und die Unbedenklichkeit der Beförderung abhängig ist, hat der Amtsarzt nach Anhörung des Arztes, der den Verstorbenen in der tödlich gewordenen Krankheit behandelt hat, diese Bescheinigung auszustellen...

Erläuterungen

Nur *Ärzte* dürfen Totenscheine oder einen Leichenpaß ausstellen.

13 Gesetz über die Werbung auf dem Gebiete des Heilwesens

Heilmittelwerbegesetz vom 18. 10. 78 zuletzt geändert am 11. 4. 90

▶ **§ 1**

(1) Dieses Gesetz findet Anwendung auf die Werbung für

1. Arzneimittel i. S. des § 2 des Arzneimittelgesetzes
2. andere Mittel, Verfahren, Behandlungen und Gegenstände, soweit sich die Werbeaussage auf die Erkennung, Beseitigung oder Linderung von Krankheiten, Leiden, Körperschäden oder krankhaften Beschwerden bei Mensch oder Tier bezieht.

Erläuterung

▶ § 3–§ 11 sind nachfolgend sinngemäß aufgeführt

- § 1 definiert den Bezug des Gesetzes
- **§ 2** besagt, daß unter dieses Gesetz *alle Angehörige der Heilberufe* fallen
- es ist verboten, *Heilversprechen* zu geben; unzulässig ist *irreführende Werbung* **(§ 3)**
- es ist verboten, bei *homöopathischen Arzneimitteln* mit der Angabe von Anwendungsgebieten zu werben **(§ 5)**
- es gilt ein Werbeverbot für Fernbehandlung, z. B. über das Telefon; der Heilpraktiker muß den Patienten gesehen und untersucht haben **(§ 9)**
- es darf keine Werbung, außerhalb von Fachkreisen, mit Gutachten, Zeugnissen, wissenschaftlichen Veröffentlichungen, Wiedergabe von Krankengeschichten, Dank- oder Anerkennungsschreiben gemacht werden. Untersagt ist ferner die Werbung mit bildlicher Darstellung in Berufskleidung oder bei der Berufsausübung **(§ 11)**
- grundsätzlich ist dem Heilpraktiker, genau wie den Ärzten, jede Form der *öffentlichen Werbung* untersagt; dieses Verbot ergibt sich aus verschiedenen Gesetzen mit höchstrichterlicher Rechtssprechung.

Erlaubte Werbemaßnahmen

- bei Praxiseröffnung und bei Umzug ist es erlaubt, 3 × innerhalb der ersten 3 Monate ein Inserat in der Tageszeitung zu schalten (nicht Werbeblätter oder kostenlose Kleinanzeigen)
- man darf eine Anzeige in der Tageszeitung schalten, wenn man für mindestens 1 Woche die Praxis schließt
- man darf an Patienten Glückwunschkarten schicken und ihnen Werbegeschenke in geringem Wert zukommen lassen
- man darf in Fachblättern mit Krankengeschichten werben (Pseudonym ist verboten)

14 Behandlungs- und Hilfspflicht

▶ **§ 323 c Strafgesetzbuch, unterlassene Hilfeleistung**

Wer bei Unglücksfällen oder gemeiner Gefahr oder Not nicht Hilfe leistet, obwohl dies erforderlich und ihm den Umständen nach zuzumuten, insbesondere ohne erhebliche eigene Gefahr und ohne Verletzung eigener wichtiger Pflichten möglich ist, wird mit Freiheitsstrafe bis zu einem Jahr oder mit Geldstrafe bestraft…

Erläuterungen

Jeder ist bei Unglücksfällen zur Hilfe verpflichtet, soweit ihm das zuzumuten ist.

15 Schweigepflicht

Erläuterung

- Im Rahmen seiner Sorgfaltspflicht unterliegt der Heilpraktiker auch der Schweigepflicht.
- Insbesondere in der BOH wird die Schweigepflicht für Heilpraktiker definiert.
- Der Heilpraktiker hat Schweigen zu bewahren über die persönlichen Dinge, die ihm in Ausübung seines Berufes anvertraut oder zugänglich gemacht werden. Sie gilt auch gegenüber Familienangehörigen; der Patient kann den Heilpraktiker von der Schweigepflicht entbinden. Auch Mitarbeiter unterliegen der Schweigepflicht. Der Heilpraktiker hat sie über diesen Punkt zu belehren.

16 Zusammenarbeit zwischen Ärzten und Heilpraktiker

▶ **§ 20 Berufsordnung für Ärzte**

(1) Dem Arzt ist es nicht gestattet, zusammen mit Personen, die weder Ärzte sind noch zu seinen berufsmäßig tätigen Gehilfen gehören, zu untersuchen oder zu behandeln. Er darf diese auch nicht als Zuschauer bei ärztlichen Verrichtungen zulassen. ...

17 Abrechnung mit Krankenkassen

Erläuterung

V. Sozialgesetzbuch (SGB V) vom 1. 1. 1989

- §§ 15 und 27 besagen, daß medizinische Behandlungen im Sinne dieses Gesetzes nur durch Ärzte und Zahnärzte geleistet werden.
- Das bedeutet, daß Heilpraktiker ihre Leistungen nicht mit den *gesetzlichen Krankenkassen* abrechnen können.
- *Private Krankenkassen* erstatten die Kosten ganz oder teilweise, abhängig vom zugrundeliegenden Vertrag.

18 Hygienebestimmungen

Erläuterung

Der Heilpraktiker hat sich entsprechend gesetzlicher Richtlinien an die *Hygieneverordnung des Bundesgesundheitsamtes Berlin* zu orientieren (s. Kapitel **„Hygiene"**)

19 Schutzimpfungen

Erläuterung

Kein Gesetz verbietet dem Heilpraktiker ausdrücklich zu impfen; trotzdem sollte es der Heilpraktiker aus folgenden Gründen unterlassen:

- die Impfstoffe sind verschreibungspflichtig und dem Heilpraktiker nicht zugänglich
- der Heilpraktiker darf keinen Impfpaß ausstellen
- Impfen ist keine naturheilkundliche Tätigkeit, so daß es nicht in das Gebiet des Heilpraktikers fällt
- bei einigen meldepflichtigen Erkrankungen (so sollte beispielsweise bei einer Wunde mit Tetanus geimpft werden), ist das Impfen keine Vorsorge, sondern eine Behandlung

20 Eichbestimmungen und Medizingeräteverordnung

▶ **§2**

Meßgeräte, die im gesellschaftlichen oder amtlichen Verkehr im Gesundheitsschutz oder im Verkehrswesen verwendet werden, müssen zugelassen und geeicht werden, sofern dies zur Gewährleistung der Meßsicherheit erforderlich ist.

Erläuterung

Meßgeräte (z. B. Blutdruckmeßgeräte, Thermometer, Augendruckmeßgerät) zur Bestimmung der Masse, des Volumens, des Druckes und der Dichte müssen regelmäßig geeicht werden und mit einem Eichstempel versehen werden. Blutdruckmeßgeräte müssen z. B. alle zwei Jahre geeicht werden

21 Praxiseröffnung

Erläuterung

- Die Praxiseröffnung muß der Heilpraktiker dem *Gesundheitsamt* und dem *Finanzamt* mitteilen
- er muß *kein Gewerbe* anmelden, da er zu den *freien Berufen* zählt
- deshalb unterliegen die Einkünfte auch nicht der *Gewerbesteuer*
- sie sind nach § 4 Abs. 14 UStG von der Mehrwertsteuer befreit

+ den

22 Berufsordnung für Heilpraktiker (BOH)

▷ Mehrere große Heilpraktikerverbände haben gemeinsam eine Berufsordnung entwickelt, die weitgehend den gesetzlichen Vorgaben entspricht. Eine rechtliche Verbindlichkeit liegt nicht vor.

▷ Im übrigen kann der Heilpraktiker frei entscheiden, ob er sich einem Verband anschließt oder nicht.

▷ Verstößt der Heilpraktiker als Verbandsmitglied gegen die BOH, droht ihm im Extremfall ein Ausschluß.

Nachfolgend einige wichtige Auszüge der BOH:

- Der Heilpraktiker dient mit seiner Tätigkeit der Gesundheit des einzelnen Menschen und damit der Volksgesundheit
- Er muß alles vermeiden, um seinem Berufsstand zu schaden
- Er muß sich stets der Grenzen seines Wissens und Könnens bewußt sein
- Er übt beim Patienten die Heilmethode aus, die am einfachsten, kostengünstigsten und auf dem schnellsten Wege zum Heilerfolg führt
- Heilungsversprechen jeder Art sind unzulässig
- Gutachten und Atteste sind nur nach vorausgegangenen Untersuchungen zu erstellen
- Der Heilpraktiker hat absolute Schweigepflicht, er sorgt für schriftliche Bestätigung der Schweigepflicht seiner Angestellten
- Er gibt Auskünfte an Krankenkassen nach bestem Wissen und Gewissen weiter
- Er hat eine Aufklärungs-, Dokumentations- und Sorgfaltspflicht in der Betreuung des Patienten
- Er klärt den Patienten über Erkrankung, Dauer und Risiken der Erkrankung auf, sowie über die entstehenden Kosten
- Der Heilpraktiker kann die weitere Behandlung ablehnen, wenn der Patient sich weigert, trotz seiner Aufforderungen und Warnungen bezüglich eventueller Risiken zum Arzt zu gehen. Über diesen Vorgang sollte der Heilpraktiker eine Niederschrift anfertigen
- Atteste ohne Untersuchung sind nicht zulässig
- Der Heilpraktiker ist verpflichtet, die wichtigsten Daten einer Krankenbehandlung zu dokumentieren
- Er ist zu einer sachlichen Beurteilung bei Gutachtertätigkeiten verpflichtet
- Der Heilpraktiker ist zur ständigen Fortbildung verpflichtet; die Fortbildungen sind nachzuweisen
- Der Heilpraktiker verpflichtet sich, eine ausreichende Berufshaftpflichtversicherung abzuschließen
- Der Abschluß einer Strafrechtsschutzversicherung wird empfohlen

23 Kurzfassung aller Gesetze, die den Heilpraktiker einschränken

Heilpraktikergesetz	§ 3	Verbot der Heilkunde im Umherziehen
BSeuchG	§ 30	Behandlungsverbot für alle in §§ 3, 7, 8, 45 genannten Krankheiten
Arzneimittelgesetz	§ 48 § 13 § 43	rezeptpflichtige Medikamente kann der Heilpraktiker nicht verordnen Verbot der Arzneimittelherstellung Verbot der Arzneimittelbevorratung
Btm-Gesetz	§ 13	Verbot des Verschreibens von Betäubungsmitteln
Werbegesetz	§ 2–§ 9	Verbot der öffentlichen Werbung
Zahnheilkunde-Gesetz	§ 1	Verbot der Feststellung und Behandlung von Zahn-, Mund- und Kieferkrankheiten
Hebammengesetz	§ 4	Verbot der Geburtshilfe
Gesetz zur Bekämpfung von Geschlechtskrankheiten	§ 9	Verbot, Geschlechtsorgane zu untersuchen und Geschlechtskrankheiten zu behandeln
Strafprozeßordnung	§ 81 a/c	Verbot der Untersuchung und Abnahme von Blutproben im Rahmen eines Ermittlungsverfahrens
Leichen- und Bestattungswesen	§ 72	Verbot des Ausstellens eines Totenscheines
Röntgenverordnung	§ 23	Seit dem 1. 1. 88: Verbot des Röntgen

Grundsatz

- Der Heilpraktiker sollte keine Untersuchungen und Behandlungen durchführen, wenn er im Rahmen seiner **Sorgfaltspflicht** erkennen muß, daß die eigenen Kenntnisse nicht ausreichen
- Allgemein gilt, daß Heilpraktiker **keine amtlichen Tätigkeiten** durchführen dürfen (z. B. Ausstellung von Impfbescheinigungen, Totenscheine etc.)

II. Hygieneanforderungen in der Praxis

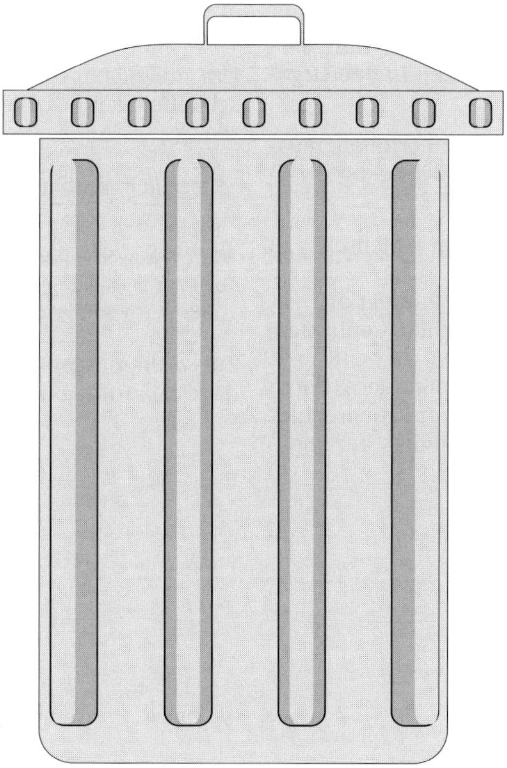

1 Übertragungsmodalitäten

Wer Tätigkeiten ausübt, die mit Verletzungen der Haut verbunden sind, oder bei denen solche nicht auszuschließen sind, ist zur *sorgfältigen Beachtung* bestimmter Regeln (Bundesgesundheitsamt Berlin) der *Hygiene* verpflichtet.

▷ Damit sind sämtliche *präventiven* Maßnahmen gemeint, die ein **Eindringen und Vermehren von Mikroorganismen in den Organismus** verhindern.

Um die Hygieneanforderungen zu erfüllen, müssen alle Übertragungswege berücksichtigt werden:

❶ **Direkte Übertragung** (von Mensch zu Mensch)
- von „Hand" zu „Hand" (Kontaktinfektion)
- Tröpfcheninfektion (ansprechen, anhusten, anniesen)
- hämatogene Übertragung von Erregern (durch versehentliches Einbringen von Patientenblut in den Organismus des Behandlers bei Injektionen)

❷ **Indirekte Übertragung** (über Zwischenträger)
- Schmierinfektionen durch gemeinsam benutzte Gegenstände, z. B. Handtücher, Toilette
- Staubinfektionen
- Trinkwasser- und Nahrungsmittelinfektionen
- kontaminierte Instrumente

Um mögliche Übetragungsmodalitäten auszuschließen, sind die Regeln der Asepsis einzuhalten.

Spezieller Lernhinweis:

Asepsis
Unter Asepsis versteht man das Prinzip der Keimfreiheit zur Vermeidung einer Infektion oder Kontaminierung durch Sterilisation und Desinfektion.

Zur ordnungsgemäßen Durchführung sind genaue Kenntnisse nötig.

2 Sterilisation

Definition

Sterilisation ist eine Maßnahme, die *völlige Keimfreiheit* bezweckt (Abtötung aller pathogenen und apathogenen Mikroorganismen inklusive ihrer Dauerformen und Viren)

Spezieller Lernhinweis:

Dauerformen sind die am schwersten abtötbaren Bakteriensporen **(Bazillen und Chlostridien)** mit fast ruhendem Stoffwechsel und hoher Resistenz gegen physikalische und chemische Einwirkungen; sie können den ungünstigsten Lebensbedingungen standhalten.

Sterilisationsverfahren sind gegen alle Resistenzstufen wirksam.

2.1 Sterilisationsverfahren in der Praxis

2.1.1 Heißluftsterilisation

Dieses Verfahren wird nur für trockene (wasserfreie) Objekte angewandt, die gegenüber einer Temperatur von ca. 200 °C unempfindlich sind.

Temperatureinstellung und Dauer
- 180 °C, 60 min. ohne Luftumwälzung
- 180 °C, 30 min. mit Luftumwälzung

Spezieller Lernhinweis:

In Abhängigkeit vom Gerätetyp findet die Heißluftsterilisation mit oder ohne Luftumwälzung statt!

2.1.2 Dampfsterilisation, Sterilisation durch gespannten Wasserdampf (Autoklav)

Dieses nach dem „Dampfkochtopfprinzip" funktionierende Verfahren eignet sich sowohl für Gegenstände, die gegenüber Wasserdampf der jeweiligen Sterilisiertemperatur unempfindlich sind, als auch für hitzebeständige wäßrige Lösungen (Vorteil: Kunststoff und Gummi kann so auch sterilisiert werden).

Temperatureinstellung und Dauer
- > 120 °C, bar (–1 atü) Überdruck, 20 min.
- > 134 °C, bar (–2 atü) Überdruck, 5 min.

Die angegebenen Zeiten gelten für den *Zeitpunkt*, an dem *alle Teile* des zu sterilisierenden Gutes die *vorgeschriebene Temperatur* angenommen haben.

▶ Sowohl bei der Heißluft- als auch der Dampfsterilisation dauert der **Sterilisationsvorgang insgesamt länger,** da Aufheiz-, Ausgleich-, Abtötungs- und Abkühlungszeit addiert werden müssen.

2.2 Weitere Sterilisationsverfahren

Nachfolgende Sterilisationsverfahren werden in Praxen meist nicht angewandt, sondern dienen in der Regel der Arzneimittelherstellung. Hochempfindliche Materialien werden auf diese Art und Weise entkeimt.

❶ **Sterilfiltration**
Die Sterilfiltration wird für die Arzneimittelherstellung eingesetzt und dient der Entkeimung von Flüssigkeiten und Gasen; sie werden mit Überdruck durch spezielle Filter mit geringer Porengröße (Bakterienfilter) geleitet.

❷ **Physikalische Verfahren**
Einsatz von ionisierenden Strahlen mit hoher Durchdringungsfähigkeit (Beta- und Gammastrahlungen) zur Sterilisation von verkaufsfertigem Verbandsmaterial, Handschuhen etc..

❸ **Äthylenoxid-Sterilisation**
Äthylenoxid ist ein hochexplosives Gas von sehr guter Durchdringungsfähigkeit. Es ist für alle Materialien geeignet, die keine Hitze vertragen (Kaltsterilisation).

2.3 Überprüfung von Sterilisationsanlagen

Sterilisiergeräte müssen vor Neuinbetriebnahmen, nach Reparaturen und bei laufendem Gebrauch mindestens 1/2jährlich bzw. je nach Anordnung amtlicher Behörden in kürzeren Abständen überprüft werden.

▷ Dazu eignen sich am besten biologische Testverfahren.

Grundsätzlich sollte das Gerät jedoch nach *jedem* Sterilisationsvorgang durch physikalische Testverfahren kontrolliert werden.

Biologische Testverfahren

Je nach Gerätevolumen werden ein oder mehrere Sporenerdebriefchen (z. B. in Laboren erhältlich) an schwer zugänglichen Stellen zwischen das Sterilisiergut gelegt. In den zuständigen Hygieneinstituten erfolgt die Überprüfung auf überlebende Sporen (Sporen werden auf einen Nährboden gegeben und mindestens eine Woche bebrütet). Bei einwandfrei arbeitenden Sterilisationsanlagen müßten die Sporen abgetötet sein.

Physikalische Testverfahren

Übliche Verfahren, die eine **Grobübersicht** hinsichtlich der Funktionstüchtigkeit des Gerätes verschaffen:

1. die Verteilung von Thermoelementen im Sterilisiergut (zeigen Temperatur-Höchststand an)
2. die Verteilung von Papierindikatorstreifen zwischen dem Sterilisiergut (reagieren mit Farbumschlag, wenn die Zieltemperatur erreicht wurde)

2.4 Durchführung eines Sterilisationsvorganges

2.4.1 Instrumentendesinfektion

Bevor Instrumente sterilisiert werden, muß erst eine Desinfektion erfolgen.
Nachdem die Instrumente in alle Einzelteile zerlegt worden sind, bieten sich zur Instrumentendesinfektion zwei Verfahren an:

1. durch *feuchte Wärme:* entweder durch automatische Dampfdesinfektion oder durch mindestens 15minütiges Abkochen in einer 0,5% Sodalösung (Natriumcarbonat)
2. durch *chemische Verfahren* mittels eines zugelassenen Desinfektionsmittels (Verdünnung und Einwirkzeit je nach Herstellerangabe), indem das später zu sterilisierende Gut sofort nach Gebrauch in eine bereitstehende Wanne mit Desinfektionslösung gelegt wird (verhindert das Antrocknen von z. B. Blut)

2.4.2 Mechanisches Vorreinigen

Das Material wird daraufhin mit Handschuhen entnommen und unter fließendem Wasser mit einer Bürste gründlich abgeschrubbt; danach sollte man mit *keimarmen* und *demineralisierten* (destillierten) Wasser nachspülen; das später zu sterilisierende Gut muß gut abgetrocknet werden.

2.4.3 Sterilisieren

Sterilisiergut alternativ in Spezialfolie, Tücher oder Aufbewahrungskisten verpackt in das Gerät stellen. Die Behältnisse dürfen nicht übereinander oder zu dicht nebeneinander liegen, damit keine Luft-„Inseln" entstehen.
Während des Sterilisationsvorganges darf das Gerät nicht geöffnet werden; das Sterilisationsgut wird erst nach Abkühlen des Gerätes entnommen und ungeöffnet verstaut. Ist eine sterilisierte Aufbewahrungskiste einmal geöffnet worden, muß das Material schnellstens benutzt werden.

Spezieller Lernhinweis:

Reihenfolge beachten:
1. Desinfizieren
2. Mechanisches Vorreinigen
3. Sterilisieren

3 Desinfektion

Definition

Desinfektion bedeutet die Abtötung bzw. weitestgehende Reduktion aller pathogenen Keime (Bakterien, Viren, Pilze, Protozoen); ausgenommen sind schwer abtötbare Sporenbildner und deren Sporen.

Desinfektionsmittel

Zur Desinfektion dürfen nur Mittel und Verfahren angewandt werden, die in der Liste vom Bundesgesundheitsamt als geprüft anerkannt wurden. Je nach Desinfektionsverfahren werden unterschiedliche chemische Verbindungen eingesetzt. Der mikrobizide Effekt ist von der Konzentration des Mittels, der Haltbarkeit, seiner Einwirkdauer und der Temperatur abhängig.

3.1 Desinfektionsverfahren in der Praxis

3.1.1 Hautdesinfektion

Vor Injektionen oder anderen invasiven Eingriffen müssen die auf der Haut befindlichen Keime unschädlich gemacht werden.

▷ Dazu werden *alkoholhaltige Mittel* (60%-iger n-Propanol, 70%-iger Isopropanol, 80%-iger Ethanol) oder *Jodtinkturen* (Allergien berücksichtigen!) verwendet (nicht wirksam gegen Sporen).

Durchführung

Die Hautdesinfektion wird entweder nach der „Sprühmethode" oder nach der „Wischmethode" durchgeführt

❶ „Sprühmethode"
Das Hautareal gründlich mit Desinfektionslösung einsprühen und mindestens 2 min. trocknen lassen (es darf keine Feuchtigkeit mehr vorhanden sein)

❷ „Wischmethode"
Man trägt das Desinfektionsmittel mit einem sterilen Tupfer auf die Haut auf (von innen nach außen in konzentrischen Kreisen); Die Einwirkzeit sollte mindestens 1 Minute betragen.

Vor Operationen oder Punktionen sollte die Haut erst gereinigt und danach mindestens 2 mal desinfiziert werden.

3.1.2 Händedesinfektion

- Zur Händedesinfektion werden ebenfalls alkoholhaltige Mittel benutzt;
- Sie sollten sich in *Desinfektionsmittelspendern* befinden, aus denen die benötigte Menge entnommen werden kann, ohne die Spender mit den Händen berühren zu müssen (Fuß oder Ellenbogen).
- In Abhängigkeit des therapeutischen Eingriffes unterscheidet man die *chirurgische* von der *hygienischen* Händedesinfektion.
- Ziel der hygienischen Händedesinfektion ist das Abtöten der Anflugkeime.
- Bei der chirurgischen Händedesinfektion werden sowohl die Anflugkeime als auch die physiologischen Standortkeime reduziert.

❶ Hygienische Händedesinfektion
Die hygienische Händedesinfektion erfolgt
- vor und nach jedem Patientenkontakt
- nach jedem Kontakt mit Blut oder Patientenausscheidungen
- vor Eingriffen wie z. B. Injektionen
- nach Toilettenbenutzung

Spezieller Lernhinweis:

Bei invasiven Techniken immer sterile Einmalhandschuhe tragen!

Durchführung

- Man gibt ca. 5 ml eines alkoholischen Desinfektionsmittels in die Hohlhand und reibt damit beide Hände gründlich ein (man achte auch auf die Fingerzwischenräume, Fingerkuppen, Nagelfalz)
- die Einwirkzeit beträgt mindestens *30 sec.* (je nach Herstellerangaben),
- bei Bedarf **danach** Hände mit Wasser und Seife waschen.

Händedesinfektion bei sichtbarer Kontaminierung

Eine sichtbare Kontaminierung der Hände wird vor der eigentlichen Händedesinfektion mit einem in Desinfektionsmittel angefeuchtetem Tuch entfernt. Anschließend ist die hygienische Händedesinfektion 2 mal durchzuführen.

② Chirurgische Händedesinfektion

- Die chirurgische Händedesinfektion erfolgt *vor größeren Eingriffen*, wie z. B. Operationen.
- Es ist nicht möglich, die lebende Haut bis zur Sterilität zu entkeimen, da die zur Händedesinfektion verwendbaren Mittel nur eine geringe Tiefenwirkung besitzen.

Durchführung

Mindestens 2 Minuten werden *Hände* und *Unterarme* gründlich mit Wasser und Seife gewaschen; ebenso müssen die *Nägel* gebürstet werden; anschließend wird alles mit einem *sterilen Einmalhandtuch* abgetrocknet.
Danach erfolgt ein ca. 5 Minuten dauerndes Desinfektionsverfahren:

- man verteilt ca. 10 ml Desinfektionsmittel auf Hände und Unterarme und reibt dieses ca. 2 Minuten gründlich ein
- dann werden die Nägel ca. 1 Minute mit Desinfektionsmitteln und einer sterilen Bürste geschrubbt
- daraufhin verreibt man nochmals 2 Minuten lang 10 ml Desinfektionsmittel auf Hände und Unterarme
- nachdem alles angetrocknet ist, (läßt man sich) sterile Handschuhe anziehen

3.1.3 Flächendesinfektion

Alle Flächen wie z. B. Fußböden, Schreibtisch oder Ablagen werden mindestens 1 mal täglich, bei Kontaminierung sofort, mit *Phenolen* und/oder *Formaldehyden* desinfiziert.

Durchführung

- Die zu desinfizierende Oberfläche wird mit einem Scheuertuch, welches mit der Gebrauchsverdünnung des Desinfektionsmittels getränkt wurde, unter leichtem Druck abgerieben.
- Die Oberfläche nicht trockenreiben, sie gilt erst nach Ablauf der vorgeschriebenen Einwirkzeit als desinfiziert.

Spezieller Lernhinweis:

Das Desinfektionsmittel nie mit Putzmittel mischen, Seifenfehler!!

Bei der Desinfektion von *größeren Flächen*, z. B. Fußböden bedient man sich der **2-Eimer-Wischmethode**

Durchführung

- Man benötigt *1 Eimer* mit einem *Desinfektionsmittel* und *1 Eimer* mit *klarem Wasser*.
- Mit einem desinfizierten Wischlappen wird der Boden gründlich mit dem Desinfektionsmittel genäßt;
- dann wird der Wischer in den Eimer mit dem klaren Wasser ausgewrungen;
- ein Wischlappen sollte nur für höchstens 20 m^2 verwendet werden.
- Nach Gebrauch sind die verwendeten Wischlappen wieder zu desinfizieren.

3.1.4 Grobdesinfektion

Zur Grobdesinfektion von z. B. *Toiletten* oder *Ausscheidungen* (Urin, Stuhl, Erbrochenem) werden *Alkalien* (Natronlaugen, Kalkmilch) oder *Halogene* (Fluor, Brom, Chlorkalk) verwendet.

Durchführung

- Um Ausscheidungen zu desinfizieren, werden 2 Teile Desinfektionsmittel mit einem Teil der Ausscheidungen vermengt;
- die Einwirkzeit beträgt ca. 6 Stunden;
- danach wird das Ganze in die Toilette entleert.

3.1.5 Wasserdesinfektion

Zur Wasserdesinfektion benutzt man *Oxidantien* (Ozon, Wasserstoffperoxid, Kaliumpermanganat, Peressigsäure); dieses Verfahren wird üblicherweise nicht in Standardpraxen verwendet.

3.1.6 Desinfektion von Textilien

Textilien werden durch feuchte Hitze mit einem Zusatz von *Chlor* (Dampf von 90° Kochwäsche) desinfiziert.

3.1.7 Raumluftdesinfektion

Um Raumluft zu desinfizieren, werden UV-Strahlen eingesetzt (üblicherweise in Kliniken, Laboren, Säuglingsstationen).

3.1.8 Instrumentendesinfektion

Siehe 2.4.1

4 Praxisausstattung

Um den hygienischen Anforderungen gerecht zu werden, muß die Praxisausstattung pflegeleicht und gut zu desinfizieren sein.

Fußböden

Die Fußböden in Behandlungs- und Untersuchungsräumen sollten glatt und leicht waschbar sein. Im Empfangs- und Wartebereich darf ein textiler Teppich vorhanden sein.

Praxiswäsche

Die gesamte Praxiswäsche (Berufskleidung, Handtücher etc.) muß kochbar sein und mindestens alle 2 Tage (nach Verschmutzung sofort) desinfiziert werden. Für die Untersuchungsliege benutzt man entweder eine Einmalauflage oder einen Textilbezug, der nach jedem Patienten gewechselt werden muß.

Pflanzen

Im Wartebereich dürfen Pflanzen aufgestellt werden, jedoch nur mit Hydrokultur.

Toiletten

Es müssen mindestens 2 Toiletten vorhanden sein, eine für Patienten und eine für das Personal.

Ausstattung des Behandlungsraumes

In jedem Behandlungsraum sollte ein Waschbekken, Seifenspender, Desinfektionsmittelspender und verschlossene Abfallbehälter mit Fußbetrieb vorhanden sein. Instrumente werden in staub- und sedimentfreien, geschlossenen Behältern gelagert.

5 Abfallbeseitigung

Jeglicher Praxisabfall ist grundsätzlich in verschlossenen Behältern zu sammeln.

- Je nach *Gemeindevorschrift* werden Abfälle, wie z. B. Handschuhe, gebrauchte Tupfer, Einmalauflagen in einem *stabilen Plastiksack* verschlossen und in den *Hausmüll* gegeben.
- Alle spitzen, scharfen oder zerbrechlichen Gegenstände (Kanülen, Glasfläschchen) müssen in stabilen, blickdichten und säurefesten Behältnissen (z. B. *Kanülensammler)* fest verschlossen werden; je nach Gemeindevorschrift dürfen diese Behältnisse ebenfalls in den Hausmüll gegeben werden.

Spezieller Lernhinweis:

Alle Gegenstände, die mit einem infektiösen, hoch ansteckungsgefährlichen Patienten in Berührung gekommen sind, werden in einem Plastiksack verschlossen und im nächsten Krankenhaus als „infektiöses Material“ abgegeben.

III. Injektionstechniken

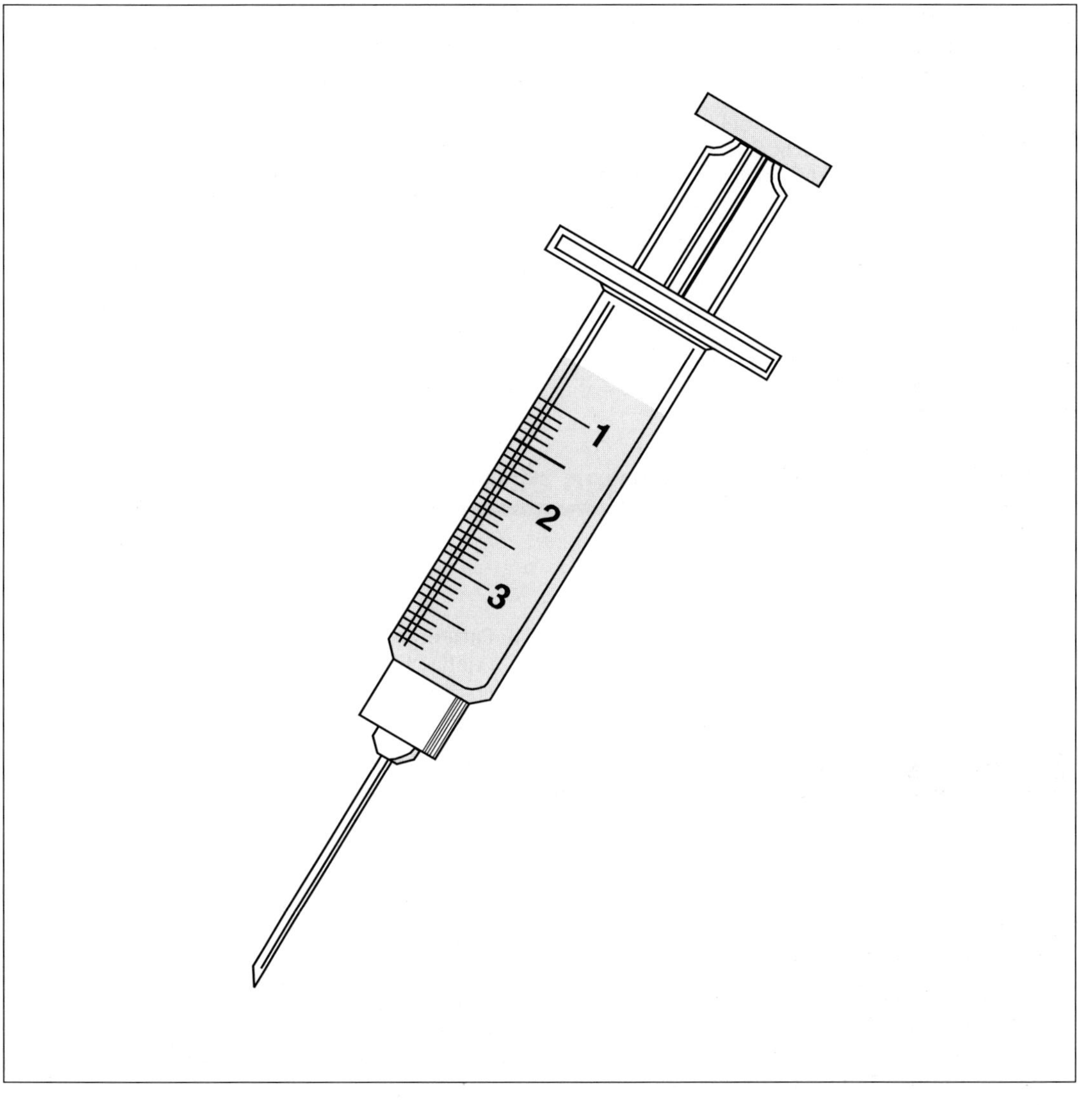

Definition

Unter einer Injektion versteht man eine Einbringung von löslichen Arzneimitteln in den Körper auf *parenteralem* Wege (unter Umgehung des Verdauungstraktes). Die Einbringung von Arzneimitteln erfolgt in der Regel intracutan, subcutan, intravenös und intramuskulär.

Spezieller Lernhinweis:

Im Rahmen seiner Sorgfaltspflicht sollte der Heilpraktiker folgende Injektionen **nicht** durchführen: intraarteriell, intrakardial, intrathekal (Liquorraum) und intraartikulär (Gelenk).

Vorteile von Injektionen

- es können Medikamente injiziert werden, die bei oraler Verabreichung im Magen-Darm-Trakt abgebaut werden würden (z. B. Insulin)
- Injektionen können unabhängig von der Bewußtseinslage des Patienten verabreicht werden (Schock, Somnolenz, Koma)
- Sie haben eine schnellere Wirkung als oral verabreichte Medikamente

Nachteile von Injektionen

- durch die Verletzung der Haut und des darunterliegenden Gewebes können Komplikationen auftreten
- das injizierte Mittel kann nur erschwert (Plasmaseparation, forcierte Diurese, Antidot) wieder entfernt werden;
- eine Injektion kann schmerzhaft sein

1 Vorbereitungsmaßnahmen einer Injektion

❶ **Ampulle kontrollieren**

- Applikationsform: i. c., s. c., i. m. oder i. v.?
- Ablaufdatum kontrollieren
- Trübung oder Ausfällung des Mittels?
- richtiger Wirkstoff?
- muß der Ampulleninhalt vor Verabreichung geschüttelt werden?
- muß er verdünnt werden?

❷ **Nierenschale mit Injektionsmaterial bestükken**

- Injektionslösung
- Spritze
- 1 Aufziehkanüle, 1 Injektionskanüle
- Desinfektionsmittel
- sterile Tupfer

→ sterile Handschuhe bereitlegen, ev. Stauriemen

❸ **Vorbereitung der Injektion am Patienten**

- hygienische Händedesinfektion, Handschuhe tragen
- Patienten aufklären und um Erlaubnis fragen (bei i. m. Injektionen den Patienten fragen, ob er *Marcumar®* einnimmt → Kontraindikation)
- Mittel mit Aufziehkanüle aus der Ampulle entnehmen
- Patienten entsprechend der Injektion lagern (siehe „Injektionsarten“)
- Hautdesinfektion vornehmen, Einwirkzeit beachten (siehe „Hygienemaßnahmen“)

❹ **Mittel injizieren**

- Injektionskanüle aufsetzen, Luftreste aus der Spritze entfernen
- langsam injizieren; je nach Applikationsart erfolgt die Position der Nadel
- nach der Applikation schnelles Entfernen der Kanüle
- sterilen Tupfer auf die Wunde legen, evtl. Pflaster

❺ **Entsorgung des Materials**

- nie die Hüllen auf die Injektionsnadel setzen (Infektionsgefahr)
- Entsorgung der Nadeln in stabile undurchsichtige Behälter
- kontaminiertes Material in vorgesehene Plastiktüten entsorgen
- Mehrwegmaterial fachgerecht sterilisieren (siehe **„Hygieneanforderungen in der Praxis“**)

2 Injektionsarten

2.1 Intracutane (i. c.) Injektion

Definition

Einbringung eines Mittels in die Haut (empfohlene Kanülengröße: Nr. 20)

Injektionsgebiete

- die intracutane Injektion kann praktisch am ganzen Körper erfolgen; die ausgewählte Stelle sollte jedoch keiner stärkeren mechanischen Beanspruchung ausgesetzt sein

Durchführung

- Erledigung aller vorbereitenden Maßnahmen
- Kanüle mit nach oben gerichtetem Anschliff flach in die Haut stechen (Aspiration nicht nötig) und 2–3 mm vorschieben (nicht zu tief, sonst handelt es sich um eine subcutane Injektion)
- es bildet sich eine deutliche Quaddel

2.2 Subcutane (s. c.) Injektion

Definition

Einbringung eines Mittels in das Unterhautfettgewebe (empfohlene Kanülengröße: Nr. 18 oder 20)

Injektionsgebiete

- die Einstichstelle sollte frei von oberflächlich verlaufenden Gefäßen und Nervenbahnen sein
- häufigste Injektionsstelle ist die Bauchhaut, besonders zwischen Christa iliaca und Bauchnabel (um den Nabel sollten 2 cm freigelassen werden)
- Außenseite des Oberschenkel (Handbreit über dem Knie freilassen)
- evtl. Außenseite des Oberarms (umstritten, da es wegen des meist dünnen Unterhautfettgewebes leicht zur i. m. Injektion kommen kann)

Durchführung

- Erledigung aller vorbereitenden Maßnahmen
- die Haut mit einer Hand in eine 2–3 cm dicke Falte anheben und die Spritze senkrecht oder waagerecht in die Hautfalte einstechen
- nach dem Einstich aspirieren
- mit dem Entfernen der Kanüle wird die Hautfalte losgelassen

Kontraindikationen

- Schock
- Ödem, Infektion oder Entzündung der Injektionsstelle
- Antikoagulantientherapie

2.3 Intramuskuläre (i. m.) Injektion

Definition

Einbringung eines Mittels in die Muskulatur (empfohlene Kanülengröße: Nr. 1)

Injektionsgebiet

Ventroglutäale Methode nach *v. Hochstätter*

Auffinden des Injektionsgebietes

- der Patient liegt in entspannter Seiten- oder Rückenlage, Knie sind leicht angewinkelt
- man legt die linke Zeigefingerkuppe auf die rechte Spina iliaca anterior superior (vorderer oberer Darmbeinstachel)
- dann spreizt man den Mittelfinger derselben Hand entlang des Beckenkamms nach hinten
- die Hand wird gedreht, bis der Handballen auf dem Trochanter major liegt
- der Einstich erfolgt im unteren Drittel des durch den Zeige- und Mittelfinger aufgespannten Dreiecks

Spezieller Lernhinweis:

Die früher angewendete *Quadrantenmethode* ist nach heutigen Erkenntnissen grundsätzlich abzulehnen. Kommt es zu Schäden, wird dies als **Behandlungsfehler** gewertet

Durchführung

- Erledigung aller vorbereitenden Maßnahmen
- die Einstichstelle 2mal desinfizieren; erst Grobdesinfektion, dann Einstichstelle deckend einsprühen und einwirken lassen
- Kanüle zügig und genau senkrecht zur Hautoberfläche einstechen
- **immer aspirieren**, bevor man injiziert!

> *Spezieller Lernhinweis:*
>
> Spritze mit linker Hand festhalten und mit der rechten Hand den Stempel soweit zurückziehen, bis am Kanülenansatz kleine Luftbläschen zu sehen sind. Falls **Blut sichtbar** wird, Kanüle herausziehen, neue aufsetzen und an einer anderen Stelle injizieren!

- langsam das Mittel applizieren, mit der linken Hand die Kanüle fixieren
- Kanüle schnell und gerade herausziehen
- Tupfer oder Pflaster auflegen

Kontraindikationen

- Schockzustände mit Zentralisation des Blutvolumens
- Patienten mit Blutungsneigung oder Antikoagulantientherapie
- Ödeme, Entzündungen, Infektionen an der Injektionsstelle
- Verdacht auf Herzinfarkt (Labordiagnostik wäre verfälscht und eine Lysetherapie erschwert)
- Muskelatrophie
- Sensibilitätsstörungen

Komplikationen

- auch bei korrekter Injektionstechnik können Patienten über anhaltende Schmerzen klagen, die häufig in das gleichseitige Bein ausstrahlen (Beschwerden bilden sich innerhalb weniger Stunden zurück)
- Spritzenabszeß (verursacht durch unsauberes Arbeiten)
- Fettgewebsnekrosen (verfehlt man den Muskel und trifft Fettgewebe, sind die Resorptionsbedingungen schlechter als in der Muskulatur. Medikamente bleiben länger liegen und können v. a. bei öligen Substanzen zur Fettgewebsnekrose führen)
- Nervenläsionen (meist *N. ischiadicus* infolge falscher Injektionstechnik)

2.4 Intravenöse (i. v.) Injektion

Definition

Einbringung eines Mittels in eine Vene (empfohlene Kanülengröße: Nr. 1 oder 2)

Injektionsgebiete

- in der Regel wählt man in der Ellenbeuge die V. cephalica
- Handrückenvenen

Durchführung

- Erledigung aller vorbereitenden Maßnahmen
- entweder *liegt* der Patient, damit er nicht kollabiert oder er *sitzt* und legt seinen Unterarm auf einen Tisch
- man sucht die radiale Vene in der Ellenbeuge (V. cephalica) auf und palpiert diese
- Stauschlauch anlegen (der arterielle Puls muß noch tastbar sein)
- Hautdesinfektion
- mit der linken Hand hält man den Arm fest und zieht die Haut über der Vene etwas nach unten
- die Punktion der Vene erfolgt im Winkel von 30° mit nach oben gerichtetem Schliff
- **aspirieren**, bis Blut im Ansatzkonus sichtbar ist
- Stauschlauch öffnen, damit das Mittel ungehindert durch die Vene gelangt
- langsam injizieren
- Nadel herausziehen und sterilen Tupfer auflegen
- durch Anheben des Armes verhindert man die Bildung eines Hämatoms

Komplikationen

- Durchstechen der Vene (in der Regel harmlos)
- Hämatom (man sollte durch eine optimale Blutstillung versuchen, diese Komplikation zu verhindern)
- Paravenöse Injektion (je nach verwendetem Medikament kann dies zu einem Notfall führen)
- Thrombophlebitis (entsteht nach wiederholender Injektion gefäßreizender Medikamente in das gleiche Gefäß)
- Eine versehentliche intraarterielle Injektion (Embolia cutis medicamentosa → **Notfall**!!!) kann zu einem arteriellen Gefäßverschluß führen

Spezieller Lernhinweis:

Symptome der Embolia cutis medicamentosa
- Schmerzen „als würde die ganze Hand in heißes Wasser getaucht"
- Weißwerden der Hand
- blau-rote Marmorierung der Hand *(Nicolau-Syndrom)*
- im späteren Stadium: Ödembildung, Haut- und Muskelnekrose, Funktionsstörungen oder Ausfall der Nerven

Notfalltherapie
- Notarzt rufen
- Kanüle in der Arterie liegen lassen und mit einem Kreuzpflaster fixieren
- sofort mit 10–20 ml 0,9% NaCl nachspülen

2.5 Blutentnahme

Der Ablauf gleicht der intravenösen Injektion; die Durchführung unterscheidet sich lediglich in der Absicht **Blut zu entnehmen**; um einen besseren Blutfluß zu erzielen, sollte der Stauschlauch erst *nach* der Blutentnahme geöffnet werden!

IV. Notfall

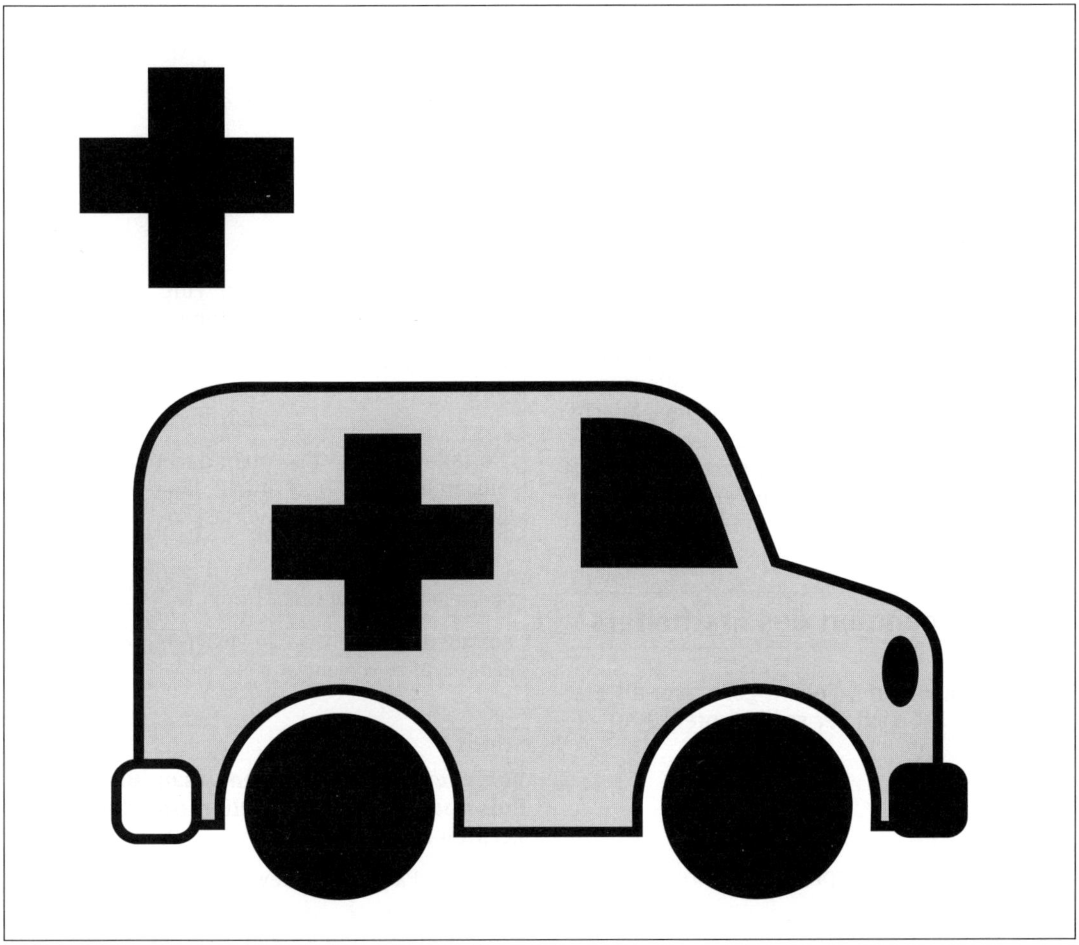

1 Erste Hilfe

Gemäß *§ 323 c Strafgesetzbuch* (siehe Kapitel: **„Gesetzeskunde"**) ist jeder verpflichtet, in Notfallsituationen Hilfe zu leisten, sofern ihm das den Umständen nach zuzumuten ist. Insbesondere Angehörige medizinischer Berufe sollten über ein angemessenes Wissen verfügen und sich stets in „Erster Hilfe" fort- und weiterbilden.

▶ In einem richterlichen Beschluß wurde festgelegt, daß der Patient von einem Heilpraktiker die gleiche *Sorgfaltspflicht* erwarten kann wie von einem Arzt

Das gilt auch für Notfallsituationen, die in der Naturheilpraxis auftreten können, vor allem wenn sie durch Therapien (z. B. Anaphylaktischer Schock bei Neuraltherapie) verursacht werden. Nachfolgend sind die wichtigsten Erstmaßnahmen dargestellt, die lebensrettend sein können.

1.1 Maßnahmen des Ersthelfers

Beim Auffinden einer Person geht man als Ersthelfer zunächst nach der sogenannten „BAP"-Regel vor:

Schritt 1

B – A – P

B → Bewußtsein überprüfen (ansprechen, kneifen)

A → Atmungskontrolle
3 Möglichkeiten:
- Man legt die Hand auf den unteren Teil des Thorax („Fühlen")
- Man fixiert über dem Thorax einen Punkt („Sehen")
- Ohr an Mund und Nase halten („Hören")

P → Pulskontrolle (links und rechts *abwechselnd* an den Carotiden; nur dieser Puls zählt, schwache Pulse am Handgelenk spielen keine Rolle!)

Schritt 2

▶ Notarzt verständigen;
man teilt ihm
- Standort,
- Name,
- Geschehen,
- evtl. Verdachtsdiagnose etc.

mit

Man handelt situationsbedingt:	
Notfall in der Praxis	→ man ruft den Notarzt telefonisch
Notfall auf der Straße	→ man hält einen Passanten an, der den Notarzt alarmiert
Notfall in einer einsamen Gegend	→ man darf den Patienten nicht länger als 1 Min. verlassen

Spezieller Lernhinweis:

Aufgabe des Ersthelfers ist es, möglichst schnell für einen Notruf zu sorgen!

Schritt 3

Vorgehensweise, nachdem man Bewußtsein, Puls und Atmung kontrolliert und den Notarzt gerufen hat

❶ Ist der Patient bei Bewußtsein →
- beruhigen,
- je nach Zustand entsprechend lagern (evtl. Schocklagerung)

❷ Ist der Patient nicht bei Bewußtsein, aber Atmung und Puls vorhanden →
- Atemwege freimachen,
- Patient in die **stabile Seitenlage** legen (wegen Aspirationsgefahr!),
- ständige Kontrolle von Atmung und Puls

❸ Ist der Patient nicht bei Bewußtsein, Atmung vorhanden, aber kein Puls vorhanden →
- **nur kardiale Reanimation**

❹ Ist der Patient nicht bei Bewußtsein, Puls vorhanden, aber keine Atmung vorhanden →
- **nur pulmonale Reanimation**

⑤ Ist der Patient nicht bei Bewußtsein, kein Puls und keine Atmung vorhanden →

- nach **A-B-C-D-Regel** verfahren

1.2 A-B-C-D-Regel (Kardiopulmonale Reanimation)

A → Atemwege freimachen
(Kopf seitlich drehen, Finger von außen zwischen die Zähne schieben und mit Taschentuch o. ä. den Mund leerräumen, z. B. Essensreste, Zahnprothesen);
Patient flach auf einen harten Untergrund legen

B → Beatmen
Esmarch Handgriff:
Den Kopf überstrecken, um die Zunge vom Rachenraum zu lösen, so daß über dem Nasenraum die Trachea frei liegt. Den Unterkiefer am Kieferwinkel nach vorn und oben ziehen. Die Beamtung erfolgt entweder

- über die Nase (bei Zuhalten des Mundes) oder
- über den Mund (bei Zuhalten der Nase)

Spezieller Lernhinweis:

Man achte darauf, daß der Brustkorb sich tatsächlich hebt, sonst beatmet man den Magen!!

▷ *Die Physiologische Atemfrequenz ist einzuhalten:*
Bei Erwachsenen: 12–16 Atemzüge/min.
Bei Jugendlichen: 20–30 Atemzüge/min.
Bei Säuglingen: 30–40 Atemzüge/min.

C → Kardiale Reanimation
Auffinden des Druckpunktes:

- 2 Querfinger über dem Prozessus xyphoideus legt man einen Handballen auf das Sternum
- Die andere Hand liegt dieser Hand auf, berührt also den Thorax nicht!
- Mit dem Gewicht des Oberkörpers drückt man beim Erwachsenen das Sternum 3–5 cm gegen die Wirbelsäule
- Arme gestreckt halten und nach jeder Kompression vollständig entlasten

Die kardiopulmonale Reanimation erfolgt entweder nach der 1-/oder 2-Helfer-Methode:

1-Helfer-Methode	2-Helfer-Methode
① initial 2–5 Atemspenden	① initial 2–5 Atemspenden
② 15 Herzmassagen	② 5 Herzmassagen
③ 2 Atemspenden	③ 1 Atemspende
④ 15 Herzmassagen	④ 5 Herzmassagen
⑤ 2 Atemspenden	⑤ 1 Atemspende
⑥ usw.	⑥ usw.

Spezieller Lernhinweis:

Keine Verzögerung bzw. Unterbrechung der kardiopulmonalen Reanimation

▷ Die physiologische Pulsfrequenz ist einzuhalten:
Beim Erwachsenen: 60–80 Schläge/min.
Beim Jugendlichen: 80–100 Schläge/min.
Bei Säuglingen: 120 Schläge/min.

D → Drugs
Medikamentöse Therapie erfolgt in der Regel i. v.. Voraussetzung ist das Legen einer Venenverweilkanüle.
Nachfolgend einige Beispiele von (z. T. verschreibungspflichtigen) Medikamenten, die in Notfallsituationen eingesetzt werden können
Kreislaufstillstand: Suprarenin®
Anaphylaxie: Cortison, z. B. Dexametason®; Antihistaminikum, z. B. Tavegil®
Azidose: Bikarbonatlösung
Herzinfarkt/Angina pectoris: Nitrolingual (ab systolischem Blutdruck > 110)
Hypovolämie: Kochsalzlösung, Ringer-Lactat-Lösung, Plasmaexpander, z. B. Macrodex®
Schmerzen: Analgetikum, z. B. Tramal®
Bronchospasmen: Bronchospasmolyticum, z. B. Euphyllin®
Gallen-/Nierenkolliken: Spasmolyticum, z. B. Buscupan®
Kreislaufschwäche: z. B. Effortil®

Zeichen der erfolgreichen kardiopulmonalen Reanimation:

- Patient wird wach
- Haut wird rosiger
- Pupillenreaktion auf Lichtreize setzt wieder ein
- tastbare Pulse
- wiederkehrender Muskeltonus
- wiedereinsetzende Spontanatmung

1.3 Sofortmaßnahmen am Unfallort

Schritt 1

Unfallstelle sichern (Warnblinkanlage, Warndreieck mindestens 100 m zurück und 70 cm in die Fahrbahn stellen)

Schritt 2

Mit dem *Rautek-Rettungsgriff* den Verunglückten aus der Gefahrenzone holen.

Spezieller Lernhinweis:

Rautek-Rettungsgriff: Der Helfer ergreift von hinten mit beiden Händen den Nacken des Patienten und richtet ihn mit richtig bemessenem Schwung auf. Anschließend umfaßt er von hinten durch die Achseln greifend den gebeugten Arm (mit allen 10 Fingern) und zieht den Patienten auf seine Oberschenkel; die Verunglückten sollten mindestens 50 m vom Unfallort wegtransportiert werden

Schritt 3

B - A - P (s. S. 292)

Schritt 4

Notarzt rufen, indem man z. B. vorbeifahrende Autos anhält

Schritt 5

A-B-C-Regel (s. S. 293)

2 Pathologie

2.1 Schock

Definition

Der Schock ist ein Versagen der Kreislaufregulation mit gefährlicher Durchblutungsverminderung lebenswichtiger Organe.
Leitsymptome: Niedriger Blutdruck, hoher Puls

Schockindex

Der Schockzustand ist mit einer einfachen Formel errechenbar. Man dividiert die Pulsfrequenz/min. durch den systolischen Blutdruck. Beträgt der Wert > 1,0 handelt es sich um einen beginnenden Schock.

Spezieller Lernhinweis:

Allerdings handelt es sich bei dem Schockindex um einen sehr unzuverlässigen Parameter, der in der Notfallsituation nur unnötig Zeit kostet

Ursachen

- siehe „Schockformen"

Pathomechanismus

Durch Sinken des Herzminutenvolumens reagiert der Sympathikus mit einer Herzfrequenzsteigerung und einer Vasokonstriktion der Gefäße. Somit kommt es zu einer Umverteilung des Blutes aus der Peripherie in die Körpermitte *(Kreislaufzentralisation)*. Nur noch die lebenswichtigen Organe werden durchblutet.

Allgemeine Symptome

- kaltfeuchte, blaßgraue Extremitäten (Ausnahme septischer Schock in Frühphase)
- Unruhe, Angst, Apathie, Somnolenz
- Blutdruck ↓, Puls ↑, kleine Blutdruckamplitude
- Hypoxämie
- metabolische Azidose
- Oligurie

Komplikation

Disseminierte intravasale Coagulopathie (DIC)
- Bildung von multiplen Thromben
- „Aufbrauchen" von Gerinnungsfaktoren

Grundsätzliche Sofortmaßnahmen

- Oberkörper flach, Beine hochlagern (Ausnahme: alle Geschehen des Herzens, Lunge, Kopf, oberer Gastrointestinaltrakt: hier Oberkörper hochlagern!!)
- Verweilkanüle legen
- Substitution eines Volumenersatzes, 500–1500 ml 0,9% physiologische Kochsalzlösung (Ausnahme: alle Geschehen des Herzens, Lunge, Kopf)
- Beruhigen / Warmhalten
- ständige Kontrolle des Bewußtseins, Puls und Atmung (ggf. Reanimation!)

2.2 Schockformen

2.2.1 Hypovolämischer Schock

Ursachen

- große Blutverluste
- gastrointestinale Flüssigkeitsverluste (Erbrechen, Diarrhoe)
- renaler Flüssigkeitsverlust (Diabetes mellitus, Diabetes insipidus, Polyurie nach akutem Kreislaufversagen)
- Flüssigkeitsverluste über die Haut (Verbrennungen, starkes Schwitzen ohne adäquate Wasserzufuhr)

Symptome

- alle Schockzeichen (siehe „allgemeine Symptome")
- starker Durst
- Kältezittern
- leere kollabierte Venen (Hals und Handrükken)

Sofortmaßnahmen

- siehe „grundsätzliche Sofortmaßnahmen"
- bei hämorrhagischem Schock, der durch äußere Blutungen verursacht wurde: Blutstillung

2.2.2 Anaphylaktischer Schock

Ursachen

- Allergische Reaktion vom Soforttyp I (siehe Kapitel: **„Blut und Abwehr“**) z. B. allergische Reaktion auf Medikamente

Symptome	Sofortmaßnahmen
Subjektive Beschwerden (Rückenschmerzen, Unwohlsein)	Infusionsstop / Allergenzufuhrstop (Nadel nicht entfernen, Patient wird über eine Stunde beobachtet)
Urtikaria (Hauterscheinungen mit Flush, Juckreiz)	Antihistaminika (z. B. Tavegil®)
Blutdruck ↓, Puls ↑	Kortikosteroide
Dyspnoe, Bronchospasmus, Larynxödem	Kortikosteroide, Adrenalin
Herz- und Atemstillstand	Reanimation

2.2.3 Septischer Schock

Ursachen

- Endotoxinschock, meist ausgelöst durch Zerfall gramnegativer Bakterien

Symptome

- allgemeine Schockzeichen (siehe „allgemeine Symptome“)
- in der Anfangsphase meist hohes Fieber mit Schüttelfrost
- warme, trockene Haut (später kühle Haut)

Sofortmaßnahmen

- siehe „grundsätzliche Sofortmaßnahmen“

2.2.4 Neurogener Schock

Ursachen

- Hirnstamm- und Rückenmarkstrauma
- medikamentöse Intoxikation (z. B. Narkotikaüberdosierung)

Symptome

- alle Schockzeichen (siehe „allgemeine Symptome“)
- häufig Lähmungserscheinungen

Sofortmaßnahmen

- siehe grundsätzliche Sofortmaßnahmen

2.2.5 Kardiogener Schock

Ursachen

- Herzinfarkt
- Kardiomyopathien
- Myokarditis
- Herzrhythmusstörungen

Symptome

- alle Schockzeichen (siehe „allgemeine Symptome“)
- gestaute Halsvenen
- marmorierte Haut
- Lungenödem, Dyspnoe

Sofortmaßnahmen

- siehe „grundsätzliche Sofortmaßnahmen“
- Achtung:
  Oberkörperhochlagerung, keine Volumensubstitution
- unblutiger Aderlaß, O_2-Gabe

2.3 Koma

Begriffsdefinitionen

Somnolenz (Benommenheit)
Auf Befragen gibt der Patient verlangsamte, ungenaue Antworten

Sopor
Schlafähnlicher Zustand, aus dem der Patient erweckt werden kann, einfache Aufforderungen werden befolgt

Koma
Der Patient ist durch äußere Reize nicht mehr weckbar

Gradeinteilungen des komatösen Zustandes	
Grad 1:	gezielte Abwehrreaktion auf Schmerzreize
Grad 2:	ungezielte einfache Reaktion auf Schmerzreize
Grad 3:	keine Reaktion auf Schmerzreize; erloschene Sensibilität
Grad 4:	Pupillen- und Kornealreflexe, Würgereflex, Muskeleigenreflex erloschen
Grad 5:	wie 4, zusätzlich zentrale Atemlähmung und zentrale Störung der Kreislaufregulation

Ursachen

❶ **Stoffwechsel-Komata**

- Störung des Glucosestoffwechsels (siehe Kapitel: **„Endokrinologie“**): coma diabeticum, Hypoglycämisches Koma
- Thyreoideales Koma (siehe Kapitel: **„Endokrinologie“**): Thyreotoxische Krise, Myxödemkoma
- Parathyreoideales Koma (siehe Kapitel: **„Endokrinologie“**): Tetanische Krise, Calciumnarkose
- Hepatisches Koma (siehe Kapitel **„Verdauungssystem“**)
- Urämisches Koma (siehe Kapitel **„Harnsystem“**)
- Koma bei akuter Nebenniereninsuffizienz (Addison-Krise) (siehe Kapitel: **„Endokrinologie“**)
- Hypophysäres Koma (siehe Kapitel: **„Endokrinologie“**)

❷ **Zerebrale Komata** (siehe Kapitel: **„Nervensystem“**)

- Blutungen, z. B. Massenblutungen, Subarachnoidalblutung, subdurales Hämatom, epidurales Hämatom
- zerebrale Ischämie
- Anfallskrankheiten
- Comotio-, Contusio-, Compressio-Cerebri
- Hitzschlag

❸ **Intoxikationen**

- Alkohol
- Schlafmittel, Drogen
- Kohlenmonoxid
- Schwermetalle

❹ **Kardio-vaskuläre Störungen** (siehe Kapitel: **„Herz-Kreislauferkrankungen“**)

- Überleitungsstörungen (AV-Block)
- Rhythmusstörungen
- Herzinfarkt
- Herzfehler
- schwere Herzinsuffizienz

Sofortmaßnahmen

▶ **bei allen komatösen Zuständen:**

- B - A - P (siehe S. 292)
- Notarzt rufen (lassen)
- Patient in die stabile Seitenlage legen (bei Bewußtlosigkeit und ausreichender Atmung)
- venösen Zugang legen
- ständige Kontrolle von Puls und Atmung (ggf. Reanimation)
- bei allen unklaren komatösen Zuständen 50 ml einer 40%igen Glucoselösung i. v.

2.4 Verbrennungen

Definition

Thermische Gewebeschädigung infolge externer (z. B. direkte Flammeneinwirkung) oder interner (z. B. Elektrounfall) Hitzeeinwirkung

Einteilung	Symptome	Therapie
Grad 1	Verletzung der Epidermis mit Rötung, Schwellung, Schmerzen	Kühlen mit Wasser, Kleidung entfernen, ev. Schmerzmittel
Grad 2	zusätzlich Blasenbildung	Volumensubstitution wegen Gefahr eines hypovolämischen Schocks; nicht verbinden, sondern mit metallbedampfter Folie abdecken
Grad 3	Hautanhangsgebilde und Nerven sind zerstört; evtl. Nekrose; Wunde schmerzt nicht mehr	Schocklagerung; Flüssigkeitssubstitution; Notarzt
Grad 4	Verkohlung	

Berechnung der verbrannten Fläche in % nach der 9-er Regel (Wallace)

	Erwachsener	Kind (ca. 5 J.)	Säugling
Kopf	9%	15%	21%
rechter und linker Arm (einzeln)	9%	9%	9%
Thorax vorne	18%	18%	18%
Thorax hinten	18%	18%	18%
rechtes und linkes Bein (einzeln)	18%	17%	14%

Sofortmaßnahmen

- Erstversorgung der Brandwunde mit kaltem, sauberen Leitungswasser
- bei einer Verbrennung > 15% (Erwachsener) ist von einer vitalen Gefährdung auszugehen
- bei > 1% verbrannter Hautfläche ab Grad 3 **sofortige Klinikeinweisung**
- venösen Zugang legen, Volumensubstitution (Gefahr: Hypovolämie)

2.5 Hitzeschäden

2.5.1 Hitzeerschöpfung

Definition

Folge starker Schweißverluste ohne ausreichende Flüssigkeitszufuhr

Ursachen

- nach langen Märschen / Wanderungen
- Sport

Symptome

▷ *aufgrund der Dehydration (Wasserverlust)*
- allg. Schocksymptomatik
- keine Temperaturerhöhung

Sofortmaßnahmen

- Schocklagerung
- kühle Umgebung
- Elektrolyt- und Flüssigkeitssubstitution (oral oder i. v.)

2.5.2 Hitzschlag

Definition

Zum Hitzschlag kommt es, wenn der Organismus den Sollwert des Wärmeregulationsvorganges (konstante Körpertemperatur) nicht mehr einstellen kann

Ursachen

- große Wärmezufuhr von außen: Umgebungstemperatur wesentlich höher als Körpertemperatur
- Behinderung der Wärmeabgabe (Wärmestau), z. B. bei unzweckmäßiger Kleidung

Symptome

▷ *entstehend aus Kreislaufdekompensation:*
- Kopfschmerzen, Schwindel, Übelkeit
- Temperatur > 40 °C
- Tachypnoe
- Tachykardie (> 140/min.)
- Blutdruck anfangs erhöht, später Schocksymptomatik
- Haut ist anfangs rot, trocken, heiß; später grau-zyanotisch
- Somnolenz bis Koma (siehe dort)

Sofortmaßnahmen

- Notarzt verständigen (Letalität 10–50%)
- Kaltwasserbäder (Abkühlung auf 38°)
- Elektrolytsubstitution i. v.
- Sauerstoffinhalation
- kontinuierliche Kontrolle von Blutdruck, Puls und Temperatur

2.5.3 Hitzekrämpfe

Definition

Ein hohes Flüssigkeits- und Elektrolytdefizit (2–4 l Extrazellularsubstanz) führt zu Hitzekrämpfen

Ursachen

- schwere Arbeit bei hoher Umgebungstemperatur (z. B. Hochofenarbeiter)

Symptome

- Muskelzuckungen und Krämpfe

Sofortmaßnahmen

- Notarzt verständigen
- orale oder parenterale Elektrolyt- und Flüssigkeitssubstitution

2.5.4 Sonnenstich

Definition

Unmittelbare Einwirkung der Sonnenstrahlen v. a. auf den unbedeckten Kopf und Nacken führt zum Sonnenstich

Symptome

- starker Kopfschmerz
- Übelkeit
- Fieber
- Schwindel
- orthostatischer Kollaps
- in schweren Fällen Koma und generalisierte Krämpfe (Hirndrucksteigerung)

Sofortmaßnahmen

- erhöhte Lagerung des Kopfes
- Einhüllen des Kopfes in kalte, feuchte Tücher

2.6 Unterkühlung

Definition

Absinken der Körpertemperatur < 35 °C. **Akute Lebensgefahr bei Temperaturen < 26°–30 °C** (drohendes Herzkammerflimmern)

Ursachen

- exzessive Kälteexposition (z. B. bewußtloser Patient in kalten Gewässern, Schnee etc.)
- Alkohol, Medikamente
- Endokrinologische Erkrankungen (z. B. Hypothyreose, M. Addison)
- Hirnschäden (Störungen des Temperaturzentrums)

Stadien der Unterkühlung

Grad 1	< 35 °C	Muskelzittern, RR ↑, erhaltene Ansprechbarkeit, Verwirrtheit, Tachykardie, Haut blaß und kalt
Grad 2	< 33 °C	kein Muskelzittern, Somnolenz, Bradykardie, RR normal oder erniedrigt, unregelmäßige Atmung, Reflexe abgeschwächt
Grad 3	< 30 °C	Koma; Puls schwach – nicht tastbar, minimale Atmung, keine Reflexe, extreme Bradykardie, Arrhythmie, Blutdruck ↓, Pupillenerweiterung

Sofortmaßnahmen

- warme Getränke bei Bewußtsein
- vorsichtige Wiedererwärmung: warmer Raum, Wolldecke, Heißwasserbad
- bei Kreislaufstillstand: kardiopulmonale Reanimation

V. Spezielle Prüfungspraxis

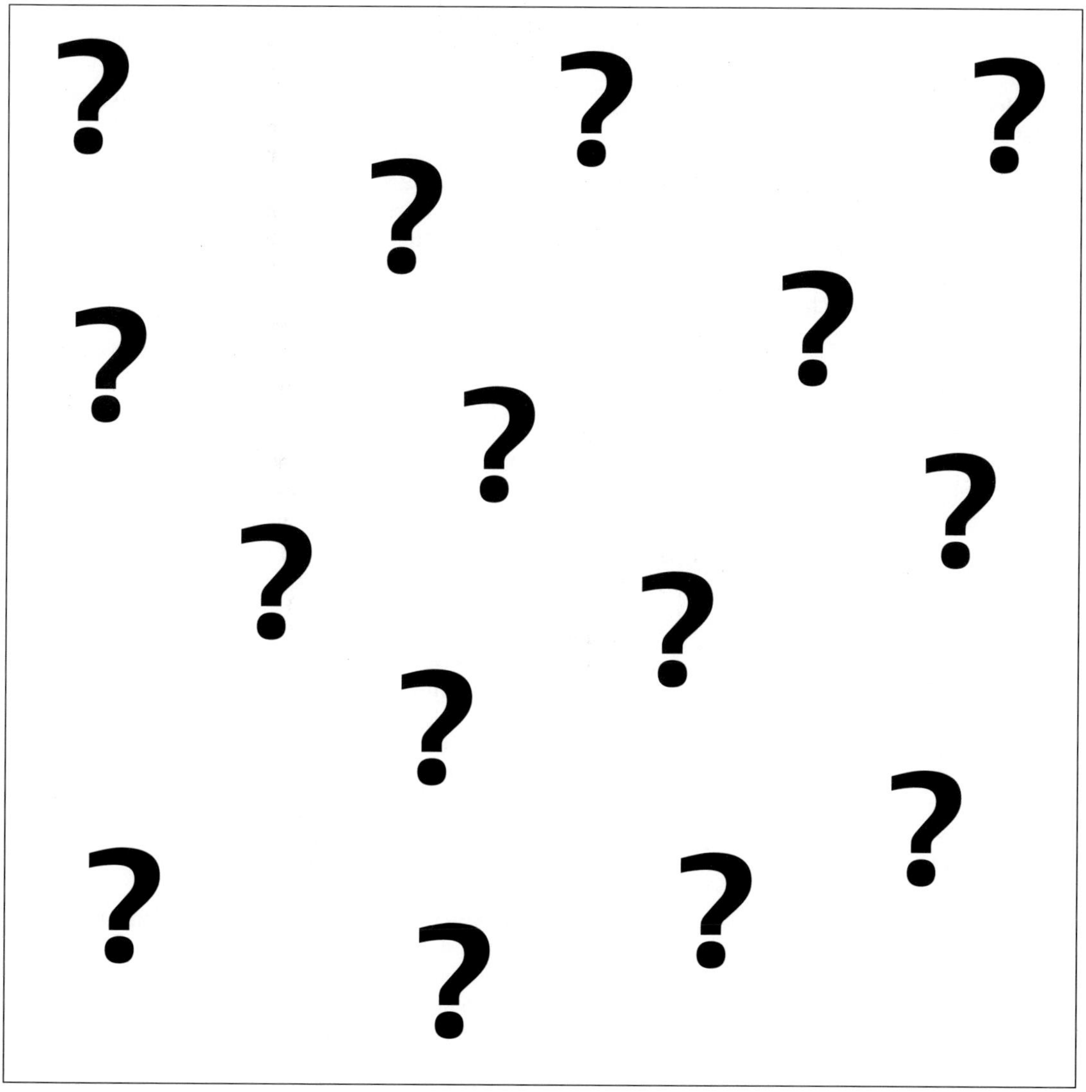

1 Atmungssystem

1.1 Fragen

1 Welche Symptome sind typisch für das Asthma bronchiale?
a) inspiratorischer Stridor
b) exspiratorischer Stridor
c) der Patient zieht die Schultern hoch, um die Atmung zu verbessern
d) Dyspnoe
e) feuchte Rasselgeräusche

2 Was begünstigt das Entstehen einer Pneumonie?
a) Immobilität
b) eine Operation im Thoraxbereich
c) Einnahme von Immunsuppressiva
d) lange Bettlägerigkeit
e) eine Pankreatitis

3 Wie wird ein Patient mit Lungenödem gelagert?
a) aufrecht sitzend
b) in Schocklage (Beine hoch)
c) stabile Seitenlage
d) Oberkörper um 15 Grad angehoben

4 Asthma bronchiale ist charakteristisch durch:
a) eine Erhöhung des Strömungswiderstandes in den kleinen Bronchien
b) eine Verkleinerung der funktionellen Residualkapazität
c) zähes Bronchialsekret
d) Verkürzung der Exspiration
e) Verminderung der Compliance (Ausdehnbarkeit)

5 Auf welche blutchemischen Größen reagieren die peripheren Chemorezeptoren?
a) nur auf pCO_2
b) auf pH, pCO_2 und pO_2
c) nur auf den Glucosegehalt des Blutes
d) nur auf den Bikarbonatgehalt des Blutes
e) nur auf pH und pCO_2 des Blutes

6 Welche Befunde erwarten Sie bei einer Lobärpneumonie?
a) subfebrile Temperaturen
b) Befall eines ganzen Lungenlappens
c) Fieber
d) keine pathologischen röntgenologischen Befunde
e) am ersten Krankheitstag „Crepitatio redux"

7 Ursache einer Lungenembolie kann sein:
a) Thrombusbildung an der Aortenklappe
b) Heparinisierung
c) Arterielle Verschlußkrankheiten
d) Venenthrombose
e) Aortenaneurysma

8 Bei einer obstruktiven Ventilationsstörung:
a) besteht oft eine Belastungsdyspnoe
b) ist die relative Ausatmungskapazität erhöht
c) ist primär die Ausdehnungsfähigkeit der Lunge eingeschränkt
d) ist der Strömungswiderstand der Atemwege erhöht
e) handelt es sich in erster Linie um Lungenfibrosen

9 Ein Bronchialkarzinom
a) ist immer im Bereich der Lungenspitze angesiedelt
b) führt immer zu Bluthusten
c) kann Ursache für einen erhöhten Spiegel von ADH im Serum sein
d) kann eine Recurrensparese induzieren
e) zeigt als Frühsymptom Bluthusten

10 Welche Aussage(n) trifft (treffen) nicht zu: Bei der atypischen Pneumonie
a) findet sich ein massiver Auskultationsbefund bei spärlichem röntgenologischen Befund
b) handelt es sich meist um eine bakterielle Pneumonie
c) handelt es sich beispielsweise um eine virusinduzierte Pneumonie
d) fehlt in der Regel Schüttelfrost

11 Ursachen einer Tachypnoe:
a) Zwerchfellparese
b) schwere körperliche Arbeit
c) Fieber
d) Schädigung des Atemzentrums
e) Parese der Interkostalmuskulatur

12 Welche differentialdiagnostischen Überlegungen treffen Sie beim Symptom Thoraxschmerz?
a) Appendizitis
b) Myokardinfarkt
c) Lungenembolie
d) Lungenödem
e) Angina pectoris

13 Die Bronchiolen
a) werden durch den Parasympathikus weitgestellt
b) werden durch den Sympathikus enggestellt
c) werden durch die Innervation des Diaphragmas weitgestellt
d) werden durch die Innervation der Interkostalmuskulatur weitgestellt
e) können durch ein Bronchialkarzinom eingeengt werden

14 Bei (den meisten) chronisch obstruktiven Lungenerkrankungen ist bei der klinischen Untersuchung des Thorax nachweisbar:
a) eine Verstärkung des Stimmfremitus
b) ein verlängertes Inspirium
c) eine beidseitige Dämpfung
d) Giemen, Pfeifen, Brummen
e) ein verschärftes Atemgeräusch

15 Welche Zuordnung von Auskultationsbefunden zur Krankheit trifft nicht zu?
a) Bronchialatmen → Emphysem
b) amphorisches Atmen → Kaverne
c) abgeschwächtes Atemgeräusch → Pleuraerguß
d) Crepitatio indux → Pneumonie
e) trockene Rasselgeräusche → chronische Bronchitis

16 Symptome einer Bronchopneumonie:
a) Fieber
b) diffuse, feinblasige bis grobblasige Rasselgeräusche
c) Husten und Auswurf
d) Bluthusten
e) Lungenstauung

17 Ordnen Sie den folgenden Auskultationsphänomenen die in Frage kommenden Krankheitsbilder zu:
a) Bronchialatmen
b) Kavernenatmen
c) Giemen, Pfeifen, Brummen
I) Obstruktion
II) Kaverne
III) Lobärpneumonie

18 Ein chronisches Cor pulmonale
a) ist häufig die Folge eines Emphysems
b) ist eine Komplikation der akuten Bronchitis
c) entsteht im Verlauf einer Lungenfibrose
d) kann die Folge einer massiven Thromboembolie sein
e) kann im Gefolge einer Lungensilikose entstehen

19 Typische Zeichen des Pneumothorax bei der physikalischen Untersuchung der betroffenen Seite sind:
a) aufgehobene Atemgeräusche
b) Dämpfung
c) hypersonorer Klopfschall
d) verschärftes Atemgeräusch
e) Giemen, Pfeifen, Brummen

20 Nach einer zentralen Atemdepression ist welche Störung des Säure-Basen-Haushaltes zu erwarten?
a) respiratorische Azidose
b) respiratorische Alkalose
c) metabolische Azidose
d) metabolische Alkalose
e) keine Störung des Säure-Basen-Haushaltes

21 Beim pollenallergischen Asthma wird vermehrt im Serum gefunden?
a) IgA
b) Albumin
c) IgM
d) IgE

22 Der Auswurf beim Lungenödem ist:
a) gelblich-bräunlich
b) schaumig-rötlich
c) eitrig putride
d) dreischichtig

23 Wichtigste Aufgabe der Pleura:
a) Abgrenzung der Lunge vom Mediastinum
b) Schutz der Lunge vor Verletzungen durch Lufteintritt
c) Gewährleistung der Verschieblichkeit der Lunge gegen den Thorax
d) Aufsaugen von Flüssigkeit bei Erguß

24 Wo befindet sich das Atemzentrum?
a) im Kleinhirn
b) in der Medulla oblongata
c) im Rückenmark
d) im Großhirn

25 Ein sicherer Nachweis des Bronchialkarzinoms:
a) Anamnese
b) Leistungsknick
c) Röntgen
d) Biopsie

26 Welches Symptom ist typisch für Patienten mit Bronchiektasen?
a) rezidivierende Fieberschübe
b) anhaltender trockener Husten
c) Hämoptysen
d) reichlicher morgendlicher Auswurf
e) stridoröse Atmung

27 Jemand leidet unter einer chronischen Bronchitis und spuckt plötzlich Blut. Woran denken Sie zuerst?
a) Tuberkulose
b) Pneumonie
c) Lungen-Karzinom
d) Bronchiektasen
e) Lungenödem

28 Wie macht sich ein Cor pulmonale bemerkbar?
a) nachweisbare Polyglobulie
b) ausgeprägte Zyanose
c) arterielle Hypertonie
d) Sehschwäche
e) Gangunsicherheit

29 Cor pulmonale-Symptome:
a) arterieller Hypertonus
b) Hypertrophie des rechten Ventrikels
c) Galopprhythmus über der Herzspitze
d) hochgradige Zyanose
e) Nachweis von Polyglobulie
f) Nachweis von Lidödemen

30 Hämoptoe kann auftreten bei:
a) Tuberkulose
b) Bronchialkarzinom
c) Asthma bronchiale
d) Steinstaublunge

31 Symptome von Bronchiektasen:
a) maulvolle Expektoration
b) 3-schichtiges Sputum
c) stechende Schmerzen hinter dem Brustbein
d) Trommelschlegelfinger
e) Striae rubrae

32 Bei Pseudokrupp findet man
a) einen Häufigkeitsgipfel bei Kindern bis 8 Jahre
b) immer nächtliche Hustenanfälle
c) im Vorstadium Heiserkeit und Stimmänderung
d) plötzlich schwere Atemnot
e) einen inspiratorischen Stridor
f) eine Zyanose
g) einen exspiratorischen Stridor

33 Befunde bei Atelektasen:
a) Dämpfung bei der Perkussion
b) tympanitischer Klopfschall
c) Stimmfremitus abgeschwächt bis aufgehoben
d) Stimmfremitus verstärkt
e) Bronchialatmen in der Peripherie

34 Die häufigste Ursache eines chronischen Cor pulmonale ist
a) eine chronische obstruktive Lungenerkrankung
b) eine Lungenembolie
c) eine Tuberkulose
d) eine Silikose
e) eine Herzinsuffizienz

35 Das Atemzugvolumen bei normaler Einatmung eines Erwachsenen liegt etwa bei:
a) 300 ml
b) 500 ml
c) 750 ml
d) 1000 ml
e) 1500 ml

36 Ein Faßthorax entsteht bei:
a) akuter Bronchitis
b) Lungenemphysem
c) M. Bechterew
d) Lungentuberkulose

37 Folgende Erkrankungen können mit chronischem Husten einhergehen!
a) Lungenkarzinom
b) Tuberkulose
c) Linksherzinsuffizienz
d) Bronchiektasen
e) Lungenembolie

38 Der Stimmfremitus ist abgeschwächt bei:
a) viraler Pneumonie
b) Pneumothorax
c) Pleuraerguß
d) Emphysem

39 Symptome einer akuten Sinusitis:
a) Ohrenschmerzen
b) Schwerhörigkeit
c) Kopfschmerzen
d) Eiter aus der Nase

e) Verschlimmerung beim Bücken, Husten und Liegen

40 Die akute Bronchitis wird hervorgerufen durch
a) Viren
b) Bakterien
c) exogene Toxine
d) Inhalation von ätherischen Ölen
e) frische Luft

41 Bei Asthma bronchiale
a) ist das Einatmen erschwert
b) hört man feinblasige Rasselgeräusche über der Lunge
c) kann ein chronisches Cor pulmonale entstehen
d) wird beim Anfall zäher Schleim abgehustet
e) treten die Anfälle nur am Tage auf

42 Beim Spannungspneumothorax
a) besteht auf der betroffenen Seite eine Dämpfung
b) kann sich ein schwerer Schockzustand entwikkeln
c) besteht auf der betroffenen Seite ein verstärkter Stimmfremitus
d) ist mit einer spontanen Besserung zu rechnen
e) besteht auf der betroffenen Seite ein hypersonorer Klopfschall

43 Bei der Silikose trifft zu:
a) bei längerem Verlauf kommt es zu einer Linksherzbelastung
b) es besteht oft Hypertonie
c) es besteht die Gefahr einer Tuberkulose
d) es kommt frühzeitig zu Pleuraergüssen

44 Symptome des Lungeninfarkts:
a) Kopfschmerzen
b) Atemnot
c) Abhusten von blutigem Sputum
d) Auftreten von Bradykardie

45 Befunde bei der Lappenpneumonie können sein
a) Bronchialatmen über dem betroffenen Gebiet
b) verminderter Stimmfremitus
c) verminderte Bronchophonie
d) Dämpfung
e) Giemen, Pfeifen, Brummen

1.2 Lösungen

1. b), c), d)
2. a), b), c), d)
3. a)
4. a), c)
5. b)
6. b), c)
7. d)
8. a), d)
9. c), d)
10. a), b)
11. b), c)
12. b), c), e)
13. e)
14. d), e)
15. a)
16. a), b), c)
17. aIII), bII), cI)
18. a), c), e)
19. a), c)
20. a)
21. d)
22. b)
23. c)
24. b)
25. d)
26. d)
27. c)
28. a), b)
29. b), d), e)
30. a), b)
31. a), b), d)
32. a), d), e), f)
33. a), c)
34. a)
35. b)
36. b)
37. a), b), c), d)
38. b), c), d)
39. c), d), e)
40. a), b), c)
41. b), c), d)
42. b), e)
43. c)
44. b), c)
45. a), d)

2 Auge / Ohr

2.1 Fragen

1 Was ist der schärfste Punkt des Sehens?
a) der gelbe Fleck
b) der schwarze Fleck
c) der grüne Fleck
d) der blinde Fleck

2 Welches ist die Symptomentrias bei Fremdkörperverletzung des Auges?
a) Tränenträufeln, Schmerzen, Sehschwäche
b) Farbensehen, Eiter, rotes Auge
c) Blitze sehen, Kopfschmerzen, Augenblinzeln

3 Was ist bei einer Verätzung der Augen mit Säure sofort zu unternehmen?
a) mit verdünnter Säure behandeln
b) mit viel Wasser spülen
c) mit Borwasser spülen

4 Ursachen für einen Tinnitus können sein:
a) Hörsturz
b) Morbus Menière
c) Hypertonie
d) Mikrozirkulationsstörungen im Innenohr

5 Symptome des akuten Glaukomanfalls sind:
a) starke Kopfschmerzen
b) Übelkeit
c) häufiges Erbrechen
d) weiche Augenbulbi

6 Eine Linsentrübung ist
a) ein Katarakt
b) der graue Star
c) immer viral bedingt
d) bei Rötelnembryopathie angeboren
e) eine infektiöse Erkrankung

7 Eine Innenohrerkrankung ist
a) Morbus Menière
b) Otitis media acuta
c) eine Schalleitungsstörung
d) der Hörsturz
e) ein Ohrschmalzpropf

8 Bei akutem Hörverlust (Hörsturz)
a) tritt eine Störung meist einseitig auf
b) liegt eine Mittelohrschwerhörigkeit vor
c) sind Ohrensausen und Ohrgeräusche weitere Symptome
d) kann die Ursache eine Durchblutungsstörung sein
e) liegt als Ursache stets ein akutes Schalltrauma vor

9 Für Morbus Menière sprechen folgende Symptome:
a) anfallsweise auftretender Schwankschwindel
b) anfallsweise auftretender Drehschwindel
c) Auftreten von Ohrensausen
d) Übelkeit und Erbrechen beim Anfall
e) Auftreten von pathologischen EKG-Veränderungen
f) Auftreten einer Mittelohrschwerhörigkeit

10 Symptome der Digitalisüberdosierung sind:
a) Appetitverlust
b) Obstipation
c) Rhythmusstörungen
d) Hypoglykämie
e) Flimmern vor den Augen

11 Symptome einer Netzhautablösung sind:
a) Rötung des Auges
b) Sehverschlechterung
c) Schmerzen im Auge
d) Übelkeit und Erbrechen
e) Blitze- und Funkensehen

12 Bei akutem Glaukom tritt auf:
a) Nebelsehen, Lichtblitze
b) Nebelsehen, Regenbogenfarbensehen
c) Erhöhung des Augeninnendrucks
d) Kopfschmerzen
e) Erbrechen

13 Lage des Hör- und Gleichgewichtsorgans
a) Felsenbein
b) Siebbein
c) Keilbein
d) Hinterhauptsbein
e) Warzenfortsatz

14 Was trifft zu? Die Linse
a) geht in die Lederhaut über
b) ist von pigmentierten Zellen durchsetzt
c) ist nach beiden Seiten gewölbt und völlig durchsichtig
d) wird durch die Sklera geschützt

⑮ Die Hornhaut wird physiologischerweise ernährt:
a) vom Randschlingennetz
b) von der Tränenflüssigkeit
c) vom Kammerwasser
d) von der Bindehaut direkt durch Diffusion

⑯ Komplikationen der Otitis media:
a) Parotitis
b) Facialisparese
c) Perforation
d) Mastoiditis

⑰ Eine Stauungspapille kommt vor bei:
a) raumfordernden Gehirnprozessen
b) Meningoenzephalitis
c) Rechtsherzinsuffizienz
d) maligner Hypertonie
e) Migräne

⑱ Bei einer Hyperopie (Weitsichtigkeit) wird welche Art von Brillengläsern verordnet?
a) Brillen mit konkaven Gläsern
b) Brillen mit konvexen Gläsern
c) Brillen mit Zylindergläsern
d) Brillen mit Fenstergläsern

⑲ Welche Symptome sprechen für eine akute eitrige Mittelohrentzündung?
a) Gleichgewichtsstörungen
b) Schwellung der Augenlider
c) starke Schmerzen im Ohr
d) Ohrensausen
e) Klopfen im Ohr
f) Hörverminderung
g) eitriger Ausfluß aus der Nase
h) Temperaturanstieg

⑳ Das Innenohr
a) dient der Schalleitung
b) entzündet sich häufig durch äußerlich eindringende Mikroorganismen
c) dient der Schallempfindung
d) beinhaltet das Hörorgan und das Gleichgewichtsorgan

㉑ Eine Funktion des Mittelohrs besteht in der/dem
a) Steuerungsfunktion
b) Gleichgewichtserhaltung
c) Koordination der Geräusche
d) Transport der Schallwellen

2.2 Lösungen

1. a)
2. a)
3. b)
4. a), b), c), d)
5. a), b), c)
6. a), b), d)
7. a), d)
8. a), c), d)
9. b), c), d)
10. a), c), e)
11. b), e)
12. b), c), d), e)
13. a)
14. c)
15. c)
16. b), c), d),
17. a), b), d)
18. b)
19. c), d), e), f), h)
20. c), d)
21. d)

3 Bewegungsapparat

3.1 Fragen

1 Was gehört anatomisch zu einem Gelenk?
a) Gelenkpfanne
b) Gelenkspalt
c) Gelenkkopf
d) Bänder
e) Sehnen

2 Bei der Untersuchung eines männlichen Patienten fällt Ihnen auf, daß der untere Teil des Kniegelenks schubladenartig hervorsteht. Wie lautet Ihre Verdachtsdiagnose?
a) Seitenbandriß
b) Kreuzbandriß
c) Meniskusschaden

3 Das Atlas-Axis-Gelenk ist welche Gelenkform?
a) Zapfengelenk
b) Scharniergelenk
c) Kugelgelenk

4 Welchen Laborparameter veranlassen Sie bei Verdacht auf Gicht?
a) Bestimmung der Fette
b) Bestimmung der Harnsäure
c) Bestimmung des Blutzuckers
d) Bestimmung von Harnstoff

5 Wo finden sich bevorzugt Knochenmetastasen? (nur 1 Antwort möglich)
a) Rippen
b) Brustbein
c) Extremitäten
d) Wirbelsäule
e) Karzinome metastasieren nie in Knochen

6 Welche Aussagen zur Scheuermann-Krankheit sind richtig?
a) Die Erkrankung tritt bevorzugt bei Adoleszenten auf
b) Bei der Erkrankung kommt es immer zu Rückenschmerzen
c) Die Erkrankung befällt vorwiegend den HWS-Bereich
d) Die Erkrankung befällt vorwiegend den BWS-Bereich
e) Es kommt meist zu Deckplatteneinbrüchen (Schmorl-Knorpelknötchen)

7 Beim lumbalen Bandscheibenprolaps:
a) ist das Lasèguesche Zeichen negativ
b) besteht ein Austritt von Nucleus-pulposus-Gewebe durch Risse im Anulus fibrosus
c) kommt es zu Schmerzen und Parästhesien
d) ist generell eine gezielte chiropraktische Behandlung angezeigt
e) kann es zu motorischen Ausfallerscheinungen kommen
f) kann das Lasèguesche Zeichen positiv sein

8 Das Ewing-Sarkom:
a) befällt vorwiegend alte Menschen
b) kann röntgenologisch vermutet, muß aber histologisch gesichert werden
c) stellt eine bösartige retikuläre Knochenmarksgeschwulst dar
d) befällt vorwiegend kurze Knochen
e) ist ein gutartiger Tumor der langen Knochen

9 Bei der Bursitis handelt es sich um eine
a) meldepflichtige Infektionskrankheit
b) Entzündung der Sehnen
c) Entzündung des Kniegelenks
d) Schleimbeutelentzündung

10 Das Bild der „Bambusstabwirbelsäule" ist charakteristisch für:
a) Bechterew-Strümpel-Marie-Krankheit
b) Bandscheibenprolaps
c) Osteodystrophia deformans
d) Osteosklerose
e) Osteoporose
f) Ewing-Sarkom

11 Die Epiphysenfugen des Jugendlichen
a) sind die Orte des Längenwachstums
b) liegen zwischen Diaphyse und Epiphyse
c) lassen röntgenologisch eine Bestimmung des Alters zu
d) können bei Störungen des Kaliumhaushaltes verformt werden
e) stehen unter der Wirkung des Wachstumshormons

12 Beim Karpaltunnel-Syndrom
a) liegt eine Kompression des N. medianus vor
b) kommt es zu Sensibilitätsstörungen des 4. + 5. Fingers
c) atrophiert oft die Daumenballenmuskulatur
d) wird die Diagnose durch das Röntgen gestellt

13 Akuter Gichtanfall:

a) das betroffene Gelenk ist geschwollen und gerötet
b) kann durch übermäßigen Alkoholgenuß ausgelöst werden
c) die betroffenen Gelenke schmerzen nur bei Belastung
d) es werden eher übergewichtige Frauen als Männer befallen
e) die Schmerzen verschwinden innerhalb eines Tages

14 Beim rheumatischen Fieber

a) befinden sich im Blut β-hämolysierende Streptokokken
b) ist der Antistreptolysintiter erhöht
c) heilt die Gelenkentzündung mit Deformierungen aus
d) ist die BSG deutlich erhöht
e) sind u. a. die großen Gelenke befallen
f) ist der Latex-Rheuma-Test meist positiv

15 Typisch für die chronische Polyarthritis:

a) morgens Steifheit der Gelenke
b) das Auftreten von Heberden-Knötchen an den Fingern
c) ein meist symmetrischer Befall der kleinen Gelenke
d) ein positiver Rheuma-Latex-Test
e) vermindertes Natrium im Blut
f) ein Befall der Fingerendgelenke

16 Die Osteoporose

a) hat meist Calzium und Phosphat im Blut erniedrigt
b) kann durch Kortikoidtherapie verursacht sein
c) ist ein generalisierter oder lokalisierter Knochengewebsschwund
d) kann durch sehr lange Bettlägerigkeit verursacht sein
e) kann durch nichtsteroidale Antirheumatikatherapie verursacht sein

17 Welche der folgenden Aussagen treffen für den Morbus Bechterew zu?

a) alkalische Phosphatase ist erhöht
b) Erkrankungsgipfel ist zwischen dem 40. und 50. Lebensjahr
c) HLA-B27 ist häufig positiv
d) der Rheumafaktor ist nachweisbar
e) sie beginnt oft an den Ileosakralfugen

18 Symptome einer Lumbago sind:

a) der Schmerz ist auf die Lenden-Kreuzbeingegend beschränkt
b) die Schmerzen strahlen ins Bein aus
c) später kommt es zu Gefühlsstörungen in den Beinen
d) die Sehnenreflexe sind gestört

19 Bei der rheumatoiden Arthritis

a) ist immer auch das Herz mitbeteiligt
b) sind die Schwellungen meist symmetrisch
c) findet man immer eine Anämie
d) ist der Rheumatest positiv
e) nimmt die Steifigkeit im Laufe des Tages zu

20 Mit der Schoberschen Untersuchungsmethode stellt man fest:

a) den Bewegungsausschlag der Funktionskette Hüftgelenk/ganze Wirbelsäule
b) die Vergrößerung des Abstandes von zwei Markierungen über der LWS beim nach vorne Neigen
c) die Schmerzauslösung im Iliosakralgelenk bei Überstreckung des Hüftgelenks der gleichen Seite
d) Schmerzen bei der Überstreckung des Beines im Hüftgelenk (bei Entzündung in der Nähe des M. iliopsoas)
e) Schmerzen im Bereich des Plexus brachialis bei Drehen des Kopfes zur gesunden Seite

21 Bei einem Patienten mit Rückenschmerzen sind folgende Untersuchungen zur Beurteilung einer evtl. vorhandenen Wurzelschädigung im LWS-Bereich sinnvoll:

Prüfung
a) des Zeichens nach Lasègue
b) des Zeichens nach Bragard
c) des Achillessehnenreflexes
d) des Fersenganges

22 Ein Patient klagt über diffuse Schmerzhaftigkeit im Bereich der Wirbelsäule und der peripheren Knochen, leichte Knochenverbiegungen an den unteren Extremitäten und zunehmende Rundrückenbildung.
Röntgenbefund: erhöhte Strahlentransparenz, strähnige Kompakta- und verwaschene Spongiosazeichen, typische Looser-Umbauzonen
Labor: Serum-Kalzium und Phosphor erniedrigt, AP erhöht, BSG normal
Welche der folgenden Diagnosen ist am wahrscheinlichsten?

a) Osteomalazie durch Vitamin D-Mangel
b) Morbus Paget
c) Generalisiertes Plasmozytom
d) Primäre Osteoporose
e) Generalisierte Knochenmetastasen

23 Bei der chronischen Polyarthritis können außer den Gelenken betroffen sein?
a) Lunge und Pleura
b) Herz
c) Leber
d) Arterien
e) Augen

24 Was ist bei der Perthes'schen Krankheit betroffen?
a) Humeruskopf
b) Hüftgelenkskopf
c) Schienbeinkopf
d) Os naviculare

25 An der Bildung des Beckengürtels sind beteiligt:
a) Darmbein
b) Os pubis
c) Sitzbein
d) Felsenbein
e) Sesambein

26 Das Hüftgelenk ist
a) ein Sattelgelenk
b) ein Kugelgelenk
c) ein Scharniergelenk
d) zweiachsig
e) einachsig
f) vielachsig

27 Die Wachstumszone des Röhrenknochens wird bezeichnet als:
a) Epiphyse
b) Diaphyse
c) Markhöhle
d) Epiphysenfuge
e) Diaphysenfuge

28 Unter einer Skoliose versteht man:
a) eine Rückgratverbiegung nach hinten
b) eine seitliche Verbiegung der Wirbelsäule
c) eine Rückgratverbiegung der Brustwirbelsäule nach vorne
d) eine Neigung des Beckens nach hinten

3.2 Lösungen

1. a), b), c), d)
2. b)
3. a)
4. b)
5. d)
6. a), d), e)
7. b), c), e), f)
8. b), c)
9. d)
10. a)
11. a), c), e)
12. a), c)
13. a), b)
14. b), d), e)
15. a), c), d)
16. b), c), d)
17. c), e)
18. a)
19. b), d)
20. b)
21. a), b), c), d)
22. a)
23. a), b), c), d), e)
24. b)
25. a), b), c)
26. b) f)
27. d)
28. b)

4 Endokrinologie

4.1 Fragen

1 Was ist für den Diabetes mellitus typisch?
a) Anurie
b) Mangel an ADH
c) Durst
d) Polyurie

2 Ein Mangel an Cortisol führt zu:
a) Gewichtsverlust
b) verringerter Salzsäureproduktion
c) Hypoglykämie
d) Bradykardie
e) einem manifesten Diabetes mellitus

3 Welche Urachen kommen für den primären Hyperparathyreoidismus nicht infrage?
a) Adenom des Hypophysenvorderlappens
b) Niereninsuffizienz
c) Leberzirrhose
d) Adenom der Nebenschilddrüse

4 Welche der folgenden Symptome sind typisch für die Akromegalie des Erwachsenen?
a) eine Körpergröße von 2,12 m eines männlichen Patienten bei einem Gewicht von 83 kg
b) verdickte Zunge
c) vergrößertes Herz
d) Exostosen
e) Hepatomegalie

5 Zu den Erkrankungen der Nebennierenrinde gehören nicht:
a) Cushing-Syndrom
b) Adrenogenitales Syndrom
c) Phäochromozytom
d) Hyperaldosteronismus
e) Morbus Addison

6 Ein sog. „heißer Knoten" im Schilddrüsenszintigramm ist am ehesten Hinweis auf
a) ein Schilddrüsenkarzinom
b) ein Schilddrüsenabszeß
c) ein autonomes Adenom
d) eine Schilddrüsenzyste
e) eine lokale Thyreoiditis

7 Was sind Folgen eines primären Hyperparathyreoidismus?
a) Nephrotisches Syndrom
b) Osteoporose
c) Urolithiasis
d) Ulcus ventriculi
e) Hyperkalzämische Krise

8 Ein Aldosteronmangel
a) führt zu Wasserrückresorptionsstörungen an den Sammelrohren der Niere
b) bewirkt Dehydratation
c) bewirkt eine Verminderung der renalen Natrium-Ausscheidung
d) verursacht Ödeme
e) bewirkt evtl. eine Exsikkose

9 Symptome des Morbus Cushing sind:
a) Akromegalie
b) Stammfettsucht
c) Hirsutismus
d) blau-rote Striae
e) Hypermenorrhoe
f) Exsikkose
g) Vollmondgesicht

10 Symptome einer Schilddrüsenunterfunktion sind:
a) heisere Stimme
b) der Betroffene fühlt sich unwohl in warmen Räumen
c) warme, feuchte Haut
d) trockene, schuppige Haut
e) Obstipation

11 Welche Symptome sprechen für ein Cushing-Syndrom:
a) diabetische Stoffwechsellage
b) Hypercholesterinämie
c) Bradykardie
d) Vermehrung der Erythrozyten und Leukozyten
e) Erhöhung des Blutdrucks
f) Verminderung der Eosinophilen

12 Symptome eines hyperglykämischen Koma sind:
a) Steigerung der Sehnenreflexe
b) ausgetrocknete Haut

c) Azetongeruch der Atemluft
d) flache Atemzüge
e) weiche Augäpfel

13 Wodurch entsteht bei Diabetikern ein hyperglykämisches Koma?
a) lange Pausen zwischen den Mahlzeiten
b) Verringerung der Insulindosis
c) durch körperliche Anstrengung
d) durch fieberhafte Infekte
e) durch Schwangerschaft

14 Für eine Unterfunktion der Nebennierenrinde sprechen:
a) Neigung zur Hypotonie
b) Ausbleiben der Menses
c) Neigung zur Hypoglykämie
d) Schwäche der Muskulatur

15 Die Hypokaliämie beim Conn-Syndrom geht einher mit einer
a) metabolischen Alkalose
b) Hypokalzämie
c) respiratorischen Alkalose
d) respiratorischen Azidose
e) Hyponatriämie

16 Bei einer Hyperthyreose können folgende Symptome typischerweise auftreten:
a) Gesteigerte Stuhlfrequenz, eventuell auch Durchfälle
b) Tachykardie
c) Psychomotorische Unruhe (gesteigerte Nervosität)
d) Gewichtsverlust trotz Heißhunger
e) Wärmeintoleranz

17 Symptom eines ketoazidotischen Komas kann sein:
a) Kußmaulsche Atmung
b) Alkalose
c) Hypertonie
d) Schweißausbruch
e) Cheyne-Stokes-Atmung

18 Typische Symptome einer Hypoglykämie sind:
a) viel Durst und häufiges Wasserlassen
b) Zittern und Schwitzen
c) Tachykardie und Polyurie
d) Azetongeruch und hochrotes Gesicht
e) verminderter Hautturgor und trockene Lippen

19 Welches sind Folgeerkrankungen des Diabetes mellitus:
a) Hirntumor
b) Angiopathie
c) Katarakt
d) Gangrän
e) Leberzirrhose
f) Glomerulosklerose

20 Welche Symptome sprechen für ein Coma diabeticum?
a) weiche Augenbulbi
b) rotes Gesicht
c) harte Augenbulbi
d) Tachykardie
e) Hypoglykämie
f) Kußmaulsche Atmung

21 Ein erhöhter Insulinbedarf liegt vor bei:
a) Infektionen
b) Hyperthyreose
c) Hypothyreose
d) kleinen Mahlzeiten

22 Keton im Urin findet sich bei:
a) Diabetes insipidus
b) Coma diabeticum
c) Hungerzuständen
d) Erbrechen
e) Fieber

23 Azetongeruch in der Ausatemluft findet sich bei:
a) einer Fäulnisdyspepsie
b) einem Coma diabeticum
c) einer Insulinüberdosierung
d) Hypoglykämie

24 Symptome der Hyperthyreose sind:
a) Bradykardie
b) Enophthalmus
c) Vergrößerung der Blutdruckamplitude
d) Myopathie
e) Hypertonie
f) Obstipation
g) feinschlägiger Tremor
h) Hypohydrosis

25 Was produziert die Schilddrüse?
a) Kortison
b) Thyroxin
c) Parathormon
d) Noradrenalin

26 Spätfolgen des Diabetes mellitus können sein:
a) Glaukom
b) Linsentrübung
c) Netzhautblutung
d) Exophthalmus

27 Symptome des Morbus Cushing sind:
a) Stammfettsucht
b) Hyperpigmentation der Handlinien
c) Vollmondgesicht
d) fleckige, pigmentierte Mundschleimhaut
e) Exophthalmus
f) Stiernacken

28 Insulin wird gebildet von
a) den A-Zellen der Langerhans-Inseln des Pankreas
b) den B-Zellen der Langerhans-Inseln des Pankreas
c) der Leber
d) der Milz

29 Folgende Hormone haben auf den Blutzuckerspiegel die angegebene Wirkung:
a) Insulin senkt den Blutzucker
b) Cortisol steigert den Blutzucker
c) Adrenalin senkt den Blutzucker
d) Somatotropes Hormon steigert den Blutzucker
e) Glukagon senkt den Blutzucker

30 Beim Diabetes insipidus
a) besteht ein relativer Insulinmangel
b) besteht ein Mangel an ADH
c) kommt es zu einer enormen Wasserausscheidung durch eine Störung der Rückresorption in den Tubuli und Sammelrohren der Niere
d) besteht eine Polyurie mit erhöhtem spezifischen Gewicht
e) besteht eine Polyurie mit niedrigem spezifischen Gewicht

31 Bei einer Überfunktion der Schilddrüse erwarten Sie folgende Laborwerte:
a) T_3 und T_4 erhöht
b) TSH erhöht
c) Cortisol erhöht
d) Adrenalin erniedrigt

32 Welche Mechanismen sind für die Entstehung des Diabetes mellitus vom Typ I verantwortlich?
a) eine Insulinresistenz durch Adipositas
b) die Bildung von Antikörpern gegen die B-Zellen des Pankreas
c) Erschöpfung der B-Zellen durch einen zu hohen Kohlenhydratgehalt in der Nahrung
d) Inaktivierung von Insulin durch Insulinantikörper

33 Welche Wirkung hat Insulin?
a) Zucker wird in die Zelle aufgenommen
b) Insulin hemmt die Glykogenspeicherung in der Leber
c) es erhöht den Blutzuckerspiegel
d) Steigerung der Glukose-Aufnahme in die Zellen des Muskelgewebes
e) Hemmung der Glukose-Aufnahme in die Zellen des Muskelgewebes
f) Steigerung der Glukose-Aufnahme in die Fettzelle

34 Wann dürfen Heilpraktiker Diabetespatienten behandeln?
a) grundsätzlich nicht
b) bei leichter Blutzuckererhöhung, die noch nicht insulinpflichtig ist
c) bei insulinpflichtigen Diabetikern darf der Heilpraktiker begleitend zum Arzt behandeln
d) bei einem Patienten mit deutlich erhöhten Blutzuckerwerten darf der Heilpraktiker nicht behandeln, weil auf jeden Fall Insulin vom Arzt verordnet werden muß

35 Frühsymptome des Diabetes mellitus sind:
a) Gangrän
b) Müdigkeit
c) Polydypsie
d) Polyurie
e) Hochdruck

36 Wie kann Glukagon den Blutzuckerspiegel erhöhen?
a) es wirkt hemmend auf Insulin
b) es baut Glykogen aus der Leber ab
c) es baut Glykose zu Glykogen um

37 Welche Änderung gegenüber einer normalen Schilddrüsenfunktion ist bei der primären Hyperthyreose nicht zu erwarten?
a) gesteigerte Herzfrequenz
b) Erhöhung von T_3 und T_4 im Plasma
c) körperliche Ermüdung und Muskelschwäche
d) erhöhte Sekretion von TSH
e) Änderung der Einbaurate von Jod in organische Verbindungen

38 Welche endokrinen Störungen beeinflussen den Proteinstoffwechsel?
a) Insulinmangel
b) Hypothyreose
c) Cushing-Syndrom
d) Hyperandrogenismus

39 Eine 53jährige Frau klagt über das Ausbleiben ihrer Regelblutung (Amenorrhoe). Eine Schwangerschaft wird ausgeschlossen. Bei der Untersuchung fällt Ihnen u. a. ein Hirsutismus auf; dieser männliche Behaarungstyp hat früher nicht bestanden. Sie denken an:

a) einen Mangel von Hormonen der Nebennierenrinde
b) eine Überfunktion des Nebennierenmarks
c) eine Nebennierenrinden-Hyperplasie
d) eine vermehrte Aldosteronbildung

40 Glucagon kann den Blutzuckerspiegel heben durch

a) vermehrte Resorption von Glukose
b) Umwandlung von Glukose in Glykogen in der Leber
c) Hemmung der Insulinproduktion
d) Abbau von Glykogen in der Leber

41 Bei absolutem oder relativen Insulinmangel kommt es zu einer

a) gesteigerten Gluconeogenese
b) verringerten Gluconeogenese
c) verzögerten Lipolyse, verzögerten Proteolyse

42 Nennen Sie die Symptome der Struma maligna:

a) Heiserkeit
b) Venenstau
c) schnelles Wachstum
d) Schluckverschieblichkeit

43 Der Patient im Coma diabeticum riecht aus dem Mund nach:

a) Urin
b) Schweiß
c) Käse
d) fauligem Apfel

44 Die Nebennierenrinde wird durch welches Hormon gesteuert?

a) TSH
b) Adrenalin
c) ACTH
d) FSH

4.2 Lösungen

1. c), d)
2. a), b), c)
3. a), b), c)
4. b), c), d), e)
5. c)
6. c)
7. c), d), e)
8. b), e)
9. b), c), d), g)
10. a), d), e)
11. a), b), d), e), f)
12. b), c), e)
13. b), d), e)
14. a), b), c), d)
15. a)
16. a), b), c), d), e)
17. a)
18. b)
19. b), c), d), f)
20. a), d), f)
21. a), b)
22. b), c)
23. b)
24. c), d), e), g)
25. b)
26. a), b), c)
27. a), c), f)
28. b)
29. a), b), d)
30. b), c), e)
31. a)
32. b), d)
33. a), d), f)
34. b), c)
35. b), c), d)
36. a), b)
37. d)
38. a), b), c), d)
39. c)
40. c), d)
41. a), c)
42. a), b), c)
43. d)
44. c)

5 Verdauungssystem

5.1 Fragen

1 Eine Ösophagitis kann verursacht oder wesentlich mitbedingt sein durch:
a) Soor
b) Vitamin-D-Mangel
c) Reflux von Magensaft
d) Hyperthyreose
e) Säureverätzung

2 Eine übergewichtige 50jährige Frau klagt über Sodbrennen. Die Beschwerden verstärken sich beim Vornüberbeugen und beim Hinlegen. Welches ist die wahrscheinlichste Diagnose?
a) Divertikulose
b) akute Gastritis
c) Hiatushernie
d) Cholezystolithiasis

3 Eine mit Ikterus einhergehende Störung der Gallenausscheidung
a) beeinträchtigt die Absorption von Fetten
b) kann durch einen akuten hämolytischen Ikterus verursacht sein
c) bedingt häufig einen Anstieg von Gallensäuren im Blut

4 Beim Ulcus duodeni
a) ist eine maligne Entartung in der Regel nicht zu erwarten
b) verstärken sich die Beschwerden meist beim Essen
c) sind Frauen häufiger als Männer betroffen
d) ist eine Ausstrahlung der Schmerzen ins rechte Schulterblatt typisch
e) kann der Hämoccultest positiv sein
f) findet man in der Regel eine Fettresorptionsstörung

5 Bei einer totalen Ileumresektion können folgende Störungen entstehen:
a) Malabsorption von Vitamin B_{12}
b) Steatorrhoe
c) Diarrhoe
d) Malabsorption von Eisen
e) Mangel an intrinsic factor

6 Ursache einer Ulkusentstehung im Magen-Darm-Trakt:
a) Salzsäureüberproduktion
b) Gastrin-produzierende Tumoren
c) Heliobakter pylori
d) lokale Ischämie

7 Bei der Zöliakie besteht eine Unverträglichkeit gegen:
a) Glukose
b) Glukagon
c) Gliadin
d) Glukoronsäure

8 Welche Feststellung trifft für den Morbus Crohn zu?
a) Charakteristisch ist der segmentale Befall
b) Komplizierend sind perianale Fisteln und Abszeßbildung
c) Die Krankheit beginnt immer im Coecum und breitet sich von dort nach oral und nach aboral aus
d) Die Krankheit beginnt im Rektum und breitet sich in schweren Fällen bis zum terminalen Ileum aus

9 Hellrote Blutbeimengungen im Stuhl können auf folgende Krankheiten hinweisen:
a) Colitis ulcerosa
b) blutendes Magengeschwür
c) Mallory-Weiss-Syndrom
d) Ösophagitis
e) Colon-Karzinom

10 Das irritable Colon ist durch welchen Befund nicht gekennzeichnet:
a) Wechsel von Obstipation und Diarrhoe
b) Flatulenz und Blähungen
c) linksseitige Bauchschmerzen
d) Blutbeimengung im Stuhl
e) Schleimbeimengungen zum Stuhl

11 Die Magensäuresekretion wird stimuliert durch
a) Sekretin
b) Histamin
c) Gastrin
d) Koffein
e) Kortikoide

⑫ Welche Symptome sprechen für eine Hiatushernie?

a) Aufstoßen, Völlegefühl
b) Loslaßschmerz und Abwehrspannung
c) verstärkte Schmerzen im Liegen
d) Sodbrennen
e) Besserung des Schmerzes beim Liegen

⑬ Symptome von Colitis ulcerosa:

a) Stuhlentleerungen sind schmerzlos
b) es findet sich Blut im Stuhl, auch öfters Schleim
c) Anämie
d) Auftreten von Fieber ist völlig untypisch
e) Risiko einer Karzinomentwicklung
f) auch das Ileum kann betroffen sein

⑭ Ursachen für eine Pankreatitis können sein:

a) Gallensteinleiden
b) stauungsbedingte Herzinsuffizienz
c) Behandlung mit Kortikosteroiden
d) starker Nikotinabusus
e) starker Alkoholabusus

⑮ Ursachen für eine Obstipation können sein:

a) Kolonkarzinom
b) Unterfunktion der Schilddrüse
c) Digitalis-Überdosierung
d) Divertikulitis
e) häufiger Genuß von Joghurt

⑯ Symptome eines Magengeschwürs:

a) ein meist von Übelkeit begleiteter Schmerz
b) der Schmerz strahlt in die rechte Schulter aus
c) der Schmerz verschwindet nach Nahrungsaufnahme
d) meist scharf umschriebener Schmerz im Oberbauch

⑰ Richtige Aussagen über die Gallenkolik:

a) meist besteht eine Ausstrahlung der Schmerzen in die rechte Schulter
b) die Kolik ist oft mit Übelkeit verbunden
c) nach ca. 10 Minuten ist das Schmerzmaximum erreicht
d) Medikamente, die Magnesium und Aluminium enthalten, bessern den Schmerz deutlich

⑱ Komplikationen einer akuten Pankreatitis können sein:

a) Pankreasabszeß
b) Schock
c) paralytischer Ileus
d) Hypoglykämie
e) Pfortaderstau
f) Pleuraerguß

⑲ Typisch für das Praecoma hepaticum:

a) Kußmaul-Atmung
b) Verlangsamung der Sprache
c) Desorientiertheit
d) Krampfanfälle
e) Störung des Bewußtseins

⑳ Beim hämolytischen Ikterus ist:

a) Bilirubin im Urin nicht erhöht
b) der Stuhl hell
c) der Stuhl dunkel
d) Urobilinogen im Urin erhöht

㉑ Typisch für einen paralytischen Ileus ist:

a) starke Peristaltik
b) starker Meteorismus
c) fehlende Darmgeräusche
d) Abgang von dünnflüssigem Stuhl
e) Darmsteifungen

㉒ Bei einer akuten Appendizitis sind folgende Symptome typisch:

a) Fieberanstieg und Schüttelfrost schon zu Beginn der Erkrankung
b) die Schmerzen beginnen meist periumbilikal
c) die Symptomatik ist bei alten Patienten oft gering
d) Erbrechen tritt erst bei drohender Perforation auf
e) die rektale Untersuchung ist kontraindiziert
f) die BSG ist schon zu Beginn der Krankheit erhöht

㉓ Das Colon hat:

a) Brunnersche Drüsen
b) Haustrien
c) Taenien
d) Zotten

㉔ Welche Aussage trifft nicht zu?

a) Das Blut des Pankreas fließt unmittelbar in die V. cava inferior
b) Die Trachea liegt ventral des Ösophagus
c) Das Pankreas ist ca. 15 cm lang und läßt sich in Caput, Corpus und Cauda unterscheiden
d) Das Pankreas ist sowohl eine endokrine, als auch eine exokrine Drüse
e) Das Inselorgan produziert sowohl Insulin als auch Glukagon

㉕ Die Pfortader erhält ihr Blut aus der

a) V. mesenterica superior
b) A. mesenterica inferior
c) V. des Duodenums
d) V. des Magens

e) V. des Pankreas
f) V. hepatica

26 Welche Aussage trifft zu?
a) Sekretin wird vorwiegend im oberen Dünndarm gebildet
b) Die Entleerung des Magens wird nicht durch den Nervus vagus gesteuert
c) Die mittlere Enge ist die engste Stelle des Ösophagus
d) Fettreiche Nahrung verweilt bis zu einer Stunde im Magen
e) Die abdominalen Schmerzen bei der Appendizitis beginnen immer im rechten Unterbauch

27 Welche Aussage trifft zu?
a) Bei der akuten Appendizitis besteht die Gefahr der Perforation in die freie Bauchhöhle
b) Bei der Colitis ulcerosa handelt es sich um eine chronisch entzündiche Dünndarmerkrankung
c) Die Divertikulose des Dickdarms findet sich überwiegend bei jungen Menschen
d) Der Morbus Crohn ist eine Darmerkrankung vorwiegend im Colon descendens
e) Beim Morbus Crohn kommt es so gut wie nie zu Fistelbildungen

28 Welche Aussagen über das Pankreas treffen zu?
a) Sie ist eine Drüse mit endokriner und exokriner Funktion
b) Die Stimulation des Pankreas erfolgt auch durch den N. vagus
c) Es produziert die Enzyme α-Amylase, Trypsinogen und Chymotrypsinogen
d) Es stimuliert die Herztätigkeit

29 Indikation für eine sofortige Operation:
a) Magenperforation
b) Schmerzen im Oberbauch
c) Akute Appendizitis
d) Mechanischer Ileus
e) Paralytischer Ileus

30 Fettreiche Ernährung bewirkt:
a) verzögerte Darmentleerung
b) erhöhte Gastrinausschüttung
c) verminderte Gastrinbildung

31 Kontraindikationen von Fastenkuren:
a) nach Operationen und schweren Erkrankungen
b) Zytostatikatherapie
c) Allergien
d) Pilze im Darm
e) Tuberkulose, Krebs
f) Schwangerschaft, Stillzeit
g) Stoffwechselerkrankungen wie Gicht

32 Bei welcher Erkrankung finden wir einen Mekoniumileus?
a) Pylorospasmus
b) Mukoviszidose
c) Zöliakie
d) chron. Pankreatitis

33 Welche der folgenden Erkrankungen haben als Symptom Teerstuhl:
a) Ösophagusvarizenblutungen
b) Magenkarzinom
c) Karzinom im Bulbus duodeni
d) Dickdarmerkrankungen
e) Erkrankungen im terminalen Ileum

34 Wann ist die Alpha-Amylase erhöht?
a) bei Lebererkrankungen
b) bei Speicheldrüsenerkrankungen
c) bei Pankreaserkrankungen
d) bei Ulcus ventriculi

35 Welche Untersuchungen sind positiv bei einer akuten Appendizitis?
a) Palpation des Bauchraumes
b) Psoasschmerz
c) Temperaturdifferenz – rektal/axillar
d) Messen des Bauchumfanges
e) McBurney-Punkt schmerzhaft
f) Loslaßschmerz auf der linken Seite
g) Babinsky-Zeichen
h) Rektale manuelle Untersuchung

36 Gallenkoliken können ausstrahlen in
a) die rechte Schulter
b) den rechten Unterbauch
c) die Flanken
d) das Epigastrium
e) die linke Lendenregion
f) das Ileosakralgelenk

37 Kaffeesatzartiges Erbrechen findet sich bei:
a) Magenulcus
b) Magenkarzinom
c) Ösophagusvarizen
d) Embolie
e) Mangel an Magensäure
f) Gastritis

38 Welche Aussagen zu Gallensteinerkrankungen treffen zu?
a) Gallensteine führen über kurz oder lang zu Koliken
b) Gallensteine müssen immer operiert werden

c) Der Patient leidet unter Übelkeit
d) Es kommt zu einer Fettunverträglichkeit

39 **Welche Symptome sind typisch für Gallenkoliken?**
a) ziehende Schmerzen in den linken Unterbauch
b) kolikartige Schmerzen, die in den Rücken ausstrahlen
c) Schmerzausstrahlung in die rechte Schulter
d) Schmerzausstrahlung in den mittleren Oberbauch

40 **Welche Aussagen treffen zu beim Pankreaskarzinom?**
a) Ikterus mit Fieber
b) Ikterus ohne Fieber
c) Fettstühle
d) Meteorismus und Diarrhoe

41 **Welche Aussage zur Leberzirrhose ist richtig?**
a) Die Ursachen sind immer entzündliche Prozesse
b) Die Ursachen sind immer degenerative Prozesse
c) Es kommt zu einem bindegewebigen Umbau des Leberparenchyms
d) In die Leberzellen ist vermehrt Fett eingelagert worden

42 **Welches Hormon regt die Produktion von Salzsäure an?**
a) Sekretin
b) Gastrin
c) Serotonin

43 **Früh- und Spätsymptome bei Magenkrebs sind:**
a) Magenschmerzen
b) Eosinophilie
c) Abneigung gegen Fleisch
d) Lymphknotenschwellung
e) Schwellung der Virchowschen Drüse
f) Eisenmangelanämie
g) Leukozytose mit Linksverschiebung
h) Blut im Stuhl
i) Bluterbrechen

44 **Zu den Aufgaben der Gallenblase zählen:**
a) Produktion der Gallenflüssigkeit
b) Eindickung der Gallenflüssigkeit
c) Speicherung der Gallenflüssigkeit
d) Speicherung von Eisen

45 **Welche Aussage zur Fettleber ist richtig?**
a) Eine Fettleber, die sich aufgrund von Adipositas gebildet hat, geht fast immer in eine chronische Hepatitis über und später in eine Leberzirrhose
b) Eine Fettleber, die sich aufgrund von Adipositas gebildet hat, geht praktisch nie in eine Leberzirrhose über
c) Eine Fettleber, die sich aufgrund von Alkoholabusus gebildet hat, kann in eine chronische Hepatitis und später in eine Leberzirrhose übergehen

46 **Ein 75jähriger Patient klagt über Schmerzen im linken Unterbauch. Wechsel von Obstipation und Diarrhoe, sowie gelegentlich Blutbeimengungen im Stuhl. Welches ist die wahrscheinlichste Diagnose?**
a) Enteritis infectiosa
b) Colonkarzinom
c) Sigma Divertikulitis
d) Aszendierende Appendizitis
e) Bridenileus

47 **Aufgaben der Leber sind:**
a) Blutspeicher
b) Herstellung von Gerinnungsfaktoren
c) Vitaminspeicher
d) Entgiftung von Hormonen und Toxinen

48 **Zuordnung typischer Schmerzbilder** (jeweils nach dem Essen)

a) Ulcus duodeni	I. wellenförmiger Schmerz
b) Ulcus ventriculi	II. Sofortschmerz
c) Gallenkolik	III. Spätschmerz

49 **Welches Hormon wird im Pankreas gebildet?**
a) Cholezystokinin
b) Glycogen
c) Sekretin
d) Thyroxin
e) Glucagon

5.2 Lösungen

1. a), c), e)
2. c)
3. a), c)
4. a), e)
5. a), b), c)
6. a), b), c), d)
7. c)
8. a), b)
9. a), e)
10. d)

11. b), c), d), e)
12. a), c), d)
13. b), c), e), f)
14. a), c), e)
15. a), b), d)
16. d)
17. a), b)
18. a), b), c), f)
19. b), c), e)
20. a), c), d)
21. b), c)
22. b), c)
23. b), c)
24. a)
25. a), c), d), e)
26. a)
27. a)
28. a), b), c)
29. a), c), d)
30. a), c)
31. a), b), e), f)
32. b)
33. a), b), c)
34. b), c)
35. a), b), c), e), f), h)
36. a), d)
37. a), b), c)
38. c), d)
39. b), c)
40. b), c), d)
41. c)
42. b)
43. a), c), e), f), g), h), i)
44. b), c)
45. c)
46. b)
47. a), b), c), d)
48. aIII), bII), cI)
49. e)

6 Blut und Abwehr

6.1 Fragen

1 Bei der chronischen myeloischen Leukämie sind im peripheren Blut vermehrt:
a) stabkernige neutrophile Granulozyten
b) eosinophile Granulozyten
c) Lymphozyten
d) neutrophile Myelozyten
e) basophil punktierte Erythrozyten

2 An der Blutgerinnung sind beteiligt:
a) Kalzium-Ionen
b) Fibrinogen
c) Thrombozyten
d) Plasminogen

3 Bei welcher Erkrankung handelt es sich um eine Neoplasie der B-Lymphozyten?
a) Akute myeloische Leukämie
b) Chronisch myeloische Leukämie
c) Plasmozytom
d) Polyglobulie
e) Osteomyelosklerose

4 Bei welcher der folgenden Erkrankungen finden Sie in der Regel die stärkste Milzvergrößerung?
a) Plasmozytom
b) Chronisch myeloische Leukämie
c) Akute lymphatische Leukämie
d) Chronisch lymphatische Leukämie
e) Akute myeloische Leukämie

5 Die Blutgerinnung läuft in verschiedenen Stufen ab. Bezeichnen Sie die richtige Reihenfolge!
a) Gewebsverletzung
b) Umwandlung von Fibrinogen in Fibrin
c) Thrombineinwirkung auf Fibrinogen
d) Freisetzung von Gewebsthromboplasten
e) Umwandlung von Prothrombin in Thrombin

6 Bilirubin ist ein Abbauprodukt
a) des Blutplasmas
b) der Leukozyten
c) des Hämoglobins
d) der Galle

7 Wieviel Liter Blut besitzt der erwachsene Mensch?
a) ca. 2–3 l
b) ca. 5–7 l
c) ca. 8–10 l
d) ca. 9–11 l

8 Was ist Blutserum?
a) Fibrin und Blutkuchen
b) Blutkörperchen und Blutplasma
c) Blutplasma ohne Fibrin
d) Blutplasma

9 Makrozytäre Anämien können in ursächlichem Zusammenhang mitauftreten
a) bei Fischbandwurmträgern
b) nach partieller Gastrektomie
c) bei einer Pneumonie
d) nach Dickdarmresektion

10 Allgemeine Hämolysezeichen sind:
a) erhöhte Retikulozytenzahl
b) verlängerte Erythrozytenlebenszeit
c) erhöhtes Serumeisen
d) erhöhtes indirektes Bilirubin im Serum
e) erhöhte Bilirubinausscheidung im Urin

11 Eine sehr verlangsamte BSG findet man bei:
a) Leukämien
b) Polycythämia rubra vera
c) Anämie
d) Osteoporose

12 Welche Aussagen treffen bei der Polycythämia rubra vera zu?
a) Leukozytose und Thrombozytose
b) die Ursache ist ein erythropoetinbildender Tumor
c) es liegt oft eine Milzvergrößerung vor
d) es finden sich gehäuft Thrombosen
e) eine spontane Heilung ist möglich
f) es treten häufig Hautblutungen auf

13 Was bewirkt Natrium-Citrat bei der BSG?
a) es verhindert die Blutgerinnung durch die Bindung von Kalzium-Ionen
b) es hemmt Fibrin
c) es bindet Thrombozyten
d) es dient der Blutverdünnung
e) es aktiviert Phase II der Blutgerinnung

f) es verhindert die Blutgerinnung durch Thrombozyten

14 Die Hämophilie A
a) ist autosomal rezessiv
b) ist durch einen den Faktor VIII betreffenden Defekt verursacht
c) läßt sich aufgrund einer herabgesetzten Thrombozytenzahl diagnostizieren
d) tritt seltener bei Frauen auf

15 Welche Befunde weisen auf eine akute myeloische Leukämie hin?
a) lokale Lymphknotenschwellung
b) verstärkte Blutungsneigung
c) Anämie
d) therapieresistente eitrige Tonsillitis

16 Welche Zellen bilden Antikörper?
a) T-Lymphozyten
b) Monozyten
c) Plasmazellen
d) Granulozyten

17 Die Erythrozytenwerte beim Mann, auf einen Kubikmillimeter Blut betragen?
a) 4–6 Milliarden
b) 4–6 Millionen
c) 4000–6000 Millionen
d) 400–600 Millionen
e) 40–60 Millionen

18 Wann kommt es zu Gerinnungsstörungen? Bei Mangel an:
a) Vitamin C
b) Eisen
c) Vitamin K
d) Vitamin A
e) Vitamin D

19 Normalwerte der Leukozyten, auf einen Kubikmillimeter Blut?
a) 40 000–90 000
b) 4000–9000
c) 400–900
d) 40–90

20 Normalwerte der Thrombozyten, auf einen Kubikmillimeter Blut?
a) 4000–9000
b) 37–47 Vol.%
c) 150 000–380 000
d) 4–6 Mill.

21 Kreuzen Sie die typische Ursache für Mundwinkelrhagaden an:
a) Eisenmangel
b) Vitamin D-Mangel
c) Überproduktion von Magensäure
d) Überproduktion von Pankreassaft
e) Überproduktion von Gallensaft
f) Schilddrüsenüberfunktion

22 Welche durchschnittliche Lebensdauer haben Erythrozyten?
a) 30 Tage
b) 50 Tage
c) 5 Tage
d) 120 Tage

23 Eine sehr verlangsamte BSG findet man bei:
a) Chronisch lymphatischer Leukämie
b) Polycythämia vera
c) Hyperlipoproteinämie (Fettstoffwechselstörung)
d) Chronisch myeloische Leukämie

24 Eine Verlängerung der Thromboplastinzeit im Quick-Test ist charakteristisch für:
a) Vitamin B_{12}-Mangel
b) Vitamin C-Mangel (Skorbut)
c) Vitamin K-Mangel
d) Folsäure-Mangel

25 Wodurch kann eine Erhöhung der Senkungsbeschleunigung (BSG) entstehen?
a) Vermehrung großmolekularer Eiweißkörper im Plasma
b) Verminderung der Erythrozytenzahl
c) Vermehrung der Erythrozytenzahl

26 Wenn der Eisengehalt im menschlichen Organismus etwa 3–6 Gramm beträgt, sind hiervon im zirkulierenden Hämoglobin gebunden:
a) $^1/_3$
b) $^1/_4$
c) $^2/_3$

27 Symptome bei einer Milzruptur sind:
a) stechend scharfe Schmerzen im linken Oberbauch
b) hypovolämischer Schock
c) Gallenblasenhydrops

28 Was versteht man unter einer passiven Immunisierung?
a) Die Immunisierung mit abgetöteten Krankheitserregern
b) Die Immunisierung mit abgeschwächten Krankheitserregern
c) Die Immunisierung mit Antikörpern
d) Die Immunisierung mit hitzeinaktiven Toxinen

29 Lymphknoten
a) enthalten retikuläres Bindegewebe
b) sind in Lymphbahnen eingeschaltet
c) produzieren die Lymphe
d) geben Lymphozyten in die Lymphe ab

30 Welche Funktion hat die Mastzelle?
a) Phagozytose
b) Faserbildung
c) Bildung von Lymphozyten
d) Speicherung von Stoffwechsel-Zwischenprodukten
e) Produktion von Histamin

31 Was sind Antikörper?
a) körperfremde Stoffe, gegen die Abwehrzellen gebildet werden
b) Abwehrstoffe, die gegen spezifische Antigene gerichtet sind
c) fiebererregende Stoffe

32 Was sind Antigene?
a) körpereigene Abwehrstoffe, die gegen körperfremdes Eiweiß gerichtet sind
b) körperfremde Stoffe, gegen die Antikörper gebildet werden
c) körpereigene Stoffe, die gegen spezifische Toxine gerichtet sind

33 Was sind mögliche Befunde bei der Leukämie?
a) Haut- und Schleimhautblutungen
b) Anämie
c) Leber- und Milzschwellung
d) Thrombozytose

34 Ordnen Sie zu: I. Perniziöse Anämie, II. Hämolytische Anämie, III. Eisenmangelanämie
a) Kribbeln und Ameisenlaufen
b) Mundwinkelrhagaden
c) Retikulozytose

35 Ordnen Sie die Normwerte zu:
I. Neutrophile Granulozyten
II. Lymphozyten
III. Basophile Granulozyten
IV. Eosinophile Granulozyten
a) 40–70%
b) 25–40%
c) 1–3%
d) 0–1%

36 Symptome der kindlichen Leukämie sind:
a) Gelenk- und Knochenschmerzen
b) gehäuft auftretende Blutungen
c) Ulzerationen der Mundschleimhaut
d) schmerzhafte Lymphknotenschwellung
e) Thrombozytose

37 Typische Befunde bei der Lymphogranulomatose:
a) Schmerzen in den Lymphknoten bei Alkoholgenuß
b) Lymphknoten sind kartoffelsackartig verbakken
c) häufig Hepatosplenomegalie
d) subfebrile Temperaturen
e) Polyglobulie

38 Bei welchen der Anämieformen kommt es zu einer Hämolyse?
a) Eisenmangelanämie
b) Sichelzellanämie
c) Thalassämie
d) Kugelzellanämie

39 Die Funktion der Albumine ist?
a) Transportfunktion
b) Immunabwehr
c) Aufrechterhaltung des onkotischen Drucks

40 Welche Substanzen hemmen die Blutgerinnung?
a) Cumarin
b) Hirudin
c) Acetylsalizylsäure
d) Fibrinogen

41 Passive Immunisierung erfolgt durch
a) abgetötete Erreger
b) lebende Erreger
c) Penicillin
d) Antikörper
e) Erregertoxine

42 Aufgaben der Leukozyten sind:
a) Phagozytose
b) Transport von Sauerstoff und Kohlendioxid
c) zelluläre Abwehr
d) Neutrophile Leukozyten stellen Enzyme her

43 Laborbefunde bei einer Eisenmangelanämie sind:
a) Serumeisen erniedrigt
b) Schillingtest positiv
c) normochrome Anämie
d) Eisenbindungskapazität erniedrigt

44 Aufgabe der Erythrozyten ist:
a) Abgabe von Thrombokinase
b) Herstellung von Erythropoetin
c) Transport von Sauerstoff und Kohlendioxid

d) Transport von Immunglobulinen
e) Phagozytose von Fremdeiweißen

6.2 Lösungen

1. a), b), d)
2. a), b), c)
3. c)
4. b)
5. a), d), e), c), b)
6. c)
7. b)
8. c)
9. a), b)
10. a), c), d)
11. b)
12. a), c), d), f)
13. a)
14. b), d)
15. b), c), d)
16. c)
17. b)
18. c)
19. b)
20. c)
21. a)
22. d)
23. b)
24. c)
25. a), b)
26. c)
27. a), b)
28. c)
29. a), b), d)
30. e)
31. b)
32. b)
33. a), b), c)
34. aI), bIII), cII)
35. Ia), IIb), IIId), IVc)
36. a), b), c), d)
37. a), b), c), d)
38. b), c), d)
39. a), c)
40. a), b), c)
41. d)
42. a), c)
43. a)
44. c)

7 Haut

7.1 Fragen

1 Das Erythema nodosum
a) tritt meist einseitig auf
b) ist häufig lokalisiert an den oberen Extremitäten
c) kommt vor beim M. Boeck
d) kommt vor bei Tbc

2 Welcher Entzündungsprozeß breitet sich entlang bindegewebiger Septen aus?
a) Abszeß
b) Empyem
c) Phlegmone
d) Lymphangitis
e) Karbunkel

3 Symptome der Psoriasis sind:
a) Gelenkbefall bei pos. Rheumatest
b) häufiger Befall der behaarten Kopfhaut
c) oft Befall der Beugeseiten der Gelenke
d) Tüpfelnägel
e) häufig Pilzbefall an den Nägeln

4 Eine Phlegmone
a) heilt ohne therapeutische Maßnahmen ab
b) ist eine sich flächenhaft ausbreitende Infektion
c) ist eine Sonderform der Osteomyelitis
d) wird mittels Zytostatika behandelt

5 Welche Ursache hat die Schuppenflechte?
a) Es ist ein das ganze Leben persistierendes Virus
b) Es liegt eine Kontaktallergie zugrunde
c) Es handelt sich um eine Dermatomykose (Pilzerkrankung) mit Nagelbeteiligung
d) Sie wird polygen und multifaktoriell vererbt
e) Es liegt eine bakterielle Besiedlung von Hornschichten der Haut vor

6 Ein Pruritus kann auftreten bei:
a) Leberinsuffizienz
b) Gallenblasenerkrankungen
c) Diabetes mellitus
d) Urämie
e) Pyelonephritis

7 Symptome bei Neurodermitis:
a) nicht juckendes, chronisch verlaufendes Ekzem
b) im Schub Juckreiz
c) die Patienten neigen zu Sekundärinfektionen auf der vorgeschädigten Haut
d) Sommer und Sonne verschlechtert die Symptome

8 Ein Basaliom
a) ist gutartig und muß nicht entfernt werden
b) metastasiert selten
c) neigt zur frühen Metastasierung
d) tritt bevorzugt im Gesicht auf
e) ein multiples Auftreten ist möglich

9 Ordne zu:

a) Abszeß:	I)	Eiteransammlung in einer vorgebildeten Höhle
b) Empyem:	II)	Eiteransammlung in einer nicht vorgebildeten Höhle
c) Papula:	III)	Quaddel
d) Urtika	IV)	Knötchen

10 Ursache von Dellwarzen:
a) psychisch
b) nach abgeheilter Pilzinfektion
c) Viren
d) Bakterien

11 Das Erysipel ist
a) die Wundrose
b) die Gürtelrose
c) eine Pilzerkrankung

12 Was trifft auf das Erythema nodosum zu?
a) Prädilektionsstelle sind die Unterschenkel
b) es kommt zu einer Geschwürsbildung mit Einschmelzungen
c) ist nicht druckschmerzhaft
d) kommt vor beim Rheumatischen Fieber
e) ist meist einseitig am Bein lokalisiert

13 Welche Aussage trifft zu?
Die Oberhaut
a) wird zusammen mit der Unterhaut als Cutis bezeichnet
b) besteht hauptsächlich aus Keratinozyten
c) ist zwischen 0,03–4 cm dick
d) setzt sich aus mehreren Schichten zusammen

14 Verhornendes Plattenepithel findet sich beim Gesunden
a) in der Epidermis
b) in der Hornhaut des Auges

c) in der Blase
d) im proximalen Drittel des Ösophagus
e) in den Nierenbecken

15 Bei Candidisis trifft zu:
a) der Erreger ist bei jedem Menschen als Parasit im Darm vorhanden
b) sie kann nach Antibiotika-Therapie Krankheitssymptome verursachen
c) sie bewirkt bei Kleinkindern eine Gedeihstörung
d) sie zählt zu den Zoonosen

16 Welche Veränderungen an Muttermalen können für eine bösartige Entartung sprechen?
a) wenn Farbveränderungen auftreten
b) wenn das Muttermal verschwindet
c) wenn Juckreiz auftritt
d) bei Haarwuchs
e) wenn sich ein Hof um das Muttermal bildet

17 Sklerodermie:
a) ist eine infektiöse Erkrankung fast aller Organsysteme
b) betrifft meist Frauen zwischen 20–30 Jahren
c) hat als Symptom das Madonnengesicht
d) weist als Komplikation eine Sklerosierung innerer Organe auf

18 Ordnen Sie zu: I = Basaliom, II = Malignes Melanom
a) entsteht oft aus einem Naevus
b) betrifft bevorzugt Personen über 60 Jahre
c) wächst oft langsam über Jahre
d) frühzeitiges Auftreten von Metastasen
e) Sonderform: geschwüriger Zerfall des Tumors
f) das Auftreten von Metastasen ist sehr selten

7.2 Lösungen

1. c), d)
2. c)
3. b), d)
4. b)
5. d)
6. a), b), c), d)
7. b), c)
8. b), d), e)
9. aII), bI), cIV), dIII)
10. c)
11. a)
12. a), d)
13. b), d)
14. a)
15. b)
16. a), c), e)
17. c), d)
18. aII), bI), cI), dII), eII), fI)

8 Herz, Kreislauf- und Gefäßsystem

8.1 Fragen

1 Was sind Arterien?
a) sie führen zum Herzen hin
b) sie führen vom Herzen weg
c) sie enthalten nur sauerstoffreiches Blut
d) sie enthalten nur sauerstoffarmes Blut

2 Zeichen eines akuten arteriellen Verschlusses im Bein:
a) das betroffene Bein ist hochrot und brennt
b) ein langsam beginnender Schmerz
c) ein plötzlich einsetzender Schmerz
d) kein tastbarer Puls proximal des Verschlusses

3 Was bezeichnet man als ein Pulsdefizit?
a) eine Pulsfrequenz unter 50/min.
b) es handelt sich dabei um die Differenz zwischen peripherem Puls und Herzfrequenz
c) Herzrhythmusstörungen

4 Wo befinden sich Herzklappen?
a) zwischen rechter Kammer und Aorta
b) zwischen rechtem Vorhof und Eintritt von Vena cava inferior und superior
c) zwischen rechter Kammer und dem Truncus pulmonalis
d) zwischen Vena pulmonalis und linkem Vorhof

5 Sie haben einen Patienten mit einem kardiogenen Schock in ihrer Praxis. Was machen Sie?
a) Patienten flach lagern
b) Patienten mit erhöhtem Oberkörper lagern
c) Patienten vor Unterkühlung schützen
d) Notarzt rufen
e) im Falle des Herzstillstandes Herzdruckmassage
f) im Falle des Atemstillstandes Beatmen

6 Was kann die Ursache einer Thromboembolie sein?
a) eine tiefe Beinvenenthrombose
b) eine Thrombozytenverminderung
c) die Einnahme von Cumarin
d) die Einnahme von Ascorbinsäure

7 Welche Herzkreislaufuntersuchungen kann der Heilpraktiker ausführen?
a) Auskultation
b) Perkussion
c) Blutdruckmessung
d) Pulsmessung
e) Koronarangiographie

8 Wobei besteht ein erhöhtes Arteriosklerose-Risiko?
a) bei hohem HDL und niedrigem LDL
b) bei niedrigem LDL und niedrigem HDL
c) bei hohem HDL und hohem LDL
d) bei hohem LDL und niedrigem HDL

9 Welche Faktoren erhöhen das Risiko eines Herzinfarktes?
a) Rauchen
b) Lebererkrankungen
c) erhöhte Blutfette
d) Adipositas
e) Diabetes mellitus

10 Nennen Sie Zeichen der Rechtsherzinsuffizienz!
a) Lungenödem
b) Stauungsgastritis
c) Nykturie
d) Beinödeme
e) Lungenembolie

11 Welches der folgenden Symptome gehört nicht zum Myokardinfarkt?
a) Hämatemesis
b) Pulsunregelmäßigkeiten
c) Brustschmerz
d) kalt-schweißige Haut
e) Blutdruck 90/60 mmHg

12 Bei welchen Erkrankungen finden sich hohe Blutdruckamplituden?
a) Aortenisthmusstenose
b) Offener Ductus botalli
c) Vorhofseptumdefekt
d) Aortenklappeninsuffizienz
e) Aortenklappenstenose
f) Hyperthyreose

13 Bei welchen folgenden Erkrankungen ist ein Saunabesuch kontraindiziert?
a) dekompensierte Herzinsuffizienz
b) Koronarsklerose mit Angina pectoris in Ruhe
c) vegetativ-endokrine Dysregulation im Klimakterium
d) 1 Jahr nach Herzinfarkt

⑭ Ein Angina pectoris-Anfall kann ausgelöst werden durch:
a) Streß
b) Bluthochdruckkrise
c) intestinale Blutung bei Ulkuskrankheit
d) ungewohnte körperliche Belastung
e) reichliche, fetthaltige Nahrung

⑮ Eine maligne Hypertonie ist gekennzeichnet durch
a) konstant deutlich erhöhte diastolische Blutdruckwerte
b) erhöhte Natriumkonzentration
c) hochdruckbedingte Augenhintergrundsveränderungen
d) hochdruckbedingte Läsionen an Herz, Gehirn und Nierengefäßen

⑯ Die Bildung von Thromben wird begünstigt durch
a) Verlangsamung der Blutzirkulation
b) Läsionen der Gefäßwand
c) Hämatokriterhöhung
d) Anstieg der Plasminaktivität

⑰ Eine Hypertonie kann verursacht werden durch eine Erhöhung
a) der Noradrenalinausschüttung
b) der Natrium-Ausscheidung
c) der Renin-Ausschüttung
d) der Sekretin-Ausschüttung

⑱ Der Ductus botalli
a) ist eine Verbindung zwischen Aorta und Lungenarterien
b) verödet nach der Geburt
c) ist ein Bestandteil des Embryonalkreislaufs
d) transportiert sauerstoffreiches Blut von der Plazenta zur Nabelvene
e) verhindert eine zu starke Durchblutung der Lunge des Ungeborenen

⑲ In welcher Phase des Herzzyklus sind Aortenklappen und Mitralklappe gleichzeitig geöffnet?
a) nur in der Anspannungszeit
b) in der Austreibungszeit
c) in der Füllungszeit
d) in der Entspannungszeit
e) in keiner Phase

⑳ Eine Patientin kommt mit rot/blauen Wangen in Ihre Praxis. Auskultatorisch stellen Sie einen paukenden 1. Herzton fest. Was ist Ihre Verdachtsdiagnose?
a) Mitralklappenstenose
b) Pulmonalklappenstenose
c) Mitralklappeninsuffizienz
d) Aortenklappeninsuffizienz

㉑ Welche Gefäße führen sauerstoffreiches Blut?
a) alle Arterien
b) alle Venen
c) alle Gefäße, die vom Herzen wegführen
d) alle Gefäße, die zum Herzen hinführen
e) keine Aussage ist richtig

㉒ Welche Aussagen treffen für die Herzinsuffizienz zu?
a) Eine schwere Rechtsherzinsuffizienz führt in der Regel zum Lungenödem
b) Ein ausgedehnter Herzinfarkt kann zu einer Linksherzinsuffizienz führen
c) Eine akute Linksherzinsuffizienz geht häufig mit einem Aszites einher
d) Eine Stenose der Aortenklappe kann zu einer Herzinsuffizienz führen
e) Bei einer Herzinsuffizienz liegt eine Verminderung der kardialen Pumpleistung vor, die zu einer Sauerstoffminderversorgung der Organperipherie führt

㉓ Der Schmerz im Rahmen eines Angina pectoris-Anfalles
a) ist in der Regel retrosternal
b) ist oft von brennendem, drückendem Charakter
c) kann durch einen Kältereiz ausgelöst werden
d) bildet sich nach der Einnahme eines Nitropräparates innerhalb von 3–5 Minuten zurück
e) ist bei einer koronaren Herzerkrankung immer vorhanden

㉔ Ein akuter Herzinfarkt
a) kann bei Diabetikern ohne typische Schmerzsymptomatik verlaufen
b) kann zu lebensbedrohlichen Rhythmusstörungen führen
c) macht eine sofortige klinische Einlieferung und eine intensivmedizinische Behandlung erforderlich
d) führt zu einer auf die Herzmuskelinnenschicht begrenzten Nekrose
e) kann zu einem Perikarderguß führen

㉕ Welche Aussage trifft nicht zu?
Bei der Blutdruckmessung nach Riva-Rocci/Korotkow
a) ist ein systolischer Druck von 160 mmHg immer pathologisch

b) kann eine zu schmale Manschette zu unpräzisen Druckwerten führen
c) sollte der zur Messung benutzte Arm in Herzhöhe gelagert werden
d) sollte mindestens einmal an beiden Armen gemessen werden
e) sollten mehrfache Messungen erfolgen

26 Welche Aussage trifft nicht zu? Die arterielle Hypertonie
a) verläuft oft über längere Zeit ohne Beschwerden
b) läßt in ca. 20% aller Fälle keine organische Ursache erkennen
c) beruht in seltenen Fällen auf endokrinologischen Erkrankungen
d) kann zu akutem Linksherzversagen führen
e) führt zu einem wesentlich erhöhten Risiko, an Schlaganfällen und Herzinfarkt zu erkranken

27 Beim hämorrhagischen Schock kommt es zu
a) einer Azidose
b) einem Anstieg des Herzminutenvolumens
c) einem Sinken des Herzminutenvolumens
d) einer Alkalose
e) einer Bradykardie

28 Ursachen einer Herzinsuffizienz können sein:
a) Herzinfarkt
b) Herzklappenfehler
c) Herzrhythmusstörungen
d) Panzerherz
e) Myokarditis

29 Ab welchem diastolischen Blutdruckniveau besteht der Verdacht auf eine pathologische Nierenmitbeteiligung?
a) Blutdruck ab diastolisch 90 mmHg
b) Blutdruck ab diastolisch 100 mmHg
c) Blutdruck ab diastolisch 120 mmHg
d) Blutdruck ab diastolisch 140 mmHg

30 Symptome einer Rechtsherzinsuffizienz sind:
a) Meteorismus
b) Gewichtszunahme
c) Asthma cardiale
d) Nykturie
e) Appetitlosigkeit

31 Welches Gefäß führt sauerstoffreiches Blut?
a) A. pulmonalis
b) V. pulmonalis
c) V. cava superior
d) V. cava inferior

32 Wo auskultieren Sie Fehler der Mitralklappe?
a) parasternal im 3. ICR links (Erbscher Punkt)
b) parasternal des 5. ICR rechts
c) im 4. ICR links parasternal und über der Herzspitze in der Medioklavikularlinie des 5. ICR links

33 Ab wann ist die Systole Korotkow'scher Ton hörbar?
a) 1. Ton unter dem obersten Manschettendruck
b) 1. Ton unter dem untersten Manschettendruck
c) 1. hörbarer Ton nach dem Ablassen des Manschettendrucks

34 Ordnen Sie zu: I. Systole II. Blutdruckamplitude III. Diastole
a) Differenz zwischen systolischem und diastolischem Wert
b) Der Druckwert, der bei Kammerentleerung auftritt
c) Der Wert, der bei der Erschlaffung der Aortenwand im großen Kreislauf gemessen wird

35 Häufigste Ursache für arteriellen Bluthochdruck beim Erwachsenen ist
a) der essentielle Bluthochdruck
b) der renale Bluthochdruck
c) der endokrine Bluthochdruck
d) die Mitralstenose

36 Welches Organ wird bei einem Blutdruckanstieg am meisten belastet?
a) linkes Herz
b) rechtes Herz
c) Gehirn
d) Milz

37 Was trifft für den Offenen Ductus botalli zu?
a) fetaler Kurzschluß
b) Verbindung von V. pulmonalis und Carotis
c) Frühgeborene nicht beatmen wegen möglicher Komplikationen
d) auskultatorisch Maschinengeräusch
e) muß sofort operiert werden

38 Welche Aussagen zum Herzinfarkt treffen zu?
a) Nekrose des Herzmuskels infolge mangelnder Sauerstoffversorgung
b) bei 15% kann der Infarkt stumm verlaufen
c) der Schmerz ist immer stärker als bei Angina pectoris
d) bei Gabe von Nitroglycerin ist der Schmerz gut zu beeinflussen
e) es kann zu lebensbedrohlichen Herzrhythmusstörungen kommen

39 **Ordnen Sie die aufgeführten Krankheiten den Symptomen zu!**

a) Herzinsuffizienz — I. Pendelblut
b) Herzinfarkt — II. Lungenstauung
c) Mitralinsuffizienz — III. retrosternale Schmerzen

40 **Welche Angaben zu den erworbenen Herzklappenfehlern treffen zu?**

a) häufigste Ursache ist eine bakterielle Endokarditis
b) ein Herzklappenfehler kann zu einer chronischen Herzinsuffizienz führen
c) der häufigste erworbene Herzklappenfehler ist die Aortenklappenstenose
d) eine schwergradige Mitralstenose kann zu einem Lungenödem führen
e) eine Mitralstenose führt immer zu einem Lungenödem
f) eine Mitralstenose führt zu einem lauten systolischen Geräusch über dem Erbschen Punkt

41 **Ein Angina pectoris-Anfall tritt in der Regel auf:**

a) bei Streß
b) nach großem Essen
c) bei Kälte
d) in Ruhe
e) bei Belastung

42 **Zur Anatomie des Herzens:**

a) die linke Lungenarterie geht aus dem rechten Vorhof hervor
b) die linke Lungenarterie geht aus der linken Kammer hervor
c) die Aorta geht aus der rechten Kammer hervor
d) die Koronarvenen münden in den rechten Vorhof

43 **Die Mitralklappe**

a) trennt den rechten Vorhof von der rechten Kammer
b) trennt den linken Vorhof von der linken Kammer
c) ist eine dreizipfelige Segelklappe
d) ist eine Taschenklappe
e) dient dazu, den Blutfluß aus der Kammer zurück in den Vorhof zu verhindern

44 **Bei der Blutdruckmessung nach Riva-Rocci**

a) sollte der Arm des Patienten in Herzhöhe gelagert werden
b) werden die Werte in mmHg angegeben
c) wird das Stethoskop an der A. femoralis angelegt
d) spielt die Breite der Manschette keine Rolle

45 **Eine Thrombose geht häufig einher mit**

a) einer Schwellung
b) Parästhesien
c) Schmerzen
d) Paresen
e) Rhythmusstörungen

8.2 Lösungen

1. b)
2. c)
3. b)
4. c)
5. b), c), d), e), f)
6. a)
7. a), b), c), d)
8. d)
9. a), c), d), e)
10. b), c), d)
11. a)
12. b), d), f)
13. a), b)
14. a), b), c), d), e)
15. a), c), d)
16. a), b), c)
17. a), c)
18. a), b), c), e)
19. e)
20. a)
21. e)
22. b), d), e)
23. a), c), d)
24. a), b), c), e)
25. a)
26. b)
27. a), c)
28. a), b), c), d), e)
29. b)
30. a), b), d), e)
31. b)
32. a), c)
33. c)
34. aII), bI), cIII)
35. a)
36. a)
37. a), d)
38. a), b), e)
39. aII), bIII), cI)
40. b), d)
41. a), b), c), e)
42. d)
43. b), e)
44. a), b)
45. a), c)

9 Infektionskrankheiten

9.1 Fragen

1 Welche Erreger werden nicht durch 90%-Alkohol vernichtet?
a) Streptokokken
b) Salmonellen
c) Tetanus-Sporen
d) Gonokokken

2 Der Nachweis von Malaria-Erregern erfolgt im:
a) Serum
b) Blutausstrich
c) dicken Tropfen
d) Leberzellen

3 Ansteckende Hauterkrankungen sind:
a) Lupus vulgaris
b) Furunkel
c) Psoriasis
d) Impetigo contagiosa
e) Mikrosporie

4 Welche der folgenden Infektionskrankheiten werden durch ein Virus hervorgerufen?
a) Herpes zoster
b) Röteln
c) Scharlach
d) Diphtherie

5 Für die Meningitis epidemica gilt:
a) die Kinder sind hochinfektiös und sollten abgesondert werden
b) das Waterhouse-Friedrichsen-Syndrom zeigt Petechien
c) Geschwister sollten prophylaktisch geimpft werden

6 Welche Aussagen zur Toxoplasmose sind richtig?
a) Erreger sind Protozoen
b) Verlauf ist oft stumm
c) Erkrankungen des Erwachsenen sind meldepflichtig
d) kommt äußerst selten vor

7 Herpes zoster wird durch das gleiche Virus hervorgerufen wie:
a) Herpes simplex
b) Poliomyelitis
c) Masern
d) Windpocken

8 Für Keuchhusten trifft zu:
a) Inkubationszeit 7–14 Tage
b) Ansteckungsfähigkeit im Stadium convulsivum größer als zu Beginn
c) die Krankheit beginnt mit hohem Fieber
d) das Kind hustet besonders in der Nacht häufig
e) besonders Kinder im Alter von 2–3 Jahren sind durch Apnoe-Anfälle gefährdet

9 Was ist typisch für Scharlach?
a) das Exanthem beginnt am Hals und auf der Brust und Leistengegend
b) zu Beginn der Erkrankung findet sich eine Himbeerzunge
c) die Inkubationszeit beträgt 7–14 Tage
d) Pneumonie ist eine häufige Komplikation
e) zu Beginn häufig hohes Fieber und Erbrechen

10 Welche Aussagen über die Hepatitis A treffen zu?
a) die Inkubationszeit beträgt 7–10 Tage
b) die Virusausscheidung im Stuhl beginnt schon vor dem Ikterus
c) sie entsteht meist durch eine Schmierinfektion
d) ein chronischer Verlauf tritt bei ca. 40% der Fälle ein
e) es entwickelt sich auch eine Immunität gegen Hepatitis B

11 Welche Aussagen über die Poliomyelitis treffen zu?
a) 10% der Fälle gehen mit Lähmungen einher
b) der Verlauf ist bei Erwachsenen leichter als bei Kindern
c) die Übertragung erfolgt meist durch eine Schmierinfektion
d) Viren sind nur im Stuhl nachweisbar
e) Lähmungen und Sensibilitätsstörungen können fehlen

12 Bei Reisen in den vorderen Orient besteht erhöhte Infektions- und Erkrankungsgefährdung von
a) Influenza
b) Poliomyelitis

c) Hepatitis A
d) Tetanus
e) Scharlach

13 Welche Aussagen treffen zu? Für die Zytomegalie gilt:
a) sie ist eine hochinfektiöse Tröpfcheninfektion
b) pränatal infizierte Kinder scheiden das Virus monatelang aus
c) der Virusnachweis kann zur Diagnostik aus dem Urin erfolgen
d) sie ist die häufigste pränatale Virusinfektion
e) die pränatale Infektion kann zu zerebralen Verkalkungen und Mikrozephalie führen

14 Welche Aussage über die Ornithose trifft nicht zu?
a) die Erkrankung wird meist von Mensch zu Mensch übertragen
b) häufig besteht eine interstitielle Pneumonie
c) Mittel der Wahl sind Tetracycline
d) der Erreger der Ornithose gehört zu den Chlamydien
e) die Erkrankung ist gemäß BSG meldepflichtig

15 Welche Erreger können intrauterin auf den Embryo bzw. Feten übertragen werden?
a) Listerien
b) Zytomegalie
c) Toxoplasmose
d) Herpes
e) Röteln

16 Der Erreger des Wundstarrkrampfes
a) wird von Mensch zu Mensch übertragen
b) ist ein weltweit verbreitetes sporenbildendes grampositives Stäbchen
c) wird ausschließlich von Tieren auf den Menschen übertragen
d) ist ein in der Natur verbreiteter anaerober Sporenbildner
e) bildet in Nahrungsmitteln ein toxisches Exotoxin

17 Symptome der Syphilis im Stadium II:
a) Hautausschläge an Handtellern und Fußsohlen
b) starker Juckreiz
c) generalisierte Lymphknotenschwellung
d) es besteht keine Ansteckungsgefahr

18 Welche der folgenden Viren induzieren eine dauerhafte Immunität?
a) Mumpsviren
b) Rhinoviren
c) Masernviren
d) Rötelnviren
e) Hepatitis-Viren

19 Folgende Komplikationen sind typisch für Masern:
a) Otitis media
b) Enzephalitis
c) Aktivierung einer Lungentuberkulose
d) Pneumonie
e) rheumatisches Fieber

20 Welche Aussage über Trichomonas vaginalis trifft nicht zu?
a) es gehört zu den begeißelten Protozoen
b) es verursacht ein Kolpitis und Urethritis
c) es wird nur im Genitaltrakt der Frau pathogen
d) es wird beim Geschlechtsverkehr übertragen
e) es wird im Genitalsekret mikroskopisch nachgewiesen

21 Chlamydien rechnet man nicht zu den Viren, weil sie
a) lichtmikroskopisch sichtbar sind
b) Erreger ansteckender Krankheiten sind
c) sowohl DNS als auch RNS enthalten
d) sich nur intrazellulär vermehren
e) durch Arthropoden übertragen werden

22 Welche charakteristischen Symptome treten bei Influenza auf?
a) Schüttelfrost
b) Gliederschmerzen
c) Koplikscher Flecken
d) Husten
e) Hämoptoe
f) Retrosternalschmerz
g) Fieber

23 Vorwiegend durch Tröpfcheninfektion übertragen werden:
a) Scharlach
b) Pneumokokkeninfektion
c) Meningokokkeninfektion
d) Keuchhusten
e) Diphtherie

24 Folgende Erkrankungen werden in der Regel aerogen übertragen:
a) Pocken
b) Tollwut
c) Influenza
d) Gelbfieber
e) Masern

25 Für den Typhus abdominalis gilt:
a) Erregernachweis im Blut in der 1. Krankheitswoche
b) Erregernachweis im Stuhl in der 1. Krankheitswoche

c) generalisierte Lymphknotenschwellung
d) 1. Krankheitswoche Fieber-Kontinua
e) Leukozytose mit Linksverschiebung
f) oft Geschwürbildung im Dickdarm

26 Der Primäraffekt bei Lues kann
a) 1–2 Wochen nach der Infektion auftreten
b) eine lokale Lymphknotenschwellung verursachen
c) ein Ulcus bilden, das ohne Therapie abheilt
d) bei Berührung sehr schmerzhaft sein

27 Symptome bei Typhus abdominalis:
a) Tachykardie
b) Milzvergrößerung
c) relative Bradykardie
d) Leukopenie
e) Eosinophilie
f) rote Flecken an Armen und Beinen

28 Typische Symptome bei Masern:
a) Exanthem, hinter den Ohren beginnend
b) Masernkrupp heilt immer von selbst ab
c) Leukozytose
d) als Komplikation tritt häufig eine Bronchopneumonie auf
e) die Koplikschen Flecken treten gemeinsam mit Exanthemausbruch auf

29 Ordnen Sie zu I) Röteln, II) Scharlach, III) Masern, IV) Exanthema subitum
a) Exanthem, mittelfleckig und blaßrosa, geschwollene Nackenlymphknoten, häufig leichter Verlauf
b) Exanthem beginnt hinter den Ohren und im Gesicht
c) drei Tage lang Fieber, dann Entfieberung und sofortiges Erscheinen des Exanthems
d) kleinfleckiger Hautausschlag, der Teile des Gesichts ausspart

30 Was trifft bei der Plaut-Vincent-Angina zu?
a) meist hohes Fieber
b) Beläge grüngelb-grau
c) Erreger sind oft β-hämolysierende Streptokokken
d) Angina meist einseitig lokalisiert
e) übler Mundgeruch

31 Bei Pertussis kommt es zu
a) einer Leukopenie
b) einer Leukozytose mit Lymphozytose
c) Lymphknotenschwellungen im Nacken
d) vermehrtem nächtlichem Husten
e) einer BSG-Erhöhung

32 Welche Aussagen treffen auf Windpocken zu?
a) Inkubationszeit: 5–7 Tage
b) mit Cortison behandelte Patienten sind besonders gefährdet
c) mehrere Exanthemstufen sind gleichzeitig vorhanden
d) Schleimhäute sind nicht befallen
e) Ansteckung beginnt mit Bläschenauftritt

33 Bei der Mononukleose
a) erkranken vorzugsweise junge Kinder bis 8 Jahre
b) kommt es zu einer generalisierten Lymphknotenschwellung
c) zeigt sich im Blutbild eine Leukozytose mit Linksverschiebung
d) sind die Transaminasen (GOT, GPT) im Blutbild oft erhöht
e) Lymphknotenschwellung nicht druckempfindlich

34 Welche Aussagen zur Tbc sind richtig?
a) der Verdacht auf Urogenital-Tbc ist meldepflichtig
b) die Übertragung erfolgt überwiegend durch Tröpfcheninfektion
c) mit Ausbildung des Primärkomplexes ist die Tuberkulinprobe positiv
d) eine offene Lungen-Tbc geht mit Bluthusten einher

35 Welche der genannten Erkrankungen sind bei VET, ET, T meldepflichtig?
a) Paratyphus
b) Lungentuberkulose
c) Amöbenruhr
d) Borreliose
e) Gelbfieber
f) Keuchhusten

36 Typische Komplikationen von Scharlach sind:
a) Meningitis
b) rheumatisches Fieber
c) Monarthritis
d) Glomerulonephritis
e) Pneumonie

37 Folgende Urinwerte treffen auf die Nieren-Tbc zu:
a) Hämaturie
b) Proteinurie
c) Leukozyturie
d) Nitrit im Urin positiv

38 Die Fieberschübe der Malaria korrelieren mit

a) dem Befall der ZNS
b) dem Befall der Leber
c) dem Zerfall der Erythrozyten
d) der Stichfrequenz der Tse-Tse-Fliege
e) keine Aussage ist richtig

39 Ordnen Sie die Krankheiten den Erregern zu!

a) Hirnhautentzündung	I) Masern Virus
b) Wundstarrkrampf	II) Streptokokken mit erythrogenem Toxin
c) Wurstvergiftung	III) Meningokokken, Pneumokokken
d) Scharlach	IV) Clostridium tetani
e) Masern	V) Clostridium botulinum

40 Was trifft bei Poliomyelitis zu?

a) Vorderhörner sind betroffen
b) Hinterhörner sind betroffen
c) Muskeltonus gesteigert und Sensibilitätsverlust
d) Morgenlähmungen sind möglich

41 Ein Kind kommt in die Praxis. Es hat 38,5 Grad Fieber, Halsschmerzen, blasses Munddreieck, beginnendes Enanthem im Mundrachenraum, Exanthem an den Oberschenkelinnenseiten. Ihre Verdachtsdiagnose lautet:

a) Masern
b) Röteln
c) Scharlach
d) Dreitagefieber

42 Komplikationen der Parotitis epidemica:

a) Orchitis
b) Pankreatitis
c) Myokarditis
d) Nephritis

43 In welchem Stadium ist Keuchhusten am ansteckendsten?

a) Inkubationszeit
b) Stadium katarrhale
c) Stadium convulsivum
d) Rekonvaleszenz
e) in allen Stadien gleichermaßen ansteckend

44 Durchfälle können verursacht werden durch folgende Erreger:

a) Biovar eltor
b) Salmonellen
c) Bakteroides
d) Yersinia enterocolitica
e) Staphylokokken

45 Welche Krankheiten werden durch Salmonelleninfektionen hervorgerufen?

a) Ruhr
b) Typhus abdominalis
c) Parathyphus
d) Botulismus
e) Milzbrand

9.2 Lösungen

1. c)
2. b), c)
3. a), d), e)
4. a), b)
5. a), b)
6. a), b)
7. d)
8. a), d)
9. a), e)
10. b), c)
11. c), e)
12. a), b), c)
13. b), c), d), e)
14. a)
15. a), b), c), e)
16. b), d)
17. a), c)
18. a), c), d), e)
19. a), b), c), d)
20. c)
21. c)
22. a), b), d), f), g)
23. a), b), c), d), e)
24. a), c), e)
25. a)
26. a), b), c)
27. b), c), d)
28. a), d)
29. aI), bIII), cIV), dII)
30. b), d), e)
31. b), d), e)
32. b), c)
33. b), d)
34. b), d)
35. a-VET, b-ET, c-VET, d-ET, e-ET, f-T
36. b), d)
37. a), b), c)
38. c)
39. aIII), bIV), cV), dII), eI)
40. a), d)
41. c)
42. a), b)
43. b)
44. a), b), d), e)
45. b), c)

10 Nervensystem

10.1 Fragen

1 Das Parkinson-Syndrom

a) beruht auf einem Dopaminmangel
b) kann als gefürchtete Nebenwirkung durch Medikamente verursacht werden
c) hat stimulierende Wirkung auf das ZNS
d) zeigt Hyperkinesien

2 Sympathikusaktivität bedeutet:

a) Zunahme der Herzfrequenz
b) Mydriasis
c) Miosis
d) Erschlaffung der Bronchialmuskulatur

3 Ursachen einer Polyneuropathie können sein

a) Vitamin B_{12}-Mangel-Anämie
b) Alkohol
c) Poliomyelitis
d) Analgetika
e) Magenulcus

4 Ein sogenanntes „Freies Intervall" findet man

a) beim Hirntumor
b) beim epiduralen Hämatom
c) bei einer Meningitis
d) bei Commotio cerebri
e) bei einer Subarachnoidalblutung

5 Sitz des Atemzentrums ist

a) die Medulla oblongata
b) das Kleinhirn
c) das Rückenmark
d) das Großhirn

6 Bei passiver Beugung des Kopfes kommt es zu einer reflektorischen Beugung der Beine in den Kniegelenken. Welches Zeichen ist das?

a) Kernig-Zeichen
b) Brudzinsky-Zeichen
c) Babinski-Zeichen

7 Typische Symptome bei Epilepsie:

a) Aura
b) Krämpfe
c) Übelkeit
d) Schwindel
e) Nackensteifigkeit

8 Wo spielt sich die subdurale Blutung ab?

a) zwischen Hirnhaut und Dura mater
b) zwischen Arachnoidea und Schädelkalotte
c) zwischen Dura mater und Arachnoidea

9 Eine Erregung des N. vagus bewirkt am Herzen

a) eine Zunahme der Herzfrequenz
b) eine Abnahme der Herzfrequenz
c) eine Zunahme der Leitungsgeschwindigkeit der Herzerregung
d) eine Abnahme des Herzminutenvolumens
e) eine Zunahme der Kontraktionskraft

10 Welche der folgenden Angaben treffen für die Subarachnoidalblutung zu?

a) plötzlich dramatisch-starke Kopfschmerzen
b) hohe Letalität
c) freies Intervall
d) Latenzzeit von Wochen möglich
e) Amaurosis fugax

11 Welche Symptome lassen Sie an eine Multiple Sklerose denken?

a) Sehen von Doppelbildern
b) Gangunsicherheit
c) Abgehackte Sprache
d) typische Augenhintergrundveränderungen
e) Steppergang

12 Welche Symptome hat man bei einer peripheren Facialis-Parese rechts?

a) der Lidschluß rechts ist nicht möglich
b) der Mundwinkel hängt links
c) das Stirnrunzeln rechts ist nicht möglich
d) das rechte Oberlid hängt herab
e) auch Geschmacksstörungen sind möglich

13 Ursachen für eine Polyneuropathie können sein:

a) Mangelernährung an Vitamin B_{12}
b) rezidivierende Schlaganfälle
c) chronische Herzinsuffizienz
d) Diabetes mellitus
e) chronischer Alkoholmißbrauch
f) Multiple Sklerose

⑭ Welche Aussagen über die Multiple Sklerose treffen zu?
a) schlaffe Lähmungen
b) die häufigste Erkrankungszeit ist zwischen dem 20. und 35. Lebensjahr
c) es handelt sich meist um einen schubartigen Verlauf
d) die Bauchdeckenreflexe sind gesteigert
e) es kommt dabei häufig zu vorübergehenden Sehstörungen

⑮ Parkinsonerkrankung, was trifft zu?
a) erhöhter Speichelfluß
b) Tremor der zielgerichteten Bewegung
c) starre Mimik
d) hohe Beweglichkeit der Gelenke
e) kleinschrittiger, schlurfender Gang
f) leise, monotone Stimme

⑯ Typisch für eine Trigeminusneuralgie:
a) anfallsweise Schmerz
b) Schmerzlokalisation isoliert im Stirnbereich
c) das Vorhandensein einer sog. Triggerzone, von der der Schmerz ausgelöst werden kann
d) Beginn in der Jugend
e) das Erbrechen während des Schmerzanfalls

⑰ Der Achillessehnenreflex (ASR) kann fehlen infolge einer/eines
a) Polyneuropathie
b) Schädigung des Nervus peroneus
c) Schädigung des Nervus ischiadius
d) Bandscheibenvorfalls im Bereich von L5/S1
e) Tumors der Conusregion

⑱ Eine 4 Wochen dauernde periphere (schlaffe) Lähmung ist charakterisiert durch:
a) Muskelatrophie
b) pathologisch gesteigerte Reflexe
c) Beeinträchtigung der Feinmotorik
d) Parese oder Paralyse
e) Hypotonus der Muskulatur

⑲ Das Babinski-Zeichen
a) ist eine Sensibilitätsstörung im Bereich der unteren Extremitäten
b) deutet auf eine Läsion peripherer Nerven hin
c) weist auf eine Schädigung der Pyramidenbahn hin
d) ist bei Säuglingen physiologischerweise vorhanden
e) gehört zu den Eigenreflexen

⑳ Kleinhirnerkrankungen führen zu:
a) Antriebsmangel
b) Beeinträchtigung der Feinmotorik
c) Hörstörungen
d) Mißempfindungen an den unteren Extremitäten

㉑ Welche Aussagen über Reflexe treffen zu?
a) Reflexprüfungen sind nur im akuten Notfall indiziert
b) Weite, lichtstarre Pupillen beim Kreislaufstillstand sind Ausdruck eines erloschenen Reflexes
c) Es gibt Eigen- und Fremdreflexe
d) Die Reizung der lateralen Fußsohle führt zur Plantarflexion der Zehen bei gesunden Erwachsenen

㉒ Beim Schlaganfall ist die Ursache
a) immer ein Aneurysma
b) immer eine Thrombose
c) möglicherweise ein Hirninfarkt
d) möglicherweise eine Hirnblutung

㉓ Bei welcher Erkrankung ist ein plötzlich eintretender Halbseitenkopfschmerz am wenigsten wahrscheinlich?
a) Migräne
b) Glaukom
c) Arteriitis temporalis
d) Zoster ophthalmicus
e) Subarachnoidalblutung

㉔ Beim Karpaltunnelsyndrom ist folgender Nerv betroffen:
a) der N. medianus
b) der N. radialis
c) der N. ulnaris

㉕ Der sogenannte kleinschrittige Gang ist charakteristisch für:
a) spastische Hemiparese
b) zerebelläre Ataxie
c) Muskeldystrophie
d) Parkinson-Syndrom
e) Peroneuslähmung

㉖ Das akute meningistische Syndrom kann einhergehen mit:
a) Kopfschmerzen und Nackensteifigkeit
b) Fieber und Erbrechen
c) Überempfindlichkeit gegenüber Sinnesreizen
d) Atemlähmung
e) positive Zeichen nach Brudzinsky, Kernig und Lasègue

㉗ Was versteht man unter einem klinischen Tod?
a) Atem- und Kreislaufstillstand mit Wiederbelebungschancen

b) Feststellung des Hirntodes in der Klinik
c) Endgültige Feststellung des Todes durch den Klinikarzt
d) Tod während der Behandlung in einer Klinik
e) Vorliegen von sicheren Todeszeichen wie Totenflecken, Totenstarre, Verwesungszeichen

28 Ein epidurales Hämatom ist

a) Folge einer vorwiegend arteriellen Blutung
b) Folge einer Blutung zwischen Schädelkalotte und Dura mater
c) Folge einer Blutung zwischen Dura mater und Arachnoidea
d) durch sofortige kurze Bewußtlosigkeit gekennzeichnet

29 Das Rückenmark endet beim Erwachsenen in Höhe des

a) 12. Brustwirbels
b) Os carum
c) 4. Lendenwirbels
d) 1./2. Lendenwirbels

30 Als Energiequelle braucht unser Gehirn vorwiegend

a) Fette
b) Glukose
c) Aminosäuren
d) Glukoronsäure

10.2 Lösungen

1. a), b)
2. a), b), d)
3. a), b)
4. b)
5. a)
6. b)
7. a), b)
8. c)
9. b), d)
10. a), b)
11. a), b), c), d)
12. a), c), d), e)
13. a), d), e)
14. b), c), e)
15. a), c), e), f)
16. a), c)
17. a), c), d)
18. a), c), d), e)
19. c), d)
20. b)
21. b), c), d)
22. c), d)
23. e)
24. a)
25. d)
26. a), b), c), e)
27. a)
28. b), d)
29. d)
30. b)

11 Harnsystem

11.1 Fragen

1 Mögliche Ursachen für eine postrenale Anurie können sein:
a) Verschluß der ableitenden Harnwege
b) Volumenmangel
c) Niereninsuffizienz durch eine akute Glomerulonephritis
d) Exsikkose

2 Bei Erythrozyten-Zylindern im Urin ist welches Organ betroffen?
a) Blase
b) Urether
c) Niere
d) Herz
e) Urethra

3 Große tastbare Tumoren im kindlichen Abdomen:
a) Nierenzysten
b) Wilms-Tumoren
c) Neuroblastome
d) Hypernephrome

4 Typische Befunde bei der Pyelonephritis:
a) Fieber
b) Flankenschmerz
c) Leukozyturie
d) Bakteriurie
e) Erythrozytenzylinder

5 Welche Aussagen zur Pyelonephritis treffen zu?
a) es handelt sich um ein immunologisch-allergisches Geschehen an den Nephronen, besonders nach extrarenaler Streptokokken-Infektion
b) die Pyelonephritis kann hämatogen und aszendierend über die Harnwege entstehen
c) sie geht immer mit einer Zystitis einher
d) Ödeme und Hypertonie sind wichtige Symptome
e) sie ist eine bakterielle Entzündung in erster Linie des Niereninterstitiums und des Nierenparenchyms

6 Nennen sie Spätkomplikationen bei der Niereninsuffizienz
a) Lungenödem
b) Perikarditis
c) Mydriasis
d) Osteopathie
e) Anämie
f) Übelkeit, Erbrechen, Appetitlosigkeit
g) Hypotonie

7 Ein Patient kommt zu Ihnen mit kolikartigen, ziehenden Schmerzen in die rechte Leistengegend. Was vermuten Sie?
a) Akute Appendizitis
b) Harnleiterstein
c) Gallenkolik

8 Der Primärharn enthält:
a) Albumine
b) Glukose
c) Erythrozyten
d) Urochrome
e) Wasser

9 In welche Erkrankungen kann eine Pyelonephritis im weiteren Verlauf übergehen?
a) Herdnephritis
b) chronische Niereninsuffizienz
c) Glomerulosklerose
d) Glomerulonephrose
e) Schrumpfniere

10 Welche Symptome treten beim schweren Verlauf der akuten Glomerulonephritis auf?
a) Kopfschmerzen
b) Bakteriurie
c) Übelkeit, Erbrechen
d) Oligurie
e) septische Temperatur

11 Symptome der akuten Zystitis:
a) evtl. Hämaturie
b) Pollakisurie
c) Dysurie
d) Erbrechen
e) Pyurie
f) Harnstrahlunterbrechungen

12 Akutes Nierenversagen
a) kann durch Nephrotoxine ausgelöst werden
b) endet häufig in einer Defektheilung mit Nierenfunktionsstörung
c) kann durch generalisierte Ödembildung charakterisiert sein

d) ist eine Krankheit, der oft eine Schocksymptomatik vorangeht
e) ist lebensbedrohlich durch die Hyperkaliämie

13 Proteinurie findet man typischerweise
a) nach schwerer Muskelarbeit
b) bei Verschluß einer Nierenvene
c) bei Hypovolämie
d) bei Fieber

14 Azotämie ist definiert als:
a) Verminderung der osmotischen Konzentrationsfähigkeit der Niere
b) Absinken des Blut-pH unter 7,2
c) Erhöhung der Ammoniakkonzentration im Blut
d) Erhöhung harnpflichtiger Substanzen im Blut
e) Erhöhung der Harnsäure im Serum auf über 8 mg%

15 Eine Nephrokalzinose ist die Folge:
a) eines Plasmozytoms
b) multipler Knochenmetastasen und Knochentumoren
c) eines Hyperparathyreoidismus
d) einer systemischen Sklerodermie
e) einer Vitamin-D-Überdosierung

16 Zu den begünstigenden Faktoren für die Entstehung einer chronischen Pyelonephritis zählen:
a) Prostataadenom mit Harnverhaltung
b) Schwangerschaft
c) Diabetes mellitus
d) Gichtnephropathie
e) Nephrolithiasis

17 Ein Patient mit fortgeschrittener chronischer Niereninsuffizienz klagt seit einigen Wochen über Parästhesien in beiden Beinen. Welche Verdachtsdiagnose steht an erster Stelle?
a) Wirbelfraktur infolge urämischer Osteopathie
b) Rückenmarkstumor
c) Polyneuropathie
d) Vitamin B_{12}-Mangel

18 Welche Aussage trifft zu?
Ein nitritfreier Urin und rezidivierende Blasenentzündungen sind Hinweise auf
a) einen Blasenstein
b) eine Zystitis
c) ein Prostatakarzinom
d) eine Tuberkulose
e) einen Nierentumor

19 Harnsteine bestehen überwiegend aus:
a) Urat
b) Magnesium-Ammonium-Phosphat
c) Kalzium-Oxalat/-Phosphat
d) Zystin

20 Beim Hypernephrom findet sich
a) eine Pyurie ohne Bakteriennachweis
b) eine Makrohämaturie
c) ein Erythropoetinmangel
d) in einigen Fällen eine Erythropoetinerhöhung im Serum

21 Welche Befunde sprechen für ein nephrotisches Syndrom:
a) massive Makrohämaturie
b) generalisierte Ödeme
c) Proteinurie über 3,5 g/Tag
d) Hypercholesterinämie

22 Wieviel % der Primärharnmenge werden ausgeschieden?
a) ca. 100%
b) ca. 70%
c) ca. 30%
d) ca. 10%
e) ca. 1%

23 Beim Erwachsenen entsteht Harndrang bei
a) einer Blasenfüllung von ca. 50 ml
b) einer Blasenfüllung von ca. 300 ml
c) einer Blasenfüllung von ca. 100 ml
d) einer Blasenfüllung von ca. 600 ml

24 Welche Aussagen über das Nephron treffen zu?
a) Die kleinste funktionelle Einheit der Niere ist das Nephron
b) Ein vollständiges Nephron besteht aus den Tubuli und der Henleschen Schleife
c) Im Nephron finden Filtrations-, Sekretions- sowie Resorptionsvorgänge statt
d) Durch das Nephron wird die glomeruläre Filtrationsrate gesteuert
e) Eine Nierenfunktionsstörung beruht in erster Linie auf einer verminderten Nephronzahl

25 Welche Ursachen sind für ein akutes Nierenversagen verantwortlich?
a) Hypervolämie
b) überhöhter Kochsalzspiegel im Blut
c) psychischer Streß
d) toxische Schädigungen
e) Blutverluste/Verletzungen
f) Hypovolämie

26 Was trifft zu bei Zystitis?
a) Man erreicht durch Spülungen mit Kamillentee eine rasche Heilung
b) Es kommt zu Brennen beim Wasserlassen
c) Wärme verschlechtert die Chance der schnelleren Heilung

27 Hat eine Eiweißausscheidung im Urin von maximal 100–150 mg Eiweiß / 24 h Krankheitswert?
a) Ja
b) Nein

28 Welche Aussagen über den Harnstoff sind richtig?
a) 40 Gramm werden über die Niere am Tag ausgeschieden
b) neue Untersuchungen haben ergeben, daß die Harnstoffwerte bei Patienten mit Neurodermitis in der Haut (Hornhautschicht) erhöht sind
c) Leberenzyme, die Harnstoff abbauen, sind nur in der Leber vorhanden
d) der Schweißdrüsengehalt liegt höher als der im Serum

29 Bei der Harnanalyse mittels Trockenchemie-Teststreifen – was zeigt Nitrit an?
a) akute diffuse Glomerulonephritis
b) Glukose im Harn
c) Bilirubin im Harn
d) E. coli Bakterien im Harn

30 Unkontrollierte Langzeitbehandlung mit Diuretika kann zu einem Kalium-Mangel führen – als Folge können auftreten:
a) Muskelschwäche
b) Herzflimmern
c) Magen-Darm-Störungen
d) gestörter Knochenaufbau

31 Wie lautet der normale Urin pH-Wert?
a) 8–9,5 alkalisch
b) 4–5 schwach sauer
c) 2,5–4 sauer
d) 8–9,5 sauer
e) 4–5 schwach alkalisch

32 Ordnen Sie zu

a) Erythrozytenzylinder	I. Nephrotisches Syndrom
b) Leukozytenzylinder	II. Glomerulonephritis
c) Hyaline Zylinder	III. Pyelonephritis

33 Fieber und Flankenschmerz findet man bei:
a) akuter Glomerulonephritis
b) akuter Pyelonephritis
c) Zystitis
d) Urethritis

34 Kreuzen Sie typische Beschwerden bei akuter Zystitis an!
a) Flankenschmerz
b) hohes Fieber
c) Dysurie
d) Diarrhoe
e) Brennen beim Wasserlassen
f) Ketonurie
g) Urobilinogenurie
h) Leukozyturie

35 Wie hoch ist normalerweise die Harnsäure im Serum bei der Frau?
a) 2–7 mg/dl
b) 10–50 mg/dl
c) 0,6–1,3 mg/dl

36 Funktionen der Niere sind:
a) Regulierung des Säure-Basen-Haushaltes
b) Produktion von Erythropoetin
c) Produktion von Aldosteron
d) Ausscheidung von Glucose bei einem Blutzuckerspiegel von 140 mg/dl und darüber
e) Konstanthaltung des hydrostatischen Drucks

37 Kardinalsymptome des nephrotischen Syndroms sind:
a) Ödeme
b) Proteinurie
c) Hypolipidämie
d) Hyperlipidiämie
e) Isosthenurie
f) Exsikkose
g) Hämaturie
h) Hyperproteinurie
i) Hypotonie
j) Hypertonie

38 Zu den Aufgaben der Nieren gehören:
a) Ausschwemmung von Viren
b) Ausscheidung von Salzen
c) Ausscheidung von überschüssigem Albumin
d) Temperaturregulation
e) Konstanthaltung des Blut pH-Wertes

39 Wovon ist die Urinmenge abhängig?
a) dem Körpergewicht
b) der Flüssigkeitszufuhr
c) dem Blutdruck
d) der Nierenfunktion
e) dem Fassungsvermögen der Blase

40 Die Menge des in den Glomeruli gefilterten Primärharns beträgt täglich:

a) 1,5 l
b) 150 l
c) 15 l
d) 500 l

41 Symptome der Schwangerschaftsnephropathie (EPH-Gestose) sind

a) Bluthochdruck
b) Proteinurie
c) Ödeme
d) Hämaturie
e) Harnzylinder
f) Glukosurie

42 Was trifft zu? Das spezifische Gewicht des Harns

a) ist erhöht bei Gicht
b) ist erhöht bei einer Exsikkose
c) ist erhöht bei einem Diabetes insipidus
d) beträgt ca. 1002 bis 1034 g/l

43 Die häufigsten Erreger der primären Harnwegsinfekte sind:

a) E. coli Bakterien
b) Enterokokken
c) Staphylokokken
d) Proteus

44 Ursachen einer Harnsteinbildung können sein?

a) Gicht
b) Harnwegsinfekte
c) chronische Pyelonephritis
d) Vitamin D-Mangel

45 Die Aufbereitung des Primärharns zum Sekundärharn erfolgt

a) im Glomerulum
b) im Vas afferens
c) im Tubulussystem
d) im Sammelrohr
e) in der Blase

11.2 Lösungen

1. a)
2. c)
3. b), c)
4. a), b), c), d)
5. b), e)
6. a), b), d), e), f)
7. b)
8. b), d), e)
9. b), e)
10. a), c), d)
11. a), b), c), e)
12. a), c), d), e)
13. a), b), d)
14. d)
15. a), b), c), e)
16. a), c), d), e)
17. c)
18. d)
19. c)
20. b), d)
21. b), c), d)
22. e)
23. b)
24. a), c)
25. d), e), f)
26. b)
27. b)
28. a)
29. d)
30. a), b), c)
31. b)
32. aII), bIII), cI)
33. b)
34. c), e), h)
35. a)
36. a), b), e)
37. a), b), d)
38. b), e)
39. b), d)
40. b)
41. a), b), c)
42. b), d)
43. a)
44. a)
45. c)

12 Gesetzeskunde

12.1 Fragen

1 Welche gesetzlichen Bestimmungen schränken den Heilpraktiker ein?

a) Arzneimittelgesetz
b) Hebammengesetz
c) Bürgerliches Gesetzbuch
d) Heilpraktikergesetz

2 Welche der folgenden Erkrankungen sind laut Bundesseuchengesetz bereits bei Verdacht zu melden?

a) Botulismus
b) Diphtherie
c) Tollwut
d) Malaria
e) Meningitis

3 Kreuzen Sie das Richtige an!

a) Die Behandlung meldepflichtiger übertragbarer Krankheiten nach dem BSeuchG ist ohne Einschränkung nur Ärzten und Zahnärzten gestattet
b) Heilpraktiker dürfen an Windpocken erkrankte Kinder behandeln
c) Heilpraktiker dürfen Mumps behandeln
d) Heilpraktiker dürfen meldepflichtige Infektionskrankheiten begleitend zusammen mit dem Arzt behandeln

4 Zutreffend für die Meldepflicht von AIDS ist:

a) meldepflichtig bei VET
b) keine Meldepflicht
c) meldepflichtig bei ET
d) anonyme Meldung durch das Labor lt. Laborberichtsverordnung
e) nur wenn der Patient eine Behandlung verweigert, erfolgt eine Meldung an das Gesundheitsamt

5 Folgende Gesetze schränken den Heilpraktiker ein:

a) Gesetz über die berufsmäßige Heilkunde ohne Bestallung
b) Gesetz zur Bekämpfung von Geschlechtskrankheiten
c) Hygieneverordnung
d) Bundesseuchengesetz
e) Zahnheilkundegesetz

6 Für Opium trifft zu:

a) Opium darf vom Heilpraktiker unter keinen Umständen in seiner Praxis verwendet werden
b) der Besitz von Opium kann für den Heilpraktiker strafbar sein
c) Opium darf ab einer Potenz von D6 vom Heilpraktiker verordnet werden

7 Laut Gesetz zur Bekämpfung von Geschlechtskrankheiten sind folgende Krankheiten als solche definiert:

a) AIDS
b) venerische Lymphknotenentzündung
c) Trichomoniasis
d) Gonorrhoe
e) Ulcus molle

8 Welche der nachfolgend aufgeführten Krankheiten darf der Heilpraktiker behandeln?

a) Borkenflechte
b) Myokarditis
c) Harnwegsinfektionen
d) Pyelonephritis
e) Krätze
f) Influenza

9 Welche Zuordnung ist falsch?

a)	Parathyphus, Thyphus	VET
b)	Diphtherie, Hepatitis B	ET
c)	Masern, Röteln	T
d)	Malaria, Meningitis	ET
e)	Borkenflechte	keine Meldepflicht

10 Wann wurde das Heilpraktikergesetz erlassen?

a) am 17. 6. 1958
b) am 17. 6. 1939
c) am 17. 2. 1930
d) am 17. 2. 1939

11 Eine Ausübung der Heilkunde im Umherziehen liegt vor, wenn ...

a) ich als Heilpraktiker regelmäßig eine Visite in einem Sanatorium mache und Patienten, die mich dort ansprechen, behandle
b) ich als Heilpraktiker Hausbesuche mache, die vorher über die Praxis vereinbart wurden
c) ich im benachbarten Ort an der Volkshoch-

schule Vorträge über Fußreflexzonentherapie halte
d) ich zu einem Notfall auf offener Straße gerufen werde

12 Ein Schulkind erkrankt an Zeckenenzephalitis. Als was sind die Geschwister zu bezeichnen, die keine Krankheitssymptome zeigen?
a) ansteckungsverdächtig
b) krankheitsverdächtig
c) krank
d) nicht ansteckungsverdächtig
e) sie befinden sich wahrscheinlich in der Inkubationszeit und können andere Kinder anstekken

13 Unter „Maßnahmen zur Linderung" im Sinne des § 30 Abs. 2 BSeuchG fallen folgende Handlungen:
a) das Auftragen juckreizstillender Cremes
b) das Anlegen einer Infusion bei einem Patienten mit einer akuten Durchfallerkrankung
c) Opium in D 6 verabreichen
d) Wadenwickel bei einem hochfieberhaften Patienten verabreichen
e) das Einrenken einer ausgekugelten Hüfte

14 Laut § 37 BSeuchG sind Personen mit folgenden übertragbaren Krankheiten unverzüglich abzusondern:
a) Cholera bei Erkrankung
b) Pocken bereits bei Verdacht
c) Pest bereits bei Verdacht
d) virusbedingtes hämorrhagisches Fieber bereits bei Erkrankung
e) Typhus bereits bei Verdacht

15 Folgende Krankheiten sind für den Heilpraktiker nicht meldepflichtig, dürfen aber dennoch nicht behandelt werden:
a) Röteln
b) Impetigo contagiosa
c) Parotitis epidemica
d) Masern
e) Windpocken

16 Eine Frau kommt mit ihrer 2 Monate alten Tochter zu Ihnen in die Praxis. Bei welchen Erkrankungen dürfen Sie ihr Heilung zusichern?
a) Zahnungsbeschwerden
b) Verstopfung
c) Durchfall
d) Grippe
e) bei allen genannten Erkrankungen
f) keine der genannten Erkrankungen

17 Zu den Pflichten eines Heilpraktikers zählt nicht:
a) Aufklärungs-, Dokumentations- und Sorgfaltspflicht in der Betreuung des Patienten
b) Fortbildungspflicht
c) Pflicht zur Praxisanmeldung beim Gesundheitsamt und Finanzamt
d) Mitgliedschaft in einem Verband
e) Schweigepflicht

18 Die Behandlung von folgenden Krankheiten sind dem Heilpraktiker nicht ausdrücklich gesetzlich verboten:
a) Diabetes Typ 1
b) Mundsoor
c) Herzinsuffizienz
d) Niereninsuffizienz
e) Rheumatoide Arthritis

19 Wer darf Betäubungsmittel verschreiben?
a) Ärzte
b) Heilpraktiker
c) Hebammen
d) Tierärzte
e) Zahnärzte

20 In Ihre Praxis kommt ein Patient, der zur Zeit an Ihrem Wohnort Urlaub macht. Sie wissen, daß er an einer meldepflichtigen Infektionskrankheit erkrankt ist. Welche Schritte unternehmen Sie?
a) Ich melde die Erkrankung bei dem Gesundheitsamt, welches den Wohnort des Patienten betreut
b) ich schicke ihn direkt nach Hause, er soll sich mit seinem Hausarzt auseinandersetzen
c) ich melde innerhalb von 24 Stunden an das Gesundheitsamt, welches für meine Praxis zuständig ist

21 Wer ist meldepflichtig bei Infektionskrankheiten?
a) die Eltern des Erkrankten
b) Hebamme
c) Heilpraktiker
d) der Kranke selber
e) alle Angehörigen unterliegen der Meldepflicht

22 Krank ist im Sinne des § 2 BSeuchG...
a) wer Erscheinungen hat, die vermuten lassen, daß er an einer übertragbaren Krankheit erkrankt ist

b) eine Person von der anzunehmen ist, daß sie Erreger einer übertragbaren Krankheit aufgenommen hat
c) wer Krankheitserreger aufgenommen hat, ohne krank oder krankheitsverdächtig zu sein
d) wer an einer übertragbaren Krankheit erkrankt ist

23 Welche Krankheiten sind bei VET meldepflichtig?
a) Gelbfieber
b) Cholera
c) Enteritis infectiosa
d) Parathyphus A, B, C
e) Tollwut
f) Influenza
g) Scharlach
h) Diphtherie
i) Thyphus
j) Virus-Hepatitis

24 Bei welcher übertragbaren Krankheit muß der Patient unverzüglich isoliert werden?
a) AIDS
b) Cholera
c) Gelbfieber
d) Malaria
e) Creutzfeld-Jacob
f) Tollwut

25 Darf ein Patient Sie anzeigen?
a) Ja, aber nur, wenn der Heilerfolg ausbleibt
b) Nur bei Kunstfehlern
c) Ja, bei grob fahrlässigem Verhalten
d) Nein, Sie können nicht angezeigt werden, weil Sie der Schweigepflicht unterliegen
e) Ja, aber nur, wenn Sie versäumt haben einen Arzt zu Rate zu ziehen

26 Verhalten von Dauerausscheidern:
a) sie müssen jede Person, die mit ihnen in Kontakt steht, über ihre Erkrankung informieren
b) Ausscheider von Salmonellen dürfen nicht in lebensmittelverarbeitenden Betrieben arbeiten
c) sie müssen jeden Wohnungswechsel unverzüglich dem bisher zuständigen Gesundheitsamt anzeigen
d) sie dürfen keine öffentlichen Einrichtungen aufsuchen

27 Was regelt das Zahnheilkundegesetz?
a) der Heilpraktiker darf einfache Erkrankungen im Mund-Rachenraum behandeln
b) Im Rahmen der Neuraltherapie darf der Heilpraktiker in die Tonsillen injizieren
c) es dürfen vom Heilpraktiker keine Erkrankungen im Mund, an den Zähnen und im Kiefer festgestellt werden

28 Welche Krankheiten sind nach dem BSG nur bei Tod meldepflichtig?
a) Kindbettfieber
b) Salmonellose
c) Tollwut
d) Meningitis
e) Masern

29 Zu den Erkrankungen der Geschlechtsorgane zählen:
a) Brustdrüsenentzündung
b) Menstruationsbeschwerden
c) Prostatahypertrophie
d) Prämenstruelles Syndrom

30 Folgendes ist dem Heilpraktiker gestattet:
a) er darf die Geschlechtsorgane untersuchen, aber keine Erkrankungen therapieren
b) er darf eine Zahnfleischentzündung diagnostizieren und behandeln
c) er darf eine Brustuntersuchung bei der Frau vornehmen
d) er darf bei einem Mann einen Katheter legen

12.2 Lösungen

1. a), b), d)
2. a), c)
3. a)
4. b), d)
5. a), b), d), e)
6. b), c)
7. b), d), e)
8. b), c), d)
9. c)
10. d)
11. a)
12. d)
13. a), b), c), d)
14. b), c)
15. a), b), c), e)
16. f)
17. d)
18. a), c), d), e)
19. a), d), e)
20. c)
21. b), c)
22. d)

23. b), c), d), e), i)
24. b)
25. c)
26. b), c)
27. b)
28. a), e)
29. b), c)
30. c)

13 Hygiene / Injektionstechniken

13.1 Fragen

1 Welche Aussagen zur Sterilisation und Desinfektion sind richtig?

a) Bei der Heißluftsterilisation läßt sich eine sichere Kontrolle der Temperaturmaxima und der Einwirkzeit durch ein sogenanntes Maximalthermometer erzielen
b) Plötzliche Druckminderung in einem Autoklaven kann zur Explosion von geschlossenen, mit H_2O-gefüllten Gefäßen führen
c) Desinfektionsmaßnahmen sind so durchzuführen, daß unabhängig von der präsenten Keimflora alle pathogenen Mikroorganismen inaktiviert werden

2 Man unterscheidet die chirurgische von der hygienischen Händedesinfektion. Welche Aussage gilt für die hygienische Händedesinfektion?

a) Mehrmaliges Waschen der Hände mit Seife, dann 1 Minute mit Desinfektionsmittel verreiben
b) Hände mit Bürste und Seife 5 Minuten waschen, 5 Minuten mit Desinfektionsmittel einreiben
c) Intensives Händewaschen mit desinfizierender Seife
d) Mit 70% Isopropanol Hände 30 sec. lang einreiben
e) Keine Antwort ist richtig

3 Sie führen regelmäßig Injektionsbehandlungen durch. Welche hygienischen Vorsichtsmaßnahmen sind wichtig?

a) Die Injektionsstelle muß gründlich desinfiziert werden
b) Sie sollten Schutzmaßnahmen ergreifen, um nicht mit Patientenblut in Berührung zu kommen
c) Sie dürfen nur Einmalspritzen verwenden, da Glasspritzen aus hygienischen Gründen verboten sind
d) Sie sollten prinzipiell nur mit sterilen Gummihandschuhen Blut abnehmen
e) Die gebrauchten Kanülen sollten in speziell dafür vorgesehenen Behältern entsorgt werden, um Verletzungen zu vermeiden

4 Eine Arbeitsfläche in Ihrer Praxis wurde durch Patientenblut verunreinigt. Wie sollten Sie bei der Reinigung vorgehen?

a) Gründliche Abwaschung mit Seifenlauge reicht aus
b) Flächendesinfektion mit 96% Aethanol
c) Desinfizierende Reinigung durch eine Kombination von Tensiden mit Phenolderivaten
d) Desinfektion mit organischen Quecksilberverbindungen

5 Welche der aufgeführten Mikroorganismen werden durch Alkohol abgetötet?

a) Streptokokken
b) Gonokokken
c) Tetanus-Sporen
d) Staphylokokken

6 In welchen Räumen einer Praxis ist eine desinfizierende Reinigung erforderlich?

a) Labor
b) Empfang
c) Flure
d) Wartezimmer
e) Behandlungsraum
f) Röntgenraum
g) physikalische Therapie

7 Die Sterilisierzeit und Temperatur bei der Heißluftmethode beträgt

a) 60 min. 180 °C ohne Luftumwälzung
b) 30 min. 180 °C mit Luftumwälzung
c) 5 min. 134 °C
d) 200 min. 100 °C

8 Welches ist die richtige Reihenfolge?

a) Desinfektion
b) Sterilisation
c) Reinigung

9 Was heißt Sterilisation?

a) eine Maßnahme, die völlige Keimfreiheit bezweckt
b) nur Mikroorganismen können abgetötet werden (keine Viren)
c) im Notfall mit Feuerzug und Kerze
d) mit Ausnahme von Sporenbildnern kann durch diese Maßnahmen alles abgetötet werden

⑩ Womit darf man desinfizieren?

a) Alkohol
b) Formaldehyd
c) Kalkmilch
d) Fettsäuren
e) Laugen

⑪ Zu wieviel Prozent sind die Hände nach dem Händewaschen keimfrei?

a) 95%
b) 60%
c) 40%
d) 20%

⑫ Womit kann man sterilisieren?

a) heiße Luft
b) geballter Dampf
c) 2stündiges Abkochen der Instrumente

⑬ Möglichkeiten der Instrumentaldesinfektion:

a) automatische Dampfdesinfektion
b) 15minütiges Abkochen in einer 0,5%igen Sodalösung
c) ordentliches Einsprühen mit einem zugelassenen Desinfektionsmittel unter Beachtung der Einwirkzeit ist völlig ausreichend

⑭ Zur Desinfektion großer Flächen eignet sich nicht:

a) Formaldehyd
b) Phenol
c) Alkohol
d) Essigsäure

⑮ Formaldehyd, wässrig oder gasförmig, wird benutzt für die Desinfektion von

a) Räumen
b) Händen
c) Flächen
d) Gegenständen

⑯ Desinfektionsmittel sind

a) Alkohol
b) Laugen
c) Salzsäure
d) Glycoside

⑰ Die Desinfektion eines Gegenstandes bewirkt, daß er

a) von Krankheitserregern befreit wird
b) von Krankheitserregern befreit wird und völlig keimfrei ist
c) von Krankheitserregern befreit wird, aber nicht völlig keimfrei (steril) ist

⑱ Die Wirkung einer Sterilisation ist nicht abhängig von

a) der angewandten Temperatur
b) dem angewandten Verfahren
c) der Virulenz der Erreger
d) der Einwirkzeit
e) der Durchdringungsmöglichkeiten des Sterilisiergutes
f) der Zahl der Mikroorganismen

⑲ Was wird durch Alkohol nicht abgetötet?

a) die Dauerformen des Tetanuserregers
b) die Dauerformen des Botulismuserregers
c) die Dauerformen des Erregers, der Milzbrand verursacht

⑳ Die hygienische Händedesinfektion in der Praxis erfolgt:

a) mindestens alle 15 Minuten
b) nach jedem Patientenkontakt
c) vor jedem Patientenkontakt
d) vor Injektionen
e) immer nach Toilettenbenutzung

㉑ Bei Kühlschranktemperatur

a) werden Bakterien inaktiviert
b) kann das Bakterienwachstum gehemmt werden
c) werden Viren inaktiviert
d) wachsen Bakterien schneller als bei Zimmertemperatur
e) keine Aussage trifft zu

㉒ Intramuskuläre Injektionen

a) dürfen vom Heilpraktiker aus Gründen der Sorgfaltspflicht nicht durchgeführt werden
b) können sowohl in den Oberarm als auch in den Oberschenkel erfolgen
c) werden häufig bei Marcumar-Patienten eingesetzt
d) sollten nur unter Aufsicht eines Arztes durchgeführt werden

㉓ Vorgehen bei einer intravenösen Injektion; richtige Reihenfolge:

a) Stauriemen lösen
b) langsam injizieren
c) Punktion der Vene im Winkel von 30°
d) Hautdesinfektion

㉔ Welche Vene wird zur intravenösen Injektion bevorzugt ausgewählt?

a) V. mediana cubiti
b) V. basilica
c) V. medialis antbrachii
d) V. cephalica

25 **Gefürchtetste Komplikation der intravenösen Injektion:**

a) Durchstechen der Vene
b) versehentliche intraarterielle Injektion
c) paravenöse Injektion
d) Treffen eines Nervs

26 **Ordnen Sie zu. Welche Kanülen werden für die verschiedenen Applikationsarten benutzt?**

a) i. m. Injektion	I) Nr. 18
b) i. v. Injektion	II) Nr. 20
c) s. c. Injektion	III) Nr. 1
d) i. c. Injektion	IV) Nr. 2

27 **Therapie einer versehentlichen intraarteriellen Injektion:**

a) Kanüle herausziehen, Druckverband anlegen
b) Kanüle in der Arterie liegen lassen, mit 0,9%iger Kochsalzlösung nachspülen
c) Notarzt rufen, den Patienten entsprechend lagern (Oberkörper hoch)
d) keine Therapie erforderlich

28 **Anwendungsgebiete der intrakutanen Injektion**

a) Allergietestung
b) Schmerztherapie
c) Schutzimpfung
d) Antibiotikabehandlung

29 **Kontraindikationen für intramuskuläre Injektionen**

a) Antikoagulantientherapie
b) Muttermal an der Injektionsstelle
c) Bettlägrigkeit
d) starke Infektionen

30 **Injektionsarten, die der Heilpraktiker im Rahmen der Sorgfaltspflicht nicht durchführen sollte**

a) intraarteriell
b) intrathekal
c) intramuskulär
d) intrakardial

13.2 Lösungen

1. b), c)
2. d)
3. a), b), d), e)
4. c)
5. a), b), d)
6. a), e), f), g)
7. a), b)
8. a), c), b)
9. a)
10. a), b), c), e)
11. d)
12. a), b)
13. a), b)
14. c), d)
15. a), c), d)
16. a), b)
17. c)
18. b), c), f)
19. a), b), c)
20. b), c), d), e)
21. b)
22. b)
23. d), c), a), b)
24. d)
25. b)
26. aIII), bIV), cI), dII)
27. b)
28. a), b), c)
29. a), b)
30. a), b), d)

14 Notfall

14.1 Fragen

1 Welche wichtigen Veränderungen sind mit einem hämorrhagischen Schock verbunden?

a) Azidose
b) Anstieg des Herzminutenvolumens
c) Abfall des Herzminutenvolumens
d) Alkalose
e) Bradykardie

2 Welche Therapie wird grundsätzlich beim Schock, abgesehen vom kardiogenen Schock, eingeleitet?

a) Flüssigkeitszufuhr
b) Cortison
c) Adrenalin

3 Ordnen Sie zu:

a) Kreislaufschock	I. Flachlagerung
b) Wirbel- und Beckenfraktur	II. Oberkörperhochlagerung
c) Herzinfarkt	III. Kopftieflagerung

4 Wie lauten die Leitsymptome des Schocks?

a) niedriger Blutdruck, hoher Puls
b) Unruhe, kaltfeuchte Haut
c) hoher Blutdruck, niedriger Puls
d) hohes Fieber, Dyspnoe

5 Was ist bei einer Verätzung der Augen mit Säure sofort zu unternehmen?

a) mit verdünnten Laugen behandeln
b) mit viel Wasser spülen
c) mit Borwasser spülen

6 Beim Auffinden einer Person geht man als Ersthelfer nach welcher „Regel“ vor?

a) 9e-Regel nach Wallace
b) ABCD-Regel
c) BAP-Regel
d) Verkehrsregel

7 Welche Aussagen zum Koma diabeticum sind richtig?

a) Biot-Atmung
b) erhöhter Puls
c) Acetongeruch
d) geht schnell vor sich
e) kaltschweißige Haut

8 Wie lagern Sie einen Verletzten, der nicht bei Bewußtsein ist?

a) aufrecht sitzend
b) Schocklage, Beine hoch
c) stabile Seitenlage
d) Oberkörper um 15 Grad angehoben

9 Der Grad einer Verbrennungsverletzung wird beurteilt nach

a) den Hautveränderungen
b) der Stärke der Diureseeinschränkung
c) der Neunerregel nach Wallace
d) der Dauer der Hitzeeinwirkung
e) der Art der Hitzeeinwirkung

10 Was versteht man unter inverser Atmung?

a) tiefe, gleichmäßige Atmung mit leicht vorgestülptem Mund
b) tiefe Atmung, die immer flacher wird, mit Atempausen
c) ruckartige Atembewegungen ohne effektiven Atemstoß mit Zeichen von Ateminsuffizienz
d) Abhusten von Schleim, Blut oder Erbrochenem
e) Synonym für Atemspende

11 Atemspenden und Herzmassagen wechseln sich bei der Ein-Helfer-Methode wie folgt ab:

a) 5 : 1
b) 5 : 2
c) 15 : 1
d) 15 : 2
e) 60 : 15

12 Symptome der Hirndrucksteigerung:

a) Bradykardie
b) Benommenheit
c) Hypertonie
d) gesteigerte Aufmerksamkeit
e) Kopfschmerzen

13 Welches ist der klinische Befund beim Spontanpneumothorax auf der betroffenen Seite?

a) gedämpfter Klopfschall
b) abgeschwächtes oder erloschenes Atemgeräusch

c) verstärkter Stimmfremitus
d) tympanischer Klopfschall

14 Woran erkannt man einen Kreislaufkollaps?
a) feucht-kalte Haut
b) schneller fadenförmiger Puls
c) Bewußtseinstrübung
d) Pupillendifferenz
e) hohe Blutdruckwerte

15 Ordnen Sie bitte zu:

a) Blutdruck 95/60, Puls 105	I. akutes Glaukom
b) harter Bulbus	II. Angina pectoris
c) positives Rovsingzeichen	III. ungleiche Pupillen
d) Epidurales Hämatom	IV. Schock
e) Brustenge	V. Verdacht auf Appendizitis

16 Welche Maßnahmen ergreifen Sie bei einem Patienten, der gerade einen zerebralen Krampfanfall hatte?
a) Blutzuckerbestimmung
b) O_2-Gabe
c) Freihalten der Atemwege
d) ggf. stabile Seitenlage

17 Eine stärkere venöse Blutung versorgen Sie in der Ersten Hilfe durch:
a) Abbinden des Gliedes bis zur Höchstdauer von 120 Minuten
b) Gabe von blutstillenden Medikamenten i. v.
c) Druckverband und Hochlagerung
d) Abklemmen der blutenden Gefäße
e) Anbringen einer Gefäßklemme

18 Eine Hyperventilationstetanie
a) ist als Notfall anzusehen und gehört in ärztliche Behandlung
b) ist durch CO_2-Gabe zu beheben
c) geht mit einer Hypokalzämie einher
d) führt zu einer Alkalose im Blut

19 Der Schockindex errechnet sich wie folgt:
a) Pulsfrequenz geteilt durch systolischen Blutdruck
b) systolischer Blutdruck geteilt durch Pulsfrequenz
c) Pulsfrequenz geteilt durch diastolischen Blutdruck
d) systolischer Blutdruck minus diastolischem Blutdruck

20 Welches Symptom ist bei allen Schockformen gleich?
a) Störung der Versorgung des Gewebes
b) Blutverlust
c) Gestaute Halsvenen
d) Rosige Haut
e) Bradykardie

21 Der Heimlich-Handgriff wird angewendet
a) zur Reposition von Knochenbrüchen
b) zur Entfernung von Fremdkörpern aus den Atemwegen
c) zur Rettung von Verletzten
d) zur Vermeidung von Aspiration
e) zum Freihalten der Atemwege

22 Welches Symptom ist typisch für einen Asthma bronchiale-Anfall?
a) einseitig aufgehobene Atemgeräusche
b) Fieber
c) inverse Atmung
d) paradoxe Atmung
e) keuchende, pfeifende Atmung

23 Welche Aussagen zum Lungenödem treffen zu? Es ist
a) eine Folge einer akuten Rechtsherzinsuffizienz
b) eine Folge einer Linksherzinsuffizienz
c) nicht nötig zu behandeln
d) ein unblutiger Aderlaß indiziert
e) durch feuchte Rasselgeräusche wahrzunehmen

24 Der Pneumothorax
a) kann bei Patienten mit Tbc, Pneumonie oder Rippenbruch auftreten
b) kann nach körperlicher Anstrengung auftreten
c) behindert tiefe Exspiration
d) ein Symptom ist die Verlagerung des Herzens
e) hat einen verstärkten Stimmfremitus

25 Welche der folgenden Erkrankungen führt ggf. zu einseitiger Pupillenerweiterung?
a) E 605-Vergiftung
b) Atropin-Vergiftung (systemisch)
c) Atemstillstand
d) Schädel-Hirn-Trauma
e) Heroin-Vergiftung

26 Welcher der genannten Vorgänge gehört nicht zu den Vitalfunktionen?
a) Aufnahme von Sauerstoff
b) Herztätigkeit
c) Verdauung
d) Abgabe von Kohlendioxid
e) Kreislauffunktion

14.2 Lösungen

1. a), c)
2. a)
3. IIIa), Ib), IIc)
4. a), b)
5. b)
6. c)
7. b), c)
8. c)
9. a)
10. c)
11. d)
12. a), b), e)
13. b)
14. a), b), c)
15. IVa), Ib), Vc), IIId), IIe)
16. a), b), c), d)
17. c)
18. b), d)
19. a)
20. a)
21. b)
22. e)
23. b), d), e)
24. a), b), d)
25. d)
26. c)

Anhang

1. Sachregister

H

M

N

O

P

Q

R

S

2. Literaturverzeichnis

Alberts, B. et al.: Molekularbiologie der Zelle. VCH, Weinheim 1990

Brandis, H.-J. v., Schönberger, W.: Anatomie und Physiologie. Urban & Fischer, Stuttgart 1995

Braun, J.: Klinikleitfaden Innere Medizin. Urban & Fischer, München 1999

Dahmer, J.: Anamnese und Befund. Thieme, Stuttgart 1998

Delank, H.-W., Gehlen, W.: Neurologie. Thieme, Enke, Stuttgart 1999

Faller, Adolf: Der Körper des Menschen. Thieme, Stuttgart 1999

Füeßl, S., Middeke, Martin: Anamnese und klinische Untersuchung. Hippokrates, Stuttgart 1998

Gerlach, U., van Husen, N., Wagner, H., Wirth, W.: Innere Medizin für Pflegeberufe. Thieme, Stuttgart 1994

Hahn, J.-M.: Checkliste Innere Medizin. Thieme, Stuttgart 1998

Herold, G. u. a.: Innere Medizin. Eigenverlag, Köln 1999

Jipp (Hrsg.): Differentialdiagnose, Internistische Erkrankungen. Enke, Stuttgart 1994

Kayser, F. H., et al.: Medizinische Mikrobiologie. Thieme, Stuttgart 1998

Lippert, H.: Anatomie. Urban & Fischer, München 1995

MSD Sharp & Dohme GmbH, München: MSD Manual der Diagnostik und Therapie. Urban & Schwarzenberg, München 1993

Pschyrembel: Klinisches Wörterbuch. de Gruyter, Berlin 1998

Schäffler, A., Schmidt, S.: Mensch Körper Krankheit. Urban & Fischer, München 1999

Schäffler, Arne, Menche, Nicole: Pflege Konkret Innere Medizin. Fischer, Stuttgart 1998

Schoppmeyer, M.-A., Schmidt, S.: Physiologie. Jungjohann, Neckarsulm 1995

Siegenthaler, Walter: Klinische Pathophysiologie. Thieme, Stuttgart 1994

Silbernagel, S., Despopoulos, A.: Taschenatlas der Physiologie. Thieme, Stuttgart 1991

Sobotta, Johannes: Atlas der Anatomie des Menschen. Urban & Schwarzenberg, München 1988

Studt, H.-H.: Spezielle Infektionslehre. Kohlhammer, Stuttgart 1993

Thews, G., Mutschler, E., Vaupel, P.: Anatomie, Physiologie, Pathophysiologie des Menschen. Wissenschaftliche Verlagsgesellschaft, Stuttgart 1999

Woschnagg, H., Exel, W.: Mein Befund. Ueberreuter, Wien 1991

Zöllner (Hrsg.): Innere Medizin. Springer, Berlin 1991

3. Über die Autorinnen

Margit Allmeroth
Kommunikationswirtin und Heilpraktikerin

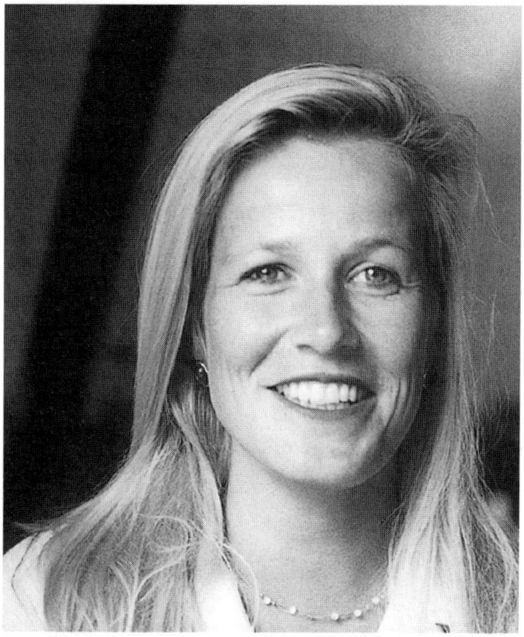

- Praxisniederlassung in Düsseldorf
- langjährige Dozententätigkeit an mehreren Heilpraktikerschulen
- Eigene Heilpraktikerschule in Düsseldorf:
  → Ausbildung zum Heilpraktiker für Anfänger
  → Intensive Prüfungsvorbereitung/Repetitorien für Fortgeschrittene (regional und überregional)
- Ein fortführendes Buch befindet sich in Vorbereitung: „Anamnese, Differentialdiagnose und Untersuchungsmethoden"

Weitere Informationen erhalten Sie unter folgender Telefonnummer: 02 11/6 80 25 79
Homepage: www.heilpraktiker-ausbildung-duesseldorf.de
E-mail: Margit.Allmeroth@gmx.de

Silvia Jakob
Dipl. Biologin und Heilpraktikerin

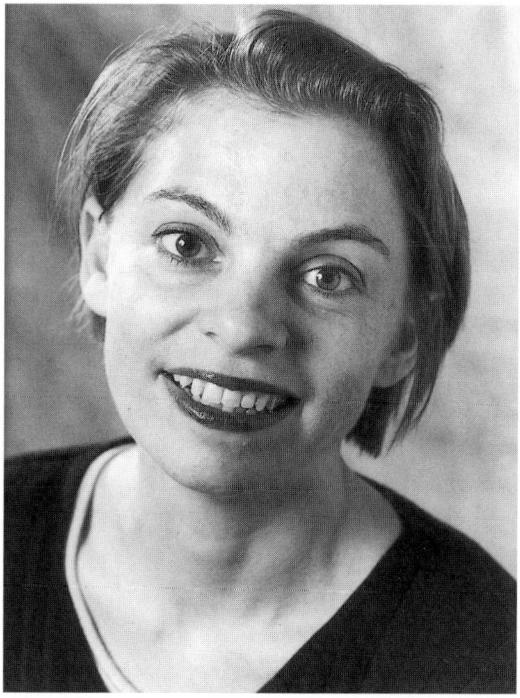

- Studium der Biologie in Regensburg, Marburg und Basel (Schweiz)
- Ausbildung zur Heilpraktikerin in Düsseldorf
- Mehrjährige Ausbildung in Homöopathie
- Langjährige Tätigkeit als Dozentin an einer Heilpraktikerschule
- Freie Dozentin mit Spezialgebiet Prüfungsvorbereitung und Repetitorien
- Eigene homöopathische Praxis in Düsseldorf

Info: www.WegezumHP.de
E-Mail: SilviaJakob@WegezumHP.de

Sonntag

So nehmen Sie die Prüfungshürde mit Schwung!

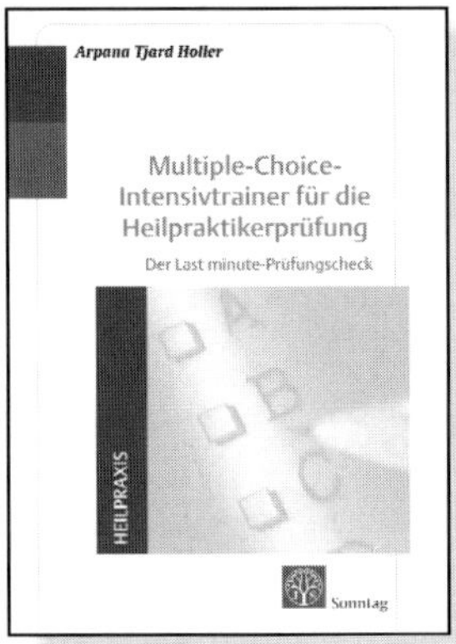

A. T. Holler

Multiple-Choice-Intensivtrainer für die Heilpraktikerprüfung

Der Last-minute-Prüfungsscheck

2000, 180 S., kt.
DM 39,90 / ÖS 291 / SFr 37,–
ISBN 3-87758-199-4

Das A und O der Heilpraktiker-Prüfung sind die Multiple-choice-Fragen. Nur wer sich gezielt und effizient vorbereitet, nimmt diese Prüfungshürde mit Schwung. Der »Multiple-Choice-Intensivtrainer« bietet jetzt die optimale Unterstützung für das Lernen in letzter Minute: Wer die 600 prüfungsrelevanten MC-Fragen kurz vor der Prüfung repetiert, für den kann nichts mehr schief gehen. Wichtig: Bis zu 20 % der Prüfungsfragen sind sogenannte »Weil«-Fragen, die im Intensivtrainer angemessen berücksichtigt sind.

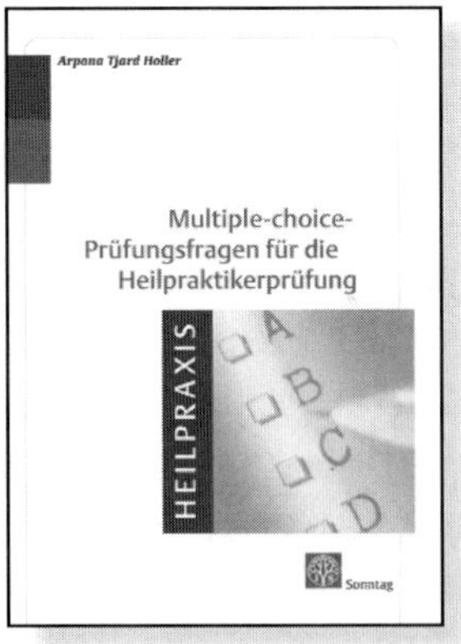

A. T. Holler

Multiple-Choice-Prüfungsfragen für die Heilpraktikerprüfung

Erfolg durch intensives Üben

2000, 370 S., kt.
DM 49,90 / ÖS 364 / SFr 46,–
ISBN 3-87758-195-1

In diesem Multiple-Choice-Fragentrainer findet der gestreßte Prüfungskandidat 438 Fragen aus Prüfungsprotokollen lerngerecht aufbereitet. Der Verfasser hat hierzu überwiegend schwierige und besonders knifflige MC-Fragen zusammengestellt. Wer sich mit diesem Fragentrainer intensiv auf die Prüfung vorbereitet, der schläft die Nacht vor der Prüfung mit Sicherheit ruhig. Besonders hilfreich: Jede Menge praktische Tips für die Prüfung, spezielle Maßnahmen und Mittel gegen Prüfungsangst und Streß. Der Prüfungskandidat erfährt z. B., wie homöopathische Mittel und Bach-Blütenmittel leistungssteigernd und psychisch stärkend eingesetzt werden können.

Sonntag Verlag Stuttgart
Postfach 300504 · 70445 Stuttgart
Tel. 07 11-89 31-333 · Fax 07 11-89 31-133